Omas Lexikon der
Kräuter und Heilpflanzen

Omas Lexikon der
Kräuter und Heilpflanzen

*Mit ausgewählten
homöopathischen Substanzen*

Weltbild

Heilkraft aus der Natur

In steigendem Maße erinnern sich Menschen unserer Zeit an die Heilkräfte der Natur. Besondere Bedeutung kommt dabei den seit Jahrhunderten bekannten Wirkweisen von Pflanzen und anderen Naturprodukten zu. Dem an Alternativmedizin interessierten Leser bietet dieses Buch einen informativen, anregenden Querschnitt durch die vielfältigen Ansätze der Naturmedizin sowie praktische Tipps und Rezepte zur Anwendung ausgewählter Pflanzen. Denn auch die Medizin hat längst deren Wirkung auf das körperliche und seelische Wohlbefinden des Menschen bestätigt.

Weltbild Taschenbuch

Inhalt

Einleitung

Warum dieses Buch?

Das Interesse an der heilenden Wirkung von Pflanzen ist in den vergangenen Jahrzehnten stark angewachsen. Damit einher geht eine gestiegene Nachfrage nach Büchern, die auch dem Nichtmediziner das Grundwissen über diese Wirkungsweisen erschließen. Dass die Heilkräfte aus der Natur wieder verstärkt in den Blickwinkel gerückt sind, hat unterschiedliche Gründe. Die Erkenntnis, dass Umweltzerstörung langfristig auch dem Menschen massiv schadet, hat sicherlich das Bewusstsein dafür geschärft, wie stark der Mensch trotz wissenschaftlicher und technologischer Fortschritte in die Natur eingebunden ist.

Enthüllungen über skandalöse Nebenwirkungen kommerziell hergestellter Arzneimittel haben außerdem dazu beigetragen, das Vertrauen vieler Patienten in die Produkte der Pharmaindustrie zu erschüttern, deren Wirkungsweise für den Laien häufig undurchschaubar bleibt.

Doch nicht nur Zweifel an der Qualität, sondern weit häufiger wohl die steigenden Kosten der medizinischen Versorgung führen dazu, dass viele Verbraucher sich zu fragen beginnen, ob andere Arten der medizinischen Behandlung möglich sind.

Rückgriff auf natürliche Mittel

Vor diesem Hintergrund erinnern sich viele der Hausmittel, die sie vielleicht noch von ihren Eltern oder Großeltern, und hier meist von den Großmüttern, kennen – daher rührt auch der Titel des vorliegenden Buches. *Omas*

Lexikon der Kräuter und Heilpflanzen will dem Interesse an solchen überlieferten Heilpraktiken entgegenkommen. Nun ließe sich einwenden: Wozu ein solches Buch, wenn die heilenden Hausrezepte doch angeblich innerhalb der Familien weitergegeben wurden? Die Antwort darauf hat vier Aspekte:

→ Erstens gibt es in unterschiedlichen Regionen viele unterschiedliche Rezepte zur Verwendung von Heilpflanzen; niemand kann sie alle kennen. Hier scheint es angebracht, eine Zusammenschau zu bieten.

→ Zweitens sind durch die langjährige Verfügbarkeit kommerziell produzierter Medikamente viele traditionelle Hausmittel in Vergessenheit geraten, die hier wieder zu Ehren kommen sollen.

→ Drittens gibt es unterschiedliche Traditionen der Anwendung von Heilpflanzen (von der Nutzung psychoaktiver Substanzen bis zur klassischen Homöopathie), die nicht unbedingt gängige Hausmittel sind. Weil sie trotzdem interessante Einblicke zu bieten vermögen, sollen sie hier nicht außen vor bleiben. Dies erklärt auch, warum sich ebenfalls einige hochgiftige Pflanzen in diesem Buch finden, die auf gar keinen Fall als Hausmittel angewandt werden dürfen. Bei richtiger Zubereitung durch sachkundige Apotheker können aus Giftpflanzen wie dem Fingerhut *(Digitalis)* wertvolle Medikamente gewonnen werden.

→ Viertens aber, und dies ist vielleicht der wichtigste Punkt, verstecken sich unter den vielen bewährten Hausmitteln nach wie vor einige hartnäckige Irrtümer, deren Gefährlichkeit von der modernen Medizin ans Licht gebracht wurde. Deshalb liegt hier ein Buch vor, dessen Hausmittel von Experten auf ihre Wirksamkeit und Verträglichkeit hin geprüft wurden. Konsequenterweise wird von bestimmten Anwendungen denn auch ausdrücklich abgeraten. Bei der Benutzung des Buches sollte unbedingt auf entsprechende Warnhinweise geachtet werden.

Was findet sich in diesem Buch?

Der Reichtum pflanzenheilkundlicher Verfahren geht bei Weitem über Kamillentee und Baldrianbäder hinaus. Er umfasst einerseits Lehrgebäude, die durchaus wissenschaftlichen Anspruch erheben können, andererseits Praktiken, die uns aus heutiger Sicht exotisch und fremdartig erscheinen mögen.

Dass sich medizinische Wissenschaft und Pflanzenheilkunde nicht gegenseitig ausschließen, wie es das meist abfällig gebrauchte Schlagwort »Schulmedizin« glauben machen will, sollte nicht verwundern. Immerhin ist auch die moderne Medizin ursprünglich aus der Beschäftigung mit der heilenden Wirkung von Pflanzen und anderen Naturprodukten hervorgegangen.

Homöopathische Substanzen

Das in unserem Kulturkreis bekannteste wissenschaftliche System der Pflanzenheilkunde ist sicherlich die klassische Homöopathie, die auf Dr. Samuel Hahnemann zurückgeht. Doch auch die Traditionelle Chinesische Medizin, die unter dem Kürzel TCM auch im Westen immer größere Beachtung findet, weist ein ähnlich umfassendes System auf.

Die Homöopathie ist derjenige pflanzenheilkundliche Ansatz, der die offizielle akademische Medizin unserer Zeit am stärksten beeinflusst hat. Viele niedergelassene Ärzte praktizieren mittlerweile homöopathische Heilmethoden. Gerade weil sie nach über 200 Jahren Forschungsarbeit über ein so komplexes System verfügt, kann die Homöopathie nicht von interessierten Laien angewandt werden. Die Ausbildung zum Homöopathen ist durchaus einem Medizinstudium vergleichbar. Auch würde die Vorstellung aller homöopathischen Substanzen den Rahmen dieses Lexikons sprengen. Eine Gesamtdarstellung der homöopathischen Lehre erfordert eigene Nachschlagewerke, die sich ausschließlich mit ihr befassen. Um dennoch die Grundlagen homöopathischer Behandlung und Medikamentenbereitung verständlich zu machen, wurden in dieses Buch daher nur einige der besonders wichtigen homöopathischen Substanzen aufgenommen. In den meisten Fällen handelt es sich bei diesen Substanzen um Pflanzen – deshalb hat die Homöopathie auch ihren festen Platz in diesem Lexikon. Es wurden jedoch auch nichtpflanzliche Substanzen aufgenommen, aus denen der Homöopath Medikamente bereitet. Damit soll einerseits das Bild der Homöopathie abgerundet werden: Es gilt zu zeigen, dass »Homöopathie« und »Pflanzenheilkunde« nicht gleichbedeutend sind. Zum anderen soll dies als Hinweis dienen, dass die wohltuenden Angebote der Natur an den Menschen sich nicht auf das Pflanzenreich beschränken, sondern sich in fast allen Bereichen unserer natürlichen Umwelt auffinden lassen.

Doch nicht nur ihre umfassende Nutzung natürlicher Quellen zeichnet die Homöopathie aus. Für ihre Behandlungsmethode weitaus wichtiger ist ihre ganzheitliche Betrachtung des Menschen.

Der Homöopath betrachtet jede Krankheit als »psychosomatisch«, weil er davon ausgeht, dass Körper und Seele auf das Engste zusammenhängen und sich wechselseitig beeinflussen. Schlicht gesagt: Ist der Körper krank, leidet auch die Seele – und umgekehrt: Liegt ein psychisches Problem vor, so zieht dieses auch den Körper in Mitleidenschaft.

Um eine optimale Behandlung zu gewährleisten, betrachtet der homöopathische Arzt stets psychische und körperliche Merkmale des Patienten.

Psychoaktive Pflanzen

Diese Herangehensweise verbindet die Homöopathie in gewisser Hinsicht mit den traditionellen Anwendungen der sogenannten psychoaktiven Pflanzen. Hört man als Laie heutzutage diesen Begriff, wird man vermutlich zunächst an die Verwendung von Pflanzen als Rauschmittel denken und sich fragen, was diese in einem Lexikon der Heilpflanzen verloren haben.

Doch die wissenschaftliche Kategorisierung der psychoaktiven Pflanzen besagt lediglich, dass diese Pflanzen (auch) auf die Psyche wirken.

Die Art der Wirkung wird damit nicht bewertet. In der Tat sind viele der Pflanzen, die in diese Kategorie fallen, heute fast nur noch als Rauschmittel bekannt – oft zu Unrecht, wie sich beispielsweise am Hanf zeigt, dem frühere Generationen eine große Vielfalt an Nutzanwendungen abzugewinnen wussten. Doch auch Baldrian und Johanniskraut, die zu den klassischen und am weitesten verbreiteten Heilpflanzen gehören, sind eben aufgrund ihrer beruhigenden Wirkung als psychoaktive Pflanzen einzustufen.

Niemand würde deshalb jemals auf die Idee kommen, sie als potenzielle Rauschgifte einzustufen.

An diesem Beispiel lässt sich deutlich ablesen, dass eine Pflanze niemals allein von sich aus ein Rauschmittel oder ein Medikament ist. Wie sie einzustufen ist, liegt einzig und allein an ihrer Verwendung durch den Menschen.

Aus medizinischer Sicht könnte man eine Unterscheidung zwischen dem Gebrauch einer Pflanze als gesundheitsförderndes Heilmittel und dem Missbrauch einer Pflanze als gesundheitsschädigendes Rauschmittel ziehen.

Historisch gesehen konnten jedoch viele heilsame Wirkungen von Pflanzen nur entdeckt werden, weil diese über lange Zeit hinweg als Rauschmittel benutzt wurden und in zahlreichen anderen Kulturen oft heute noch benutzt werden.

In anderen Fällen, so etwa dem des heute zu Recht berüchtigten Fliegenpilzes, hat es lange gedauert, bis die überwiegend oder eindeutig schädliche Wirkung der betreffenden Gewächse anerkannt war.

Einige der psychoaktiven Pflanzen dieser Kategorie wurden mit in dieses Lexikon aufgenommen – um die Gefahren ihrer praktischen Anwendung zu verdeutlichen, aber auch, um aufzuzeigen, dass die Entwicklung des naturheilkundlichen Wissens im Lauf der Jahrhunderte immer wieder starken kulturellen Veränderungen unterworfen war.

Historische Entwicklung

Dasselbe gilt für Kräuter, die früher als Medizinpflanzen genutzt wurden, heute aber außer Gebrauch sind. Obwohl die moderne Forschung erkannt hat, dass die vermeintlichen Wirkungen der Pflanzen auf Trugschlüssen beruhten oder dass ihre schädlichen Nebenwirkungen den Nutzen weit übertreffen, sind einige solcher Pflanzen auch in diesem Buch zu finden.

Diese Beispiele sollen die eingangs formulierte Erkenntnis unterstreichen: Der Mensch war und ist in so starkem Maße auf die Natur angewiesen, dass er all seine Kreativität aufwenden musste, um der Natur Heilmittel abzugewinnen.

Da der praktische Nutzen jedoch im Vordergrund stehen soll, werden Pflanzen, die nach heutigem Kenntnisstand nicht mehr benutzt werden sollten, nur überblicksweise dargestellt. Bisweilen werden unter einem Stichwort die typischen Merkmale mehrerer Arten dargestellt und einzelne Arten exemplarisch herausgegriffen. Der Vorrang der praxisbezogenen Information legt es auch nahe, dass Pflanzen mit vielen Nutzanwendungen breiterer Raum eingeräumt wird als denen, die von eher theoretischem Interesse sind.

Heilung und Genuss

Kein Buch über Heilkräuter wäre indessen komplett, wenn es nicht auch die anderen wichtigen Verwendungsweisen der Kräuter darstellen würde. Man kann davon ausgehen, dass der Mensch die heilenden und stimulierenden Wirkungen von Kräutern erst entdecken konnte, weil er Kräuter aß. Für unsere vorgeschichtlichen Urahnen, die als Jäger und Sammler ihren Nahrungsbedarf deckten, waren Kräuter ein wesentlicher Bestandteil ihres Speisezettels. Indem sie unterschiedlichste Kräuter verspeisten, erprobten sie nicht nur deren Wirkung, sondern entwickelten auch ihren Geschmackssinn. Und noch heute ist feine Küche ohne frische Kräuter schlicht undenkbar. Um dieser Tatsache Rechnung zu tragen, wurden in dieses Buch einige exemplarische Kochrezepte aufgenommen. Selbstverständlich wird damit nicht der Anspruch verfolgt, der Vielfalt der kulinarischen Verwendungsmöglichkeiten von Kräutern auch nur annäherungsweise Rechnung zu tragen. Vielmehr sollen die eingestreuten Rezepte als Anregung für eigene kreative Experimente in der Küche dienen. Da kaum ein Rezept mit nur einem Gewürz auskommt, sondern das Geheimnis feiner Küche vielmehr in der richtigen Mischung liegt, wurde von Fall zu Fall entschieden, welchem Gewürz das Rezept im Lexikon zugeordnet wurde. Ein Überblick der Rezepte findet sich im Anhang.

Doch nicht nur in der Küche, sondern auch im Bereich der Körperpflege und Kosmetik fanden Kräuter seit jeher Anwendung. Auch dieser Teil unseres kulturgeschichtlichen Erbes, der heute wieder große Bedeutung gewonnen hat, wird in diesem Buch mit einigen ausgewählten Beispielen gewürdigt. Gesichtsmasken und Haarspülungen auf der Basis natürlicher Inhaltsstoffe sind umso beliebter, als auch die Kosmetikindustrie, ähnlich wie die Arzneimittelhersteller, immer wieder in der Kritik steht. Verantwortungsbewusste Konsumentinnen, denen beispielsweise die Anwendung von Tierversuchen bei der Herstellung von Kosmetika ein Dorn im Auge ist, werden es zu schätzen wissen, dass sie dank Omas Hausrezepten mit einfachen Zutaten ihre Präparate selbst herstellen können.

Was kann dieses Buch leisten?

Aus dem eben Gesagten ergibt sich, dass auch der heutige Wissensstand noch nicht der endgültige sein dürfte. Noch immer sind in der Erforschung der Heilpflanzen neue Erkenntnisse möglich. Demzufolge kann kein Lexikon naturmedizinischen Wissens so umfassend sein, dass es dem Benutzer die Entscheidung für oder gegen die Anwendung eines bestimmten Heilmittels abnimmt.

Doch diesen Anspruch will dieses Buch auch gar nicht erheben. Vielmehr will es dem interessierten Laien den Blick schärfen für die heilenden Aspekte von Pflanzen, die ihm im Alltag begegnen. Häufig handelt es sich dabei um Nahrungsmittel, die man üblicherweise gar nicht als heilende Pflanzen erkennt – gerade hier will das Buch Kenntnislücken schließen und aufzeigen, dass Pflanzen die Gesundheit fördern können, ohne dass eine akute Erkrankung vorliegt – eben indem man sich richtig ernährt.

Stets einen Arzt konsultieren

In vielen Fällen werden von Medizinern geprüfte Rezepte zur Zubereitung von Heilpflanzen geliefert, um die praktische Anwendbarkeit des hier versammelten theoretischen Wissens beispielhaft aufzuzeigen. Grundsätzlich aber gilt, dass dieses Buch keine Anleitung zur Selbstbehandlung ist, sondern Leitlinien und Anregungen für kritische Nachfragen und konstruktive Gespräche mit dem behandelnden Arzt (ob Allopath oder Homöopath, Heilpraktiker oder Psychotherapeuten) bieten will. Vor der Anwendung der hier vorgeschlagenen Zubereitungen sollte auf jeden Fall Rücksprache mit einem Arzt gehalten werden. Denn so richtig die hier angebotenen Behandlungsvorschläge sind, sie müssen doch notwendigerweise vom konkreten Einzelfall, sprich vom individuellen Patienten, absehen, weil sie in einem Buch nur in verallgemeinerter Form dargestellt werden können. Bei Zweifeln, ob eine hier vorgestellte Anwendung in Einzelfällen richtig ist, sind Rückfragen an das Buch leider nicht möglich. Diese kann nur ein Arzt beantworten, der die Befindlichkeit eines Patienten anhand eigener Untersuchungen überprüfen kann. Auf dieser Grundlage kann er einschätzen, welche Angebote dieses Buches im jeweiligen Fall die richtigen sind. Da der Verlag trotz eingehender Prüfung der Inhalte dieses Buches keine Haftung übernehmen kann, sollte von der Möglichkeit, vor jeder Anwendung einen Arzt zu befragen, unbedingt Gebrauch gemacht werden.

Heilpflanzen selbst sammeln

Hat man sich im Einvernehmen mit dem behandelnden Arzt zu einer Behandlung mit Heilpflanzen entschieden, so gibt es grundsätzlich zwei Möglichkeiten, die entsprechenden Mittel zu gewinnen. Man kann sie als fertige Zubereitungen aus dem Reformhaus oder der Apotheke beziehen – besonders bei den anspruchsvollen homöopathischen Zubereitungen wird dies ohnehin der Fall sein. Setzt man auf die heilende Wirkung von Nahrungspflanzen, kann man sich in der Regel beim Obst- und Gemüsehändler oder im Supermarkt mit den benötigten Grundstoffen versorgen. Handelt es sich um Heilpflanzen, die in unseren Breiten vorkommen, so kann man sie »wie zu Omas Zeiten« selbst sammeln. Auf diese Weise lässt sich das medizinisch Nützliche mit einer angenehmen, gesunden Freizeitaktivität im Freien verbinden. Im Idealfall erhöht schon das Sammeln der Pflanzen das Gefühl der Verbundenheit mit der Natur und fördert die Gesundheit durch Stressabbau und Entspannung.

Heilpflanzen sammeln und lagern

Wer über genügend Vorkenntnisse verfügt, kann auch heute noch heimische Heilpflanzen selbst sammeln. Häufig muss man dazu nicht einmal in unberührte Wiesen und Wälder vorstoßen. Viele der infrage kommenden Pflanzen gehören nämlich zu den typischen Kulturbegleitern des Menschen, das heißt, man findet sie auf Schuttplätzen, Bahndämmen und Straßenwällen, weil ihnen die dortigen Lebensbedingungen gelegen kommen. Viele Skeptiker sind allerdings der Ansicht, dass Pflanzen in der Nähe von Großstädten oder Verkehrswegen stärker mit Schadstoffen belastet sind. In diesem Fall wäre vom Sammeln an solchen Standorten selbstverständlich abzuraten.

Dieser Einwand ist grundsätzlich richtig, greift aber bedauerlicherweise zu kurz. Denn leider ist Umweltverschmutzung nicht auf bestimmte Örtlichkeiten begrenzt. Schwermetallbelastungen beispielsweise findet man in Wald und Wiesen genauso wie am Rand von Industriezentren.

Man wird sich also gezwungenermaßen mit der Tatsache abfinden müssen, dass völlig von Umwelteinflüssen freie Heilpflanzen in unseren Gefilden leider nirgends mehr zu finden sind. Dass Sammelplätze mit besonders hoher Schadstoffbelastung – wie etwa Grünflächen neben Autobahnen oder gespritzte Äcker und Wiesen – dennoch gemieden werden sollten, wird man mit etwas Gespür bald selbst erkennen.

Unabhängig davon, wo man sucht, gilt beim Sammeln von Pflanzen eine wichtige Grundregel. Sie lautet: Ein Standort darf niemals vollständig abgeerntet werden. Mindestens ein Drittel des Bestands muss stehen bleiben, damit die Pflanze sich an dieser Stelle wieder ausbreiten kann. Davon ausgenommen sind allenfalls jene Pflanzen, die den Gärtnern als Unkräuter gelten, so etwa der Löwenzahn.

Richtiges Sammeln

Wer eine bestimmte Pflanze sammeln will, muss die je nach Pflanze unterschiedlichen Jahreszeiten beachten, zu denen das Gewächs am besten gesammelt wird. In jedem Fall gilt, dass beim Sammeln möglichst trockenes Wetter vorherrschen sollte.

Oberirdische Pflanzenteile sollten bei zunehmendem Mond geerntet werden, unterirdische Pflanzenteile bei abnehmendem Mond. Denn bei zunehmendem Mond ziehen die Säfte mehr nach oben. Nimmt der Mond hingegen ab, ziehen die Säfte mehr in die Erde.

Blüten Blüten werden einzeln gepflückt, Blütenstände werden als Ganzes abgeschnitten. Dies muss bei trockenem Wetter stattfinden, weil nasse Blüten beim Trocknen sehr schnell verderben. Den höchsten Wirkstoffgehalt haben Blüten unmittelbar nach dem Aufgehen. Eine Ausnahme von dieser Regel stellt unter anderem das Johanniskraut dar. Es enthält die größte Menge an Wirkstoffen kurz vor dem Verwelken.

Blätter Blätter enthalten in der Regel mehr Wirkstoff, wenn sie jünger sind. Große und raue (der Pflanzenkundler nennt sie »derbe«) Blätter werden einzeln abgezupft. Zarte Blätter mit schwachen Stängeln kann man von der Pflanze abstreifen.

Holzige Teile Kräuter schneidet man direkt über dem Boden ab. Die holzigen Teile, also die Stängel und Zweige, wirft man fort. Für sie gibt es in aller Regel keine Verwendung, weil man aus ihnen keine heilkräftigen Substanzen herausziehen kann.

Beeren Beeren pflückt man einzeln. Reife Beeren müssen sofort nach dem Ernten verarbeitet werden, damit sie nicht verderben. Der dadurch entstehende Zeitdruck lässt sich jedoch ganz einfach vermeiden. Es empfiehlt sich, die Beeren kurz vor dem Zeitpunkt der vollständigen Reife zu ernten. So können sie während des Transports und zu Hause nachreifen.

Wurzeln Wurzeln gräbt man aus. Sofort danach werden sie von der Erde befreit und abgewaschen.

Durch das Ausgraben der Wurzel wird die entsprechende Pflanze gänzlich entfernt, ein übermäßiges Sammeln würde also zu ihrem Aussterben führen. Deshalb muss, wie bereits erwähnt, mindestens ein Drittel des Bestands unberührt bleiben.

Trocknung und Lagerung

Ganze Kräuter trocknet man, indem man sie zu Sträußen bindet und kopfunter an einer Leine auf dem Dachboden oder an einem anderen geeigneten Ort aufhängt. In die Küche sollte man sie nicht hängen, weil sie dort den Kochgeruch annehmen.

Blätter, Stängel, Blüten oder Früchte trocknet man am besten folgendermaßen. Ein Leinentuch wird an vier Eckpunkten, etwa an Stuhlbeinen, so gespannt, dass es in der Mitte etwas durchhängt. Die Pflanzenteile werden möglichst weiträumig auf dem Tuch verstreut. Wo diese Methode aus Platzgründen nicht praktiziert werden kann, sollte man die Kräuter stattdessen auf einem großen, einlagigen Bogen Papier auslegen.

Rinden und Wurzeln können im Backofen bei 40 bis 60°C getrocknet oder einfach in der Nähe von kräftigen Heizkörpern ausgelegt werden. Dass der Trockenvorgang abgeschlossen ist, erkennt man daran, dass das Sammelgut spröde wird, Blätter und Blüten ausdörren, die Stängel ihre Elastizität verlieren und die Wurzeln beim Brechen knacken.

Getrocknete Kräuter kann man in Papiertüten, Blechdosen, Holz- oder Glasgefäßen lagern. Diese sollten in trockenen, vor Lichteinfall geschützten Regalen stehen und genau beschriftet sein. Um Verwechslungen zu vermeiden, sollte man einen leeren Behälter immer mit demselben Kraut nachfüllen. Von der Aufbewahrung in Plastikbehältern ist abzuraten, weil diese in manchen Fällen

Chemikalien an die Kräuter abgeben können, die deren Geruch, Geschmack und Wirksamkeit mitunter beeinträchtigen.

Flüssigzubereitungen wie Tinkturen und Öle bewahrt man in lichtundurchlässigen Flaschen auf. Um den Inhalt korrekt anwenden zu können, sollten die Flaschen einen Dosieraufsatz haben, der das Abzählen einzelner Tropfen erlaubt.

Heilpflanzen zubereiten

Viele Pflanzen verfügen über Heilkräfte, aber kaum eine Pflanze kann diese Kräfte im unverarbeiteten Naturzustand entfalten. Um die Wirkstoffe der Pflanzen aufzuschließen und sie dem menschlichen Körper zuführen zu können, bedarf es einer geeigneten Zubereitung. Im Folgenden werden die wichtigsten Zubereitungsformen erläutert.

Öle

Öle kommen in der Regel nur äußerlich zum Einsatz. Insbesondere Öle aus entzündungshemmenden und wundheilenden Pflanzen wie Arnika und Johanniskraut sind sehr wirksam. Von den vielen Verfahren zur Herstellung von Pflanzenölen seien hier die zwei wirksamsten vorgestellt.

Weißweinöl Um Weißweinöl zu gewinnen, lässt man 500 Gramm frisch geerntetes Kraut drei Tage lang in einer Mischung aus 100 Milliliter Olivenöl und einem halben Liter Weißwein ziehen. Dann wird das Ganze im Dampfbad erhitzt, bis sich der Wein verflüchtigt hat. Das Öl wird anschließend zum Zweck der Filtrierung durch ein Leinentuch gegossen. Zuletzt wird es auf kleine lichtdichte Flaschen verteilt, in denen es mehrere Monate lang gelagert werden kann. Kräuteröl mit Weißwein zeichnet sich durch seinen angenehm kühlenden Effekt aus.

Standardöl Das sogenannte Standardöl erhält man, indem man 100 Gramm frisch geerntetes Kraut mit 500 Milliliter Olivenöl vermischt und in eine Flasche füllt. Das Glas der Flasche darf nicht gefärbt sein. Die Flasche wird sechs Wochen lang gut verschlossen auf einer Fensterbank aufbewahrt und täglich einmal geschüttelt. Nach Ablauf der sechs Wochen seiht man den Inhalt durch ein Leinentuch oder einen Kaffeefilter ab. Der Kräutersatz sollte dabei gut ausgepresst werden. Sodann wird das Öl in kleine lichtdichte Flaschen abgefüllt.

Pulver

Um Pulver zu erhalten, zerreibt man getrocknete Pflanzenteile in einem Mörser. Pulver wird äußerlich als Beimischung zu Cremes und Pasten angewandt. Innerlich anwenden sollte man es nur, wenn eine bestimmte Wirkung des Krautes besonders schnell und intensiv erzielt werden soll. Auf die Wirkung anderer Inhaltsstoffe, die der Organismus besser in gelöster oder erhitzter Form verarbeiten kann, muss man nämlich bei der innerlichen Anwendung von Pulver weitgehend verzichten. Auch die Lagerfähigkeit von Pulver ist sehr begrenzt. Es trocknet schneller aus als normales getrocknetes Kraut, weil es eine vergleichsweise größere Oberfläche hat.

Tinkturen

Um eine Tinktur zuzubereiten, zerkleinert man 20 Gramm des frischen oder getrockneten Krautes in einem Mörser zu Pulver. Das Pulver lässt man zehn Tage lang in 100 Milliliter 70-prozentiger Alkohollösung ziehen. Danach wird die Flüssigkeit abgeseiht und in lichtundurchlässige Flaschen mit Dosieraufsatz gefüllt.

Der Zusatz von Alkohol führt dazu, dass die Wirkung des Krautes beim Einnehmen der Tinktur verstärkt wird. Besonders wirksam sind Tinkturen bei Erkrankungen des Verdauungsapparats. Von Alkoholabhängigkeit betroffene oder bedrohte Menschen dürfen allerdings nicht damit behandelt werden. Verdünnt man eine Tinktur mit zwei oder drei Teilen Wasser, so kann sie zum Gurgeln und Spülen eingesetzt werden, beispielsweise bei Entzündungen im Mundraum. Das prominenteste Beispiel dafür ist sicherlich die Salbeitinktur. Auch äußerlich wendet man Tinkturen meist verdünnt an, so etwa zur Behandlung von Hautekzemen, Akne, Hautpilzen und Furunkeln.

Bei stumpfen Verletzungen wie Muskelzerrungen, Verstauchungen oder blauen Flecken können Tinkturen zum Anlegen von Kompressen eingesetzt werden. Sie dürfen wegen des hohen Alkoholgehalts aber nicht unverdünnt mit offenen Wunden in Berührung kommen.

Säfte

Saft wird aus der frischen Pflanze gewonnen und muss daher sofort nach Zubereitung getrunken werden. Die Saftzubereitung empfiehlt sich bei Pflanzen, deren Heilkraft in ihrem Vitamingehalt begründet liegt. Denn bei der Zubereitung und Lagerung von Öl, Tinkturen und Tee gehen stets Vitamine verloren. Beim Saft hingegen ist dies praktisch nicht der Fall. Vitaminreiche Pflanzen oder Pflanzenteile, die als Saft verabreicht werden sollten, sind beispielsweise Brennnessel, Löwenzahnblätter, Petersilienblätter, Heidelbeeren, Johannisbeeren, Sanddorn und Himbeeren.

Dosierung und Zubereitung von Säften sind denkbar einfach. Die benötigte Menge der jeweiligen Pflanze richtet sich nur danach, wie viel Saft man herstellen möchte. Bei Beeren wie Holunder oder Himbeere genügt es, die Früchte von Hand oder mit einer Saftpressmaschine auszupressen. Grundsätzlich lässt sich auch aus Wurzeln, Blättern und Stängeln ein wenig Saft gewinnen. Dieser schmeckt aber sehr streng und muss mit fünf bis zehn Teilen Wasser oder mit anderen Säften verdünnt werden.

Diese Methode empfiehlt sich auch bei den Säften von Kräutern, die in der Regel sehr sauer oder sehr bitter schmecken. Um die Einnahme angenehmer zu machen, können diese Säfte mit schmackhafteren Säften gemischt werden. Bei Brennnesselsaft bietet sich zum Beispiel die Beimischung von Möhren- oder Tomatensaft an.

Salben

Um eine Salbe zur äußeren Anwendung herzustellen, muss man zunächst ein Kräuteröl nach einem der obigen Rezepte herstellen. Es kann jedoch auch ein fertiges Öl verwendet werden, wie man es in Apotheken, Drogerien und Reformhäusern kaufen kann.

500 Milliliter Kräuteröl werden in einem Wasserbad sanft erhitzt. In das Öl werden drei Esslöffel Lanolin (Wollfett) und 50 Gramm Bienenwachs eingerührt. So-

bald alles geschmolzen ist, wird der Topf vom Herd genommen und der Inhalt mit dem Schneebesen geschlagen, bis er abgekühlt und zu einer dicken Masse geworden ist. Um die Wirkung der Salbe noch zusätzlich zu erhöhen, kann nach dem Abkühlen noch etwas Kräutertinktur hineingerührt werden.

Tee

Während man für Tinkturen und Öle meist frisch gesammelte Zutaten benutzt, wird Tee in der Regel aus getrockneten Naturprodukten zubereitet. Tee aus Heilkräutern kann innerlich und äußerlich angewendet werden. Man kann ihn trinken oder Auflagen und Wickel damit tränken. Diese werden meist zur Behandlung von Hauterkrankungen, verkrusteten Wunden, Muskelzerrungen, Prellungen oder Quetschungen eingesetzt. Strebt man mit den Auflagen eine kühlende Wirkung an, sollten die Wickel statt mit Tee eher mit Tinkturen oder Ölen getränkt werden, beispielsweise mit Johanniskrautöl bei stumpfen Sportverletzungen.

Das zum Bereiten von Tee notwendige Erhitzen oder Aufbrühen von Kräutern löst chemische Prozesse aus, die die Wirksamkeit des Krautes verändern. Manche Wirkstoffe werden dadurch besonders stark zur Geltung gebracht, andere abgeschwächt. Besonders stark reduziert wird stets der Vitamingehalt. Doch ist beispielsweise auch die entzündungshemmende Wirkung von Kamillentee geringer als die von Kamillentinktur, die ohne Erhitzung hergestellt werden kann. Die Wirkung von Gerbstoffen hingegen wird umso stärker, je länger ein Tee zieht. Weil die Gerbstoffe auf die Schleimhäute von Darm, Bronchien, Mund und Rachenraum wirken, ist für Anwendungen in diesen Bereichen gründlich durchgezogener Tee die ideale Darreichungsform. Länger als zwölf Minuten sollte der Tee allerdings nicht ziehen. Bei der Zubereitung von Heiltees sind zwei unterschiedliche Methoden zu unterscheiden.

Aufguss Beim Aufguss überbrüht man weiche Pflanzenteile, also Blätter, Stängel, Blüten und Früchte. Er eignet sich daher unter anderem für Augentrost, Baldrian, Brennnesselblätter, Cystus, Huflattich, Kamillenblüten, Kornblumen, Johanniskraut, Ringelblumenblüten, Thymian, Weißdorn sowie eine Vielzahl von Früchten. Vor allem aus vielen getrockneten Obstsorten kann man wohltuende und schmackhafte Tees zubereiten. Hierzu werden zwei bis drei Teelöffel der getrockneten Pflanzenteile mit einer großen Tasse kochendem Wasser (200 bis 250 Milliliter) übergossen. Man bedeckt das Gefäß mit einem Tuch, damit sich ätherische Öle weniger schnell verflüchtigen, und lässt den Aufguss zehn Minuten lang ziehen. Danach seiht man ihn mit einem Teesieb, einem Leinentuch oder einem Kaffeefilter ab. Man kann davon ausgehen, dass Teeaufgüsse die am weitesten verbreitete und am häufigsten praktizierte Zubereitungsmethode für Heilpflanzen ist.

Abkochung Bei der Abkochung übergießt man zwei Teelöffel der getrockneten Pflanzenteile mit einer großen Tasse (200 bis 250 Milliliter) kaltem Wasser und lässt alles gemeinsam in einem Topf aufkochen. Danach lässt man alles fünf bis 15 Minuten lang auf kleiner Flamme köcheln. Abkochungen eignen sich für harte Pflanzenteile, also Rinden, Wurzeln und Hölzer. Wirksame Beispiele sind Abkochungen aus Blutwurz, Quecke, Eichenrinde, Beinwellwurzeln, Löwenzahnwurzeln und Petersilienwurzeln. Der Baldrian nimmt eine Ausnahmestellung ein: Obwohl Baldriantee aus den Wurzeln bereitet wird, setzt man keine Abkochung an, sondern einen Aufguss. Der Grund: Der Aufguss setzt die ätherischen Öle frei, auf denen die Wirkung des Baldriantees beruht.

Bäder

Vollbäder und Sitzbäder (etwa zur Behandlung von Hämorrhoiden und Hautleiden im Gesäßbereich) unterscheiden sich, was die Vorbereitung anbetrifft, vor allem durch die Menge der verwendeten Pflanzen. In jedem Fall bietet es sich an, die Pflanzenteile nicht lose ins Wasser zu geben, sondern in einem Leinensäckchen. Da das Leinengewebe wasserdurchlässig ist, funktioniert es nach demselben Prinzip wie ein Aufgussbeutel für Tee, der mit heißem Wasser übergossen wird und dadurch seine Aromen und Wirkstoffe freigibt. Bei dieser Art der Badvorbereitung ersparen Sie sich nach der Badeprozedur das lästige Abwaschen von Pflanzenrückständen vom Körper.

Vollbad Für ein Vollbad streut man zwei Handvoll der Pflanzenteile in die Badewanne. Um nach dem Bad den Abfluss nicht zu verstopfen, sollte ein Sieb über den Ausguss gelegt werden. Im Handel erhältliche Kräuterextrakte für Vollbäder sind teurer, haben aber den Vorteil, dass sie dem Badewasser auch Wirkstoffe zusetzen, die beim direkten Einsatz der Pflanzenteile verloren gehen. Die Fertigprodukte sollten allerdings keine unnötigen Duftstoffe enthalten. Vollbäder sollten höchstens 15 Minuten dauern, in Ausnahmefällen 20 Minuten. Idealerweise sollten sie eine Temperatur von 38 °C haben. Während Beruhigungsbäder eine Stunde vor dem Schlafengehen stattfinden sollten, ist der beste Zeitpunkt für durchblutungsfördernde und schleimlösende Vollbäder der Nachmittag.

Nach einem Vollbad sollten Sie niemals sofort ins Freie gehen. Der erhitzte Körper würde durch einen plötzlichen Temperaturunterschied eine Art Schock erleiden, der der Gesundheit auf keinen Fall zuträglich wäre. Gänzlich ungeeignet sind Vollbäder für Menschen, die an einer Herzschwäche oder niedrigem Blutdruck leiden. Wer entzündete Haut hat, muss damit rechnen, dass die betroffenen Stellen je nach Art des Kräuterzusatzes empfindlich reagieren.

Sitzbad Bei Sitzbädern werden drei Esslöffel Heilkraut auf einen Liter Wasser gegeben. Ein Bad sollte etwa zehn Minuten dauern. Im Gegensatz zu Vollbädern, die den Körper stärker strapazieren, können Sitzbäder mehrmals täglich durchgeführt werden.

Auflagen und Wickel

Diese Praktiken dienen der äußerlichen Anwendung von Heilpflanzen. In der Regel werden sie in Form von Verbänden durchgeführt, die mit Tinkturen, Ölen oder Kräutertees getränkt sind. Die häufigsten Anwendungsbereiche für Auflagen und Wickel sind Hauterkrankungen, verkrustete Wunden sowie sogenannte stumpfe Verletzungen, also Muskelzerrungen, Prellungen oder Quetschungen.

Von A bis Z

Kräuter, Heilpflanzen und homöopathische Substanzen

Die Rezepte, Hausmittel und Ernährungstipps auf den folgenden Seiten können und dürfen eine eventuell notwendige medizinische Behandlung auf keinen Fall ersetzen oder verzögern. Bitte gehen Sie sofort zum Arzt, wenn Sie sich krank fühlen, und befolgen Sie unbedingt seine Anweisungen. Manche der vorgestellten Pflanzen sind hoch giftig und dürfen auf keinen Fall eingenommen werden, andere dürfen nur in einer bestimmten Menge und zu bestimmten Zeiten eingenommen werden. Bitte lesen Sie vor der Anwendung eines der genannten Hausmittel den gesamten Lexikoneintrag zur entsprechenden Pflanze, um sich über mögliche Risiken zu informieren.

Ackerschachtelhalm

Equisetum arvense

Die Heilpflanze des Jahres 1997 machte in den letzten Jahren vermehrt von sich reden, da sie aufgrund ihrer Wirkstoffe oftmals wieder Einzug in die Hausapotheken fand.

Das niedrig wachsende Kraut gewinnt seine Form durch eine Vielzahl an dünnen, ineinander aufgebauten Stängeln, die mit zarten Nebenästen besetzt sind. Diese Form wurde mit dem buschigen Schwanz einer Katze oder eines Fuchses verglichen, daher auch die Volksnamen Katzenwedel und Fuchsschweif. Der hohe Anteil an Kieselsäure machte einen Sud aus Ackerschachtelhalm in früheren Jahrhunderten zu einem bekannten Putz- und Poliermittel für Metalle aller Art. Auf diese Weise erhielt der Ackerschachtelhalm einen weiteren zusätzlichen Namen, nämlich Zinnkraut.

Botanik

Ackerschachtelhalm gehört zu den Schachtelhalmgewächsen *(Equisetaceae)*, deren krautige Stängel von Juni bis August geerntet werden. Die bis zu 50 Zentimeter hohe Pflanze wächst weit verbreitet auf Brachland und an Bahndämmen.

Die Pflanze treibt im Frühling rötlich braune, im Sommer grüne Sprosse aus. Charakteristisch sind die quirlförmig angeordneten Seitenäste. Gärtnern gilt ein Sud aus Ackerschachtelhalm als wichtiges Stärkungsmittel für Pflanzen aller Art.

Heilwirkung

Ackerschachtelhalm hat einen extrem hohen Anteil an Kieselsäure (bis zu etwa 15 Prozent) und enthält Flavonoide, Phenolsäuren, Alkaloide und Saponine. Diese Inhaltsstoffe wirken mild harntreibend und stärken – durch den hohen Kieselsäureanteil – das Bindegewebe. Als Bestandteil von Teemischungen findet Ackerschachtelhalm Anwendung gegen Blasenentzündungen, Blasenschwäche, Nierengrieß, Wassereinlagerungen (Ödeme) und allgemein zur Blutreinigung. Auch wird er bei schlecht heilenden Wunden getrunken und äußerlich bei rheumatischen Erkrankungen angewendet.

Anwendungen

Ackerschachtelhalm ist häufig ein Bestandteil von Teemischungen, zum Beispiel von Blasentees, Stoffwechseltees und Lungentees. Aber auch Bäder oder Umschläge mit dem Kraut haben sich als wirkungsvoll erwiesen.

Bad Fünf Esslöffel des getrockneten Krauts in einen Liter warmes Wasser, aufkochen und zehn Minuten zugedeckt bei geringer Hitze köcheln lassen; dann durch ein Sieb abgießen und dem heißen Badewasser zugeben. Mindestens zehn Minuten im Bad verweilen.

Hand- oder Fußbad 20 Gramm des getrockneten Krauts mit zwei Liter kaltem Wasser übergießen, aufkochen und 15 Minuten zugedeckt ziehen lassen; dann durch ein Sieb abgießen und mit maximal zwei weiteren Litern Badewasser vermischen. Hilft gut bei Erfrierungen.

Spülung Zwei Teelöffel des getrockneten Krauts in 250 Milliliter Wasser sprudelnd aufkochen und dann durch ein Sieb abgießen. Den Tee abkühlen lassen und zur Nasenspülung verwenden: Dazu ein Nasenloch zuhalten, etwas Tee mit dem anderen Nasenloch »einatmen«, also hochziehen, und durch den Mund ausspucken. Mit dem anderen Nasenloch wiederholen. Dreimal täglich. Hilft bei Heuschnupfen.

Tee Zwei Teelöffel des getrockneten Krauts mit einer Tasse (200 Milliliter) kochend heißem Wasser übergießen, zehn Minuten zugedeckt ziehen lassen und dann durch ein Sieb abgießen; den Tee heiß und schluckweise trinken. Zwei bis drei Tassen täglich.

Teemischung bei Arthrose Je 20 Gramm getrockneten Ackerschachtelhalm, Bohnenschalen und Brennnesseln vermischen. Einen Teelöffel der Mischung mit einer Tasse (200 Milliliter) kochendem Wasser übergießen, zehn Minuten zugedeckt ziehen lassen und durch ein Sieb abgießen. Zwei bis drei Tassen täglich.

Teemischung bei Blasenentzündung – der »Klassiker« Jeweils 20 Gramm getrocknete Birkenblätter, Ackerschachtelhalm, Hauhechelwurzel, Orthosiphon- und Bärentraubenblätter miteinander vermischen. Einen Teelöffel der Mischung mit einer Tasse (200 Milliliter) kaltem Wasser übergießen, aufkochen und fünf Minuten zugedeckt ziehen lassen; dann den Sud durch ein Sieb abgießen. Mehrere Tage lang zwei Tassen täglich von dem Tee trinken.

Teemischung zur Unterstützung der Gichttherapie 50 Gramm Brennnesselblätter mit jeweils 25 Gramm getrockneten Birkenblättern, Ackerveilchen und Ackerschachtelhalm vermischen. Einen Teelöffel der Mischung mit einer Tasse (200 Milliliter) kochendem Wasser übergießen, acht Minuten zugedeckt ziehen lassen und dann durch ein Sieb abgießen. Drei Wochen lang täglich morgens auf nüchternen Magen eine Tasse frisch zubereiteten Tee trinken.

Teemischung bei Menstruationsbeschwerden Jeweils 20 Gramm getrockneten Ackerschachtelhalm, Mistel, Kreuzkraut und Hirtentäschelkraut miteinander vermischen. Einen Teelöffel der Mischung mit einer Tasse (200 Milliliter) kochendem Wasser übergießen, zehn Minuten zugedeckt ziehen lassen und dann durch ein Sieb abgießen. Zwei bis drei Tassen täglich trinken, solange die Beschwerden anhalten.

Umschlag bei kleineren Verletzungen und Schürfwunden Drei Teelöffel des getrockneten Krauts mit einer Tasse (200 Milliliter) kochend heißem Wasser übergießen, 20 Minuten zugedeckt ziehen lassen und dann durch ein Sieb abgießen; ein sauberes Tuch mit dem Tee tränken und auf die betroffene Stelle legen. Lippenbläschen können damit abgetupft werden.

Wickel bei Gicht Fünf Esslöffel des getrockneten Krauts in einem Liter Wasser aufkochen, danach zehn Minuten zugedeckt bei geringer Hitze köcheln lassen und dann durch ein Sieb abgießen. Ein Baumwoll- oder Leinentuch in den Sud eintauchen, auswringen und auf die schmerzende Stelle legen; den Wickel mit einem trockenen Tuch abdecken. Sobald der Wickel abkühlt, entfernen und bei Bedarf wiederholen.

Wickel bei Krampfadern 300 Gramm des getrockneten Krauts mit einem Liter kaltem Wasser übergießen; eine Stunde ziehen lassen, dann einmal sprudelnd aufkochen und anschließend durch ein Sieb abgießen. Zwei Baumwoll- oder Leinentücher in den Sud eintauchen und auswringen; die Tücher um die Beine wickeln und zehn Minuten einwirken lassen.

Alant
Inula helenium

Alant hielt über die ayurvedische Medizin der Inder Einzug in die westliche Heilkunde. Die aus Eurasien stammende Staude kannte man schon im alten Rom. Dort wusste man auch bereits um die heilkräftige Wurzel dieser Pflanze.

Botanik

Alant gehört zu den Korbblütlern (*Asteraceae/Compositae*) und bevorzugt gemäßigte und wärmere Regionen. Der Halbstrauch wird bis zu drei Meter hoch. Er bildet eine kräftige Rhizomwurzel, aus der aufrechte und kräftige Stiele hervorgehen.

Die Blätter sind länglich, zugespitzt und gezähnt; die runden gelben Blüten erscheinen im Sommer und können einen Blütendurchmesser von bis zu sieben Zentimeter erreichen. Geerntet werden die Blütenblätter sowie die Wurzel.

Heilwirkung

Alant besitzt ätherisches Öl (als Alantkampfer oder Helenin bezeichnet), Bitterstoffe und Phytosterole mit einem hohen Gehalt an Inulin.

Die Wirkung ist harntreibend, schleimlösend, entzündungshemmend und schweißbildend. Daher wird Alant gerne zur Unterstützung und zum Aufbau des Immunsystems eingesetzt. Er kommt zudem bei Husten und asthmatischen Beschwerden zur Anwendung und unterstützt den Verdauungsapparat. Der sehr hohe Inulingehalt lässt die Wurzel süßlich schmecken und wird daher Zuckerkranken als Süßstoff empfohlen.

Anwendung

Die Blüten werden zur Blütezeit geerntet und dann getrocknet; die Wurzel gräbt man im September aus und trocknet sie ebenfalls.

Tee Einen Teelöffel des getrockneten Krauts mit einer Tasse (200 Milliliter) kochend heißem Wasser übergießen, zehn Minuten zugedeckt ziehen lassen und dann durch ein Sieb abgießen; den Tee heiß und schluckweise trinken. Zwei bis drei Tassen täglich.

Aloe vera
Aloe barbadensis

Eine Pflanze mit Geschichte: Auf ägyptischen Wandmalereien fand man bereits diese in afrikanischen Wüsten beheimatete Pflanze. Doch diente sie in der Antike nicht nur als Schönheitsmittel für die Damenwelt, wie in Ägypten üblich, sie war vielmehr auch als Heilmittel schon bekannt.

So wurde unter Alexander dem Großen Aloe zur Wundbehandlung der Soldaten angewandt, und der griechische Militärarzt Dioskurides nutzte Aloe als universales Mittel für verschiedene innere und äußere Anwendungen. Im Neuen Testament ist zu lesen, dass der Leichnam Jesu mit einer Mischung aus Myrrhe und Aloe einbalsamiert wurde. Im frühen Mittelalter beschreibt Hildegard von Bingen Aloe als Heilmittel bei Gelbsucht, Magenerkrankungen und Migräne, gegen Zahnfäule und bei eitrigen Geschwüren. Die Spanier brachten sie als Wundmittel für ihre Soldaten nach Mittel- und Südamerika, wo sie von den Missionaren weiter verbreitet wurde. Bis heute ist Aloe ein Bestandteil pharmakologischer und kosmetischer Zubereitungen. Sie wird in großen Plantagen auf den niederländischen Antillen, in Küstengebieten von Venezuela sowie in subtropischen Regionen der USA und Mexikos angebaut.

Botanik

Die Echte Aloe, so die Übersetzung des lateinischen Namens »Aloe vera«, gehört zu den Affodillgewächsen

(*Asphodelaceae*) und stammt aus den Trockengebieten Afrikas.

Die Aloe ist eine sogenannte Blattsukkulente, das heißt, sie kann in ihren Blättern viel Wasser zur Anreicherung mit Nährstoffen speichern – im trockenen und heißen Wüstenklima das Geheimnis ihres Überlebens.

Die stammlose Aloe bildet eine grundständige Rosette aus ungefähr 20 graugrünen, fleischigen und am Rand leicht bestachelten Blättern; diese werden bis zu 40 Zentimeter lang und sieben Zentimeter dick. Die Blüten stehen als Trauben in verzweigten Blütenständen, die eine Höhe von einem Meter erreichen. Die Einzelblüten sind leuchtend gelb gefärbt und werden vorwiegend von Honigvögeln bestäubt. Da immer nur wenige Einzelblüten an einer Pflanze zur selben Zeit geöffnet sind, sind die Nektarsammler gezwungen, mehrere Pflanzen nacheinander anzufliegen. Dadurch wird die Fremdbestäubung gefördert. Die Früchte sind aufspringende Spaltkapseln. Die Aloe bildet zahlreiche Adventivsprosse, mit denen sich die Pflanze vegetativ vermehrt. Adventivsprosse sind Sprosse, die sich auf bereits voll entwickelten Pflanzenteilen bilden.

Man verwendet die Blätter und von ihnen bevorzugt das Blattinnere, die sogenannten Aloe-vera-Filets. Der herauslaufende Blattsaft ist honigfarben.

Heilwirkung

Aloe enthält Monopolysaccharide und Mucopolysaccharide (beispielsweise Glukose und Zellulose), Aminosäuren, Anthraquinone, Enzyme, Mineralstoffe, Vitamine,

Zucker und Fettsäuren. Diese Stoffe üben eine ideale Schutzwirkung auf die Haut aus, indem sie sie mit Feuchtigkeit versorgen und ihr gleichzeitig eine Art Schutzfilm auflegen. Daher ist Aloe die am meisten verwendete Pflanze für Körperlotionen, Cremes und Sonnenschutzprodukte. Gerade nach einem Sonnenbad hilft eine Aloecreme der Haut, sich schnell wieder zu regenerieren. Zur innerlichen Anwendung gebraucht man Aloe bei Verdauungsstörungen, da sie stark abführend wirkt.

Anwendung

Die als Aloe bekannte Droge wird aus eingedicktem Blattsaft gewonnen.

Kosmetik

Aloe-Grüntee-Gesichtswasser
für normale Haut

100 ml Wasser • 1 TL grüner Tee
1 Msp. Allantoin • 50 Tropfen Aloe-vera-Konzentrat
1 EL D-Panthenol

Das Wasser aufkochen, danach 5 Minuten abkühlen lassen. Dann den grünen Tee damit übergießen, weitere 5 Minuten ziehen lassen und dann durch ein Sieb abgießen. Das Allantoin in den noch heißen Tee einrühren. Danach das Aloe-vera-Konzentrat und das D-Panthenol hinzugeben und alles gut miteinander verrühren.

Dieses erfrischende Gesichtswasser bereitet die Gesichtshaut nach der morgendlichen und abendlichen Reinigung auf die anschließende Cremebehandlung vor. Es hält sich im Kühlschrank etwa drei bis vier Wochen lang.

Öl Das Öl der Aloe ist ein bewährtes Hausmittel in der Therapie von Muskelkrämpfen. Man kann es zur Behandlung unmittelbar nach Dehnung und Eiswassereinreibung zum Einsatz bringen sowie zur Nachbehandlung, wenn der Athlet zur Ruhe gekommen ist. Man erhält das Öl unter dem Namen »Echoran mit Aloe vera« in der Apotheke.

Vorsicht!

Aloe sollte innerlich nicht über einen längeren Zeitraum angewendet werden. Neben der Möglichkeit, dass sich der Urin verfärbt, kommt es zu einem Verlust an Kalium, der wiederum Darmverschluss zur Folge haben kann. Um Risiken zu vermeiden, sollten Frauen während der Schwangerschaft und in der Stillzeit ebenfalls von der inneren Anwendung von Aloepräparaten absehen.

Extra: Schutz für andere und sich selbst

Interessant ist, dass die Pflanze eine Verletzung des Blattes, welche einen bedrohlichen Wasserverlust bedeuten könnte, in Sekundenschnelle verschließt. Man nimmt heute an, dass diese Beobachtung maßgeblich zu ihrer Entdeckung als Heilpflanze beitrug, weil man vermutete, die Selbstheilungskraft der Pflanze könne auch für den Menschen nutzbar gemacht werden.

Alraune
Mandragora officinarum

Die »Königin der Zauberkräuter« regte aufgrund ihrer bizarr verformten Wurzeln – man sah darin menschenähnliche Gestalten – in frühen Jahrhunderten zu Mythenbildungen und Legenden an. Dass sie dazu ein wirkungsvolles Heilkraut war, konnte diese zahlreichen Geschichten und fantasievollen Namensgebungen nicht beeinträchtigen, eher im Gegenteil: Drachenpuppe, Hoden des Dämonen, Menschenkraut, Halbmenschenpflanze, Liebes- bzw. Henkerswurzel, Meister des Lebensatems oder – etwas schlichter – Dollwurz oder Kindleinkraut sind nur einige wenige aus der nicht enden wollenden Liste von schauerlichen bis erheiternden Namen, mit denen der Volksmund die Alraune in den verschiedensten Ländern belegt hat.

Botanik

Diese in der breiten Bevölkerung gut bekannte Heilpflanze aus der Familie der Nachtschattengewächse *(Solanaceae)* stammt ursprünglich aus dem Mittelmeerraum – dort ist die Staude vor allem auf Kreta, Sizilien und Zypern beheimatet; aber auch in Nordafrika, Kleinasien und vom Vorderen Orient bis zum Himalaja ist sie anzutreffen. Alraunen bevorzugen sonnige, felsige und trockene Stellen, die das besagte bizarre Wurzelgeflecht von bis zu einem Meter Länge bedingen.

Nach der Blütezeit, in der glockenförmige blaue bis violette Blüten von Dezember bis März hervorgebracht werden, reifen die goldgelben Früchte heran, zugleich verwelken die dunkelgrünen runzeligen Blätter, die bis zu 40 cm lang werden können. Die Wurzel jedoch lebt weiter und treibt im nächsten Jahr wieder neue Blätter aus. Verwendung finden die Wurzeln und deren Rinde, die Blätter und die Früchte.

Heilkunde

Trotz der zahlreichen Legenden um die Alraune war man sich schon frühzeitig ihrer tatsächlichen heilkräftigen Wirkungen bewusst. Im Papyrus Ebers, der berühmten Heilschrift der alten Ägypter, deren Entstehung auf den Zeitraum zwischen 1700 und 1600 v. Chr. datiert wird, finden sich zahlreiche Rezepturen mit Alraune, die gegen allerlei Beschwerden helfen sollen. Hippokrates, Vater der sogenannten empirischen, also auf Erfahrungswerte gegründeten Medizin und einer der bedeutendsten Ärzte der Antike (460–375 v. Chr.), verordnete sie gegen Schlafstörungen, Depressionen, Ängste und psychische Beklemmungen. Schon früh wurde die Alraunenwurzel als wirkungsvolles Anästhetikum genutzt, etwa bei Operationen oder schweren Entbindungen. Aber auch von Verurteilten, die ihrer Hinrichtung auf dem Scheiterhaufen entgegensahen, wurde sie verwendet: Viele der als Hexen zum Feuertod Verdammten suchten ihre Qualen zu lindern, indem sie zuvor Alraunenwein tranken.

Heute weiß man, dass die Wurzel vor allem sogenannte Tropanalkaloide enthält. Das sind Inhaltsstoffe wie das Hauptalkaloid Hyoscyamin, daneben kommen Atropin, Scopolamin, Solandrin, Mandragorin und andere vor. Auf diese an und für sich giftigen Wirkstoffe geht der Einsatz der Alraune als Narkotikum, Aphrodisiakum, Schlafmittel und Halluzinogen zurück.

In zu hoher Dosierung – die kritische Schwelle ist allerdings von Mensch zu Mensch verschieden – kann die Alraunenwurzel überaus gefährlich sein; sie kann Delirien und schließlich auch tödlich endende Atemlähmung bewirken. Aus diesem Grund wird hiermit vor Selbstversuchen mit Alraunenwurzeln ausdrücklich gewarnt.

Vorsicht!

Alraunen werden nach wie vor in der Homöopathie eingesetzt – von Selbstanwendungen ist jedoch aus oben genannten Gründen dringendst abzuraten. Die Früchte der Alraune sind weniger bedenklich, denn sie enthalten nur Spuren von Alkaloiden. Doch auch bei ihrer Anwendung sollte man Vorsicht walten lassen.

Extra: Geschichten, Mythen und Legenden

In umfangreichen Schriften wurde die Eigenartigkeit der Pflanze betont, es wurden aber auch Wirkweisen der Alraunen gesammelt. Die Faszination, die diese Pflanze umgibt, geht – wie gesagt – von ihrem verzweigten Wurzelwerk aus. Sah man in der Wurzel der *Mandragora autumnalis* eine weibliche Gestalt, so stand das Geflecht der *Mandragora officinarum* für den männlichen Part.

Viele der volkstümlichen Namen für die Alraune haben hierin ihren Ursprung; so etwa auch »die Menschengestaltige«, griechisch *Anthropomorphon*. Und so galt konsequenterweise das Ausgraben dieses menschenähnlichen Geistwesens als nicht ungefährlich. Stets sollte es mit gewissen »Sicherheitsvorkehrungen« einhergehen. Theophrast, einer der Väter der Botanik (um 370–328 v. Chr.), empfahl: »Man soll, so wird gesagt, drei Kreise mit dem Schwert um die Alraune ziehen und sie, mit dem Gesicht nach Westen gewandt, schneiden. Und beim Schneiden des zweiten Stückes soll man um die Pflanze herumtanzen und so viel wie möglich über die Mysterien der Liebe sprechen.«

Andere Quellen raten dringend an, sich bei der Alraunenernte eines schwarzen Hundes zu bedienen, um sich nicht selbst an der Alraune zu »vergehen«. Dem vierbeinigen Erntehelfer solle man eine Schnur um den Hals binden, deren anderes Ende um die Wurzel legen und das Tier dann mittels eines Stückes Fleisch von der Alraunenpflanze weglocken, um die Wurzel so aus der Erde zu ziehen. Als besten Erntezeitpunkt empfehlen alte Chroniken helle Mondnächte in der Zeit der Sonnenwende, da hier die gefährliche Wirkung der Alraune dem Menschen am wenigsten schädlich werden könne.

Die schaurige Faszination, welche die Alraune umgab, inspirierte geschäftstüchtige Händler: Die Alraunenwurzeln wurden zu aberwitzig hohen Preisen gehandelt und als magische Talismane oder Zutaten von Hexensalben angepriesen. Auch von ihrer Bedeutung als »Galgenmännlein« wird berichtet, das heißt als Pflanze, die unter Richtplätzen wachse, wo sie von den Tränen der Todgeweihten begossen werde und damit das Leben der Gehenkten in sich aufnehme und daraus magische Kräfte entwickele.

Erst der an der Schwelle zur wissenschaftlich aufgeklärteren Neuzeit lebende Heilkundler Paracelsus ließ sich in seinem *Liber de imaginibus* mit Spott über die »einfeltigen« Käufer aus: »(...) warumb die wurzel alraun eines menschen gestalt, angesicht, hent und füß hette (...) das ist ein betrogene arbeit und bescheisserei (...).«

Was die Alraune als viel gepriesenen mächtigen Liebeszauber angeht, darüber wussten die Ägypter Bescheid, die diese Wurzel ihrer Liebesgöttin Hathor zuordneten und sie zermahlen in Bier tranken.

Auch die safranfarbenen Früchte ermöglichten, in Wein eingelegt, angeblich rauschhafte erotische Genüsse. Wurzeln wie Früchte waren im gesamten Verbreitungsgebiet der *Mandragora* hoch geschätzte Aphrodisiaka. In Nordafrika und im Orient werden sie bis heute als probate Stimulanzien für die Libido gehandelt.

Aber auch eine Begebenheit aus der Heiligen Schrift ist überliefert: Im Hohen Lied Salomons wird von der jungen Schönheit Sulamit berichtet, die ihren Geliebten einlädt, mit ihr in die Natur zu gehen, und zwar an einen Ort, an dem die Früchte der Alraunen ihren Duft verströmen, auf dass ihr diese einen besonders feurigen Liebhaber bescheren.

Andorn
Marrubium vulgare

Eine etwas unbekanntere Pflanze mit heilkräftiger Wirkung, die im Altertum bei Schwindsucht, Husten und Katarrh Anwendung fand. Der aus Südeuropa kommende Andorn erhielt seinen Namen vom hebräischen *Marrob*, was »bitterer Saft« bedeutet und auf seine Inhaltsstoffe hinweist.

In diesen Bitterstoffen sah man auch ein mögliches Gegengift; so schrieb der Benediktinerabt Walahfrid Strabo: »Sollten dir Stiefmütter je feindselig bereitete Gifte mischen in das Getränk oder trügenden Speisen verderblich Eisenhut mengen, so scheucht ein Trank heilkräftigen Andorns, unverzüglich genommen, die drohenden Lebensgefahren.«

Botanik

Der weiße Andorn gehört zur Familie der Lippenblütler (*Lamiaceae*) und bevorzugt unscheinbare Standorte, wie Wegränder, Schuttplätze oder die Umgebung alter Gebäude – Hauptsache, der Boden ist nicht zu feucht. Der bis zu 60 Zentimeter hoch wachsende Andorn wird aufgrund seines Äußeren gerne mit der weißen → Taubnessel verwechselt.

Die mehrjährige Staude treibt im Frühjahr haarige, vierkantige Stängel, an denen die wie mit weißer Wolle überzogenen Blätter einander gegenständig angeordnet sind. Aus den Blattachseln entspringen im Juli kleine Blüten. Man erntet das blühende Kraut.

Heilwirkung

Andorn enthält Bitterstoffe (darunter das Marrubiin), Gerbstoffe, nur wenig ätherische Öle, Cholin sowie Flavonoide. Er wirkt hauptsächlich krampflösend sowie entzündungshemmend und schleimlösend. Zudem fördert er den Gallenfluss und wirkt beruhigend auf das Herz. Auch auf die Atem- und Verdauungswege wirkt Andorn anregend. Auch bei einer schwachen Menstruation hilft die Einnahme des Krauts als Tee.

Anwendung

Das Kraut hat im frischen Zustand einen gewöhnungsbedürftigen balsamischen Geruch, der sich beim Trocknen angenehm abschwächt. Verwendung findet daher nur das getrocknete Kraut.

Tee bei Menstruationsbeschwerden Ein bis zwei Teelöffel Andornkraut mit einer Tasse (200 Milliliter) kochend heißem Wasser übergießen, zehn Minuten zugedeckt ziehen lassen und dann durch ein Sieb abgießen. Bei Bedarf eine Tasse trinken. Der Tee wirkt schmerzlindernd und regulierend auf die Regelblutung.

Teemischung bei Leberbeschwerden 20 Gramm Andornkraut mit jeweils zehn Gramm Löwenzahnwurzel und -kraut, Pfefferminzblättern und Beifußkraut vermischen.

Zwei Teelöffel der Mischung mit einer Tasse (200 Milliliter) kochend heißem Wasser übergießen, zehn Minuten zugedeckt ziehen lassen und dann durch ein Sieb abgießen; den Tee heiß und schluckweise trinken. Drei Tassen täglich jeweils 30 Minuten vor den Mahlzeiten einnehmen.

Angelikawurzel
Angelica archangelica

Als Pflanze des Nordens war die Angelikawurzel den Ärzten im antiken Ägypten, Griechenland und Rom unbekannt. Sie erscheint erstmalig in den Kräuterbüchern des Mittelalters, wo man sie als Gift austreibendes Mittel rühmt, das sogar gegen den »schwarzen Tod«, die gefürchtete Pest, ankommen sollte. Aufgrund ihres streng aromatischen Geruchs galt sie auch lange Zeit als Mittel gegen Hexerei, vor allem in Frankreich. Sie wurde wie ein Amulett um den Hals getragen, um böse Kräfte abzuwehren.

In den skandinavischen Ländern bildete sie einen der Grundpfeiler der Volksmedizin. Sie wurde bei Magen- und Darmleiden sowie bei Entzündungen der oberen Atemwege, bei Fieber, rheumatischen Beschwerden und Gicht eingesetzt. Die im Norden Finnlands lebenden Lappen verwenden ihre Stängel, Blattstiele und Wurzeln noch heute als Gemüse. In der modernen Pflanzenheilkunde schätzt man die Angelikawurzel in erster Linie als wirkungsvolles Heilmittel bei Verdauungsstörungen.

Botanik

Angelikawurzel, zur Familie der Doldenblütler (*Apiaceae*) gehörend, wächst auch in unseren Breitengraden, und zwar vornehmlich an Bach- und Teichufern sowie auf feuchten Wiesen. Ihre bis zu zwei Meter hohen rotbraunen Stängel können sogar die Dicke eines Menschenarms erlangen. Die Blätter werden bis zu 90 Zentimeter lang und haben einen langen röhrenförmigen Stiel. Im Juli er-

scheinen die flachen grünlichen Blütendolden. Für heilkundliche Zwecke werden im zeitigen Frühjahr oder im
Spätherbst die Wurzeln gesammelt – das Sammeln empfiehlt sich allerdings nur für geschulte Augen, da die An-
gelika leicht mit anderen, giftigen Doldengewächsen, wie
zum Beispiel dem tödlich giftigen Wasserschierling, verwechselt werden kann!

Heilwirkung

Angelikawurzeln enthalten ätherisches Öl, Xanthotoxin,
Imperatorin, Umbelliferon sowie Bitterstoffe. Diese wirken antiseptisch, stärken die Abwehrkräfte und stabilisieren den Kreislauf. Zur Anwendung kommen sie bei
Erkältungskrankheiten, stressbedingten Verdauungsbeschwerden, Magen- und Leberschwäche sowie bei rheumatischen Beschwerden.

Anwendungen

Die Wurzeln des Angelikawurzelstocks werden gründlich
gereinigt, zerkleinert und bei einer Temperatur von 50 °C
im Backofen getrocknet. Sie sollten in dicht schließenden
Dosen aufbewahrt werden, da sie gerne von Insekten an-
gefressen werden.

Fertigpräparate Die Angelikawurzel findet sich in zahlreichen Präparaten zur Verbesserung der Verdauung. Als
Monopräparat, das außer Angelikawurzel keine anderen
Kräuter enthält, gibt es zum Beispiel »Pascovegeton« gegen Appetitlosigkeit, Verdauungsträgheit, Völlegefühl und

Blähungen. Dosierung: dreimal täglich zehn bis 25 Tropfen in Wasser oder Saft einnehmen.

Eine besondere Form der Zubereitung sind »Original Schwedenkräuter-Ansatzmischung-S« und »Original Schwedenkräuter-Elixier-S«, die nach skandinavischen Rezepten zubereitet wurden. Sie enthalten neben Angelikawurzel Extrakte aus Zitwerwurzelstock, Eberwurzel, Enzianwurzel und Zimt.

Sie wirken bei Neigung zu Verdauungsstörungen, Darmträgheit, Blähungen, Völlegefühl und Appetitlosigkeit. Jeweils morgens und abends einen Esslöffel voll in einem Glas Saft oder Wasser einnehmen.

Tee Zwei Teelöffel der zerkleinerten Wurzeln mit einer Tasse (200 Milliliter) kaltem Wasser übergießen, aufkochen und zehn Minuten zugedeckt ziehen lassen; dann durch ein Sieb abgießen. Zwei Tassen täglich zu den Mahlzeiten trinken.

Teemischung Jeweils 25 Gramm Angelikawurzel und Erdbeerblätter vermischen. Einen Teelöffel der Mischung mit einer Tasse (200 Milliliter) kochend heißem Wasser übergießen, zehn Minuten zugedeckt ziehen lassen und dann durch ein Sieb abgießen; den Tee heiß und schluckweise trinken. Zwei bis drei Tassen täglich vor den Mahlzeiten.

Vorsicht!

Die in der Angelikawurzel enthaltenen Furocumarine lassen die Haut lichtempfindlich werden und können im

Zusammenhang mit UV-Bestrahlungen zu Hautentzündungen führen. Für die Dauer der Anwendung von Angelikawurzel sollte daher auf längere Sonnenbäder oder Bestrahlungen im Sonnenstudio verzichtet werden. Ansonsten ist mit keinen Nebenwirkungen zu rechnen.

Anis
Pimpinella anisum

Anis ist als Küchengewürz kaum wegzudenken. Aus dem Orient kommend, fand er seinen Weg über die Mittelmeerländer in unsere Breiten. Hier finden die aromatischen Samenkörner in diversen Brotsorten über süße Backwaren bis hin zu Saucen und Salaten Verwendung – was wären weihnachtliche Lebkuchen oder Honigprinten ohne Anis? Auch verschiedene aus dem Mittelmeerraum stammende Liköre wie Ouzo, Raki und Pernod verwenden Anis als Grundwürze. Der auch als süßer Kümmel oder runder Fenchel bekannte Samen sorgt aber nicht nur für ein eigenständiges Aroma – schon im alten Rom wusste man um seine verdauungsfördernde Wirkung und kredenzte nach üppigen Gastmählern Aniskuchen, um dem unangenehmen Völlegefühl zu begegnen.

Botanik

Das einjährige Kraut aus der Familie der Doldenblütler (*Apiaceae/Umbelliferae*) wird bis zu 60 Zentimeter hoch und besticht durch seine fiederartigen zarten Blättchen.

Die im August und September heranreifenden Früchte werden für kulinarische und medizinische Zwecke verwendet. Anis benötigt einen sonnigen und abtrocknenden Standort, allerdings mit gleichbleibend feuchtem Boden, was den Anbau in unseren eher kühlen und feuchten Regionen erschwert. Hauptanbaugebiet ist heute Südrussland.

Heilwirkung

Die knapp drei Millimeter langen Anissamen enthalten die ätherischen Öle Anethol, Estragol, Anisaldehyd und Terpineol. Sie bewirken, dass die kleinen graubraunen Früchte der Anispflanze zu denjenigen Gewürzkräutern gehören, die die Verdauung am besten fördern. Anis entschärft blähende Speisen, stärkt den Magen und hilft bei krampfartigen Magen-Darm-Beschwerden (speziell bei Kindern). Bei stillenden Müttern fördert er die Milchbildung.

Außerdem hat Anis eine ausgeprägte hustenreizlindernde Wirkung, da die ätherischen Öle teilweise über die Lunge wieder ausgeschieden werden. Auch aufgrund seines Geschmacks wird Anis vielen Hustenmitteln beigemengt – lauter gute Gründe, warum die aromatischen Samen seit der Antike bis heute ein hoch geschätztes Würzmittel sind.

Anwendung

Zerdrückte Anissamen ergeben einen schmackhaften Tee, der sich besonders bei Husten und Verdauungsbeschwerden als hilfreich erwiesen hat. Auch in Mischungen hat sich das Gewürz bewährt.

Kräutergeist – bei Leberbeschwerden Jeweils 15 Gramm Lapachorinde, Alantwurzel, Anissamen und zehn Gramm Wermutkraut in ein Glasgefäß geben und mit einem Liter Branntwein übergießen. Diesen Ansatz zwei Wochen stehen lassen, dann durch ein Sieb oder einen Kaffeefilter abgießen und in eine dunkel getönte Flasche abfüllen; kühl und trocken lagern. Bei Bedarf, zum Beispiel nach einer fetten Mahlzeit, jeweils ein Gläschen dieses Kräuterschnapses trinken.

In der Küche

Anis-Apfel-Kompott mit Melisse

3 kg Äpfel • 50 ml Zitronensaft • 220 g Zucker
1½ EL Anissamen • 8 Zweige Zitronenmelisse

---

1 Äpfel schälen, dann vierteln und das Kernhaus entfernen. Die Viertel in kleine Würfel schneiden.

2 800 Milliliter Wasser mit Zitronensaft und Zucker aufkochen; Anissamen zufügen, noch einmal aufkochen. Topf vom Herd nehmen.

3 Die Apfelstücke mit Melissezweigen in vorbereitete Einmachgläser geben und mit dem Zuckerwasser übergießen. Die gut verschlossenen Gläser im Einkochtopf ca. 35 Minuten bei 80 °C sterilisieren.

Magenbitter

Für 1 Flasche   *750 ml Korn • 1 TL zerstoßene Anissamen
1 TL zerstoßene Fenchelsamen • 1 TL getrocknete
Pfefferminze • 1 TL getrockneter Salbei • 8 zerstoßene
Koriandersamen • 400 g Zucker*

---

1 Schnaps mit Kräutern und Gewürzen mischen, an einem hellen Ort 18 Tage verschlossen ziehen lassen. Dann durch ein Sieb abgießen.

2 Aus Zucker und 100 Milliliter Wasser einen Sirup kochen. Achtung, der Zucker darf nicht zu heiß werden, damit er nicht karamellisiert!

3 Abkühlen lassen und im abgegossenen Schnaps auflösen.

4 In saubere Flaschen abfüllen und etwa 14 Tage reifen lassen.

Tee bei Krämpfen und Verdauungsbeschwerden Einen Teelöffel zerdrückte Anissamen mit einer Tasse (200 Milliliter) kochend heißem Wasser übergießen, zehn Minuten lang zugedeckt ziehen lassen und dann durch ein Sieb abgießen. Mehrmals täglich eine Tasse lauwarmen Tee trinken.

Teemischung bei Blähungen Anis, Kümmel und Fenchel zu gleichen Teilen vermischen. Drei Teelöffel der Mischung mit einer Tasse (200 Milliliter) kochend heißem

Wasser übergießen, zehn Minuten zugedeckt ziehen lassen und dann durch ein Sieb abgießen. Lauwarm und schluckweise trinken. Drei Tassen pro Tag am besten zu den Mahlzeiten trinken.

Teemischung bei Erkältungen 60 Gramm Anisfrüchte, 40 Gramm Thymiankraut, 30 Gramm Fenchelfrüchte und 20 Gramm Salbeiblätter miteinander vermischen. Einen Teelöffel der Mischung mit einer Tasse (200 Milliliter) kochend heißem Wasser übergießen, zehn Minuten zugedeckt ziehen lassen und dann durch ein Sieb abgießen. Zwei Tassen täglich einnehmen, solange die Beschwerden anhalten.

Teemischung bei Halsschmerzen Jeweils 25 Gramm Eibischblätter, Salbeigamanderkraut, Königskerzenblüten und Anissamen vermischen: Zwei Teelöffel der Mischung mit einer Tasse (200 Milliliter) kochend heißem Wasser übergießen, zehn Minuten zugedeckt ziehen lassen und dann durch ein Sieb abgießen. Mehrmals täglich eine Tasse.

Teemischung bei Verdauungsbeschwerden 20 Gramm Holunderblüten mit jeweils zehn Gramm Malvenblüten, Fenchelsamen, Anissamen und Süßholzwurzel vermischen.

Einen Teelöffel der Mischung mit einer Tasse (200 Milliliter) kochend heißem Wasser übergießen, zehn Minuten zugedeckt ziehen lassen und dann durch ein Sieb abgießen; den Tee heiß und schluckweise trinken. Drei Tassen täglich.

Apfel
Malus domestica

Der Apfel zählt zu den ältesten uns bekannten Früchten der Erde und wächst auf allen Kontinenten. Es ist belegt, dass bereits seit über 4000 Jahren Äpfel geerntet werden. Unser europäischer Apfel kam aller Wahrscheinlichkeit nach aus Kleinasien und den ägyptischen Nilgärten Ramses' II. zu uns. Karl der Große ordnete bereits um das Jahr 800 die Pflanzung von Apfelbäumen an. Im 16. Jahrhundert wurden Apfelbäume gezielt am Wegesrand und auf Streuobstwiesen angebaut; um 1602 zählte man bereits etwa 60 Apfelsorten. Bis ins 19. Jahrhundert hatte sich diese Zahl auf über 4000 Sorten hochgeschraubt! Leider ist die Vielzahl wieder stark rückläufig, da regionale Apfelsorten dem Druck der massenhaft produzierten Sorten weichen müssen, die den Markt beherrschen.

Heute existieren in Deutschland schätzungsweise 16 Millionen Apfelbäume, rund 35 Kilogramm Äpfel verzehrt jeder Bundesbürger pro Jahr. Damit nimmt der Apfel eine absolute Spitzenstellung unter den Obstsorten ein. Etwa 60 Prozent des in Deutschland verzehrten Kernobstes stammen aus einheimischem Anbau.

Botanik

Der Apfel gehört – ebenso wie die Birne – zu der enorm großen Familie der Rosengewächse *(Rosaceae)*. Er gedeiht in gemäßigten Klimazonen am besten, da er eine kalte Periode als Ruhephase benötigt. Ertragreiche Sorten werden aufgepfropft, da sie sich nicht selbstständig vermehren können. Schon mit wenig Platz kann man sich im eigenen Garten oder sogar auf der Terrasse in einem großen Topf einen kleinen Apfelbaum pflanzen. Es gibt inzwischen Sorten, die auf kleinen Stämmen veredelt sind und überall Platz finden – auch in einem Topf.

Heilwirkung

Die heilkräftigen Pflanzenwirkstoffe des kultivierten Edelapfelbaums liegen in der Frucht selbst: Sie besteht bis zu 30 Prozent aus Pektin, dazu kommen noch zahlreiche Vitamine, wie zum Beispiel das Provitamin A, Mineralien wie Kalium sowie Gerbstoff und Fruchtsäuren. Die Anteile dieser Stoffe sind je nach Apfelsorte sehr unterschiedlich.

Äpfel fördern und regulieren die Verdauung, lindern Durchfall und Entzündungen im Darm, entgiften, senken den Cholesterinspiegel, stabilisieren den Blutzucker, beruhigen die Nerven, wirken sich bei Herz- und Gefäßkrankheiten günstig aus und sind zudem nahrhaft und sättigend. Die Pektine lindern Entzündungen und schützen die Schleimhäute von Magen und Darm, indem sie sie einhüllen. Zudem sorgen sie für eine Verdickung des Darminhalts, der dadurch den Darm nicht etwa langsamer, sondern sogar schneller passiert. So gelangen weniger Fette aus dem Darm in den Körper – Äpfel gelten aus diesem Grund als wirkungsvolle Cholesterinsenker. Deshalb sind geschabte Äpfel auch nützlich bei Durchfallerkrankungen. In früheren Jahren setzten Ärzte den Apfel noch erfolgreich zur Behandlung der gefährlichen Amöbenruhr ein.

Äpfel wirken auch einer Übersäuerung entgegen, paradoxerweise gilt dies für die sauren und halbsauren Äpfel in noch höherem Maß als für süßere Exemplare. Das liegt daran, dass sie einen höheren Anteil an Fruchtsäuren enthalten, die von unserem Körper nahezu vollständig verbrannt werden können. Saure Äpfel sind auch bei verdorbenem Magen und Durchfall besser geeignet als süße. Letztere enthalten mehr Fruchtzucker und sind nützlich, wenn es uns um eine schnelle Energiezufuhr geht.

Mit Schale und Gehäuse gegessen, sind Äpfel darüber hinaus ein mild stuhlregulierendes Mittel. Um sich diese Wirkung zunutze zu machen, ist der morgendliche Genuss von ein bis zwei gut gekauten Äpfeln auf nüchternen Magen hilfreich.

Außerdem hemmen die Apfelpektine das Wachstum von Kariesbakterien.

Anwendung

Wie das englische Sprichwort so schön sagt: »An apple a day keeps the doctor away« (Ein Apfel am Tag hält den Arzt fern). Sicher geht es nicht ganz so einfach, aber etwas Wahrheit steckt auch in diesem Volksspruch. Äpfel besitzen die meisten Biostoffe, wenn man sie roh und mitsamt der Schale isst. Allerdings sitzen genau dort auch die meisten Schadstoffe und Allergene – daher sollten Allergiker also grundsätzlich jeden Apfel schälen.

Knackig-farbige Äpfel, die sehr groß sind, sollten mit Skepsis betrachtet werden. Oft sind kleinere Exemplare vielleicht nicht so ansehnlich, dafür umso gesünder, weil nicht gespritzt.

Gebratene Äpfel gegen Heiserkeit Gebratene Äpfel werden mit zwei Teelöffeln Honig gesüßt und warm gegessen, aber ohne Fett und weiteren Zucker.

Geriebener Apfel bei Durchfallerkrankungen Einen Apfel ohne Kerne und Gehäuse, aber mit Schale reiben. Den Brei stehen lassen, gelegentlich umrühren; wenn er sich bräunlich verfärbt hat, löffelweise essen. Die Behandlung ist auch für Kleinkinder geeignet. Die Pektine im Fruchtfleisch saugen Wasser und giftige Darmprodukte auf, die Gerbsäure hemmt das Bakterienwachstum. Je nach Dauer und Stärke des Durchfalls ein bis zwei Tage anwenden.

In der Küche

Hildegards Habermus

Für 2 Personen *200 g Dinkelschrot • 1 TL Honig*
Je 1 Msp. Galgant und Zimt • 1 Apfel
1 TL gehackte süße Mandeln • Saft von ½ Zitrone

---

1 Dinkelschrot in 500 Milliliter Wasser einrühren und unter ständigem Rühren aufkochen lassen.

2 Den Honig und die Gewürze zugeben und 5 Minuten bei geringer Hitze köcheln lassen.

3 Inzwischen den Apfel entkernen und in kleine Stücke schneiden. Dann die Apfelstücke zugeben und alles weitere 5 Minuten köcheln.

4 Das Mus in Schüsselchen anrichten, mit den Mandeln bestreuen und mit Zitronensaft beträufeln.

Info Dieses Rezept aus der Küche der Hildegard von Bingen ist besonders reich an Ballaststoffen, die den Cholesterinwert senken und die Darmfunktion mobilisieren.

Achtung Dieses Gericht entwässert. Deshalb sollte dazu möglichst viel getrunken werden, am besten eine Mischung aus drei Teilen Mineralwasser und einem Teil Fruchtsaft.

Kur zur Darmreinigung Bei Arteriosklerose hilft ein monatlicher Darmentgiftungstag; er reinigt und regt den Stoffwechsel an. Das Tagesprogramm sieht aus wie folgt:

Frühstück: Ein Glas (200 Milliliter) frisch gepressten Apfelsaft mit dem Saft einer halben Zitrone mischen und trinken.

Vormittags: Einen bis zwei rohe Äpfel (mit Schale) essen.

Mittagessen: Eine bis zwei Tassen Apfelschalentee (aus der Apotheke oder dem Reformhaus) lauwarm mit einem Teelöffel Honig gemischt trinken; ein bis zwei Stunden später drei bis vier Äpfel (mit Schale) essen.

Nachmittags: Jeweils um 15.00 und um 17.00 Uhr ein Glas frisch gepressten Apfelsaft trinken.

Abends: Einen Teller warmes Apfelmus essen; zwei bis drei Teelöffel Honig zugeben.

Saft Äpfel waschen, in Stücke schneiden und mit der Schale und dem Gehäuse in den Entsafter geben. Feste Apfelsorten sind für Säfte am besten geeignet. Apfelsaft passt fast zu jeder anderen Frucht- oder Gemüsesorte und ist daher eine gute Grundlage für diverse Mixgetränke.

Saftkur bei Ekzemen Eine halbe mittelgroße Rote Bete und einen Apfel in einem Entsafter auspressen; den Saft mit einer Messerspitze frisch geriebenem Meerrettich verrühren und gleich trinken. Einmal ein Glas täglich.

Saftkur bei Erkältung als Vitamincocktail Den Saft von einer Orange, einer halben Zitrone und einem Apfel sowie ein halbes Glas weißen Traubensaft miteinander vermischen. Einmal ein Glas täglich.

Tee Dieser leicht zuzubereitende Apfeltee schmeckt fruchtig-aromatisch und wird bei rheumatischen Krankheiten empfohlen. Ein bis zwei Teelöffel getrocknete und zerkleinerte Apfelschalen, am besten von säuerlichen, stark aromatischen Äpfeln, mit einer Tasse (200 Milliliter) kochend heißem Wasser aufgießen, zugedeckt zehn Minuten ziehen lassen, den Tee durch ein Sieb abgießen und schluckweise trinken. Ein bis drei Tassen täglich.

Vorsicht!

Immer wieder kommen Schlankheitsmittel mit Apfelpektinen auf den Markt. Sie sind meistens stark überteuert, haben allerdings den Vorteil, dass man weniger Zeit braucht, um durch ihren Verzehr auf eine ordentliche Portion Pektine zu kommen. An biologisch aktiven Inhaltsstoffen haben sie allerdings gegenüber dem Original nichts zu bieten.

Extra: Die wichtigsten einheimischen Apfelsorten

Am gesündesten ist es natürlich, Äpfel aus einheimischem Anbau – und hier ist der kontrolliert ökologische Anbau zu bevorzugen – zu kaufen, möglichst sogar aus der Region. Diese haben keine langen Transportwege oder Lagerzeiten hinter sich und sind in der Regel weniger belastet als Ware, die eine lange Reise hinter sich hat. Im Folgenden einige Apfelsorten, die sich im Handel durchgesetzt haben:

Cox Orange Eine Apfelsorte aus dem Jahr 1825. Die Früchte besitzen ein saftiges Fleisch mit feinwürzigem, süßsäuerlichem Geschmack. Erntemonat ist der Oktober, die Früchte halten sich bis zum Februar.

Discovery Die Früchte haben eine rötliche Farbe auf grünem Untergrund. Das Fruchtfleisch schmeckt feinsäuerlich, die Genussreife beginnt schon im August.

Geheimrat Oldenburg Die würzige Sorte reift ab Ende September.

Golden Delicious Eine alte Apfelsorte mit eher mürbem Fruchtfleisch, die durch ihr Weinaroma beeindruckt. Die Erntezeit fällt in den Spätherbst, gegessen werden kann der Apfel frühestens im Januar. Golden Delicious sind ein gutes Lagerobst, sie halten sich bis in den April.

Goldparmäne Schon vor 1700 bekannt – Goldparmänen sind sehr schmackhaft und knackig, sie können bis Februar gelagert werden. Die Erntezeit liegt zwischen September und Mitte Oktober, die Früchte sind allerdings erst im November genussreif.

Gravensteiner Seine Früchte schmecken würzig und süß-sauer. Die Ernte beginnt Mitte August und endet im Oktober.

James Grieve Seine Reifezeit liegt zwischen September und Anfang November. Die Früchte sind schön gezeichnet, ihr Fleisch ist saftig und schmeckt würzig und ein wenig sauer.

Jonagold Eine Kreuzung aus Golden Delicious und der Sorte Jonathan: Jonagold schmeckt feinsäuerlich süß und ist zudem ein gutes Lagerobst, das sich bis in den März hinein als haltbar erweist.

Kaiser Wilhelm Kaiser Wilhelm gehört zu den alten Apfelsorten aus dem 19. Jahrhundert. Sein Fleisch ist fest und von würzigem Geschmack. Erntemonat ist der Oktober.

Ontario Dieser Apfel hat einen mild-aromatischen Geschmack und einen überdurchschnittlich hohen Gehalt an Vitamin C. Er wird spät geerntet, erst ab Ende Oktober. Ontario hält sich bis in den April, kann aber erst im Januar verzehrt werden.

Roter Boskop Diese Apfelsorte aus dem 19. Jahrhundert wird im Oktober geerntet und ab Dezember gegessen. Das gute Lagerobst hält sich bis in den April.

Weißer Klarapfel Die Frucht schmeckt säuerlich und wird schnell mehlig, eignet sich aber vortrefflich zur Zubereitung von Apfelmus. Die Ernte beginnt im Juli, die geernteten Früchte sind leider überhaupt nicht lagerfähig.

Aprikose
Prunus armeniaca

Eine Pflanze, die in den subtropischen Regionen dieser Welt gedeiht. Die Aprikose kommt aus China, wo sie bereits 2000 v. Chr. kultiviert wurde. Ihr Name *armeniaca* beruht auf einem Irrtum der Römer, die dachten, sie sei von Alexander dem Großen aus Armenien mitgebracht worden.

Besonders beliebt sind die zarten Früchte in arabischen Ländern, deren Küchentradition auch eine Vielzahl an Rezepten mit Aprikosen hervorgebracht hat, darunter nicht nur Süßspeisen, sondern auch Pikantes.

Botanik

Der zur Großfamilie der Rosengewächse *(Roseaceae)* zählende Aprikosenbaum ist ein Steinobst und ein enger Verwandter der Pflaume und des Pfirsichs. Der Baum kann bis zu zehn Meter hoch werden und ein Alter von 90 Jahren erreichen. Die Früchte sind süß bis süßsäuerlich.

Inhaltsstoffe Aprikosen enthalten außergewöhnlich viele Karotinoide (Beta-Karotin und Lykopin), die im Körper zu Vitamin A (Retinol) umgebaut werden, sowie die Vitamine Niazin und Folsäure. Auch die Mineralstoffe Kalzium, Kalium, Phosphor und Eisen sind in beträchtlichen Mengen in der ausgereiften Frucht vorhanden. Aprikosen wirken leicht entzündungshemmend und regen den Appetit an. Für Menschen, die zu Blutarmut neigen, empfiehlt sich die Einnahme von frischen Aprikosen. Allgemein stärken sie aufgrund der Zusammensetzung der Inhaltsstoffe das Immunsystem, beugen Krebsleiden vor, wirken belebend, nervenstärkend und fördern die Zellerneuerung.

Anwendung

Am besten schmecken die Früchte frisch. Sofern sie voll ausgereift sind, löst sich das Fruchtfleisch leicht vom Stein, ist saftig und sehr wohlschmeckend und aromatisch. Dazu müssen die Früchte nur genügend Sonne und Wärme erhalten haben; wasserreiche Früchte sind zuckerarm und wenig aromatisch.

Kosmetik – Aprikosenmaske für zarte Haut Fünf reife Aprikosen waschen, entsteinen und fein pürieren. Nach und nach 50 Gramm Heilerde zufügen, bis ein cremiger Brei entstanden ist. Die Masse mit einem Pinsel auf das gereinigte Gesicht auftragen und 20 Minuten lang einwirken lassen.

Exkurs: Getrocknete Aprikosen Getrocknete Aprikosen werden geschwefelt und ungeschwefelt angeboten. Die geschwefelten sind länger haltbar, aber von geringerer

Qualität als die ungeschwefelten. Ungeschwefelte Aprikosen liefern nur die Türkei und die USA (Kalifornien). Die aus Kalifornien kommenden ungeschwefelten Aprikosen sind allerdings nicht so saftig und süß. Ungeschwefelte und damit dunkel aussehende Aprikosen aus der Türkei schmecken süßsäuerlich und sind sehr zartfleischig.

Arnika
Arnica montana

»Arnika ist nicht mit Gold zu bezahlen«, so Sebastian Kneipp, der die Gebirgspflanze über alle Maßen schätzte, galt sie doch seit dem 17. Jahrhundert als Universalheilmittel.

Die Arnika hat ihren Namen wahrscheinlich vom griechischen *Ptarmica* (Nieskraut), weil ihr Blütenstaub heftige Niesreize auslöst. Ihre medizinischen Eigenschaften als Wundheilmittel kommen eher in den deutschen Namen »Altvaterkraut«, »Stichkraut«, »Fallkraut« und »Bruchkraut« zum Ausdruck, da man um ihre schmerzstillende Wirkung gerade bei Sturzverletzungen wie Blutergüssen, Prellungen oder Verstauchungen wusste.

Die Geschichte der Arnika ist relativ jung. Erste Eintragungen zu ihr finden sich im Mittelalter, Hildegard von Bingen (1098–1179) führte sie unter dem Namen »Wolfesgelegena« als Aphrodisiakum.

Noch heute steht Arnika innerhalb der Medizin in großen Ehren. Die internationalen Naturschutzmaßnahmen und die schwierigen Zuchtbedingungen für das Alpenkraut haben allerdings dazu geführt, dass man neben der klassischen *Arnica montana* nach Alternativen suchen musste.

Botanik

Arnika, zur Familie der Korbblütler *(Asteraceae/Compositae)* gehörend (wie zum Beispiel auch Beifuß, Kamille, Löwenzahn, Ringelblume, Schafgarbe, Sonnenhut oder Wermut), ist eine Gebirgspflanze und steht unter Naturschutz – das Sammeln ist strengstens verboten! Sie wächst an Berghängen Mitteleuropas und Sibiriens in Höhenlagen von 800 bis vereinzelt über 2500 Meter, auf ungedüngten Bergweiden und auf sauren, kalkarmen Moorböden. Gelegentlich ist die Pflanze auch im Flachland auf sandigen, torfig-humushaltigen Wiesen zu finden.

Mit der Wiesenarnika, der *Arnica chamissonis*, wurde schließlich ein adäquater Ersatz als Heilpflanze gefunden: Sie ist mittlerweile auch als weitere Stammpflanze in die Arnikamonografie des deutschen Arzneibuchs aufgenommen worden. Die Staude treibt jedes Jahr neu aus.

Heilwirkung

Die Blüten enthalten 0,2 bis 0,3 Prozent ätherisches Öl mit Thymol und seinen Derivaten, Sesquiterpenlactonen wie Helenalin, Karbonsäuren wie Angelicasäure, Phenolkarbonsäuren wie Chlorogensäure, Cumarine wie Umbelliferon, Cholin, Bitterstoffe wie Arnicin, Flavonglykoside wie Astragalin sowie Kohlenhydrate. Die Wurzeln enthalten Milchsäure, Mangan, Kalium-, Kalzium-, Eisen- und Magnesiumverbindungen.

Die Inhaltsstoffe der Arnikablüten wirken antibakteriell, entzündungswidrig, desinfizierend, schmerzlindernd, wundheilend, gefäßabdichtend und -erweiternd, krampflösend, herzstärkend, kreislaufanregend und durchblutungsfördernd. Bei Erschöpfungszuständen oder Angina pectoris bringen einige Tropfen Arnikatinktur in Wasser oft schnelle Erleichterung. In Form von Einreibungen, Umschlägen, Kompressen oder Salben heilt die Arnika die Folgen von Stoß, Stich, Fall, Schnitt oder einfach Überanstrengung. Ferner sind diese Darreichungsformen hilfreich bei zahlreichen Problemen wie etwa rheumatischen Beschwerden, Gicht, Gelenkentzündungen, Überanstrengungen der Gelenke, Hexenschuss, Muskelschmerzen, Muskelkater, Verstauchungen, Verrenkungen, Quetschungen, Prellungen, Blutergüssen, schlecht heilenden Verletzungen, Schleimbeutel- und Sehnenentzündungen, Lähmungen und Venenentzündungen.

Dadurch werden Zubereitungen aus Arnikablüten zu einem der wichtigsten pflanzlichen Medikamente bei äußerlichen Verletzungen. Dabei kommen die ätherischen Öle der Arnika zum Tragen, die für Entspannung in den verkrampften Muskeln sorgen und so helfen, den Schmerz zu lindern.

Arnikapräparate gehören mittlerweile zu den Standardmitteln der Homöopathie. In homöopathischen Verdünnungen ist auch nichts gegen eine innerliche Anwendung von Arnika einzuwenden. Zur Heilung von Verletzungen haben sich vor allem Kügelchen und Tropfen in der Potenzierung D6 bewährt. Zu beachten ist bei der Anwendung allerdings, dass manche Menschen allergisch gegen Korbblütlerpflanzen reagieren.

Anwendung

Kompressen Kompressen mit Arnikatinktur eignen sich zur Behandlung von stumpfen Verletzungen – sie sollten mindestens viermal pro Tag für zehn Minuten oder länger angelegt werden. Die Wirkung von Teekompressen ist etwas geringer als die der Tinktur.

Kompressen bei Achillessehnenbeschwerden 20 Tropfen Hyzum – eine entzündungshemmende Arnikalösung – mit reichlich Heilerde zu einem Brei verrühren. Nicht zu viel kaltes Wasser zugeben! Den Brei auf eine mit Salzwasser angefeuchtete Kompresse auftragen, auf die Achillessehne legen und die Auflage mit einem Verband am Fuß befestigen. Den Verband am besten über mehrere Stunden tragen.

Kompressen bei Gicht Einen Esslöffel Arnikatinktur mit 500 Milliliter Wasser mischen; ein Leinen- oder Baumwolltuch damit befeuchten und auf die betroffenen Stellen legen.

Kompressen bei Sehnenscheidenentzündung Zwei Teelöffel getrocknete Arnikablüten mit einer Tasse (200 Milliliter) kochend heißem Wasser übergießen, zehn Minuten zugedeckt ziehen lassen und dann durch ein Sieb abgießen. Zwei bis drei Tassen täglich. Ein Leinentuch mit dem noch warmen Tee tränken, auf die betroffene Stelle legen und mit einem zweiten Tuch und einem weiteren Wolltuch abdecken. Bei Bedarf bis zu dreimal täglich. Anstatt des Tees kann auch auf Arnikatinktur zurückgegriffen werden: zehn Tropfen Tinktur auf einen Liter warmes Wasser.

Öl für trockenes und dünnes Haar Jeweils einen Esslöffel Arnikablüten, Brennnesselblätter und Klettenwurzeln in einem Glasgefäß miteinander vermischen und mit 250 Milliliter in einem Wasserbad erwärmtem Olivenöl übergießen. Das Behältnis verschließen, eine Woche ziehen lassen und dann durch einen Filter abgießen. Vor der Haarwäsche einen Esslöffel des Öls auf der Kopfhaut verteilen und ein Mull- oder Leinentuch darüberlegen. Nach 20 Minuten Einwirkungszeit die Haare wie gewohnt waschen.

Tee Einen Esslöffel getrocknete Arnikablüten mit einer Tasse (200 Milliliter) kochendem Wasser übergießen, zehn Minuten lang zugedeckt ziehen lassen und anschließend abseihen. Mit diesem Tee können dann Leinen- oder Zellstofftücher getränkt und auf die verletzten Stellen gelegt werden.

Gurgeln mit Arnikatee hilft bei Entzündungen im Mund- und Rachenraum. Gurgeln Sie jeweils nach den Mahlzeiten für mindestens fünf Minuten!

Teemischung bei Hämorrhoiden Jeweils 30 Gramm Birkenblätter, Steinklee- und Johanniskraut und zehn Gramm Arnikablüten vermischen. Zwei Teelöffel der Mischung mit einer Tasse (200 Milliliter) kochend heißem

Wasser übergießen, zehn Minuten zugedeckt ziehen lassen und dann durch ein Sieb abgießen. Morgens und abends eine Tasse über einen Zeitraum von vier bis sechs Wochen.

Tinktur 100 Gramm getrocknete Blüten in einen Glasbehälter geben, 500 Milliliter Alkohol darübergießen und zehn Tage ziehen lassen; danach durch ein Sieb in eine Flasche aus dunklem Glas abfüllen. Die Tinktur eignet sich zum Tränken von Kompressen, muss allerdings zuvor mit Wasser (im Verhältnis 1:1) verdünnt werden.

Vorsicht!

Außer in homöopathischen Verdünnungen, die aber nur von homöopathisch qualifizierten Ärzten verabreicht werden dürfen, ist Arnika zur innerlichen Anwendung ungeeignet. Wenn Arnikazubereitungen mit der Haut in Kontakt kommen, kann es (selten) zu Vergiftungen und allergischen Reaktionen (Rötungen, Jucken) kommen. In diesen Fällen muss die Therapie sofort beendet werden!

Mittlerweile existiert ein Patentverfahren, mit dem man das Allergierisiko durch Arnika deutlich reduzieren kann, doch es führt leider auch dazu, dass die Arnika an Wirkung verliert. In jedem Fall sollten Arnikatinkturen vor dem Auftragen auf die Haut verdünnt werden!

Extra: Geschichten, Mythen und Legenden

Namen wie Donnerwurz und Wolfsbanner deuten bereits auf die mythologische Bedeutung der Arnika hin: Bei Gewitter wurde sie unter das Dach gelegt, oder es wurden getrocknete Arnikablüten verbrannt, damit das Gewitter weiterzog und das Haus unbeschädigt blieb. Arnikabüschel wurden auch an den Ackerrändern deponiert, um die Ernte vor Hagel und Blitzschlag zu schützen. Mit ihren grellgelben Blüten spielte sie früher außerdem als spektakuläre Dekoration eine große Rolle bei den Sommersonnwendfesten.

Man weiß auch, dass kein Geringerer als der Dichter Johann Wolfgang von Goethe Arnika regelmäßig als Tee bei Durchblutungsstörungen seiner Herzgefäße verwendete.

Arsen
Arsenicum album

Das Spurenelement Arsen hat seine Bekanntheit als klassisches Mittel bei Giftmorden oder als Rattengift gewonnen. So todbringend wie es in zu hohen Mengen wirkt, so heilsam können kleinste Dosierungen sein. Seine Wirksamkeit in kontinuierlichen Heilanwendungen erkannte man allerdings erst im 19. Jahrhundert, als Arsenverbindungen eingesetzt wurden – so zum Beispiel von dem schottischen Missionar David Livingstone, der arsenhaltige Mittel erfolgreich in Afrika gegen Schlafkrankheit und hohes Fieber anwendete.

Das *Acidum arsenicosum anhydricum*, so sein vollständiger lateinischer Name, leitet sich aus dem Griechischen her: *Arsenikon* bedeutet »goldfarbenes Pigment«. Die Namensgebung geht auf die Verwendung von Arsentrisulfid

(As2S3) zurück, das seit dem Altertum als die Malerfarbe Königsgelb verwendet wurde. Auch die Ableitung von griechisch *arsen* = »männlich« hat ihre Berechtigung, da die mittelalterlichen Alchimisten zwischen männlichen und weiblichen Elementen unterschieden: Arsen galt als männlich, Antimon als weiblich.

Herkunft

Arsen ist ein Halbmetall, das entweder erdig fest oder luftig gasförmig ist, es fehlt ihm die flüssige Mitte. Daher ist es besonders reaktionsfreudig und geht mit vielen organischen wie anorganischen Stoffen Verbindungen ein. Für den Menschen ist Arsen ein nicht essenzielles Spurenelement – das heißt, der Mensch muss seinem Körper nicht täglich Arsen zuführen. Dennoch erhalten wir – allein schon durch Umwelteinflüsse – in Verbindungen der Luft und des Wassers Kleinstmengen an Arsen. Auch Fisch und Getreideprodukte weisen organisch gebundene Konzentrationen von Arsen auf.

Das Element kommt nirgendwo in der Natur konzentriert vor, man kann nur Spuren davon in anderen Erzen finden.

Heilwirkung

Da Arsen nicht zusätzlich zugeführt werden muss und Mangelerscheinungen nicht vorkommen, stehen seine toxischen Eigenschaften für den Menschen im Vordergrund. Arsen ist ein wirkungsvolles Stoffwechselgift, das aber – richtig eingesetzt – schädliche biochemische Prozesse unterbinden kann. Neben seiner erfolgreichen Anwendung gegen die gefährliche Schlafkrankheit werden seit 2000 arsenhaltige Mittel in den USA im Kampf gegen Krebs eingesetzt.

Vorsicht!

Dieses hochgiftige Spurenelement darf auf gar keinen Fall im Rahmen einer Selbstbehandlung angewandt werden.

Extra: Geschichte, Mythen und Legenden

Die tödliche Wirkung des »weißen Giftes« war schon vor über 2500 Jahren bekannt – in Teilen aber auch seine heilenden Kräfte. So verwendete Hippokrates eine Arsensulfid-Paste zur Behandlung von Geschwüren. Plinius berichtete erstmalig über den Einsatz von Arsen als Schädlingsbekämpfungsmittel – eine Eigenschaft, auf die man im 19. Jahrhundert wieder zurückgriff. Dioskurides, Leibarzt am Hofe Neros, beschrieb im 1. Jahrhundert der christlichen Zeitrechnung die Wirkungen von Arsen.

Avicenna kannte es bereits im 11. Jahrhundert als Mittel zur Hebung des Allgemeinbefindens, und Paracelsus behandelte damit Syphilis- und Krebskranke.

Im Mittelalter und in der Renaissance, bevorzugt in Frankreich und Italien, wurden Arsentrioxid und andere Arsenverbindungen vornehmlich als Gifte missbraucht. Diese Mordinstrumente scheinen vor allem deshalb aus der Mode gekommen zu sein, weil sie mit den chemischen Analyseverfahren der heutigen Ermittler recht leicht in den Haaren des Ermordeten nachgewiesen werden können.

Artischocke

Cynara scolymus

Eine Heilpflanze mit langer Tradition: Als Diätpflanze war die Artischocke schon den alten Ägyptern bekannt. In Rom verlegte man sich dann eher auf ihre kulinarischen Aspekte, die heutzutage wieder zu Ehren gekommen sind.

Aber auch das Mittelalter war an der Heilwirkung dieser fast stachellosen Distel interessiert und nutzte sie gegen Gallenstörungen und zur Regeneration der Verdauungsorgane.

Seit einiger Zeit weiß man um die hervorragende Wirkung, die der Artischockengenuss auf den Cholesterinspiegel ausübt: Die Artischocke fördert die Fettverdauung, indem Leberzellen schnell erneuert werden – und damit den Cholesterinspiegel regulieren. Damit das auch gleich nach einer üppigen Mahlzeit seine Anwendung findet, reicht man in Italien den bitter schmeckenden Cynar als Verdauungshilfe, einen aus Artischocken zubereiteten Likör.

Botanik

Das Distelgewächs – ein Mitglied der Familie der Korbblütler *(Compositae/Asteraceae)* – gedeiht in warmen Regionen und wächst dort hauptsächlich in den Wintermonaten. Bereits im Februar sind die ersten Blütenköpfe erhältlich, also jener Teil der Pflanze, den der Koch als Artischocke bezeichnet. Ihre schuppig anliegenden Hüllblätter gelten als Delikatesse.

Heilwirkung

Artischocken enthalten Caffeoylchinasäuren (insbesondere Chlorogensäure und 1,5-O-Dicaffeoylchinasäure, jedoch wenig Cynarin), 0,5 bis 5 Prozent Sesquiterpenlactone (besonders Cynaropikrin – dieses ist verantwortlich für den bitteren Geschmack) und etwa 0,5 Prozent Flavonoide. Diese Inhaltsstoffe wirken antiseptisch und fördern die blutfettsenkende Wirkung.

Von besonderem Heilwert sind die Blätter und Wurzeln der Artischocke: Sie werden zur Herstellung von Artischockenextrakt, -dragees und -saft genutzt – Zubereitungen, die Leber und Nieren anregen und, wie kürzlich entdeckt, den Fettgehalt im Blut regulieren, überschüssiges Fett im Körper abbauen helfen und den Blutdruck normalisieren.

Darüber hinaus fördern die Wirkstoffe der Artischocke die Durchblutung und die Entgiftung des Körpers. Doch auch die essbaren Teile der Artischocke besitzen diese Effekte – wenn auch nicht ganz so ausgeprägt wie bei den künstlich hergestellten Präparaten.

Anwendung

Fertigpräparate enthalten die wichtigen Inhaltsstoffe der Artischocke in für den Menschen angemessener Dosierung. Eine Tagesdosierung von sechs Gramm wird allgemein empfohlen. Gut für den Cholesterinspiegel ist auch die Einnahme von Artischockensaft. Aber auch der Verzehr einer frischen Artischocke mit einer leckeren Vinaigrette, sofern er jahreszeitlich bedingt möglich ist, ist ein sehr gesunder Genuss.

Artischocken mit Vinaigrette

Für 4 Personen   *4 bretonische Artischocken*
1 Zitrone • 3 EL natives Olivenöl
1 EL Balsamico-Essig • Salz, schwarzer Pfeffer

---

1 Von den Artischocken den Stiel und die äußeren Hüllblätter abschneiden. Dann das obere Drittel der Artischocke kappen. Auf die abgeflachte Artischocke eine Zitronenscheibe legen und diese mit Küchengarn festbinden. Die Artischocke je nach Größe 20 bis 30 Minuten in kochendem Wasser garen. Herausheben, kurz abtropfen lassen, Zitronenscheibe entfernen.

2 Inzwischen Öl, Essig und Gewürze mit einer Gabel zu einer glatten Emulsion aufschlagen. Die Artischockenblätter von außen abziehen, den unteren Teil in die Vinaigrette tunken und mit den Zähnen abziehen.

Info Die Vinaigrette kann mit Senf oder Kräutern variiert werden.

Teemischung für den Fettstoffwechsel 60 Gramm Artischocken- und 40 Gramm Pfefferminzblätter vermischen. Einen Teelöffel der Mischung mit einer Tasse (200 Milliliter) kochend heißem Wasser übergießen, zehn Minuten zugedeckt ziehen lassen und dann durch ein Sieb abgießen. Sechs Wochen lang zwei bis drei Tassen täglich ungesüßt nach den Mahlzeiten trinken.

Augentrost
Euphrasia officinalis

Als in Mitteleuropa beheimatetes Gewächs war der Augentrost den antiken Ärzten, die im Mittelmeerraum lebten, noch nicht bekannt. Seine erste schriftliche Erwähnung findet sich 1485 im berühmten Kräuterbuch *Gart der Gesundheit*, wo er – sein Name lässt es erahnen – als Heilmittel »zu den blöden und tuncklen Augen« vorgeschlagen wird.

Der Augentrost hat Saugwurzeln, die benachbarten Pflanzen Mineralien und Nährstoffe regelrecht wegnehmen. Damit wurde er zum Feind von Viehbauern, da er deren Wiesen stark ausdünnt. Diesem wenig willkommenen Umstand verdankt er auch seine Beinamen »Wiesenwolf« und »Milchdieb«.

Botanik

Augentrost, aus der Familie der Rachenblütler *(Scrophulariaceae)* stammend, kann man selbst sammeln, da das Gewächs in unseren Breiten einheimisch ist. Er wird 5 bis 25 Zentimeter hoch, hat einen aufrechten, drüsig behaarten Stängel und wächst auf Wiesen, Weiden und Hängen, stets in der Nähe von Gräsern.

Die gegenständigen Blätter sind eiförmig mit gezähnten Rändern. Die Blüten sind weiß mit violetten Längsadern, ihre Unterlippe zeigt einen auffälligen gelben Fleck. Das Kraut sammelt man in der Blütezeit von Juli bis September, es muss zügig und sorgfältig getrocknet werden.

Heilkunde

Augentrost enthält Aucubin, ein antibiotisches Glykosid. Darüber hinaus enthält er Gerbstoffe, die die Abwehrkräfte der Schleimhäute gegenüber Infekten und Umweltreizen anregen. Augentrost wirkt entzündungshemmend und adstringierend, also zusammenziehend, auf die Gefäße. Er wird äußerlich bei Bindehautentzündung und Lidrandentzündung sowie bei unkontrolliertem Tränenfluss und übermäßig starker Lichtempfindlichkeit angewendet.

Besonders erfolgreich ist die Anwendung des Augentrosts bei Erkrankungen mit kombinierten Symptomen an Augen und oberen Atemwegen, wie sie beispielsweise für die Pollenallergie (Heuschnupfen) typisch sind.

Anwendung

Auflage bei Bindehautentzündung oder Gerstenkorn
Einen Tee wie unten beschrieben herstellen, abkühlen lassen und ein Baumwoll- oder Leinentuch damit tränken. Dieses für etwa zehn Minuten auf die geschlossenen Augen legen.

Mehrmals täglich durchführen. Wichtig: Als Tropfen, die direkt in die offenen Augen gegeben werden, sind Kräuterauszüge nicht geeignet!

Für die innerliche Therapie hilft abends eine Tasse Tee, für die äußerliche Anwendung bereitet man den gleichen Aufgusstee zu.

Auch in Kombination mit Kamille und Fenchel kann Augentrost für eine Augenkompresse verwendet werden. Es gibt auch bereits fertige mit Augentrost getränkte Kompressen in der Apotheke, wo es auch besondere Wannen und Duschen zur Durchführung derartiger Bäder und Spülungen gibt. Augenumschläge, -bäder und -spülungen mit Augentrost sollten auf alle Fälle vorher mit dem Arzt abgesprochen werden. Achtung: Die Kompressen sind nicht für Kinder geeignet!

Tee Einen Teelöffel Augentrost mit einer Tasse (200 Milliliter) kochend heißem Wasser überbrühen, zehn Minuten zugedeckt ziehen lassen und anschließend abseihen. Das Trinken von zwei Tassen pro Tag hilft bei Husten und Magenverstimmungen – mehr sollte nicht eingenommen werden, da es sonst zu Magenbeschwerden kommen kann.

Teemischung bei Heuschnupfen Jeweils 20 Gramm Augentrost-, Estragon-, Gundelreben-, Ysopkraut und Meisterwurz vermischen. Einen Teelöffel der Mischung mit einer Tasse (200 Milliliter) kochend heißem Wasser übergießen, zehn Minuten zugedeckt ziehen lassen und dann durch ein Sieb abgießen; den Tee heiß und schluckweise trinken. Zwei Tassen täglich nach den Mahlzeiten.

Bereits zwei Wochen vor der Polleninvasion sollte mit der vorbeugenden Einnahme von Augentrosttee begonnen werden.

Extra: Augentrost für infektanfällige Kinder

Der bekannte Apotheker Mannfried Pahlow empfahl Augentrost bei Kindern, die leicht Schnupfen und Husten bekommen, oft geschwollene Lymphdrüsen im Hals und tränende Augen haben sowie insgesamt wenig Widerstandskräfte besitzen. In der Fachterminologie sprach man hier früher von skrofulösen Kindern, heute ist dieser Begriff bei uns nicht mehr üblich. Eine Tasse, über den Tag verteilt getrunken, hilft infektanfälligen Kindern wieder auf die Beine.

Avocado
Persea americana

Die Alligatorbirne, wie sie in Jamaika genannt wird, eroberte in den letzten zehn Jahren den deutschen Markt. Der spanische Eroberer Hernán Cortés (1485–1547) bekam die Avocadobirne von den Azteken geschenkt und brachte sie nach Europa. Im Unterschied zu manchen anderen amerikanischen Früchten, die bereits kurz nach der Entdeckung Amerikas populär wurden, vermochte sie in Europa erst spät Fuß zu fassen. Die Hauptanbaugebiete liegen heute in den USA sowie in Indien, Ozeanien und Israel.

Botanik

Die Avocado ist ein Mitglied der Familie der Lorbeergewächse *(Lauraceae)*. Der immergrüne Avocadobaum gedeiht in tropischen und subtropischen Klimazonen und kann bis zu 20 Meter hoch werden. Seine gelben Blüten duften sehr intensiv. In Lateinamerika ist der Baum seit Jahrhunderten als Lieferant der »Butter des Waldes« bekannt.

Heilwirkung

Die Avocado enthält die essenziellen (lebenswichtigen) Fettsäuren Linol- und Linolensäure, auf deren Zufuhr durch die Nahrung unser Körper unbedingt angewiesen ist. Sie spielen eine wichtige Rolle bei der Prävention von Herz-Kreislauf-Erkrankungen und prämenstruellen Beschwerden. Eine Portion Avocado (200 Gramm) deckt bereits den gesamten Tagesbedarf an Linolsäure, einem der zentralen Bestandteile des Fettsäureprofils. Zudem enthalten 100 Gramm Avocadofleisch 500 Milligramm Kalium – die Frucht gehört damit zu den Spitzenreitern hinsichtlich des Kaliumgehalts. Dieses Mineral ist entscheidend für unseren Wasserhaushalt, als Bestandteil der sogenannten »Natrium-Kalium-Pumpe« ist es unentbehrlich für die Arbeit unserer Muskeln. Von großer Bedeutung ist die Wirkung der Avocado auf den Teint und die Gesundheit der Haut. Ihr hoher Biotingehalt verbessert Hautstruktur und Hautfarbe. Auch Fingernägel und Haare gewinnen durch die Inhaltsstoffe der Avocado an Stabilität.

Anwendung

Die Avocado kann ähnlich ausgelöffelt werden wie eine Kiwi. Sie wird der Länge nach aufgeschnitten, dann wird der Kern vorsichtig herausgedreht. Mit etwas Zitronensaft verhindert man das sofortige Braunwerden des Fruchtfleischs.

Wenn die Avocado noch hart ist, hilft es, sie zusammen mit einem Apfel in eine Tüte zu legen – das Äthylen des Apfels beschleunigt den Reifungsprozess der Avocado.

Kosmetik – Kräuterreinigungsöl für normale Haut
90 Milliliter Avocadoöl und zehn Milliliter Tween 80 (aus der Apotheke) in eine Flasche füllen und gut durchschütteln. Dann 15 Milliliter Ringelblumenöl hinzugeben und noch einmal schütteln, sodass eine glatte Emulsion entsteht. Das Reinigungsöl mit der Hand auf dem Gesicht verteilen. Es eignet sich aber auch zur pflegenden Reinigung anderer Hautpartien. Nach der Anwendung mit warmem Wasser abwaschen.

Extra: Avocados einkaufen

Die Früchte sollten keine Flecken haben oder schadhafte Stellen aufweisen. Eine gerunzelte Oberfläche kann aber bei manchen Sorten üblich sein. Am besten nehmen Sie Früchte, deren Fleisch bereits weich ist, sich aber noch nicht allzu sehr eindrücken lässt. Reife Avocadofrüchte lassen sich im Kühlschrank etwa drei bis vier Tage aufbewahren. Zum Einfrieren eignen sich Avocados nicht.

Baldrian
Valeriana officinalis

Baldrian ist allgemein wegen seiner beruhigenden Wirkung bekannt. Den alten Germanen galt er als eine der bedeutendsten Heil- und Ritualpflanzen. Zu Sträußen gebunden und am Haus aufgehängt, war ihnen Baldrian ein wirksamer Schutz gegen Hexen, Teufel und andere böse Mächte. Aufgrund seines intensiven Duftes ist Baldrian bei Katzen besonders beliebt – daher auch der Name Katzenkraut oder aber Stinkwurz.

Erste Erwähnung findet Baldrian im *Corpus hippocraticum*, den Heilschriften des Hippokrates, als wirksame Arznei gegen Frauenleiden. Seit der Antike fehlt er in keinem wichtigen Kräuterbuch: Der römische Historiker Plinius (24–79 n. Chr.) wie auch der griechische Arzt Dioskurides (1. Jahrhundert n. Chr.) rühmten ihn seiner Heilkraft wegen; auch die heilkundige Äbtissin Hildegard von Bingen (1098–1179) lobte seine Wirkweise. In der frühen Neuzeit schätzte man den Baldrian auch als Aphrodisiakum und als probates Mittel gegen die »heilige Krankheit«, die Epilepsie:

Doch nicht nur in Mitteleuropa, auch auf dem gesamten amerikanischen Kontinent, in Indien und Nepal wird Baldrian seit vielen Jahrhunderten zu heilsamen Zwecken, unter anderem ebenfalls gegen Epilepsie, sowie als Räucherwerk für magische und religiöse Zeremonien verwendet.

Heutige Naturärzte bevorzugen den Baldrian als Mittel zur Hemmung von Ängsten und zur Förderung des Schlafes.

Botanik

Baldrian, zur Familie der Baldriangewächse *(Valeriana-ceae)* gehörend, gedeiht in ganz Europa. Er bevorzugt feuchte Wiesen und Ufer von kleinen Flüssen und Bächen. Der Strauch wird bis zu 1,50 Meter hoch und hat dünn gefurchte Stängel. Die Blätter sind unpaarig gefiedert mit schmalen, scharf gezähnten Abschnitten, die Blüten wachsen hoch in doldenähnlich verzweigten weißrötlichen Blütenständen. Die Blütezeit ist zwischen Juni und August, geerntet werden im Frühherbst (September, Oktober) die Wurzeln. Zu bevorzugen sind die Wurzeln der mindestens zweijährigen Pflanzen – die der jüngeren Pflanzen enthalten noch zu wenige Wirkstoffe. Der Wurzelstock besitzt eine eigentümliche kurze und walzenartige Form, die einzelnen Wurzeln sind kräftig entwickelt, rund und fingerlang, außen braun und innen weiß. Typisch für Baldrian ist sein Geruch, den die Wurzeln allerdings erst beim Trocknen entwickeln.

Der Baldrianstrauch kann relativ leicht im eigenen Garten angebaut werden. Er braucht Sonne oder lichten Schatten, der Boden sollte locker und tiefgründig sein. Die Aussaat erfolgt im März unter Glas oder Folie oder im August direkt an der Stelle, wo auch geerntet werden soll. Wichtig: Baldriansamen sind Lichtkeimer, sie dürfen also nicht allzu tief in den Boden hineingedrückt oder mit Erde bedeckt werden. Die Keimung erfolgt nach drei bis vier Wochen. Einfacher und sicherer als die Aussaat ist die Pflanzung, junge Baldrianpflanzen gibt es in jeder gut sortierten Staudengärtnerei. Die beste Pflanzzeit ist Anfang November. Zur Vermehrung verwendet man die geteilten Wurzeln älterer Baldriansträucher.

Heilwirkung

Baldrian enthält sogenannte Valepotriate, die zusammen mit anderen Baldrianwirkstoffen den Abbau von Gamma-Amino-Buttersäure (GABA) hemmen. Diese Substanz befindet sich im menschlichen Gehirn und ist dort für den Abbau von Stress und Ängsten zuständig. Baldrian sorgt also dafür, dass Erregungszustände und Ängste im Gehirn kontrolliert werden können. Daher wird Baldriantee beispielsweise bei Nervosität und Stress in der Zeit vor wichtigen Prüfungen eingesetzt.

Das Homöopathikum Valeriana wird ebenfalls aus der getrockneten Wurzel gewonnen und gegen Überreiztheit, Schlafstörungen, Kopfschmerzen, nervös bedingte Herzschmerzen und Wechseljahresbeschwerden verordnet. Empfohlene Potenzen sind D3 bis D6.

In einer Vergleichsstudie zeigte Baldrian ähnliche Effekte wie das bekannte synthetische Schlaf- und Beruhigungsmittel Oxazepam. Im Vergleich zu diesem besticht die traditionsreiche Heilpflanze allerdings durch ihre absolute Risikofreiheit.

Anwendung

Die geernteten Wurzeln werden gereinigt und mit einer Leine zum Trocknen aufgefädelt. Nach dem Trocknen werden sie zerkleinert und in eine Dose gefüllt.

Pulver Die getrockneten Wurzeln zerkleinert man in einem handelsüblichen Küchenmörser. Sie werden jeweils in Fünf-Gramm-Dosierungen zum Frühstück und Abendessen fetthaltigen Speisen beigegeben (zum Beispiel zu

Quark, Fleischsuppen, Frischkäse oder auf Brotaufstriche). Dadurch können die Valepotriate vom Körper optimal aufgenommen und verwertet werden; die angstlösende und konzentrationsfördernde Wirkung des Baldrians kommt auf diesem Weg schnellstmöglich zum Tragen.

Tee mit den Blüten Einen Teelöffel Baldrianblüten mit einer Tasse (200 Milliliter) kochend heißem Wasser übergießen, fünf Minuten zugedeckt ziehen lassen und dann durch ein Sieb abgießen; den Tee heiß und schluckweise vor dem Zubettgehen trinken.

Tee mit der Wurzel Einen Esslöffel Baldrianwurzeln mit einer Tasse (200 Milliliter) kochend heißem Wasser übergießen, zehn Minuten zugedeckt ziehen lassen und dann durch ein Sieb abgießen; den Tee heiß und schluckweise trinken. Zwei bis drei Tassen täglich.

Tee als Kaltauszug Für die Kaltzubereitung morgens zwei Teelöffel getrocknete Baldrianblätter oder zwei Teelöffel zerkleinerte Baldrianwurzel mit einer Tasse (200 Milliliter) kaltem Wasser übergießen, zehn Stunden zugedeckt ziehen lassen und dann durch ein Sieb abgießen; den Tee wieder erwärmen und trinken.

Beide Teezubereitungen wirken schlaffördernd, beruhigend, krampflösend und schmerzstillend; sie werden deshalb häufig im Fall von Schlafstörungen, Nervosität, Erregungszuständen und Kopfschmerzen verabreicht.

Teemischung als Aufguss Baldrian, Melisse und Lavendel zu gleichen Teilen vermischen. Einen Teelöffel der Mischung mit einer Tasse (200 Milliliter) kochend heißem Wasser übergießen, zehn Minuten zugedeckt ziehen lassen und dann durch ein Sieb abgießen; den Tee heiß und schluckweise vor dem Zubettgehen trinken.

Teemischung als Kaltauszug Baldrianwurzel, Melisse, Hopfen, Passionsblume und Johanniskraut zu gleichen Teilen vermischen. Zwei Teelöffel der Mischung mit einer Tasse (200 Milliliter) kaltem Wasser übergießen, zehn bis zwölf Stunden zugedeckt ziehen lassen und dann durch ein Sieb abgießen. Zwei bis drei Tassen täglich.

Beide Teemischungen (Aufguss und Kaltauszug) wirken beruhigend und krampflösend und werden deshalb vor allem im Fall von Schlafstörungen, Nervosität, Erregungszuständen sowie bei nervösen Magen-Darm-Beschwerden verabreicht.

Teemischung als Gemütsaufheller Einen Teelöffel Baldrianwurzel mit einem Teelöffel Basilikumkraut vermischen, mit einer Tasse (200 Milliliter) kochend heißem Wasser übergießen, 15 Minuten zugedeckt ziehen lassen und dann durch ein Sieb abgießen. Zwei Tassen täglich trinken.

Teemischung bei Magen-Darm-Beschwerden Pfefferminzblätter, Baldrianwurzel, Kamillenblüten und Kümmelfrüchte zu gleichen Teilen vermischen. Einen Teelöffel der Mischung mit einer Tasse (200 Milliliter) kochend heißem Wasser übergießen, zehn Minuten zugedeckt ziehen lassen und dann durch ein Sieb abgießen. Drei Tassen täglich vor den Mahlzeiten.

Extra: Falsche Überlieferungen

Nach wie vor werden gerne Vollbäder mit Baldrian zur Beruhigung empfohlen. Tatsache ist jedoch, dass Baldrianbäder im Vergleich etwa zu Melissebädern als Beruhigungshilfen eher unwirksam sind. Dies liegt daran, dass die Wirkstoffe über die Atmung und die Haut nur relativ schlecht aufgenommen werden.

Bärentraube
Arctostaphylos uva-ursi

Die Bärentraube, ein niedriges Kraut aus dem hohen Norden, zählt erst seit dem 18. Jahrhundert zu den wichtigsten Heilpflanzen in Deutschland. Importiert wurde die Pflanze nicht – wie gewöhnlich – aus den sonnigen mediterranen Ländern, sondern aus England.

Dort nutzte man sie für Erkrankungen des Nieren-Blasen-Bereiches. Die Bärentraube ist seit alters her eine der wenigen typischen Heilpflanzen des Nordens und steht mittlerweile unter Naturschutz.

Botanik

Die Bärentraube gehört zu den Heidekrautgewächsen *(Ericaceae)* und ist damit eine Verwandte der → Heidelbeere und der → Preiselbeere. Die Bodendeckerpflanze bevorzugt kühlere Regionen und wird bis zu 30 Zentimeter hoch. Die Blätter stehen wechselständig, sind ungeteilt und ganzrandig. Die Blüten der immergrünen Pflanze erstrahlen im Mai und Juni in Zartrosa bis Weiß, gefolgt von leuchtend roten Beeren. Es werden die Blätter und Beeren gesammelt.

Heilwirkung

Die Bärentraube enthält hauptsächlich Hydrochinone (davon das Arbutin), die stark antibakteriell wirken. Auch Gerbstoffe und Vitamine sind enthalten. Sie wirkt entzündungshemmend, leicht harntreibend und adstringierend (zusammenziehend). Bei Blasen- und Nierenentzündungen, aber auch Scheidenkatarrh wirkt das Kraut sehr gut.

Anwendung

Bärentraubenblätter sind nicht für eine längere Anwendung geeignet; auch Kinder und Schwangere sollten diesen Tee nicht zu sich nehmen. Die desinfizierende Wirkung hat sich aber für den kurzfristigen Einsatz bei Blasenleiden besonders gut bewährt.

Tee Einen Teelöffel der Bärentraubenblätter mit einer Tasse (200 Milliliter) kaltem Wasser übergießen, zwei Tage zugedeckt ziehen lassen, dabei gelegentlich umrühren und dann durch ein Sieb abgießen. Den Tee vor Einnahme erwärmen – nicht kochen!

Teemischung bei Blasenentzündung Jeweils 20 Gramm Bärentraubenblätter, Birkenblätter, Ackerschachtelhalm, Hauhechelwurzel und Orthosiphonblätter vermischen. Einen Teelöffel der Mischung mit einer Tasse (200 Milliliter) kaltem Wasser übergießen, aufkochen, fünf Minuten zugedeckt ziehen lassen und dann durch ein Sieb abgießen. Mehrmals zwei Tassen täglich.

Teemischung bei Nierenleiden 60 Gramm Bärentraubenblätter mit jeweils 20 Gramm Stiefmütterchen und Ackerschachtelhalm vermischen. Einen Esslöffel der Mischung mit einer Tasse (200 Milliliter) kochend heißem Wasser übergießen, zehn Minuten zugedeckt ziehen lassen und dann durch ein Sieb abgießen; den Tee heiß und schluckweise trinken.

Bärlapp
Lycopodium clavatum

Der hier vorgestellte Bärlapp, *Lycopodium clavatum*, ist eine von vielen Bärlapparten und besitzt unzählige Namen. Sein lateinischer und damit botanischer Name leitet sich von dem griechischen Wort *lykos* = »Wolf« und *podion* = »Füßchen« ab und soll auf die Ähnlichkeit zu einer Wolfspfote hinweisen; das Wort *clava* = »Klaue« charakterisiert die dicht beblätterten Zweige. Im Althochdeutschen verglich man hingegen die weichen, breit ausgelegten Stängel mit der Tatze eines Bären; und da *lappo* »flache Hand« bedeutet, wurde das Kraut Bärlapp genannt.

Die Namen Bäratäpli, Druidenfuß, Krähenfuß, Löwenfuß, Teufelsklauen und Wolfsranke – um nur einige zu nennen – verweisen ebenfalls auf diese Bezüge.

Die Germanen sprachen dem Bärlapp Zauberkräfte zu:

Ähnlich wie die Eichen zog ihrer Überzeugung zufolge der Bärlapp Blitze an, was ihm auch die Zusatznamen Blitzmoos und Blitzpulver einbrachte. Deshalb wurde das Kraut nicht im Haus aufbewahrt. Tatsächlich wurden Bärlappsporen früher zur Herstellung von Blitzlichtern und Feuerwerkskörpern verwendet, da sie wie Schwefelpulver wirkten. Alte volkstümliche Namen wie Einklopfpulver, Trutenfußpulver, Erdschwefel oder Feldschwefel erinnern an diesen Verwendungszweck.

Aber auch die heilende Wirkung dieses Krauts brachte ihm neue Namen ein. Die Verwendung des Bärlapps erscheint in den medizinischen Büchern Europas erst im 16. Jahrhundert. Damit einhergehend finden sich Namen wie Fieberkrankenstaub, Gichtmoos, Krampfkraut, Schoßwurz oder Schweißwurz.

Botanik

Bärlappgewächse sind vor fast 400 Millionen Jahren aus den Urfarnen des Erdmittelalters hervorgegangen. Der heutige Bärlapp kommt in ganz Europa mit Ausnahme der Mittelmeerregionen vor und wächst auf Heiden und Mooren, Gebirgswiesen und in Nadelwäldern bis auf 2300 Meter Höhe. Er steht in Deutschland, Österreich und der Schweiz unter Naturschutz.

Die mehrjährige Pflanze kriecht schlangengleich mit meterlangen, dicht beblätterten Stängeln am Boden entlang. Die kleinen Blätter laufen in eine haarförmige Spitze aus, die Stängel verzweigen sich reichlich, sodass teppichartige Wuchsformen entstehen. Die aufsteigenden Triebe erreichen eine Länge von zehn bis 15 Zentimetern und enden in stimmgabelähnlichen, walzenartigen Fruchtähren als Sporenbehälter; diese benötigen vier bis sieben Jahre, um sich auszubilden.

Die Sporen sind blassgelb, fühlen sich samtartig an, sind dabei aber äußerst hart, geschmack- und geruchlos sowie wasserabweisend, sodass sie auf Wasser obenauf schwimmen, ohne dabei nass zu werden. Im Juli und August lassen sich die Samen aus den Sporen ausschütten, dem sogenannten »Hexenmehl«, das als Wundpulver Anwendung fand.

Aus den Sporen bilden sich innerhalb von sieben Jahren weibliche und männliche Vorkeime, die männlichen sind beweglich. Erst nach weiteren sieben Jahren erwächst aus den Vorkeimen eine neue Pflanze.

Heilwirkung

Das Kraut enthält die giftigen Alkaloide Lycopodin, Selagin, Clavatin und Clavatoxin, die bei unsachgemäßer Dosierung Schleimhautreizungen, Krämpfe und Brechdurchfälle bis hin zum Koma bewirken können. Weitere Inhaltsstoffe sind fettes Öl, Hydrokaffeesäure, Polysaccharide wie Sporonin und Kieselsäure.

Die Samen enthalten neben 50 Prozent fettem Öl ebenfalls die oben genannten Alkaloide, aber in geringen Mengen, sowie zusätzlich Hydrokaffeesäure, Sporonin und Saccharose.

In der Volksheilkunde wird ein Tee des Krautes als Kaltauszug empfohlen bei Blasenkatarrhen, Gicht, Harngrieß, Neigung zu Steinbildung, Prostatavergrößerung, Hodenschmerzen, rheumatischen Beschwerden, Gelenkentzündungen, Wadenkrämpfen, Krampfaderschmerzen, Leberleiden und juckenden Ekzemen.

Die Bärlappsporen wurden, in einem Mörser zerrieben, ab dem 17. Jahrhundert als heilendes Puder bei Wundsein, nässenden Ekzemen und offenen Beinen angewendet. Zu zehn Prozent mit Milchzucker vermischt, helfen sie bei chronischen Blasenleiden, Blasenschwäche, Koliken und Krämpfen in den Beinen.

Lycopodium wurde von Samuel Hahnemann, dem Begründer der homöopathischen Medizin, persönlich geprüft und zählt damit zu den ältesten homöopathischen Wirkstoffen.

Anwendung

Das Kraut wird im Frühsommer bei sehr trockenem Wetter gesammelt. Es wird dann frisch oder getrocknet verwendet.

Tee Einen Teelöffel des Krauts mit einer Tasse (200 Milliliter) kaltem Wasser übergießen, zehn bis zwölf Stunden zugedeckt ziehen lassen und dann durch ein Sieb abgießen. Eine Tasse täglich von dem Tee trinken. Bärlapptee sollte bei dieser Dosierung nicht länger als drei Wochen getrunken werden.

Vorsicht!

Es gibt leider auch einige hochgiftige Bärlapp-Arten, die mit *Lycopodium clavatum* leicht verwechselt werden können!

Bärlauch
Allium ursinum

Bärlauch erlebte in den letzten Jahren eine spektakuläre Wiederentdeckung. Das im zeitigen Frühjahr in Wäldern nach Schnittlauch duftende Kraut war schon den alten Germanen und Kelten bekannt. In der *Edda,* der großen Sammlung germanischer Volksmythen, erscheint der Bärlauch als eine der ersten Pflanzen nach der Erschaffung der Welt. Die Römer feierten ihn als *Herba salutaris*, als »Heilpflanze schlechthin«, wobei sie ihn vor allem als Mittel zur Magen- und Blutreinigung schätzten.

Die mitteleuropäische Volksmedizin setzte das duftende Kraut – auch als wilden Knoblauch bekannt – zu blutreinigenden Frühjahrskuren ein sowie zur Therapie von Hautleiden, Wurmbefall und Darmbeschwerden. Man sagte ihm sogar nach, böse Geister vertreiben zu können. Noch Anfang des 20. Jahrhunderts feierte man in Thüringen ein Fest, bei dem man am Sonntag vor der Walpurgisnacht (die Nacht zum 1. Mai) zum Bärlauchsammeln in die Wälder zog.

Botanik

Bärlauch, ein naher Verwandter des Knoblauchs aus der Familie der Zwiebelgewächse *(Alliaceae/Liliaceae)*, kommt wild in fast ganz Europa und Nordasien vor und bevorzugt dort schattige Auwälder. Botanikern gilt er als Nährstoffzeiger, der humose, staufeuchte Lehmböden liebt und saure Standorte meidet. Die Pflanze wird 20 bis 50 Zentimeter hoch mit einem geraden, zwei- oder dreikantigen aufrechten Stängel. Sie hat grundständige, ei- bis lanzettförmige Blattspreiten, je zwei bis fünf Zentimeter breit, und blüht mit vielen weißen sternförmigen Blüten in einem doldigen Blütenstand aus fünf bis 20 Blüten mit je sechs Blütenblättern. Bärlauch zieht sich nach dem Abblühen wieder in die Erde zurück.

Das Selbstsammeln von Bärlauch hat seine Tücken: Die Pflanze wird leider oftmals mit der giftigen Herbstzeitlose oder den ebenfalls hochgiftigen jungen Maiglöckchen verwechselt. Außerdem wird Bärlauch häufig mit den Eiern des Fuchsbandwurms Echinococcus infiziert – gerade in Gebieten, in denen immer wieder gegen Tollwut geimpft wurde. Die Bandwürmer können selbst Jahre später noch zu gefährlichen Wucherungen in der menschlichen Leber führen. Auf Nummer sicher geht derjenige, der Bärlauch frisch auf dem Markt oder als Frischblattgranulat in der Apotheke kauft.

Wer Bärlauch selbst anbaut, entgeht dem Echinococcus- sowie dem Herbstzeitlosen- und Maiglöckchenproblem. Er lässt sich im heimischen Garten ohne größere Probleme ziehen, sandige und trockene Böden sollten jedoch mit Komposterde angereichert werden. Die Aussaat erfolgt im März. Bärlauch eignet sich als Unterpflanzung von Beerensträuchern. Geerntet werden die Blätter unmittelbar vor der Blüte im Mai und Juni. Man verwendet sie am besten möglichst frisch.

Heilwirkung

Bärlauch ist reich an Vitaminen und Mineralien (hauptsächlich Vitamin C, Magnesium, Eisen und Mangan), die

Hauptwirkstoffe sind jedoch seine Sulfide, die auch aus Knoblauch und Zwiebeln bekannt sind. Zerkaut man die Bärlauchblätter, werden diese Sulfide zu sogenannten Sulfensäuren. Diese wiederum bilden die Vorstufe zu einer anderen Substanz, die als hochwirksames Medikament gegen Pilze und Bakterien gilt: das Thiosulfinat. Schon in einer Verdünnung von 1:100 000 wirkt dieser Stoff tödlich auf Bakterien. Bärlauch ist aufgrund dieses hohen Gehalts an Sulfiden sogar als noch wirkungsvoller anzusehen als der weitaus bekanntere Knoblauch.

Darüber hinaus verbessert Bärlauch den Blutfluss, außerdem verringert er die Neigung von Cholesterinpartikeln, sich an den Innenwänden der Blutgefäße festzusetzen. Bärlauchblätter spielen dadurch eine wichtige Rolle als Schutz gegen Arterienverkalkung (Arteriosklerose) und vor Herzinfarkt. Ihre antiseptische Wirkung nutzen Heilpraktiker für Fasten- und Blutreinigungskuren.

Anwendung

Bärlauch ähnelt im Geschmack dem Knoblauch, schlägt sich aber weniger in Atem- und Körpergeruch nieder.

Frischblattgranulat aus der Apotheke Zur Darmreinigung und Vorbeugung gegen Herz-Kreislauf-Erkrankungen nimmt man einen Teelöffel pro Tag, morgens vor dem Frühstück. Schön langsam im Mund zerkauen! Bei Herannahen eines Schnupfens auf zwei Teelöffel pro Tag steigern.

Ein bewährtes Mittel zur Vorbeugung gegen Arterienverkalkung und zur Begleitung einer Fastenkur: Zwei Tee-

löffel Bärlauch-Frischblatt-Granulat auf etwa 500 Milliliter Weinessig geben. Zwei Wochen gut verschlossen ziehen lassen, dann ungelöste Granulatreste abseihen. Je ein
Schnapsglas vor und nach dem Mittagessen.

In der Küche

Bärlauchomelette

Für 4 Personen *400 g Tomaten • 2 Zwiebeln*
1 Zucchini • 2 Chilischoten
80 ml Olivenöl • 9 Eier • Salz, schwarzer Pfeffer
Je 1 EL frischen Bärlauch, Estragon, Kerbel, Thymian

---

1 Die Tomaten putzen, häuten und klein würfeln. Die
Zwiebeln abziehen und fein hacken. Die Zucchini putzen
und würfeln. Die Chilischoten entkernen und in feine
Scheibchen schneiden.

2 Die Hälfte des Öls erhitzen, vorbereitete Zutaten darin
10 Minuten dünsten; dann Topf beiseitestellen.

3 2 Eier mit Schneebesen verschlagen, Salz und Pfeffer
sowie fein gehackte Kräuter untermischen.

4 10 Milliliter Olivenöl in einer Pfanne erhitzen, ein Viertel der Eimasse zugeben. Wenn sie fast vollständig ge-
stockt ist, ein Viertel der Gemüsemasse in die Mitte geben
und zwei Seiten des Omelettes darüber schlagen. Auf einem vorgewärmten Teller mit den frischen Kräutern bestreut servieren.

Bärlauch-Bandnudeln

Für 4 Personen *1 Bund Bärlauch, ca. 15 Blätter*
400 g Weizenmehl • 4 verquirlte Eier • 3 EL Olivenöl • Salz

---

1 Den Bärlauch waschen und fein hacken. Das Mehl in eine Knetschüssel geben, in die Mitte eine Mulde drücken, Eier, Bärlauch, 2 Esslöffel Olivenöl und 2 bis 5 Esslöffel Wasser in die Mitte geben. Von der Mitte her zu einem glatten Teig verkneten und in Folie über Nacht oder mindestens 4 Stunden im Kühlschrank ruhen lassen.

2 Den Teig in 4 Portionen teilen und ca. ½ Millimeter dick ausrollen, mit Teigrädchen oder Messer in etwa 1 Zentimeter breite Streifen schneiden.

3 In 2,5 Liter Salzwasser 2 bis 5 Minuten »al dente« kochen. 1 Esslöffel Olivenöl darübergeben.

Vorsicht!

Wie oben gesagt, kann Bärlauch leicht mit den hochgiftigen Maiglöckchen oder der Herbstzeitlose verwechselt werden. Vergiftungen mit diesen Pflanzen können tödlich enden.

Extra: Mythen und Legenden

Jedem Kraut seine Geschichte: Bärlauch wurde von den Kelten in Wales verehrt, die die Pflanze vor einer Schlacht als Stärkungsmittel einnahmen. Sie wurde so hoch geschätzt, dass sie auf dem ursprünglichen walisischen Wappen aufgenommen wurde (inzwischen ist nur noch Lauch abgebildet). Der Name kommt angeblich daher, dass die Bären – und die Stärke dieser mächtigen Tiere nahmen die Kelten für sich in Anspruch – nach dem Winterschlaf zuerst Bärlauch fraßen. Nicht überliefert ist, was im Sommer, Herbst und Winter eingenommen wurde.

Basilikum
Ocimum basilicum

Das Basilikum verdankt seinen Namen dem griechischen Wort *basileus* = »König«, es ist also das »Kraut der Könige«. Aus Afrika kommend, wurde es schnell in Indien populär, um dort als heilige Pflanze eine wichtige Rolle in der indischen Heillehre des Ayurveda einzunehmen.

Aber auch die klassische Antike, und in ihrem Gefolge später dann das Mittelalter, kannten das hocharomatische Kraut und sprachen ihm aphrodisierende Wirkung zu.

Heutzutage ist Basilikum aus der italienischen Küche nicht wegzudenken: Was wäre ein Pesto, was die berühmte *Insalata caprese* (Büffelmozzarella, Tomaten und Basilikum) ohne Basilikum? Im Chartreuse-Likör findet das Kraut eine weitere kulinarische Verwendung.

Botanik

Basilikumkraut, zur Familie der Lippenblütler *(Labiatae)* gehörend, ist einjährig. Am aromatischsten sind die sattgrünen Blätter kurz vor oder während der Blütezeit. Es werden mittlerweile über 40 Sorten gezählt, die sich in Blattgröße und -farbe unterscheiden. Auch die Geschmacksrichtungen reichen von pfeffrig-scharf bis zitronig-frisch. Basilikum kann auf der Terrasse oder dem Balkon problemlos selbst in einem Topf gezogen oder als Stöckchen gehalten werden.

Heilwirkung

Basilikum enthält ätherisches Öl mit den antibiotisch wirkenden Inhaltsstoffen Estragol und Linalool. Außerdem sind nicht unerhebliche Mengen an Gerbstoffen und Saponinen enthalten.

Diese Inhaltsstoffe helfen bei Magenverstimmungen sowie Bauch- und Unterleibskrämpfen durch Menstruationsbeschwerden oder Verdauungsprobleme. Die positive Wirkung auf den Darmtrakt wird durch den Gerbstoffgehalt noch weiter verstärkt.

Mit 7,3 Milligramm auf 100 Gramm gehört Basilikum zu den besten Eisenlieferanten. Mit seinem hohen Kalziumanteil spielt es eine wichtige Rolle in der Diät von Osteoporosekranken. Kinder mit starken Schüben im Knochenwachstum sollten das gesunde und schmackhafte Kraut am besten täglich auf ihrem Speiseplan wiederfinden.

Äußerlich empfiehlt sich der frisch gepresste Blattsaft gegen Pilzinfektionen der Haut. Dazu verreibt man zweimal täglich den frischen Saft auf den betroffenen Hautpartien und lässt ihn etwas einziehen.

Auch bei Angstzuständen und Migränekopfschmerzen hilft ein Tee aus Basilikumblättern oder -samen.

Anwendung

Dieses Kraut verträgt keine Hitze. Am besten schmeckt Basilikum, wenn es so frisch wie möglich zerzupft einer Speise kurz vor dem Servieren zugegeben wird. Dann entfaltet es auch seine Wirkstoffe am besten. Zerreibt man Basilikum zwischen den Fingern, verströmt es zunächst ein Melissenaroma, später riecht es eher nach Gewürznelken.

Sein ausgeprägter Geschmack ist pfeffrig mit leichter Schärfe, angenehm kühl und säuerlich. Verantwortlich für diese breite Aroma- und Geschmackspalette sind die ätherischen Öle, die das Basilikum beinahe zu einem Allzweckgewürz in der Küche machen.

In der Küche

Insalata caprese –
Tomaten mit Mozzarella und Basilikum

Für 4 Personen   *500 g Tomaten*
2 Päckchen Mozzarella (am besten Büffelmozzarella)
3 EL Olivenöl • Salz, schwarzer Pfeffer
1 Bund frisches Basilikum

---

1 Tomaten waschen, in Scheiben schneiden, auf eine große Platte fächerförmig verteilen. Mozzarellastücke abtropfen lassen, in dünne Scheiben schneiden, zwischen die Tomatenscheiben schieben.

2 Alles mit Olivenöl beträufeln und mit Salz und Pfeffer würzen. Die Basilikumblätter von den Stielen zupfen, eventuell klein rupfen und über die Tomaten mit Mozzarella streuen.

Sommernachtssuppe

Für 4 Personen *1 l Fleischbrühe • 3 Möhren*
2 Lauchstangen • 3 Kartoffeln • 400 g Bohnen (TK)
Salz, schwarzer Pfeffer • 1 EL gehackter Dill
2 EL gehackte Basilikumblätter

---

1 Fleischbrühe in einem großen Topf zum Kochen bringen. Möhren putzen, waschen und in Streifen schneiden. Das Grüne der Lauchstangen entfernen, die weißen Teile sorgfältig waschen und in Ringe schneiden. Die Kartoffeln schälen und in Scheiben schneiden.

2 Alle Zutaten zusammen mit den Tiefkühlbohnen in die Suppe geben und bei geringer Hitze etwa 15 Minuten garen. Anschließend mit den Gewürzen kräftig abschmecken und mit den Kräutern bestreut servieren.

Basilikum-Mehlklößchen

Für 4 Personen, als Einlage *50 g Mehl • 30 g Butter*
Salz • Etwas Muskatnuss • 2 EL fein gehacktes Basilikum
1 Ei • 1 l Fleischbouillon

---

1 150 Milliliter Wasser mit Mehl, Butter, Salz und Muskat unter ständigem Rühren bei mittlerer Temperatur aufkochen, bis ein zäher Brei entstanden ist. Dann beiseitestellen und abkühlen lassen.

2 Basilikum und Ei gut unterrühren, bis ein glatter Teig entstanden ist. Die Bouillon aufkochen und bei geringer Hitze köcheln lassen. Mit zwei Teelöffeln Klößchen von der Teigmasse abstechen und in die Bouillon geben, bis der Teig aufgebraucht ist.

3 Topf vom Herd nehmen, 5 Minuten ziehen lassen. Die Klößchen steigen an die Oberfläche, wenn sie gar sind.

Gebutterte Bandnudeln mit Basilikum

Für 4 Personen *500 g extra breite Bandnudeln*
Salz • 2 Schalotten • 1 Bund Basilikum
100 g Butter • schwarzer Pfeffer

---

1 Die Nudeln nach Packungsangabe in Salzwasser »al dente« kochen und abschütten. Die Schalotten abziehen und fein hacken. Das Basilikum waschen, trocken schütteln und die Blätter in Streifen schneiden. Einige Blätter beiseitelegen.

2 20 Gramm Butter erhitzen, die Schalotten darin anbraten, die Hälfte des Basilikums zufügen, kurz mitschmoren, anschließend unter die Nudeln heben und mit Salz und Pfeffer würzen.

3 Weitere 20 Gramm Butter in einem Topf erhitzen und das restliche Basilikum dazugeben. Mit 50 Milliliter Wasser ablöschen und mit Salz und Pfeffer würzen. 60 Gramm Butter mit dem Schneebesen einrühren. Darauf achten, dass es nicht mehr kocht.

4 Die Nudeln auf 4 großen Pasta-Tellern anrichten, mit Soße übergießen und mit Basilikumblättern garnieren. Dazu frischen Salat.

Tipp Nach Belieben kann geriebener Parmesan dazu gereicht werden.

Erdbeerkonfitüre mit Basilikum

*1 kg Erdbeeren • ½ Bund Basilikum • 2 EL Zucker
250 ml trockener Rotwein • 500 g Gelierzucker 2:1*

---

1 Die Erdbeeren waschen, putzen und klein würfeln. Das Basilikum waschen, trocken schütteln und die Blätter grob zerkleinern; in eine Porzellanschüssel geben.

2 Zucker in 50 Milliliter kochendem Wasser auflösen. Den entstandenen Sirup über das Basilikum gießen und ziehen lassen.

3 Die Erdbeeren zusammen mit dem Rotwein in einen großen Topf geben. Mit dem Gelierzucker nach Packungsanleitung aufkochen, dabei Erdbeeren zu Mus zerdrücken.

4 Sobald die Erdbeerkonfitüre zu gelieren beginnt (Gelierprobe), das Basilikum unterrühren und alles in sterilisierte Gläser abfüllen.

Massage Auch für eine Bauchmassage eignet sich Basilikumkraut dank seiner ätherischen Öle hervorragend:

Das Basilikumkraut mit den Fingern zerreiben und auf den Bauch einmassieren.

Tee Eine Handvoll frische oder zwei Teelöffel getrocknete Blätter in einem Liter Wasser sehr schnell aufkochen; dann sofort durch ein Sieb abgießen. Je eine Tasse morgens, mittags und abends. Wer möchte, gibt etwas Zitronensaft oder Honig dazu.

Teemischung bei Erkältungen Malve, Basilikum und Quendel zu gleichen Teilen vermischen. Einen Esslöffel der Mischung mit einer Tasse (200 Milliliter) heißem Wasser übergießen, fünf Minuten zugedeckt ziehen lassen und dann durch ein Sieb abgießen; den Tee heiß und schluckweise trinken. Zwei bis drei Tassen täglich nach den Mahlzeiten.

Vorsicht!

Basilikum sollte nicht in zu großen Mengen eingenommen werden.

Extra: Richtig einkaufen

Basilikum schmeckt am besten frisch, die getrocknete Ware besitzt in der Regel nur noch wenig Würzkraft. Daher ist es anzuraten, das Kraut erst am Tag seiner Verwendung zu kaufen, denn es verliert beim Lagern rasch an Aroma. Noch besser ist es, ein kleines Basilikumtöpfchen auf der Fensterbank zu haben, von dem die frischen Blätter nach Bedarf abgezupft werden können.

Beifuß

Artemisia vulgaris

Woher der Beifuß eigentlich stammt, kann heute nicht mehr nachvollzogen werden, da er in fast allen Gebieten der nördlichen Hemisphäre vorkommt. Er gilt als »kleiner Bruder« des Wermuts, da er eine ähnliche Wirkung hat, aber milder ist. In der Antike und im Mittelalter wurde Beifuß bereits bei Verdauungsbeschwerden eingenommen; auch bei Epilepsie und in der Frauenheilkunde fand er Verwendung. Heute wird er in Nordafrika und Südeuropa für die Parfümindustrie angebaut.

Botanik

Beifuß aus der Familie der Korbblütler *(Asteraceae/Compositae)* ist ein mehrjähriges Kraut, das weit verbreitet an Wegrändern wächst. Er wird bis zu zwei Meter hoch. Seine bis zu zehn Zentimeter langen Blätter sind derb, oberseitig grün und auf der Blattunterseite grauweißlich behaart. Die unscheinbaren weißlich-grauen Blüten sind drei bis vier Millimeter groß und in einer Rispe angeordnet. Gesammelt wird das Kraut.

Heilwirkung

Beifuß enthält den giftigen Stoff Thujon sowie Kampfer, Cineol, Psilostachin und Linalool. Diese Stoffe wirken gallentreibend und appetitanregend, da sie die Produktion der Magensäfte fördern. Beifuß wird entsprechend bei Magen-, Darm- und Gallebeschwerden angewendet.

Das giftige Thujon findet sich auch in anderen Pflanzen der Gattung wieder (→ Wermut) und ist für die schädlichen Nebenwirkungen des Absinthgenusses verantwortlich.

Anwendung

Einen Teelöffel des getrockneten Krautes mit einer Tasse Wasser (200 Milliliter) kochend heißem Wasser überbrühen, zwei Minuten ziehen lassen und dann durch ein Sieb abgießen; den Tee heiß und schluckweise trinken. Eine bis maximal drei Tassen täglich. Der Tee hilft auch bei Mundgeruch.

Vorsicht!

Beifuß sollte aufgrund seiner giftigen Inhaltsstoffe nicht zu lange und auf keinen Fall während der Schwangerschaft eingenommen werden. In seltenen Fällen kann Beifuß Allergien auslösen.

Beinwell
Symphytum officinale

Deutlich kommt der bruch- und wundheilende Charakter der Pflanze in Benennungen wie »Soldatenwurz«, »Heilwurz« und »Beinbrechwurz« zum Ausdruck. Im antiken Griechenland war Beinwell eine der wichtigsten Heilpflanzen der Militärärzte. Von Paracelsus ist ebenfalls bekannt, dass er durch Beinwellauflagen verblüffende

Heilerfolge bei Knochenbrüchen und offenen Wunden erzielte.

Botanik

Der Beinwell gehört zu den Borretschgewächsen *(Boraginaceae)* und wächst in mitteleuropäischen Regionen in Gräben, an Bachufern und auf feuchten Wiesen, am liebsten im leichten Schatten. Er wird etwa 80 Zentimeter hoch und besitzt aufrechte, hohle Stängel, an denen die typischen Beiwellblätter mit ihrer rau behaarten Unterseite angewachsen sind; die oberen Blätter sind erheblich kleiner als die unteren. Die Blüten erscheinen von Mai bis Juli und stehen in dichten Doppelwickeln (auch »nickende Trauben« genannt) mit sehr unterschiedlichen Farben. Geerntet werden die Wurzeln und die Blätter. Sammelzeit für die Wurzeln ist im Frühjahr oder Herbst.

Für den heimischen Garten eignet sich am besten *Symphytum peregrinum* (»Comfrey«), das ein ähnliches Wirkstoffprofil enthält wie das wild wachsende *Symphytum officinale,* aber flacher im Wuchs ist. Die Wurzelstücke werden ohne Sprossen fünf bis acht Zentimeter tief im Abstand von einem Meter in den Boden gesteckt. Die beste Pflanzzeit ist im April und Mai.

Heilwirkung

Beinwell ist – wie Arnika auch – eine der wichtigsten Heilpflanzen für die Behandlung von Knochenbrüchen sowie Gelenk- und Muskelverletzungen. Er enthält Allantoin, das die Bildung von neuen Körperzellen anregt. Die

Pflanze bringt dadurch selbst schwärende Wunden zum Abheilen, auch die Knochenneubildung bei Brüchen wird unterstützt. Allantoin hilft zudem bei Erkrankungen, bei denen die Zellteilung betroffen ist, wie zum Beispiel bei der Schuppenflechte.

In den Beinwellwurzeln finden sich außerdem noch große Mengen an Schleimstoffen. Sie unterstützen die Wundheilung, kühlen und beruhigen entzündetes Gewebe. Ihre positiven Wirkungen entfalten die Schleimstoffe äußerlich angewendet vor allem bei Wunden und Entzündungen im Rachenraum, innerlich bei Entzündungen des Darms.

Anwendung

Während der Blütezeit sollten die Blätter geerntet werden. Sofern sie nicht unmittelbar nach der Ernte frisch verwendet werden, bündelt man sie und hängt sie so zum Trocknen auf. Die Wurzeln werden nach dem Reinigen klein geschnitten und bei 40 °C im Backofen getrocknet.

Auflagen und Spüllösungen 100 Gramm Beinwellwurzeln zusammen mit 250 Milliliter Wasser aufkochen, zehn Minuten zugedeckt bei geringer Hitze köcheln lassen und dann durch ein Sieb abgießen. Der entstandene Sud eignet sich zum Tränken von Mulltüchern, die auf Hautstellen mit Schuppenflechte, auf offene Wunden sowie auf stumpfe Verletzungen, wie Verstauchungen, Quetschungen und Zerrungen, aufgelegt werden.

Als Gurgel- und Spüllösung hilft die Beinwelllösung vorzüglich bei Ausschlägen im Mund. Dazu mit dem Saft den Mundinnenraum etwa eine Minute spülen und dann durch die geschlossenen Zähne und die fast geschlossenen Lippen ausspucken. Drei bis vier Anwendungen pro Tag.

Saft Frische Beinwellblätter mit so viel Wasser übergießen, dass sie gerade bedeckt sind. Nach etwa vier Stunden werden Wasser und Blattmasse in einem Mixgerät zerkleinert und anschließend durch ein Sieb abgegossen. Der Saft lässt sich gut mit anderen Säften mischen; empfehlenswert sind Kombinationen mit Möhren- und Tomatensaft. Der Beinwellsaft darf allerdings nicht länger als zehn Stunden im Kühlschrank gelagert werden.

Salbe Zehn Gramm Rosmarinblüten und 20 Gramm Beinwellwurzel mit 750 Milliliter Olivenöl mischen und etwa 30 Minuten im Wasserbad erhitzen; anschließend auf Körpertemperatur abkühlen lassen, durch ein Sieb abgießen und zwölf Stunden ziehen lassen. 40 Gramm Bienenwachs (aus der Apotheke) langsam im Wasserbad schmelzen und vorsichtig mit der Ölmischung vermengen, bis die Mischung die Konsistenz einer Salbe aufweist.
→ Bei Fußpilz diese Salbe mehrmals täglich vorsichtig auf die betroffenen Hautpartien auftragen. Sie heilt, lindert Juckreiz und macht die Haut widerstandsfähig.
→ Bei stumpfen Verletzungen nach der Kühlung der betroffenen Stelle einen Verband mit Beinwellsalbe (Kytta-Salbe) anlegen – am besten abends oder sogar über Nacht. Die Salbe großzügig auf dem verletzten Muskel verteilen, darüber den Verband anlegen. Darauf achten, dass der Verband dem Muskel Raum zur Durchblutung lässt. In den nächsten drei Nächten wiederholen.

Tee Zwei Teelöffel Beinwellwurzeln zusammen mit einer Tasse (200 Milliliter) Wasser aufkochen, etwa zehn Minuten zugedeckt bei geringer Hitze köcheln lassen und dann durch ein Sieb abgießen; den Tee heiß und schluckweise trinken, zwei Tassen pro Tag. Beinwelltee unterstützt die äußerliche Behandlung, vor allem bei Knochenbrüchen.

Extra: Wissenswertes zur krebserregenden Wirkung

Immer wieder wird von einer krebserzeugenden Wirkung der Pyrrolizidinalkaloide des Beinwells gesprochen. Praktisch besteht jedoch keine Gefahr. Die krebserregenden Effekte wurden bei Mäusen entdeckt, denen extrem hohe Mengen an Pyrrolizidinalkaloiden verabreicht wurden. Diese sind bei oben genannten Einnahmen und erst recht bei der äußerlichen Anwendung von Beinwell nicht annähernd zu erreichen.

Bibernelle
Pimpinella saxifraga

Von alters her wurde die Bibernelle oder Pimpinelle bei Verdauungsbeschwerden eingesetzt. Auch das Kauen eines Wurzelstückchens bei Zungenlähmung war eine bekannte Verwendung. Aufgrund der deutschen Namensgleichheit wird sie gerne verwechselt mit der Gartenpimpinelle *(Sanguisorba minor),* die auch als Kleiner Wiesenknopf, Blutskraut oder Herrgottsbart bekannt ist.

Botanik

Die Bibernelle ist ein Doldenblütler *(Apiaceae/Umbelliferae)* und steht in nahem verwandtschaftlichem Verhältnis zu *Pimpinella anisum*, dem → Anis. Sie wird 20 bis 60 Zentimeter hoch und hat kantige Stängel, an denen die fiederteiligen schmalen Blätter sitzen. Von Juni bis Oktober erscheinen unscheinbare weißliche Blüten. Man verwendet die Wurzel *(Radix Pimpinellae)*.

Heilwirkung

Die Wurzeln der Bibernelle enthalten Saponine, Kumarine und ätherische Öle. Zwar ist die Wirkung nicht besonders stark, jedoch immer noch von beträchtlicher Bedeutung für die Naturheilkunde. Vor allem Tinkturen eignen sich als Hustenmittel, zumeist mit anderen Pflanzen kombiniert.

Anwendung

Tee bei Hals- oder Zahnschmerzen Einen Teelöffel der getrockneten Wurzel mit einer Tasse (200 Milliliter) kochend heißem Wasser übergießen, zehn Minuten zugedeckt ziehen lassen und dann durch ein Sieb abgießen; den Tee heiß und schluckweise trinken. Drei bis vier Tassen täglich. Man kann den Tee auch zum Gurgeln verwenden.

Tee bei Sodbrennen Einen Teelöffel Bibernellenwurzel mit einer Tasse (200 Milliliter) kaltem Wasser übergießen, aufkochen, eine Minute kochen und dann durch ein Sieb abgießen. Bei Bedarf trinken.

Teemischung bei Erkältung und Husten Je 20 Gramm
Königskerzenblüten, Bibernellen- und Eibischwurzel ver-
mischen. Einen Teelöffel der Mischung mit einer Tasse
(200 Milliliter) kochend heißem Wasser übergießen, zehn
Minuten zugedeckt ziehen lassen und dann durch ein
Sieb abgießen; den Tee heiß und schluckweise trinken.
Drei Tassen täglich nach den Mahlzeiten. Zuvor mit einem
Schluck des Tees gurgeln.

Bilsenkraut

Hyoscyamus niger

Wörtlich übersetzt bedeutet *hyoscyamus* »Schweinboh-
ne«. Weitaus treffender ist aber der Volksname »Kraut des
Apollon«, der auf die halluzinogenen Eigenschaften hinweist, die prophetische Träume auslösen.

Bilsenkraut gehört vermutlich mit zu den ersten Pflanzen, deren psychoaktive Eigenschaften sich der Mensch
zunutze machte. Das Kraut und seine Samen wurden an
prähistorischen Siedlungen der Jungsteinzeit gefunden,
und man nimmt an, dass es eine wichtige Rolle in den eks-
tatischen Riten jener Steinzeitgemeinschaften gespielt
hat. Darauf deuten auch zahlreiche weitere Funde von Bilsenkraut an Siedlungen aus der Bronze- und Eisenzeit
hin. Reste von *Hyoscyamus niger* wurden auch bei Ausgrabungen in Ägypten entdeckt, beispielsweise im Tierfried-
hof in Sakkara.

Aber nicht nur als Rausch- und Zauberpflanze, sondern
als eines der wichtigsten Pharmaka überhaupt fand Bil-

senkraut bis in die Neuzeit hinein Anwendung. Angesichts seiner potenten psychoaktiven Inhaltsstoffe ist die Liste der Beschwerden, die man mit Bilsenkraut zu kurieren suchte, sehr umfangreich. Zahlreiche Quellen verweisen auf die vielfältigen Heilwirkungen dieses Krautes: So wurde es im *Papyrus Ebers* der alten Ägypter, im *Corpus hippocraticum* des Ärztevaters aus Kos oder in anderen bedeutenden Heilschriften vergangener Tage ausführlich besprochen.

Bilsenkraut diente zudem auch profaneren Zwecken: Von den alten Germanen und anderen frühen Volksstämmen weiß man, dass sie Bilsenkraut (außer zum Regenzauber) dazu benutzten, Bier und Met in ihrer Wirkung zu verstärken. Diese Getränke waren so massiv rauschhaltig, dass das heutige Starkbier dazu im Vergleich relativ milde ausfällt. Noch im Mittelalter diente gemahlener Bilsenkrautsamen als »Bierschärfe«. Er wurde dem Gerstensaft beigemischt, um diesen »schärfer«, also berauschender zu machen. Der Name der Stadt Pilsen und damit letztlich auch die Bezeichnung der Biersorte Pils geht auf die Bilsengärten zurück, in denen die Pflanze von den Brauereien angebaut wurde. Bilsenkraut auf Tierweiden ist jedoch höchst gefährlich: Für Weidevieh und andere Tiere ist es giftig. Nur Schweine sind offensichtlich dagegen immun und scheinen die Wirkungen regelrecht zu genießen – daher der eingangs genannte Name »Schweinebohne«.

Botanik

Von den rund 15 verschiedenen Bilsenkrautarten ist *Hyoscyamus niger* aufgrund seiner Jahrtausende währenden

Anwendung als psychoaktive Pflanze die wichtigste. Bilsenkraut gehört zur Familie der Nachtschattengewächse *(Solanaceae)*. Es gedeiht in ganz Europa auf Schutt- und Ödland und erreicht eine Höhe von bis zu 80 Zentimetern. Von Juni bis September lugen zwischen den schmutzig-grünen Blättern die dunkel geäderten, blassgelben Blüten hervor. Sowohl Stängel als auch Blütenkelche und Früchte sind stark behaart. Die ganze Pflanze verströmt einen ziemlich unangenehmen, betäubenden Geruch – deshalb und wegen seines ebenfalls recht unattraktiven Aussehens sind Vergiftungen mit Bilsenkraut eher selten. Verwendung finden die Blätter, das Kraut ohne die Wurzeln sowie die Samen. Das Bilsenkrautöl wird gewonnen, indem man die Blätter in Öl kocht.

Bilsenkraut steht unter Naturschutz und ist in der roten Liste der gefährdeten Pflanzen aufgeführt. Es ist apotheken- und verschreibungspflichtig. Bilsenkrautöl hingegen ist frei verkäuflich.

Heilwirkung

Alle Teile des Bilsenkrautes enthalten psychoaktive Wirkstoffe. Am höchsten ist deren Konzentration allerdings in den Wurzeln und Blättern. Seinen stark halluzinogenen Effekt hat *Hyoscyamus niger* den Tropanalkaloiden, allen voran dem Hyoscyamin und dem Scopolamin, zu verdanken. Daneben enthält es Atropin, jenen Stoff, der auch für die berauschende Wirkung der Tollkirsche verantwortlich ist. Selbst kleinste Dosen können genügen, um einen schweren Rauschzustand hervorzurufen.

Bilsenkraut wirkt einschläfernd und dämpft die Erregbarkeit des zentralen Nervensystems. Es ruft optische, akustische, taktile und olfaktorische Halluzinationen hervor – das heißt, man sieht, hört, fühlt und riecht Dinge, die nicht vorhanden sind oder nimmt Tatsächliches verzerrt wahr. Die vom Bilsenkraut verursachten Delirien, Visionen und Halluzinationen können sich bis zu regelrechten Wahnsinnsanfällen steigern. Teilweise bewirkt Bilsenkraut auch Gedächtnisverlust, der es schwierig macht, sich an Einzelheiten des Rauscherlebnisses zu erinnern. Neben dem Rauschzustand und den beschriebenen Wahrnehmungsveränderungen kommt es durch den Genuss von Bilsenkraut auch zu Hör- und Sehstörungen, Schweißausbrüchen, Erbrechen und Schwindel sowie anderem physischem Unbehagen. Überdosierungen können zu schweren Komplikationen mit Krämpfen und Atemlähmung und damit sogar zum Tod führen.

Die typischerweise auftretenden Nebenwirkungen beim Genuss von Nachtschattengewächsen sind starkes Durstgefühl, Schwindel, Kopfdruck und ein allgemeines Vergiftungsgefühl, das sich besonders am Tag nach der Einnahme gleich einem Alkohol-»Kater« bemerkbar macht.

Im Zuge der Erregungsphase kann sich die Herzfrequenz erhöhen, weshalb Nachtschattengewächse insbesondere für Menschen tabu sind, die an Herzbeschwerden wie Angina pectoris, an einer Verengung der Herzkranzgefäße oder an Herzschwäche leiden.

Vorsicht!

In vergangenen Jahrhunderten wurde das Gift des Bilsenkrautes oft unterschätzt – leider meist mit tödlichen Folgen. Bilsenkraut darf unter gar keinen Umständen in den menschlichen Körper geraten. Ein Vergiftung damit ist lebensgefährlich! Bei Verdacht auf eine Bilsenkrautvergiftung muss sofort ein Notarzt alarmiert werden!

Extra: Geschichte, Mythen und Legenden

Zweifelsohne war Bilsenkraut die wichtigste Zauber- und Rauschpflanze der Antike. Sie wurde als »Pflanze der Götter« von zahllosen Orakeln zur Erzeugung eines Trancezustands eingenommen. Die starken psychoaktiven Wirkungen des Bilsenkrautes waren in der Antike als *mania* (= »Wahnsinn«) teils geschätzt, teils gefürchtet. So schreibt der römische Historiker und Naturforscher Plinius in seiner *Naturalis historia:* »Alle Sorten (von *Hyoscyamus*) wirken verstörend auf den Kopf und rauben den Menschen den Verstand: (…) Bilsenkraut ist wie Wein und beeinträchtigt deshalb Verständnis und Denken. Jedoch kann sowohl der Samen Gutes bewirken (…) ich halte es für eine gefährliche Arznei, die man nur mit großer Achtsamkeit und Besonnenheit verwenden sollte.«

Hippokrates verabreichte den Samen zusammen mit Wein bei Tetanus und Frauenleiden. Nach Galen ist das Kraut Bestandteil des Schlaf- und Betäubungsmittels Philonion. In einer westeuropäischen Heilschrift aus dem 10. Jahrhundert findet sich die Rezeptur für eine Salbe mit Bilsenkraut, die »gegen das Volk der Elfen und nächtliche Besucher, und für Frauen, mit denen der Teufel fleischlichen Verkehr hat«, anzuwenden war. Antiken Autoren zufolge mussten beim Ausgraben des Bilsenkrautes ähnliche Vorkehrungen wie bei der → Alraune getroffen werden. So konnte es auch nicht ausbleiben, dass Bilsenkraut zu den wichtigsten Kräutern und Zutaten der berühmt-berüchtigten Hexensalben des Mittelalters gehörte.

Auch in Asien wusste man um die Wirkungen des Bilsenkrautes: Der chinesische Arzt Li Shi-chen wies in seiner 25 Bände umfassenden Heilschrift von 1595 unter anderem darauf hin, dass Bilsenkrautsamen bei der Verständigung mit Dämonen und anderen Geistern hilfreich seien. Als Aphrodisiakum fand Bilsenkraut in der Antike seinen Platz. Im Mittelalter röstete man die Samen in den Badehäusern in heißen Pfannen, um bei den Besuchern sexuelle Gelüste zu erwecken – was angesichts der damals ohnehin sehr großen Freizügigkeit bei der öffentlichen Körperpflege wohl nicht weiter schwer war.

Birke
Betula pendula

Die Verbreitung der Birke reicht von Asien über Europa bis nach Nordamerika. Die slawischen Völker schätzen die Pflanze bis heute als universelles Heil- und Schönheitsmittel. Hierzulande kam sie allerdings aufgrund ihrer Pollen als Allergieauslöser etwas in Verruf.

Botanik
Der Baum, ein Birkengewächs *(Betulaceae),* kann 30 Meter hoch werden und wächst in Wäldern, Gärten und Parks, vornehmlich auf feuchten Böden. Gesammelt werden die

Blätter. Die Birke gehört mit ihrem schlanken Wuchs und ihrem schwarz-weißen Stamm sicherlich zu den schönsten Ziergehölzen eines Gartens.

Heilwirkung

Die Inhaltsstoffe der Birke sitzen im Wesentlichen in den Blättern; es sind Flavonoide, Saponine, Vitamin C und die belebenden Triterpene. Birkenblätter sind Bestandteil zahlreicher Nieren-, Blasen- und Blutreinigungstees. Sie wirken harntreibend, fördern damit die Ausscheidung von Harnsäure, regen den Stoffwechsel an und wirken schwach desinfizierend. Der Tee wird bei Entzündungen der Harnwege und bei Blasensteinen bzw. -grieß verwendet, ebenso unterstützend bei rheumatischen Erkrankungen, Wassersucht (Ödemen) und Gicht. Auch bei Stoffwechselkuren (Frühjahrskur) und bei Hautunreinheiten und Akne wird er angewandt.

Anwendung

Geerntet werden von Mai bis Juni die Blätter, die dann in einem abgedunkelten Raum auf Papier zum Trocknen ausgelegt werden. Für kosmetische Zwecke gewinnt man – ebenfalls im Frühjahr – den Birkensaft, indem man den Stamm auf etwa einem Meter Höhe anbohrt und dort einen Plastikschlauch einführt, der den austretenden Saft direkt in eine Flasche leitet. Die Zapfstelle muss danach gut mit Baumwachs verschlossen werden.

Nebenwirkungen sind bei der Einnahme von Birkenblättern als Tee nicht bekannt. Patienten mit Wasseran-

sammlungen (Ödemen) infolge eingeschränkter Herz-
oder Nierentätigkeit sollten Birkenblättertee allerdings
nicht trinken!

Auflagen bei Akne Drei Handvoll Birkenblätter mit einem Liter kochendem Wasser übergießen, zehn Minuten
kochen und dann durch ein Sieb abgießen. Ein Tuch mit
dem Sud tränken und auf die betroffenen Hautpartien
auflegen.

Haar- und Gesichtswasser Jeweils 100 Milliliter Weißwein und Birkensaft miteinander vermischen. Die Mixtur
eignet sich als Pflege- und Reinigungsmittel für die Haut,
ins Haar einmassiert hilft sie gegen Schuppen.

Laubabdeckung Frisches Birkenlaub fördert das Abheilen von Abszessen. Dazu wird die betroffene Stelle reichlich mit dem Laub bedeckt und dieses mit einer Mullbinde befestigt. Die Laubabdeckung alle drei Stunden
erneuern.

Tee Zwei Teelöffel zerkleinerte Birkenblätter mit einer
Tasse (200 Milliliter) kochend heißem Wasser übergießen,
zehn Minuten ziehen lassen und anschließend durch ein
Sieb abgießen. Drei Tassen täglich.

Teemischung bei Abszessen Birkenblätter und Löwenzahn zu gleichen Teilen mischen. Einen Esslöffel der
Mischung mit einer Tasse (200 Milliliter) kochend heißem
Wasser übergießen, fünf Minuten zugedeckt ziehen lassen,
dann durch ein Sieb abgießen. Zwei bis drei Tassen täglich.

Teemischung bei Blasenentzündung – der »Klassiker«
Jeweils 20 Gramm Birkenblätter, Ackerschachtelhalm, Hauhechelwurzel, Orthosiphon- und Bärentraubenblätter vermischen. Einen Teelöffel der Mischung mit einer Tasse (200 Milliliter) kaltem Wasser übergießen, aufkochen, fünf Minuten zugedeckt ziehen lassen und dann abgießen. Mehrere Tassen täglich trinken.

Teemischung bei Blasenentzündung – für akute Schmerzen 40 Gramm Birkenblätter und je 20 Gramm Brennnesselblätter, Efeublätter und Malvenblätter vermischen; einen Teelöffel der Mischung mit einer Tasse (200 Milliliter) kochend heißem Wasser übergießen, zehn Minuten ziehen lassen und dann abgießen; in kleinen Schlucken trinken.

Teemischung bei Blasenentzündung – für die längerfristige Anwendung → Brennnessel

Teemischung zur Blutreinigung 40 Gramm Birkenblätter mit 20 Gramm Schlehenblüten sowie je 10 Gramm Holunderblüten und Brennnesselblättern vermischen. Einen Esslöffel der Mischung mit einer Tasse (200 Milliliter) kochend heißem Wasser übergießen, zehn Minuten zugedeckt ziehen lassen und dann durch ein Sieb abgießen. Mehrere Tassen täglich trinken.

Teemischung bei chronischen Ekzemen Jeweils 25 Gramm Birken- und Walnussblätter, Sandseggen- und Seifenkrautwurzel mischen; einen Teelöffel der Mischung mit einer Tasse (200 Milliliter) kochend heißem Wasser übergießen, zehn Minuten zugedeckt ziehen lassen und dann durch ein Sieb abgießen. Zwei Tassen täglich über vier bis sechs Wochen hinweg.

Teemischung bei Gicht → Brennnessel, → Wacholder

Teemischung bei Ischiasbeschwerden 30 Gramm Spierstaudenblüten mit jeweils 20 Gramm Birkenblättern, Hauhechelwurzel und Ackerschachtelhalm vermischen. Einen Teelöffel der Mischung mit einer Tasse (200 Milliliter) kochend heißem Wasser übergießen, zehn Minuten zugedeckt ziehen lassen und dann durch ein Sieb abgießen. Drei Tassen täglich nach den Mahlzeiten.

Teemischung bei leichten Niereninfekten Jeweils 20 Gramm Birkenblätter, Bärentraubenblätter, Bohnenhülsen, Ackerschachtelhalm und je 10 Gramm Mateblätter und Orthosiphonblätter vermischen. Einen Esslöffel der Mischung mit 500 Milliliter kochendem Wasser übergießen, 15 Minuten zugedeckt ziehen lassen und dann durch ein Sieb abgießen; mehrmals täglich eine Tasse des ungesüßten Tees trinken.

Birne
Pyrus communis

Seit über 3000 Jahren wird die Birne schon kultiviert. Ihren Ursprung vermutet man in Kaschmir, gesichert ist, dass sie aus Persien nach Europa kam. Homer sang ein Loblied auf diese Frucht, die er als »Geschenk der Götter« in seiner *Odyssee* verewigte. Der römische Arzt Galen erkannte neben dem köstlichen Aroma die heilende Wirkung dieser Frucht und verordnete Birnen zur Körperentgiftung.

Heute kennt man weltweit über 1500 Birnensorten. Birnen sind ebenso wie Äpfel fast das ganze Jahr über bei uns zu bekommen, da unterschiedliche Sorten wie Sommer-, Herbst- und Winterbirnen erhältlich sind.

Botanik

Der Birnbaum, ein Rosengewächs *(Rosaceae)* wie der → Apfelbaum auch, ist weniger robust als dieser. Er bevorzugt sonnigere und geschützte Standorte und reagiert empfindlich auf zu große Temperaturschwankungen. Ein gesunder Birnbaum wird bis zu 20 Meter hoch und kann über 100 Jahre alt werden.

Heilwirkung

Birnen sind ein angenehm säurearmes Obst, enthalten dafür aber reichlich Fruchtzucker sowie B-Vitamine und Pektin. Daher sind sie für viele säureempfindliche Menschen eine bekömmliche Alternative und erfreuen sich, vornehmlich als Birnendicksaft, großer Beliebtheit als Zuckerersatz. Zusätzlich enthalten sie größere Mengen an Kalium, das entwässernd wirkt. Sie sind daher bei Kreislauf- und Nierenkrankheiten nützlich, da der hohe Kaliumgehalt zur milden Ausschwemmung von Wasseransammlungen führt und zugleich entgiftend und fäulnishemmend wirkt.

Weitere Vitamine und Mineralien (beispielsweise die Gegenspieler Kupfer und Zink sowie Kalzium und Phosphor) kommen zwar nicht in nennenswerten Mengen vor, dafür aber in einer fein abgestimmten Balance, die den Vorteil hat, dass sie im Stoffwechsel besonders gut verwertet werden kann.

Rohe Birnen können zuweilen Magen und Darm belasten, daher sollten Magen-Darm-Kranke diese Frucht nur im gekochten Zustand zu sich nehmen. Birnenkompott ist beispielsweise eine bekömmliche Diätspeise bei Leiden der Verdauungsorgane. Wie ihr Verwandter, der Apfel, sollte die Birne nicht zu kalt verzehrt werden.

Anwendung

Da Birnensaft meist sehr süß und etwas dickflüssig ist, eignet er sich gut zum Mischen, vor allem mit Apfel, Melone und Karotte.

Die Teebereitung ist nicht üblich. Oft werden aber Brombeer-, Himbeer-, Erdbeer- oder Johannisbeerblättertees mit getrockneten Birnenstückchen angereichert.

Hildegards Honigrezept Hildegard von Bingen empfiehlt bei Kopfschmerzen Birnenhonig: Fünf große Birnen waschen, vierteln, entkernen und mit der Schale in einem Liter Wasser weich kochen; anschließend im Mixer pürieren; 20 Gramm Honig im Wasserbad erwärmen, 28 Gramm Fenchelwurzpulver, 26 Gramm Galgantpulver, 24 Gramm Süßholzpulver und 22 Gramm Mauerpfefferpulver (alles aus der Apotheke) unterrühren und das heiße Birnenpüree unterschlagen. Die fertige Mischung in verschließbare Gläser abfüllen und im Kühlschrank lagern. Den Birnenhonig dreimal täglich einnehmen: morgens auf nüchternen Magen einen Teelöffel, nach dem Mittagessen zwei Esslöffel und vor dem Zubettgehen drei Esslöffel.

Bittersüß
Solanum dulcamara

Der bittersüße Nachtschatten ist ein Verwandter der Kartoffel; sein Gattungsname *Solanum* entstammt dem lateinischen Wort *solumen*, das für Trost und Beruhigung steht. Tatsächlich wurde das Kraut zum Schmerzstillen eingesetzt. Die ersten Berichte über eine heilkundliche Anwendung der Pflanze stammen aus der Mitte des 16. Jahrhunderts. So ist im Kräuterbuch des Tabernaemontanus über das »Hinschkraut«, wie der bittersüße Nachtschatten seinerzeit genannt wurde, nachzulesen: »Es ist auch dieser Wein gut wider die faule Magenfieber / davon die Geelsucht pflegt zu kommen. Die Blätter gepulvert / mit Feigen vermischt / eingenommen / fürdert den Stuhlgang. Das Kraut gesotten und getruncken / treibt das gerunnene Blut auß dem Leib / löschet die Entzündung des Leibes aussen und innen / wie Nachtschatten / treibt durch den Schweiß und Harn fein sanfft / öffnet die Verstopfung der Leber / darum es zur Gelb- und Wassersucht dienstlich ist.«

Die mittelalterlichen Kräuterärzte empfahlen Bittersüß also, wie hier von Tabernaemontanus zusammengefasst, gegen Gelbsucht, Verstopfung und Harnleiden. Später erweiterte sich das therapeutische Spektrum noch. Man wandte Bittersüß dann auch bei Asthma, Wassersucht, Gicht, rheumatischen Beschwerden, Hautekzemen und Bauchkrämpfen an.

Botanik

Bittersüß ist ein Nachtschattengewächs *(Solanaceae)*. Es wächst in ganz Mitteleuropa an Äckern, auf Schuttplätzen, in Gärten und an Mauern, bevorzugt auf stickstoffhaltigen Lehmböden. Der Halbstrauch wird 30 bis 200 Zentimeter hoch, hat eiförmige Blätter und violette Blüten mit auffällig gelbem Staubblatt. Ihre Blütezeit fällt in den Juli und den August, danach reifen die eiförmigen roten Früchte heran.

Heilwirkung

Bittersüß enthält Steroidalkaloidglykoside, die das Herz kräftigen und außerdem den Appetit der Fresszellen unseres Immunsystems sowie die Schlafqualität verbessern. Hervorzuheben ist das Glykosid Solasodin, das kortisonähnliche Wirkungen besitzt, insofern es Entzündungen hemmt, Blutgefäße abdichtet sowie Schmerzen und Schwellungen verringert.

Bittersüßstängel und Fertigpräparate sind in der Apotheke oder im Kräuterfachhandel erhältlich.

Auch die Homöopathie schätzt den Bittersüß. Sie verwendet ihn in Form von Dulcamara-Präparaten zur Therapie von fieberhaften Infekten, bei Durchfall sowie entzündlichen Erkrankungen an Harnleitern, Atemwegen und Haut.

Anwendung

Extrakte Präparate mit Bittersüßextrakt sind präziser zu dosieren als der Tee. Beim Bittersüßextrakt handelt es sich um ein Medikament, das kortisonähnliche Wirkungen hat. In den Apotheken finden sich Bittersüßextrakte unter anderem unter den Bezeichnungen Arthrosetten N Dragees, Cefabene und Dolexaderm.

Tee Einen Teelöffel der getrockneten Bittersüßstängel mit einer Tasse (200 Milliliter) kaltem Wasser übergießen, aufkochen, etwa zwei Minuten ziehen lassen und dann durch ein Sieb abgießen. Ein bis zwei Tassen pro Tag. Eine Kur mit Bittersüßtee wirkt entzündungshemmend bei rheumatischen Erkrankungen und chronischen Hautekzemen.

Bei Einhalten der Dosis von ein bis drei Gramm pro Tag sind bei Bittersüßstängeln keine Nebenwirkungen zu befürchten. Die längere Anwendung von überhöhten Dosierungen führt zu einem übermäßigen Wachstum der Nebennieren.

Vorsicht!

Bereits der Verzehr von sechs bis acht unreifen Samen kann erste Vergiftungserscheinungen auslösen – insbesondere bei Kindern stellen sie immer wieder eine Gefahr dar. Der Patient leidet unter Erbrechen, Magen- und Darmbeschwerden mit Durchfällen, Kratzen im Mund und im Rachen sowie Pupillenerweiterung und Hautausschlägen. Bei starker Vergiftung kommt es zu Lähmungen, die durchaus zum Tod durch Atemlähmung führen können.

Blutwurz

Potentilla erecta

Eine Wurzel mit blutrotem Saft, der beim Anschneiden heraustritt. Die Blutwurz, auch Tormentille oder Waldfingerkraut genannt, ist eine in ganz Europa, Westasien und Sibirien heimische Pflanze. Ihr Name *Potentilla* leitet sich vom lateinischen *potens* = »kräftigend« ab, was auf seine Verwendungsweise anspielt.

Botanik

Die Blutwurz gehört zu den Rosengewächsen *(Rosaceae)* und wächst häufig auf Waldwiesen und Holzabschlägen. Ihr holziger roter Wurzelstock bringt dünne verästelte Stängelchen hervor, die eine Höhe von 50 Zentimetern erreichen können.

Die Blättchen sind gefiedert; im Frühjahr zeigt die Pflanze kleine leuchtend gelbe Blüten, die nur vier Kronenblätter aufweisen – hierin unterscheidet sie sich von anderen Fingerkrautarten. Geerntet wird im Frühjahr und Herbst ausschließlich der Wurzelstock *(Rhizoma Tormentillae)*.

Heilwirkung

Die Inhaltsstoffe des roten Wurzelsaftes sind hauptsächlich Tannine (Gerbstoffe), die extrem adstringierend (zusammenziehend) und damit blutungsstillend wirken. Daneben fördern sie Heilprozesse, da sie Entzündungen hemmen.

Anwendung

Die Wurzeln werden getrocknet und zerkleinert.

Sitzbad bei Hämorriden Zwei Handvoll Blutwurz mit zwei Liter kaltem Wasser übergießen, aufkochen, fünf Minuten zugedeckt bei geringer Hitze köcheln lassen und dann durch ein Sieb abgießen. Den Sud in das heiße Badewasser gießen.

Sitzbäder wirken entspannend und schmerzlindernd. Dabei ist wichtig, dass nur der Unterleib im Wasser ist und die Beine über den Rand der Wanne hängen.

Am besten eignet sich für diese Anwendung eine Sitzbadewanne, wie sie in Apotheken oder Sanitätshäusern erhältlich ist.

Tee Drei Esslöffel der Wurzeln mit 500 Milliliter kaltem Wasser übergießen, aufkochen, 15 Minuten zugedeckt bei geringer Hitze köcheln lassen und dann durch ein Sieb abgießen; den Tee heiß und schluckweise trinken. Eine Tasse täglich.

Teemischung bei Durchfall 40 Gramm Blutwurz und jeweils 20 Gramm Gänsefingerkraut, Brombeerblätter und Kamillenblüten vermischen. Einen Teelöffel der Mischung mit einer Tasse (200 Milliliter) kochend heißem Wasser übergießen, zehn Minuten zugedeckt ziehen lassen und dann durch ein Sieb abgießen; den Tee heiß und schluckweise trinken. Drei Tassen täglich.

Teemischung zum Gurgeln bei Halsweh Jeweils einen Teelöffel Blutwurz und Kamillenblüten vermischen, mit

einer Tasse (200 Milliliter) kaltem Wasser übergießen, aufkochen, zehn Minuten zugedeckt bei geringer Hitze köcheln lassen und dann durch ein Sieb abgießen. Nach
zwei bis drei Stunden mit dem abgekühlten Tee gründlich
gurgeln und spülen. Nicht schlucken!

Teemischung bei unregelmäßigen Monatsblutungen
Alle drei Heilpflanzen zu gleichen Teilen vermischen.
Einen Esslöffel der Mischung mit einer Tasse (200 Milliliter)
kochend heißem Wasser übergießen, zehn Minuten zugedeckt ziehen lassen und dann durch ein Sieb abgießen;
heiß und schluckweise trinken. Zwei bis drei Tassen täglich
über einen Zeitraum von mindestens drei Monaten.

Tinktur Einen Teil Wurzeln in eine Glasflasche geben, mit
zehn Teilen 70-prozentigem Alkohol übergießen und fest
verschließen. Während vier bis sechs Wochen die Flasche
täglich schütteln. Dann durch ein Sieb oder einen Filter
abgießen und in dunkel getönte Fläschchen füllen. Bei Bedarf zwei- bis dreimal täglich je 15 Tropfen in Wasser einnehmen.

Bockshornklee
Trigonella foenum-graecum

Ursprünglich aus Asien kommend, ist der Bockshornklee
schon so lange in Mitteleuropa heimisch, dass man ihn
mittlerweile zu den europäischen Pflanzen zählt – daher
auch der Beiname *graecum* = »griechisch«.

Seine ersten therapeutischen Einsätze hatte er jedoch im alten China sowie in Indien, wo man ihn heute noch als Stärkungsmittel schätzt. Die Ayurveda-Medizin empfiehlt Bockshornklee für Menschen mit phlegmatischem Charakter, die zu schweißnassen und kalten Händen und Füßen neigen. Bekannt ist auch, dass die sagenumwobene ägyptische Königin Kleopatra ihn als Kosmetikum für ihre Haut nutzte.

In der Volksmedizin wurde Bockshornklee für Umschläge bei Furunkeln und Geschwüren verwendet; der Tee galt als hilfreich bei Mandelentzündungen und Zuckerkrankheit. In Nordafrika wird er noch heute als Stärkungsmittel für Magersüchtige eingesetzt – und als Fiebersenker. Einige afrikanische Ärzte halten ihn in dieser Funktion sogar für ähnlich effektiv wie das Chinin.

Botanik

Der zur Familie der Schmetterlingsblütler *(Fabaceae)* gehörende Bockshornklee ist eine einjährige, bis zu 60 Zentimeter hohe Pflanze mit kleeartigen, dreizähligen Blättern. Im Sommer bringt sie kleine weiße Schmetterlingsblüten hervor, aus denen sich lange, schmale Hülsen entwickeln. Anwendung finden die kleinen Samenkörner in den Hülsen.

Heilwirkung

Die Hauptwirkstoffe des Bockshornklees sind die sogenannten Steroidsaponine. Sie entfalten nicht nur entzündungshemmende Eigenschaften, sondern dringen beim

Auftragen tief ins Gewebe vor. Dadurch werden Auflagen mit Bockshornklee zu einer wirkungsvollen Hilfe bei Geschwüren, Furunkeln, verspannten Muskeln und rheumatischen Schmerzen, aber auch bei eitrigen Entzündungen der Atemwege: Eine *Trigonella*-Wärmeauflage auf dem Nacken hat schon so manche verstopfte Stirnhöhle befreit.

Darüber hinaus zählt Bockshornklee zu den effektiven Stärkungsmitteln. Diese Effekte gehen aber wahrscheinlich nicht auf die Saponine, sondern auf den hohen Cholingehalt der Samen zurück. Cholin, ein Vitamin aus der B-Gruppe, wird im Körper zu Acetylcholin umgewandelt, einem Gehirnbotenstoff, der eine reibungslose Gedankenarbeit erlaubt. Zudem sorgt es in der Leber für die Verarbeitung, das Verflüssigen und den Transport von Fettmolekülen. Cholinmangel zeigt sich unter anderem in Symptomen wie massiver Vergesslichkeit, Konzentrationsschwäche, Gereiztheit, Schlafstörungen, Kopfschmerzen und Verstopfungen. Mit einer Portion Bockshornklee pro Tag kann diesen Mangelerscheinungen wirksam gegengesteuert werden.

Anwendung

Aktivierter Bockshornklee Der Teeaufguss ist für den Bockshornklee wegen des Geschmacks und der Wirkung nicht empfehlenswert. Besser ist daher, auf aktivierten Bockshornklee aus der Apotheke zurückzugreifen. Dosierung: Drei bis vier Kapseln pro Tag bei starker Ermüdung, zwei Kapseln zur Vorbeugung gegen Erschöpfungszustände und Entzündungen.

Breiauflagen bei Abszessen, Gerstenkörnern und rheumatischen Schmerzen 100 Gramm der Samen fein mahlen, mit 100 Milliliter kaltem Wasser übergießen, aufkochen und so lange bei schwacher Hitze köcheln lassen, bis ein zäher Brei entsteht. Etwas abkühlen lassen, den Brei auf einem Tuch verstreichen, dieses auf die erkrankte Stelle legen und 20 Minuten einwirken lassen.

Wem das Pulverisieren und Aufkochen zu viel Arbeit ist, kann auf die *Trigonella*-Auflagen (als Sogauflagen bei Schwellungen, als Wärmeauflagen bei Muskelverspannungen und Rückenschmerzen) aus der Apotheke zurückgreifen. Sie können bei Knieschwellungen mit unklarer Ursache verblüffende Wirkungen haben. Zur äußerlichen Anwendung verwendet man Bockshornkleesamen, die es bereits gemahlen im Kräuter- und Gewürzhandel gibt.

Einnahmen Bockshornklee mobilisiert die Milchproduktion stillender Mütter. Der amerikanische Wissenschaftler Dr. Paul Fleiss überprüfte über 30 angebliche »Muttermilchstimulanzien« aus dem Reich der Heilpflanzen, doch lediglich für Bockshornklee konnte er einen nennenswerten Effekt nachweisen. In einigen Fällen »lernten« durch Bockshornklee sogar Frauen wieder das Stillen, die bei ihren vorherigen Kindern keine Milch gehabt hatten.

Extra: Der kulinarische Aspekt

Bockshornklee kann nicht nur als Heilmittel, sondern auch als Gewürz auf eine lange Tradition zurückblicken. Sein Geruch erinnert an Sellerie, sein Geschmack ist bitter und scharf. Er ist ein Standardgewürz der indischen

Küche und gehört zu den Bestandteilen der klassischen Curry-Gewürzmischungen. Für den eigenen Einkauf empfiehlt es sich, den kompletten Samen bereits gemahlenem Bockshornklee vorzuziehen; im verarbeiteten Zustand verliert dieses Gewürz schnell an Aroma. Vor dem Zerkleinern müssen die Trigonella-Samen allerdings geröstet werden, denn im Rohzustand sind sie ungenießbar.

Borretsch
Borago officinalis

Ein Kraut, das durch seine wunderschönen, sternförmigen und blauen Blüten besticht. Die auch als Gurkenkraut, Herzfreude, Augenzier oder Himmelsstern bekannte Pflanze ist in den Mittelmeerländern zu Hause. Entsprechend fand sie bei den alten Griechen und Römern Verwendung in Küche und Heilkunde. »Ich, der Borretsch, bringe stets Freude«, so ein römischer Spruch, und so kam er bei Melancholie, aber auch zur Herzstärkung zum Einsatz. Im Mittelalter übernahm man diese Verwendungsweise aus der Römerzeit.

Botanik

Das zur Familie der Borretschgewächse *(Boraginaceae)* gehörende Kraut liebt sonnige Plätze, allerdings auf feuchtem Grund. Die starken Wurzeln bringen einen kräftig verzweigten, bis zu 80 Zentimeter hohen Stängel hervor, der mit borstigen Haaren besetzt ist. Die weichen, elliptischen

Blätter sind ebenfalls behaart. An den Stängelspitzen treiben sternförmige, leuchtend blaue Blüten hervor. Geerntet werden die jungen zarten Blättchen und die Blüten.

Heilwirkung

Borretsch enthält ätherische Öle, Schleimstoffe, Gerbsäure, Saponine und Kieselsäure. Diese Kombination lässt ihn beruhigend, schweiß- und harntreibend wirken.

Anwendung

Die frisch gehackten Blättchen und Blüten finden besonderen Anklang in Salaten oder als Zugabe in kalten Saucen, Quark- und Eiergerichten. Als Raviolifüllung sind Borretschblätter ein Muss in der italienischen Küche. Das Kraut kann nicht getrocknet werden, da es seine erfrischende Wirkung einbüßen würde.

In der Küche

Wildkräutersalat

Für 4 Personen *1 kleiner fester Kopfsalat*
Je 1 Handvoll Brunnenkresse, Sauerampfer-, junge Löwenzahn-, Gänseblümchen-, Bärlauch- und Bibernellenblätter
Einige Gänseblümchen • 3 EL Rapsöl • 1 EL Weinessig
2 EL Kräuter nach Belieben • Salz, schwarzer Pfeffer

_____

1 Kopfsalat waschen und putzen. Kräuter waschen, abschütteln, in mundgerechte Stücke zupfen.

2 Öl, Essig und gehackte Kräuter zu einer Vinaigrette auf-schlagen, salzen und pfeffern. Die Salatzutaten unterheben und mit Gänseblümchenblüten garniert servieren.

Kräuter-Cremesüppchen

Für 4 bis 5 Personen *1 kleine Zwiebel • 1 EL Butter*
30 ml Weißwein • 500 ml Gemüsebrühe
1 EL Mehl • 250 g Sahne • 1 Bund frische Kräuter
(Bärlauch, Borretsch, Brunnenkresse, Dill, Kerbel) • Salz,
schwarzer Pfeffer • 1 Prise Zucker • 5 TL Crème fraîche
Einige Borretschblüten

---

1 Zwiebel abziehen und fein hacken. Butter in einem Topf schmelzen lassen, Zwiebeln darin glasig andünsten. Mit Wein ablöschen und etwas einkochen lassen; dann ungefähr drei Viertel der Gemüsebrühe zugießen und aufkochen lassen.

2 Das Mehl mit der restlichen Gemüsebrühe glatt anrühren, in die Suppe geben, unter Rühren aufkochen und dann 3 Minuten bei geringer Hitze köcheln lassen.

3 Sahne und Kräuter dazugeben, nochmals aufkochen. Suppe mit Salz, Pfeffer, Zucker abschmecken. Suppe mit Crème fraîche und Borretschblüten garniert servieren.

Tee zur Herzstärkung Einen Esslöffel frische Blätter mit einer Tasse (200 Milliliter) kochend heißem Wasser übergießen, 5 Minuten zugedeckt ziehen lassen und dann durch ein Sieb abgießen. Zwei bis drei Tassen täglich.

Brechnuss

Nux vomica

Die botanische Bezeichnung für die Brechnuss ist *Strychnos nux-vomica*; mit *strychnos* wurden im alten Griechenland verschiedene Arten von Nachtschattengewächsen bezeichnet, und so fand sich dieser Beiname irrtümlich im Gattungsnamen wieder. Die Samen des Baumes enthalten das hochgiftige Strychnin. Um dessen Wirkung wussten die Einwohner Südostasiens und verwendeten die pulverisierten Samen zum Fischfang als »Tollköder«: Das Pulver wurde mit Brot zu Ködern geformt, die Fische waren nach dem Verzehr schlagartig gelähmt. Arabische Ärzte nutzten die Brechnuss bereits im 11. Jahrhundert, machten sie aber erst im Mittelalter in Europa bekannt. In sehr kleinen Dosen wurde der pulverisierte Samen wegen seiner appetit- und verdauungsanregenden, harntreibenden und nervenanregenden Wirkung gegen die Pest eingesetzt, in hohen Dosen als Rattengift.

Botanik

Der Brechnussbaum wächst im tropischen Südostasien, in Indien und Nordaustralien und wird auch in Westafrika kultiviert. Der Baum wird zwischen 10 und 15 Meter hoch, besitzt eine aschgraue Rinde und rundlich eiförmige, glänzend grüne, drei- bis fünfnervige Blätter. In der kalten Jahreszeit entstehen weiße Blüten mit einem unangenehmen Geruch. Aus dem zweifächerigen Fruchtknoten bildet sich eine kugelige, derbschalige, graugelbe, bis sechs Zentimeter dicke Beere mit weißem, gallertigem Fruchtfleisch und zwei bis fünf hellgrauen, scheibenförmigen, knopfartigen, etwa zwei Zentimeter breiten Samen.

Heilwirkung

Brechnuss enthält die Indolalkaloide Strychnin, Brucin, Vomicin und verschiedene Nebenalkaloide sowie das Iridoidglykosid Loganin, Bitterstoffe und Cholin. Bereits 0,02 Gramm des pulverisierten Samens führen zu einer akuten Strychnin-Vergiftung mit plötzlich eintretenden Krämpfen der Skelettmuskeln. Die Muskeln der Wirbelsäule ziehen sich derart zusammen, dass der steife Körper einen nach hinten überstreckten Bogen bildet und auf Kopf und Fersen ruht. Der Tod erfolgt durch Ersticken aufgrund der Verkrampfung von Brustmuskeln und Zwerchfell sowie der späteren Lähmung des Atemzentrums.

Zubereitungen aus dem Brechnussbaum galten als wichtiges Heilmittel bei lähmungsartigen Zuständen, speziell der Beine, sowie bei Keuchhusten, Asthma und Wechselfieber. Wegen der unerwünschten Nebenwirkungen ist die Brechnuss außer in der Homöopathie heute bei uns nicht mehr im Gebrauch. In Indien wird die Rinde gegen Cholera verabreicht, in Nepal bei Menstruationsproblemen, Tollwut und Lähmungen.

Anwendung

Für die homöopathische Zubereitung – *Nux vomica* wurde 1805 von Hahnemann geprüft – werden die reifen, getrockneten Samen mindestens fünf Tage mit Alkohol angesetzt. Die Lösung wird filtriert, verdünnt und verschüttelt.

Thema des Mittels sind Ehrgeiz, Leistung, Habsucht, Gier, innere Spannung und Ungeduld. Bei Widerständen sind die Reaktionen aggressiv und jähzornig. Stress wird mit maßlosem Verhalten und Suchtmitteln bekämpft.

Brennnessel
Urtica dioica

Die Brennnessel ist als Heilpflanze schon seit dem Altertum bekannt. Ob Hippokrates, Hildegard von Bingen oder Hieronymus Bock – sie alle verordneten die brennende Pflanze bei den unterschiedlichsten Beschwerden. Eine Anwendungsweise war beispielsweise, rheumakranke Patienten mit frischen Brennnesselzweigen zu schlagen. Durch die Hiebe und das Brennnesselgift kam es zu einer angenehmen Erwärmung und Rötung der betroffenen Hautpartien, die für eine Weile den Rheumaschmerz in den Hintergrund treten ließen. Heute wird die Pflanze überwiegend zur Behandlung von rheumatischen Erkrankungen und Prostatavergrößerungen eingesetzt sowie für Frühjahrskuren, die die Frühjahrsmüdigkeit vertreiben, entschlacken und das Blut reinigen sollen.

Botanik

Die Brennnessel, ein Brennnesselgewächs (*Urticaceae*), ist sehr weit verbreitet auf Schuttplätzen, an Wegrändern und in Gärten. Sie wird bis zu 1,5 Meter hoch, bildet einen vierkantigen Stängel mit langen Brennhaaren und hat gegenständige Blätter mit gezähnten Rändern, die an der Unterseite ebenfalls mit Brennhaaren versehen sind. Bei Kontakt mit der Haut entstehen juckende Quaddeln. Die Blüten sind unscheinbar grün in lockeren Rispen. Blütezeit ist von Juni bis September. Gesammelt wird das Kraut.

Der Anbau erübrigt sich eigentlich, weil die große Brennnessel samt ihrer kleineren Schwester *Urtica urens* überall zu finden ist. Wer dennoch Brennnesseln im eigenen Garten ziehen will, gibt ihr am besten einen Platz auf dem Kompost. Sie bevorzugt humose, feuchte und stickstoffreiche Böden. Aussaatzeit ist der Frühling.

Neben der *Urtica dioica* gibt es in Deutschland auch noch die kleine *Urtica urens*. Sie besitzt ein ähnliches Wirkstoffprofil, allerdings ist ihre Ernte etwas mühseliger und weniger ergiebig. Aus diesem Grunde wird in der Pflanzenheilkunde meistens die größere Art bevorzugt.

Heilwirkung

Die Brennnesselblätter sind reich an Inhaltsstoffen. Flavonoide, Karotinoide (darunter Lutein, Triterpene und Stereole) und ein hoher Anteil an Mineralsalzen wie Kalium- und Kalziumsalz sowie Kieselsäure machen die Pflanze wirkungsvoll bei rheumatischen Beschwerden und Nierenleiden. Auch zur Blutreinigung ist sie besonders empfehlenswert.

Brennnesselkraut wirkt harntreibend, entzündungshemmend, blutbildend, blutreinigend, stoffwechselanregend, schmerzlindernd und potenzsteigernd. Auch als Stärkungsmittel bei allgemeiner Abwehrschwäche, bei Hautleiden und zur Entschlackung sowie gegen Frühjahrsmüdigkeit und bei Eisenmangel findet das Kraut Anwendung. Die Blätter enthalten außerdem Stoffe, die im menschlichen Körper die Bildung von entzündungsfördernden und knorpelabbauenden Zytokinen unterdrücken. Auf diese Weise schützen Brennnesselblätter den Knorpel, lindern den Schmerz und fördern die Beweglichkeit der erkrankten Gelenke. In einer Studie an 716 Patienten mit Kniegelenksarthrose konnten Brennnesselblattextrakte die Schmerzen in 74 Prozent und die Gelenksteifigkeit in 64 Prozent aller Fälle deutlich lindern.

Kieselsäure und Vitamin C unterstützen die Kräftigung von Haaren, Nägeln und Bindegewebe und fördern die Heilung von Verbrennungen, Insektenstichen und Hautpickeln. Bei all diesen Beschwerden wirken sie sich auch lindernd auf den Juckreiz aus.

Bei bestimmten Prostatabeschwerden hat sich eine Brennnesseltherapie besonders bewährt. Die Wurzeln der Brennnessel helfen allerdings nur bei einer gutartigen Vergrößerung der Prostata (Vorsteherdrüse). Ihr Heilprinzip besteht darin, die Wirkung eines Stoffes namens Aromatase zu hemmen. Dieses Enzym ist hauptverantwortlich dafür, dass Männer in zunehmenden Alter mehr Östrogen anstelle des männlichen Geschlechtshormons Testosteron produzieren, was die Vorsteherdrüse zu übermäßigem Wachstum anregt. Durch die Aromatasehemmung der Brennnessel kann diesem Vorgang wirksam entgegengesteuert werden. Wissenschaftler fanden aber in der Pflanze auch noch Steroide, die als regelrechter Ersatz für das männliche Hormon fungieren und dadurch zusätzlich auch eine direkte Hemmung auf das Wachstum der Prostata ausüben. Die Wirksamkeit der Brennnesselwurzel wurde in mehreren Langzeitstudien eindrucksvoll belegt. Demzufolge führt sie in über der Hälfte der Fälle zu einer deutlichen Verkleinerung der Prostata.

Anwendung

Frische Brennnesselblättchen sind ein gutes Mittel zur Entschlackung und Entgiftung. Aber auch in getrocknetem Zustand finden sie Verwendung in Tees.

Bad bei Gicht nach Pfarrer Kneipp Zwei Handvoll getrocknete Brennnessel und Haferstroh in zwei Liter Wasser etwa 20 Minuten zugedeckt köcheln lassen; anschließend sechs bis acht Stunden ziehen lassen und dann durch ein Sieb abgießen. Den Sud ins heiße Badewasser gießen; eine knappe halbe Stunde darin baden, nur leicht abtrocknen und sofort ins Bett legen.

In der Küche

Brennnesselsuppe zur Frühjahrskur

Für 2 Personen *4 Handvoll frische und junge Brennnesseltriebe • 300 ml Fleisch- oder Gemüsebrühe*
1/2 Zwiebel • 1 EL Butter • 1 EL Mehl • 250 ml Milch
Salz, schwarzer Pfeffer • 1 EL saure Sahne • Etwas Petersilie

---

1 Brennnesseln waschen und abtropfen lassen. Brühe aufkochen, die Blätter dazugeben und 10 Minuten köcheln lassen. Danach durch ein Sieb abgießen, dabei den Sud auffangen; die Brennnesseln pürieren.

2 Die Zwiebel abziehen, klein hacken und in der heißen Butter glasig dünsten. Das Mehl einrühren und unter weiterem Rühren die kalte Milch schluckweise zugeben. Kurz aufkochen lassen, dann den Brennnesselsud zugießen, glatt verrühren und alles zusammen 15 Minuten köcheln lassen. Zum Schluss pürierte Brennnesseln zufügen, mit Salz und Pfeffer abschmecken.

3 In Teller füllen und die saure Sahne daraufgeben. Ein paar Petersilienblätter runden das Ganze ab.

Kräuterhonig bei hartnäckigem Husten Man benötigt je einen Teelöffel Brennnesselspitzen, junge Meerrettichblätter, Gundelrebe, junge Fichtentriebe, vier Teelöffel Spitzwegerichkraut und ein Kilogramm guten Honig. Die fein gehackten Kräuter mit dem Honig vermischen. Da sich die Kräuter im Lauf der Zeit oben absetzen, sollte der Honig in kleine verschließbare Gläser gefüllt und auf den Kopf gestellt werden.

Kosmetik Aufgrund ihres hohen Gehalts an B-Vitaminen und Kieselsäure sorgt die Brennnessel für schönes und glänzendes Haar und beugt der Bildung von Kopfschuppen vor. Dazu zwei Handvoll Nesselkraut eine halbe Stunde lang in einem Liter Essigwasser – Wasser und Essig zu gleichen Teilen – köcheln. Danach abseihen und in Flaschen abfüllen. Diese Tinktur jeden Abend auf der Kopfhaut einmassieren.

Reiztherapie mit Brennnesseln bei Ischiasbeschwerden Das Schlagen mit frischen Brennnesseln wirkt schmerzlindernd und ist in aller Regel gut verträglich. Ein bis zwei Sträuße frische Brennnesseln ohne Wurzeln über die betroffenen Stellen streichen oder leicht darauf schlagen. Durch das Nesselgift entsteht ein mehrere Stunden anhaltendes Wärmegefühl. Wichtig: An diesem Tag darf die behandelte Haut nicht mit kaltem Wasser in Berührung kommen. Zwei bis drei Tage durchführen, danach zwei bis drei Tage aussetzen. Dazu Brennnesseltee trinken.

Saft bei Ekzem Dreimal täglich ein Glas Buttermilch mit einem Esslöffel Brennnesselsaft einnehmen.

Für einen täglichen Blutreinigungssaft benötigt man eine halbe mittelgroße Rote Bete, einen Apfel und eine Messerspitze frisch geriebenen Meerrettich. Rote Bete und Apfel auspressen, den Meerrettich hinzugeben und alles gut durchrühren.

Tee aus Blättern Einen Esslöffel des getrockneten Krauts mit einer Tasse (200 Milliliter) kochend heißem Wasser überbrühen, zehn Minuten zugedeckt ziehen lassen und dann durch ein Sieb abgießen. Drei bis vier Tassen täglich trinken. Kuren mit Brennnesseltee wirken bei Wassereinlagerungen (Ödemen), Gelenkschwellungen, Blasenschwäche, Harnwegsentzündungen und Frühjahrsmüdigkeit.

Tee aus Wurzeln Einen Esslöffel der getrockneten Wurzeln mit einer Tasse (200 Milliliter) Wasser aufkochen, fünf Minuten zugedeckt bei geringer Hitze köcheln lassen und dann durch ein Sieb abgießen. Dieser Wurzelaufguss hilft bei gutartigen Vergrößerungen der Prostata.

Teemischung bei Blasenentzündungen – längerfristige Anwendung 50 Gramm Brennnesselblätter, jeweils 30 Gramm Goldrutenkraut und Zitronenmelisse, jeweils 20 Gramm Schafgarbenblüten, Ackerschachtelhalm und Birkenblätter vermischen. Drei Teelöffel der Mischung mit 500 Milliliter kochend heißem Wasser übergießen, zehn Minuten zugedeckt ziehen lassen und dann durch ein Sieb abgießen. Drei Tassen täglich.

Teemischung bei Bluthochdruck Jeweils 50 Gramm Brennnesselblätter und Kamillenblätter sowie 40 Gramm Ackerschachtelhalm und 30 Gramm Birkenblätter vermischen. Einen Teelöffel der Mischung mit einer Tasse (200 Milliliter) kochend heißem Wasser übergießen, zehn Minuten zugedeckt ziehen lassen und dann durch ein Sieb abgießen. Drei Tassen täglich.

Teemischung bei Ekzem 50 Gramm Stiefmütterchenkraut mit 30 Gramm Brennnesselblättern und jeweils 20 Gramm Goldrutenkraut und Löwenzahnwurzel (mit Kraut) vermischen. Einen Teelöffel der Mischung mit einer Tasse (200 Milliliter) kochend heißem Wasser übergießen; zehn Minuten zugedeckt ziehen lassen, abseihen. Trinken Sie sechs Wochen lang morgens und abends eine Tasse.

Teemischung bei Gicht 50 Gramm Brennnesselblätter mit jeweils 25 Gramm Birkenblättern, Ackerveilchen und Ackerschachtelhalm vermischen. Einen Teelöffel der Mischung mit einer Tasse (200 Milliliter) kochend heißem Wasser übergießen, acht Minuten zugedeckt ziehen lassen und dann durch ein Sieb abgießen; den Tee heiß und schluckweise trinken. Drei Wochen lang jeweils morgens nüchtern eine Tasse des frisch gebrühten Tees trinken.

Teemischung bei Hämorriden Jeweils fünf Gramm Brennnessel, Lavendel, Löwenzahnpulver, Salbei und Thymian vermischen. Zwei bis drei Teelöffel der Mischung mit einer Tasse (200 Milliliter) kochend heißem Wasser übergießen, zehn Minuten zugedeckt ziehen lassen und dann durch ein Sieb abgießen. Abends eine Tasse täglich, über einen Zeitraum von sechs bis acht Wochen.

Teemischung bei prämenstruellen Beschwerden Je 30 Gramm Brennnesselkraut, Frauenmantel und weißes Taubnesselkraut mit jeweils 20 Gramm Brennnesselsamen und Schafgarbe mischen; drei Teelöffel der Mischung mit einem halben Liter kochendem Wasser überbrühen; fünf bis acht Minuten ziehen lassen und dann durch ein Sieb abgießen. Solange die Beschwerden auftreten, morgens ein bis zwei Tassen trinken.

Teemischung zur Stabilisierung der Psyche Je 30 Gramm Brennnesselsamen, Schafgarbenblüten und Quendel mit 20 Gramm Zitronenmelisse mischen. Zwei bis drei Teelöffel der Mischung mit 500 Milliliter kochend heißem Wasser übergießen, acht Minuten zugedeckt ziehen lassen und dann durch ein Sieb abgießen. Drei Tassen täglich.

Teemischung bei Wechseljahresbeschwerden Je 50 Gramm Brennnesselkraut, Brennnesselsamen und Salbeiblätter sowie 30 Gramm Zitronenmelisse mischen. Einen gehäuften Teelöffel der Mischung mit einer Tasse (200 Milliliter) kochend heißem Wasser übergießen, sieben Minuten zugedeckt ziehen lassen und dann durch ein Sieb abgießen.

Trinken Sie zwei bis drei Tassen täglich. Bei starken und unangenehmen Schweißausbrüchen den Salbeianteil verdoppeln.

Tinktur 20 Gramm getrocknetes Kraut zehn Tage lang in 100 Milliliter 60-prozentigem Alkohol ziehen lassen, abfiltern und anschließend in eine spezielle Tröpfchenzählflasche füllen.

Die Brennnesseltinktur eignet sich als Zugabe (jeweils 20 bis 30 Tropfen) in Wasser, Tee oder Säften. Sie wirkt dann ähnlich wie der Teeaufguss.

Extra: Brennnesselblätter sammeln

Die Brennnessel wächst überall, es ist daher kein Problem, sie zu sammeln. Geerntet werden die Wurzeln im Spätsommer und die Brennnesselblätter vom Frühjahr bis zum Herbst.

Beim Sammeln der Blätter sollte beachtet werden, dass nur die jungen Triebe für die Küche geeignet sind, ältere Blätter enthalten bereits zu viele Bitterstoffe. Außerdem sollten zum Schutz vor dem Gift der Brennnesselhaare Handschuhe getragen werden.

Die Wurzeln werden in der Sonne getrocknet und in Leinensäckchen aufbewahrt. Die Blätter trocknet man im Schatten, danach werden sie zerkleinert und licht- und staubgeschützt in Dosen gelagert.

Brombeere
Rubus fruticosus

Die bei uns heimische Brombeere wird schon seit Langem als Heilpflanze genutzt. Die alten Griechen wiesen auch dieser Pflanze mythologischen Charakter zu. So sei die Brombeere aus dem Kampf der Titanen gegen die Götter um die Weltherrschaft hervorgegangen; das dabei verspritzte Blut fand sich in Form der dunkel glänzenden Beeren wieder. Sicher ist, dass Rezepte aus der Zeit um Christi Geburt das Kauen der Blätter bei Zahnfleischbluten empfehlen.

Botanik

Brombeeren sind Rosengewächse *(Rosaceae)* und eng verwandt mit der → Birne. Brombeerarten sind auf der ganzen nördlichen Erdhalbkugel verbreitet, allein in Europa existieren Hunderte. Die Sträucher werden bis zu zwei Meter hoch. Sie wachsen im Wald vor allem auf Lichtungen, aber auch in Gebüschen und Hecken. Gesammelt werden nur die Blätter.

Heilwirkung

Sowohl die Früchte als auch die Blätter werden zu heilenden Zwecken verwendet. Die wohlschmeckenden Beeren sind reich an Vitamin C, Karotin, Kalium, Kalzium, Phosphor, Pektin und Fruchtsäuren. Der ausgesprochen gesunde Brombeersaft – frisch gepresst oder aus dem Reformhaus – hilft bei Heiserkeit.

Die Blätter finden in vielen Haustees Verwendung, da sie in fermentierter Form einen dem schwarzen Tee ähnlichen Geschmack haben. Sie enthalten Gerbstoffe, organische Säuren, Flavonoide und etwas Vitamin C. Brombeerblätter wirken daher schleimlösend und blutreinigend. Deshalb werden Tees aus Brombeerblättern vor allem bei harmlosen, aber akuten Durchfallerkrankungen getrunken, ebenso bei Magen-Darm-Katarrh, leichtem Husten und zum Spülen bei Entzündungen der Mund- und Rachenschleimhaut. Medizinisch gesehen ist die zusammenziehende Wirkung der Blätter auf die Schleimhäute von Magen und Darm aufgrund der Gerbstoffe von Bedeutung.

Auch in Mischungen für stoffwechselumstimmende Tees, beispielsweise bei Hautkrankheiten, kommen sie häufig zum Einsatz. Da die Blätter jedoch leicht stopfen, sollte jemand, der zu Verstopfungen neigt, sie nur in Kombination mit anderen Heilkräutern einnehmen, die diese Wirkung neutralisieren – in Trinktees zum Beispiel mit Schlehdornblüten und in stoffwechselanregenden Heiltees mit Schafgarbenkraut, Löwenzahn- oder Brennnesselblättern. Äußerlich werden Brombeerblätter bei Entzündungen von Haut und Zahnfleisch und bei Hämorriden verwendet, indem man eine mit Tee getränkte Kompresse auf die betreffende Stelle legt.

Anwendung

Natürlich geht nichts über den Genuss der frischen Früchte, die sich gut mit Eis, Joghurt oder Quark kombinieren lassen. Auch als Gelee oder Marmelade sind sie sehr beliebt.

Saft Etwas angewärmten Saft ins Gurgelwasser geben und damit gründlich gurgeln; danach ein Glas Saft schluckweise trinken.

Tee Zwei Teelöffel Brombeerblätter mit einer Tasse (200 Milliliter) kochend heißem Wasser übergießen, zehn Minuten zugedeckt ziehen lassen (bei Kindern reichen fünf Minuten) und dann durch ein Sieb abgießen; den Tee noch heiß und schluckweise trinken. Zwei bis drei Tassen täglich.

Teemischungen Brombeerblätter sind eine gute Grundlage für verschiedene Hausteemischungen, besonders in Kombination mit den verwandten Himbeerblättern. Dabei wird der Tee wie oben beschrieben zubereitet und bei Bedarf mit Zitronensaft oder Honig verfeinert.

Extra: Brombeerblätter selbst fermentieren

Am besten sammelt man die jungen Blätter abends bei trockenem Wetter. Auf einem Baumwoll- oder Leinentuch ausgebreitet, lässt man sie über Nacht etwa zehn Stunden welken.

Dann werden sie mit einer Flasche oder Teigwalze gerollt, mit etwas Wasser besprengt und in das Tuch eingeschlagen. Sie sollten nun zwei bis drei Tage an einem warmen Ort fermentieren, am besten hängt man sie mitsamt dem Tuch auf. Danach werden die getrockneten Blätter zerkleinert und in ein luftdicht schließendes Glasgefäß zur Aufbewahrung gegeben. Das Aroma, das dabei entsteht, ist chinesischem Tee täuschend ähnlich.

Brunnenkresse
Nasturtium officinale

Brunnenkresse ist nahezu überall auf der Welt beheimatet – Hauptsache, es ist schön feucht und schattig und nicht dauernd allzu kalt. Das fast meerrettichscharfe Kraut erfreute sich bereits am österreichischen Kaiserhof größter Beliebtheit, wusste man doch dort Gerichte mit frischer Brunnenkresse sehr zu schätzen – allerdings süßte man sie mit Zucker.

Botanik

Die aus der Familie der Kreuzblütler *(Brassicaceae)* stammende Brunnenkresse ist eine kriechende Pflanze mit bis zu 60 Zentimeter langen Trieben, hohlen, runden Stängeln und kleinen grasgrünen, unpaarig gefiederten Blättern. Sie wächst in und an schattigen Bächen, Flüssen und Quellen. Ab Mai zeigen sich die weißen, in lockeren Trauben angesetzten Blüten. Gesammelt wird das Kraut.

Von Ende Mai bis Anfang Juli kann Brunnenkresse in einer wasserdichten Aussaatschale gesät werden. Nach der Aussaat wird der Samen leicht mit Erde abgedeckt und feucht gehalten. Nach sieben bis 21 Tagen keimt die Brunnenkresse. Sind die Pflanzen fünf Zentimeter groß, werden sie auf einer Fläche von 15 mal 15 Zentimetern pikiert, das heißt auseinandergesetzt, damit sie Platz für ihre Weiterentwicklung haben. Dazu nimmt man am besten einen wasserdichten Kasten und füllt ihn bis zur Hälfte mit gut verrottetem Kompost.

Dann wird Wasser aufgefüllt, bis es einen Zentimeter

über der Erde steht. So gezogene Brunnenkresse sollte alle 14 Tage mit einer schwachen Nährlösung gedüngt werden. Es ist auch möglich, die Brunnenkresse im Uferbereich eines Gartenteiches zu pflanzen. Hierfür ist jedoch klares und sauberes Wasser die Voraussetzung. Im Winter wird die Brunnenkresse ins tiefere Wasser gesetzt, so schützt man sie vor Frosteinwirkungen. Die Haupterntezeit ist von Oktober bis Mai.

Heilwirkung

Brunnenkresse enthält die Vitamine A, B und C. Als Bestandteil zahlreicher Blutreinigungstees kommt sie besonders häufig bei Frühjahrskuren zum Einsatz. Sie wirkt leicht harntreibend und durch die in ihr enthaltenen Senföle auch leicht antibakteriell. Der Tee wird bei Katarrh der Atemwege, zur Blutreinigung, bei Hautunreinheiten, Entzündungen im Mundbereich, Blutarmut, Schwächezuständen, Leber- und Gallenleiden sowie bei Verstopfung getrunken. Bei rheumatischen Beschwerden und Gicht kann er eine medizinische Behandlung unterstützen.

In der kosmetischen Anwendung sorgt ein frisch gepresster Brunnenkressesaft gegen Haarausfall. Ein Tee wirkt der Bildung von aknebedingten Pickeln und Mitessern entgegen.

Anwendung

Verwendet werden die sechs bis acht Zentimeter langen Triebspitzen. Frisch und klein gehackt, sind sie aufgrund ihres scharfen Geschmacks eine beliebte Würzzutat.

Lachscremesuppe

Für 4 Personen *1 Zwiebel • 2 EL Brunnenkresseblättchen
1 EL frischer Dill • 600 g Räucherlachs • 250 g Sahne
Salz, weißer Pfeffer • 1 EL Zitronensaft
2 Eigelbe • Dill und Kresse zum Garnieren*

---

1 Zwiebel abziehen und fein würfeln. Brunnenkresse und Dill fein hacken. Ein Drittel des Lachses in Streifen schneiden und mit Zwiebel, Brunnenkresse und Dill in 1 Liter Wasser etwa 45 Minuten kochen; durch ein Sieb abgießen.

2 Einige Stückchen Lachs beiseitelegen, den restlichen Lachs mit der Sahne pürieren, in einem Topf mit dem Fond verrühren und 10 Minuten köcheln lassen. Mit Salz, Pfeffer und Zitronensaft abschmecken und vom Herd nehmen.

3 Die Eigelbe leicht anschlagen und die heiße, aber nicht mehr kochende Suppe damit legieren. Zum Servieren mit feinen Lachsstreifen und Kräutern bestreuen.

Saft bei Magenschleimhautentzündung, Rheuma- und Ischiasbeschwerden Brunnenkresse entsaften; der Saft ist ein hervorragender Vitamin- und Mineralstofflieferant.

Tee Einen gehäuften Teelöffel des getrockneten Krauts mit einer Tasse (200 Milliliter) heißem Wasser übergießen, ungefähr zehn Minuten ziehen lassen und anschließend durch ein Sieb abgießen. Den warmen Tee schluckweise trinken.

Vorsicht!

In seltenen Fällen können Magen-Darm-Beschwerden auftreten. Patienten mit Magen- oder Darmgeschwür oder mit entzündlichen Nierenerkrankungen sollten Brunnenkressetees nicht verwenden.

Buchweizen
Fagopyrum esculentum

Buchweizen kommt ursprünglich aus Asien und kam auf unbekannten Wegen im 14. Jahrhundert nach Europa. Die genügsame Pflanze breitete sich schnell aus und gewann zunehmend an Beliebtheit, wie gerade in den nördlichen Regionen Deutschlands durch zahlreiche Dorfchroniken belegt ist. Gerade dort, in sehr moorigen Gegenden mit sauren Böden, war Buchweizen lange Zeit die einzige Pflanze, die wuchs und für den Menschen wichtige Lebensmittelbausteine lieferte.

Zu therapeutischen Zwecken verwendet man vom Heidekorn (so sein volkstümlicher Zweitname, da es von den »heidnischen« Türken ins Land gebracht wurde) Blüten und Blätter; die Samen kommen in einigen Lebensmitteln vor und sind dort wichtige Vitamin- und Mineralstofflieferanten.

Botanik

Der Buchweizen gehört nicht zu den anderen bekannten Getreidegewächsen; er ist ein Mitglied der Familie der Knöterichgewächse *(Polygonaceae)*. Die einjährige Pflanze kann bis zu 50 Zentimeter hoch werden, hat zugespitzte Blätter und bringt im Juli an der Stängelspitze rötlich-weiße, honigreiche Blüten in Dolden hervor. Aus diesen erwachsen die schwarzbraunen, dreikantigen Nüsschen, die in nur wenigen Wochen heranreifen.

Heilwirkung

Während die Buchweizensamen große Mengen an Proteinen, Mineralien, Vitaminen und Ballaststoffen enthalten, zeichnen sich Blätter und Blüten durch das Bioflavonoid Rutin aus. Dieses hilft bei Kreislaufbeschwerden wie Blutdruckstörungen, aber auch bei Kapillarschwächen, die sich darin äußern, dass plötzlich viele kleine blaue Flecken auf der Haut auftreten. Besonders in Venenleiden kommen diese Schwächen zum Ausdruck, die mit Buchweizentees wirkungsvoll angegangen werden können.

Anwendung

Buchweizen erfreut sich zunehmender Beliebtheit in der Vollwertküche, aber auch in der Diätküche. Sein nussiger Geschmack verleiht Grützen, Breien und Pfannkuchen aus Buchweizenmehl ihre besondere Note.

Er enthält kein Gluten (Klebereiweiß), deswegen ist seine Backfähigkeit ziemlich reduziert. Zöliakie-Patienten hingegen schätzen ihn aus genau diesem Grunde, weil die

Krankheit Zöliakie (auch Sprue) eben darin besteht, dass der Dünndarm Gluten nicht verarbeiten kann und bei Aufnahme von zu viel Gluten schweren Schaden nimmt. Gegen Venenleiden und Durchblutungsstörungen werden die getrockneten Blätter und Blüten verwendet. Sie sind auch Bestandteil von in Apotheken erhältlichen Fertigpräparaten.

Tee zur Vorbeugung gegen Arteriosklerose Zwei Teelöffel Buchweizenkraut mit einer Tasse (200 Milliliter) kochend heißem Wasser übergießen, eine Minute sprudelnd kochen, dann 15 Minuten zugedeckt ziehen lassen und anschließend durch ein Sieb abgießen. Sechs Wochen lang kurmäßig zwei bis drei Tassen täglich.

Tee bei Durchblutungsstörungen Jeweils 25 Gramm Buchweizen- und Mistelkraut, Steinklee und Weißdornblätter mischen. Einen Teelöffel der Mischung mit einer Tasse (200 Milliliter) kochend heißem Wasser übergießen, 15 Minuten zugedeckt ziehen lassen und dann durch ein Sieb abgießen; den Tee heiß und schluckweise trinken. Zwei bis drei Tassen täglich.

Chinarinde

Cinchona pubescens

Dieses homöopathische Mittel wird meist einfach nur »China« genannt. Ein anderer lateinischer Name für die Chinarinde ist *Cinchona succirubra*. Seinen Namen verdankt sie jedoch dem Inkawort *quina*, was »Rinde« bedeutet.

Aber auch eine andere Geschichte ist überliefert. So erkrankte um 1630 die Frau des spanischen Vizekönigs und Herrschers über die südamerikanischen Kolonien, die Gräfin von Chinchon, in Lima an heftigem Fieber. Nach der Einnahme von Chinarinde genas sie vollständig, daraufhin wurde die Chinarinde in Europa berühmt. Der schwedische Botaniker Carl von Linné gab dem Baum die Bezeichnung »Cinchona«, in Anlehnung an den Namen der Gräfin, wobei er diesen jedoch falsch schrieb. Dennoch blieb es bei dieser Bezeichnung.

Als das Fürstenpaar 1640 aus Peru zurückkehrte, brachte es Dutzende von Säcken mit Chinarinde nach Spanien. Das Pulver wurde mit der Zeit als Heilmittel gegen bösartige Fieber und vor allem gegen Malaria in ganz Europa bekannt und als wertvolle Medizin in den Apotheken zum Kauf angeboten.

Den Handel betrieben vor allem Missionare des Jesuitenordens, weshalb die Arznei auch »Pulver der Jesuiten« genannt wurde. Wegen des Raubbaus an den natürlichen Vorkommen, um die oft regelrechte Kämpfe entbrannten, mussten bald Kulturen angelegt werden.

Für die Homöopathie ist die Chinarinde historisch von sehr großer Bedeutung. Sie ist sozusagen die Ursubstanz, an der Samuel Hahnemann das homöopathische Prinzip erkannte. 1790 übersetzte Hahnemann die *Materia medica* des britischen Arztes und Naturforschers William Cullen, der sehr viele Beobachtungen über die Wirkungen der Chinarinde beschrieben hatte. Hahnemann glaubte nicht an die von Cullen behauptete magenstärkende Wirkung der Chinarinde und nahm diese deshalb im Selbstversuch ein. Er entwickelte daraufhin die typischen Symptome einer Malaria-Erkrankung.

Aus dieser Erfahrung leitete er die zentrale Idee der Homöopathie ab: Ein Mittel, das beim Gesunden vorübergehend sehr ähnliche Symptome hervorruft wie die, unter denen der Kranke leidet, wird in potenzierter Form dem Kranken gegeben. Dies wird in dem Prinzip ausgedrückt, das die Grundlage der Homöopathie bildet: *Similia similibus curentur*, das heißt: »Ähnliches wird durch Ähnliches geheilt.«

Botanik

Der Chinarindenbaum, auch bekannt als Fieberbaum oder Fieberrindenbaum *(Palo de calenturas),* gehört zur Familie der Rötegewächse *(Rubiaceae).* Er bevorzugt im Allgemeinen die tropenfeuchten Osthänge Ecuadors, Nordperus, Boliviens und Kolumbiens in Höhen zwischen 800 und 3000 Metern. Dort regnet es bis zu neun Monate im Jahr ohne Jahreszeitenwechsel. Inzwischen wird der Baum auch in Kulturen auf Java, in Indien, in Costa Rica und im Kongo angebaut.

Der schlanke Stamm mit rotbrauner Rinde wird bis zu 30 Meter hoch und trägt eine immergrüne, dicht belaubte,

rundliche Krone. An den Zweigen befinden sich wechselständig wachsende, große, bis 20 Zentimeter lange, ledrige, eiförmige bis lanzettliche Blätter, die sich in den rinnen-
förmigen Blattstiel verschmälern. Die Oberseite der Blätter
ist dunkelgrün, ihre Unterseite wird mit zunehmendem
Alter blutrot. Die charakteristischen Nebenblätter fallen
bald ab.

Blütenstand wie Früchte wachsen ganzjährig dicht
gedrängt in sparrigen Rispen. Die langröhrigen, duftenden
Blüten bestehen aus einem becherförmigen, rosafarbenen
oder weißen Kelch mit rötlicher Krone. Aus ihnen gehen
die etwa einen Zentimeter langen Fruchtkapseln hervor,
die die winzigen Samen mit ihren geflügelten Anhängseln
beherbergen. Die Samen werden vom Wind in weitem
Umkreis verteilt.

Um die Rinde zu gewinnen, werden die Stämme ring-
förmig mit senkrechten Einschnitten versehen. Durch Be-
klopfen wird die borkige Rinde vom Stamm gelöst und
mit Holzspateln abgestreift. Anschließend wird sie an der
Sonne getrocknet und zerkleinert.

Heilwirkung

Die Chinarinde enthält etwa 30 bittere Alkaloide. Das für
den Menschen nützlichste ist das Chinin, das antibakterielle Wirkung besitzt, insbesondere gegen Malaria-Erre-
ger.

Die bitteren Substanzen regen die Produktion von Verdauungssäften an und wirken entspannend auf die Verdauungsorgane. Chinidin verringert die Herzfrequenz
und bewirkt einen gleichmäßigen Herzschlag.

Seit vielen Jahrhunderten ist die borkige Rinde des Chinabaumes für die Indios im südamerikanischen Urwald ein zuverlässiges Mittel zur Fiebersenkung und gegen Verdauungsprobleme. Bis ins 20. Jahrhundert war der Extrakt der Chinarinde das wichtigste Mittel bei der Behandlung der Malaria, wurde dann aber durch synthetisches Chinin ersetzt.

Als Chinawein oder -tinktur regt die Chinarinde den Appetit an, fördert die Bildung von Speichel und Verdauungssäften und dient als Kräftigungsmittel in der Rekonvaleszenz.

Wegen seiner Gerbstoffe werden mit dem Extrakt auch Hautpflegemittel und Mundwässer gegen Angina hergestellt, wegen der Bitterstoffe Liköre und Limonaden wie Tonicwater oder Bitter Lemon.

Starke Überdosierungen der natürlichen Chinarinde bewirken vorübergehende Störungen wie Ohrgeräusche, Magen-Darm-Störungen, Übelkeit, Erbrechen und Durchfall, Geräusch- und Lichtempfindlichkeit, hämmernde Kopfschmerzen, Schwindel, periodisch auftretende Fieberschübe und Herzschwäche. Bereits 10 bis 15 Gramm reines Chinin führen zu lebensgefährlichen Vergiftungen.

Anwendung

Chinin und Chinidin waren lange Jahre Bestandteile von Grippemitteln. Als homöopathisches Mittel, für das die Rinde mindestens fünf Tage lang in Alkohol angesetzt, dann gefiltert und potenziert wird, findet sie auch heute noch Anwendung.

Cistus
Cistus incanus

Die Heimat des Cistusstrauchs, auch einfach nur Zistrose oder Cistus genannt, ist Chalkidike, eine Halbinsel im Norden Griechenlands. Angeblich erhielt die Zistrose ihre gesundheitliche Wirkung dank eines Gesprächs der griechischen Gottheiten im Olymp: Als diese darüber berieten, welcher Pflanze man welche Heilwirkung verleihen sollte, einigten sich die Götter bei der Zistrose darauf, dass sie die Wunden der in der Schlacht verletzten Soldaten heilen solle. Damit waren die Göttinnen aber nicht einverstanden, da ihrer Ansicht nach eine Pflanze mit so wunderschönen Blüten eher zur Pflege der Schönheit geeignet sei. Die Zistrose versprach den Göttern und Göttinnen, beide Aufgaben zu erfüllen, und dieses Versprechen hat sie bis heute gehalten.

In Griechenland trinken die Einwohner schon seit Jahrhunderten zur Immunstärkung einen Tee aus den harzigen Blättern dieser Pflanze. Der extrem gerbstoffreiche Sud wird bis heute noch erfolgreich zur Behandlung von Haut-, aber auch Darmerkrankungen eingesetzt. Das Ladanum genannte Harz, das die Pflanze zum Schutz gegen große Hitze (sei es nun die Sommerhitze oder Feuersbrünste) ausströmt, ermöglicht diese therapeutischen und kosmetischen Zwecke. Noch heute kann man an besonders heißen Tagen die Zistrosenschläger sehen: Sie ziehen mit einem Besenstiel übers Land, an dem Leder oder Lappen befestigt sind, und schlagen auf die Pflanzen ein, damit das Harz hängen bleibt. Herodot berichtet, dass die

Hirten ihr Vieh in den Cistus trieben, um es dann zu scheren und die Wolle auszukochen, und Dioskurides kommentiert: »Ladanum hat den schönsten Geruch und stammt vom übel riechendsten Ort, nämlich vom Barte der Ziegen.«

Botanik

Die Zistrose gehört nicht, wie oft vermutet, zu den Rosengewächsen, sondern bildet eine eigene Familie, die der Zistrosengewächse (*Cistaceae*). Diese sind im gesamten Mittelmeerraum beheimatet, der besprochene *Cistus incanus* vornehmlich in Griechenland. Der unscheinbare, graulaubige Strauch kann bis zu einem Meter hoch werden. Widrige Umstände wie karge Böden machen dieser robusten Pflanze nichts aus. Auch die jährlichen buschfeuerartigen Brände stellen für diese Pflanze keine Bedrohung dar – im Gegenteil hat sich die Zistrose daran bestens angepasst. So nutzt sie die bei diesen Bränden entstehenden Winde, um ihre Samen zu verbreiten.

Sobald die Zistrose blüht, verwandelt sie sich in eine wahre Schönheit. Die prächtigen zartrosa Blüten sehen zwar leicht zerknittert aus, sind aber ein prachtvoller Anblick. Man verwendet Blätter und Blüten.

Heilwirkung

Wissenschaftliche Studien belegen, dass die Cistusblätter überdurchschnittlich viele Polyphenole enthalten, mehr sogar als Rotwein und grüner Tee, die normalerweise als Spitzenreiter gelten, was den Gehalt dieser Biostoffe angeht. Polyphenole sind Gerbstoffe und zählen zu den Antioxidanzien (die sogenannten »Radikalfänger«), das heißt, sie neutralisieren freie Radikale, also aggressive Sauerstoffverbindungen, die als Hauptursache für krankhafte Veränderungen wie Krebs oder Arterienverkalkung gelten. Man weiß heute, dass die antioxidative Wirkung von Cistus dreimal so stark ist wie die des grünen Tees und viermal so stark wie die von Rotwein oder frisch gepresstem Zitronensaft. Fazit dieser Untersuchung: Schon ein Schnapsglas Cistustee hat dieselbe antioxidative Wirkung wie eine komplette Tagesdosis Vitamin C!

Äußerlich angewendet, hilft Cistus aufgrund der entzündungshemmenden Polyphenole bei Hauterkrankungen. In einer deutschen Studie an 95 Kindern zeigte sich, dass Cistus Hautentzündungen lindern kann. Die kleinen Patienten erhielten parallel zu ihrer sonstigen Medikation zweimal wöchentlich eine Waschung mit Cistussud. In 64 Prozent der Fälle zeigte sich eine gute bis deutliche Besserung der Beschwerden.

Zu den weiteren Einsatzgebieten von Cistussud gehören Aphthen, Zahnfleischentzündungen und Halsentzündungen. Die Anwendung erfolgt dann in Form von Gurgeln und Mundspülungen. Im Unterschied zu anderen medikamentösen Gurgellösungen muss man Cistussud übrigens nicht ausspucken. Man kann ihn einfach herunterschlucken und erzielt damit gleich noch einen zusätzlichen stabilisierenden Effekt auf die Schleimhäute des Darms.

Die Polyphenole im Cistus binden Schwermetalle an sich. Dadurch eignet sich Cistussud zur Entgiftung des Darms. Am besten trinkt man dazu morgens vor dem Frühstück ein Schnapsglas voll. Cistustee hilft auch bei

Pilzerkrankungen wie Candida im Darm und bringt insgesamt die Darmflora wieder ins Gleichgewicht.

Anwendung

Ätherisches Öl Das in Apotheken erhältliche ätherische Öl der Zistrose wird aus Wasserdampfdestillation der Blätter von *Cistus ladanifer* gewonnen. In der Aromatherapie verwendet man dieses Öl bei Hauterkrankungen wie Schuppenflechte oder Ekzemen. Das Öl darf jedoch nie pur auf die Haut aufgetragen werden, sondern muss immer als Anreicherung eines Basisöls verwendet werden.

Cistus-Essig-Bad für unreine und gereizte Haut Zwei Schnapsgläser Essig und zwei Schnapsgläser Cistussud (aus der Apotheke) vermischen und dann in das heiße Badewasser geben.

Kosmetik Nach dem Wunsch der griechischen Göttinnen kann die Zistrose auch zur täglichen Pflege der Haut verwendet werden und hilft verlässlich, einen schönen, reinen Teint zu bekommen.

Sud Eine Handvoll Kraut (etwa 10 Gramm) in 500 Milliliter kochendes Wasser geben, etwa fünf Minuten zugedeckt bei geringer Hitze köcheln lassen und dann durch ein Sieb abgießen.

Für äußerliche Anwendungen und Spülungen im Rachenbereich wird diese Tinktur gerne verwendet. Mehrmals täglich mit einem Wattebausch auf die Haut auftragen und eintrocknen lassen. Mittlerweile gibt es in den

Apotheken aber auch fertig zubereiteten Cistussud zu kaufen.

Tee Einen Teelöffel des Krauts mit einer Tasse (200 Milliliter) kochend heißem Wasser übergießen, fünf Minuten ziehen lassen und dann durch ein Sieb abgießen; den Tee heiß und schluckweise trinken.

Im Unterschied zu vielen anderen Heilpflanzen muss die Tasse beim Cistus nicht abgedeckt werden, da seine Hauptwirkstoffe nicht verdampfen können.

Der Tee schmeckt aufgrund seiner Gerbstoffe sehr herb und wirkt adstringierend, das heißt, man merkt deutlich, wie sich die Mundschleimhäute zusammenziehen. Durch die Beigabe von Zitronensaft oder Honig lässt sich dieser etwas unangenehme Nebeneffekt abmildern.

Extra: Kulinarische Freuden

Trotz seines hohen Gerbstoffanteils kann man Cistus durchaus kulinarisch verarbeiten, so etwa zum »Cistus-Sommertraum«. Für zwei Longdrinkgläser dieses erfrischenden alkoholfreien Cocktailgetränks vermischt man 300 Milliliter kalten Cistustee mit 50 Milliliter Sanddornsaft und 150 Milliliter Johannisbeersaft. Zum Servieren gibt man in jedes Glas zwei Eiswürfel und garniert die Gläser jeweils mit einem Zweig frischer Pfefferminze.

Dill

Anethum graveolens

Bis heute herrscht keine Klarheit über die genaue Herkunft des Dills. Sicher ist jedoch, dass er schon sehr lange in der Küche verwendet wird, gerade im mitteleuropäischen Raum. Erwähnungen des Krauts findet man aber auch im Talmund und in der Bibel, wo der Dill als Steuerzahlungsmittel erscheint. Auch Plinius kannte die heilende Kraft des Krautes.

Eine allegorische Bedeutung erhielt der Dill zudem als Brautgabe. Früher rieben sich die Bräute Senf hinter die Ohren und legten sich frisches Dillkraut in die Schuhe. Dazu sagten sie folgenden Spruch: »Ich habe Senf und Dill, mein Mann muss tun, was ich will.«

In erster Linie kommt das frische Dillkraut zum Einsatz. Dillsamen wurden früher zur Beruhigung an nervöse Kinder verabreicht, daher auch sein aus dem Altnordischen stammender Name (von *dilla* = »einlullen«). Auch heute werden Dillsamen noch gelegentlich von Naturmedizinern verschrieben, um nervöse Magenwände zu beruhigen. In der Küche werden die Samen eher selten eingesetzt.

Botanik

Dill gehört zur Familie der Doldenblütler *(Apiaceae/Umbelliferae)* und ist ein einjähriges Kraut. Es wird bis zu einem Meter hoch und besitzt zarte, federatige Blättchen. Die doldenförmigen gelbgrünen Blütenstände erscheinen, je nach Pflanzzeit, über den ganzen Sommer hinweg und bringen die kümmelartigen, flachen Samenkapseln hervor. Diese schmecken schärfer als das frische Kraut und sind Bestandteil diverser Curry-Mischungen.

Im eigenen Garten bevorzugt Dill einen sonnigen Platz, allerdings mit feuchtem Boden – Komposterde und eine Bodenbedeckung durch Mischkultur oder Mulch sind daher wichtig. Dillreihen brauchen 25 bis 30 Zentimeter Abstand. Die Sämlinge werden ausgelichtet, denn sie lassen sich nur schwer versetzen. Ab April kann im Freiland gesät werden. Es lohnt sich, in Abständen mehrmals nachzusäen, damit man den ganzen Sommer über mit frischem Kraut versorgt ist, da die Blätter über den gesamten Sommer geerntet werden können. Die Samen werden gepflückt, wenn sie sich zu bräunen beginnen.

Heilwirkung

Dillsamen enthalten verschiedene ätherische Öle, darunter Carvon, Limonen und Pinen, die krampflösend, bakterienhemmend und verdauungsfördernd wirken. Daher finden sie bei unterschiedlichen Unterleibskrämpfen im Magen-Darm-Trakt Anwendung. Auch Übelkeit und Schluckauf verschwinden mit ihrer Hilfe relativ schnell.

Von größerer Bedeutung ist aber wohl der Mineraliengehalt des Dillkrauts, mit sieben Prozent – bezogen auf die Trockenmasse – stellt dieser innerhalb der Heilpflanzenwelt einen Rekord dar! Überragend sind die Werte von 647 Milligramm Kalium und 230 Milligramm Kalzium, die sich in 100 Gramm Kraut befinden. Aufgrund dieser Werte zählt er zu den harntreibenden Mitteln, gleichzeitig beugt er Knochenschwund vor.

Erwähnenswert sind außerdem seine Anteile an Zink, Eisen und Jod. Sie bewirken, dass Dill die Haut geschmeidig und weich macht, das Immunsystem und das Blutbild verbessert und einen natürlichen Schutz vor jodmangelbedingter Kropfbildung liefert.

Frischer Dill enthält darüber hinaus reichlich Vitamine. Hervorzuheben ist sein hoher Anteil an Karotinoiden, der der höchste unter allen Gewürzpflanzen ist.

Anwendung

Dillsamen zum Kauen Im Amerika der Pionierzeit verabreichte man die getrockneten Dillsamen den Kindern, um sie während der stundenlangen Gottesdienste ruhig zu halten. Aus diesem Grunde hört man bisweilen noch heute in den USA für Dill den Begriff »meeting seed«, er gilt mithin als »Samen, der wichtige Treffen erst möglich macht«!

Dillsamen-Honig-Aufguss Einen Teelöffel Dillsamen im Mörser zerstoßen, mit einer Tasse (200 Milliliter) kochend heißem Wasser übergießen, zehn Minuten zugedeckt ziehen lassen und dann durch ein Sieb abgießen. Drei Tassen pro Tag, bei Bedarf mit einem Teelöffel Honig gesüßt. Der Aufguss wirkt gegen Unterleibskrämpfe und Nervosität.

Frischer Dill Dillkraut gehört zu den wenigen Gewürzen, die hierzulande häufiger verwendet werden als in den Mittelmeerländern. So ist es das klassische Würzkraut für Gurken (Dill ist auch unter dem Namen Gurkenkraut bekannt), Blattsalate, Joghurt- und Quarkspeisen sowie helle Fischsaucen. In Skandinavien schätzt man den Dill auch zu Fleischmahlzeiten.

Dillkraut schmeckt am besten frisch, die Ware sollte keine gelben oder schwarzen Spitzen aufweisen. Dillkraut darf den Speisen erst nach dem Kochen hinzugefügt werden. Die Samen können mitgekocht werden, ohne dabei viel an Aroma zu verlieren.

Dill-Fenchel-Kur bei Stirnhöhlenentzündung nach Hildegard von Bingen 80 Gramm feine Dillspitzen und 20 Gramm Fenchelkraut vermischen. Einen Esslöffel der Mischung auf einer Tonscherbe von einem alten Blumentopf verbrennen und dabei den Rauch einatmen. Die Asche sollte dann verzehrt werden, zum Beispiel, indem man sie über eine Mahlzeit streut. Einmal täglich ein bis zwei Wochen lang.

In der Küche

Möhrensalat mit Dill und Bibernelle

Für 4 Personen   *1 kg Möhren • Salz • Zucker*
Saft von 1 Zitrone • Schwarzer Pfeffer
125 g Sahne • Je 1 Bund Dill und Bibernelle

———————————

1 Die Möhren putzen, in gesalzenem und gezuckertem Wasser fast gar kochen; dann abgießen, abkühlen lassen und in Scheiben schneiden.

2 Zitronensaft, Salz, Pfeffer und Zucker mischen, Möhren damit übergießen, 2 Stunden ziehen lassen.

3 Kräuter waschen, trocken schütteln und klein schneiden. Mit Sahne vermischen und mit Salz, Pfeffer und Zucker abschmecken. Über die Möhren gießen und eine weitere Stunde marinieren lassen.

Kräuterhexe mit Dill und Co.

Für 2 Personen *Je 2 EL Dill, Petersilie, Bibernelle, Kerbel, Zitronenmelisse • 2 EL Zitronensaft 2 Spritzer grünen Tabasco • 500 ml Milch Salz, schwarzer Pfeffer • Etwas Zucker 2 Petersilienstängel zum Garnieren*

––––––––––

Die Kräuter küchenfertig vorbereiten und fein hacken. Mit dem Zitronensaft, dem Tabasco und der Milch verrühren; mit Salz, Pfeffer und Zucker würzen. In Gläser füllen, mit Petersilienstängeln garniert servieren.

Dillheringe nach Hausfrauenart

Für 4 Personen *3 saure Gurken • 2 EL Schnittlauch 350 g Äpfel • 1 Zwiebel • 125 g Crème fraîche 150 g Joghurt • 1 TL Kapern • 1 EL Essig Salz, weißer Pfeffer • Etwas Zucker • 1/2 TL frischer Dill 450 g küchenfertige Matjesheringe, pro Person 2 Filets 4 Dillzweige zum Garnieren*

––––––––––

1 Die Gurken fein würfeln; den Schnittlauch in Röllchen schneiden; die Äpfel schälen, entkernen und in dünne Scheibchen schneiden. Die Zwiebel abziehen und in Ringe schneiden.

2 Crème fraîche, Joghurt, Gurken, Schnittlauch, Kapern und Essig gut mischen und mit Salz, Pfeffer und Zucker abschmecken. Apfelscheibchen und Zwiebelringe untermengen und alles 1 bis 2 Stunden im Kühlschrank ziehen lassen.

3 Die Sauce nochmals abschmecken, frisch gehackten Dill einrühren.

4 Die Matjesfilets auf Tellern anrichten und mit der Sauce begießen. Mit je einem Dillzweig garnieren.

Seezungenröllchen mit Dill

Für 4 Personen *½ Bund Zitronenmelisse • ½ Bund Dill*
3 Schalotten • Saft von 1 Zitrone
125 g Crème fraîche • Salz, weißer Pfeffer
650 g Seezungenfilets (in 8–12 längliche Stücke geschnitten)
50 g Butter • 50 ml Weißwein • 150 g Sahne

---

1 Kräuter fein hacken. Die Schalotten abziehen und klein würfeln.

2 Zitronensaft, 1 Teelöffel Melisse, 4 Teelöffel Dill mit Crème fraîche, Salz und Pfeffer cremig verrühren. Auf die Seezungenfilets streichen, diese aufrollen und mit einem Zahnstocher fixieren.

3 Die Butter in einer beschichteten Pfanne erhitzen, die Röllchen von allen Seiten maximal 5 Minuten braten; aus der Pfanne nehmen und auf einer Platte warm stellen.

4 Im Bratfett die Schalotten glasig dünsten, mit Weißwein ablöschen und etwas einkochen lassen. Dann die Sahne dazugießen, mit Salz und Pfeffer würzen und nochmals aufkochen lassen. Pfanne von der Herdplatte nehmen, die restlichen Kräuter einrühren und die Seezungenröllchen damit begießen.

Dinkel
Triticum spelta

Dinkel, eine alte Kulturform des Weizens, ist bereits seit 5000 Jahren bekannt und als Lebensmittel gefragt. In unseren Breiten erlebte er erst vor wenigen Jahrzehnten eine regelrechte Auferstehung. Im Zuge des steigenden Interesses an gesunder Ernährung kam man unweigerlich auf dieses Getreide. Nicht nur, dass er weitaus resistenter gegen Schädlinge und Pilzerkrankungen ist als andere Getreide, wodurch ein Anbau ohne Insektizide und Herbizide möglich ist, der Dinkel besitzt auch noch eine Vielzahl an gesunden Inhaltsstoffen, die dem Menschen in seiner Gesamtheit guttun. Hildegard von Bingen erkannte das bereits im 12. Jahrhundert und war eine begeisterte Anhängerin dieses Getreides, dem sie den Vorrang unter seinen Körnergeschwistern gab: Er galt ihr als ideales Getreide für Gesunde und Kranke. Und in der Tat, ob als ganzes Korn oder als Vollkornmehl, stets stellt der Dinkel – reich an Eiweiß, Kalium, Phosphor und Eisen – seine stärkenden und gesundheitsfördernden Eigenschaften für den Organismus unter Beweis, was die fromme und weise Äbtissin in ihrem Buch *Physica* wie folgt festhielt: »Der Dinkel (...) bereitet dem, der ihn isst, rechtes Fleisch und rechtes Blut, und er macht frohen Sinn und Freude im Gemüt des Menschen.«

Botanik

Diese anspruchslose und robuste Getreideart gehört zu den Spelzgetreiden aus der Familie der Süßgräser *(Gramineae/Poaceae)*.

Die Natur hat das Korn mit einem Mantel aus Spelzen (das sind getrocknete Blüten- und Kelchblätter) umhüllt, der es vor schädlichen Umwelteinflüssen schützt. Deshalb ist der Dinkel besonders gut für Heilzwecke geeignet, da diese Spelzschicht Pestizide und Düngemittel vom Korn abhält. Für die Verarbeitung hat dies allerdings den Nachteil, dass dieser Mantel mittels eines arbeitsaufwendigen Verfahrens vom Korn gelöst werden muss.

Heilwirkung

Dinkel enthält mehr Eiweiß als Weizen, mehr essenzielle Fettsäuren, einen höheren Kalziumanteil und genauso viele Vitamine der B-Gruppe, dafür weniger Vitamin E. Dinkelkost fördert das Allgemeinbefinden sowie die Leistungs- und Konzentrationsfähigkeit. Das Getreide eignet sich auch als Nahrungsmittel für eine Diät bei Haut- und Schleimhauterkrankungen, Stoffwechselleiden und Verdauungsstörungen. Dinkel wirkt wärmend, sättigt gut, verbessert die Blutbildung und trägt zur Normalisierung von Blutzucker- und Cholesterinwerten bei.

Anwendung

Für die Zubereitung von Dinkel braucht man viel Wasser: Man rechnet auf 100 Gramm Dinkel 200 Milliliter Wasser oder Brühe. Dinkelkörner sollten eine Stunde vorkochen, dann eine weitere Stunde quellen – erst dann sind sie gut verdaulich. Grünkern hingegen benötigt etwa 40 Minuten Garzeit – ohne Einweich- und Quellzeit. Grünkerne sind gedarrte, also über einem Feuer langsam getrocknete Dinkelkörner. Im 14. Jahrhundert waren die Sommer feucht und kühl, sodass die Ernten beständig Gefahr liefen, am Halm zu verfaulen. Daher wurde das Getreide »milchreif« geerntet, was bedeutete, dass das Korn noch nicht fest und der Stärkeanteil noch nicht gebunden war. Um diese Körner dennoch haltbar zu machen, trocknete man sie langsam über einem Holzfeuer.

Eberraute

Artemisia abrotanum

Die Eberraute wurde bereits im Mittelalter als Heilpflanze eingesetzt, sie zählt zu den Heilkräutern, die im legendären *Capitulare de villis* Karls des Großen erwähnt werden. Ihr Name hat weder mit dem Eber noch mit der Raute zu tun – er entstand durch eine Verballhornung des griechischen Wortes *abrotanum* = »unsterblich«.

Verwendet wurde die Eberraute vor allem als Bittertonikum zur Anregung der Verdauungstätigkeit und als Mittel gegen unregelmäßige und ausbleibende Monatsregeln. Zu Beginn des 19. Jahrhunderts legte man Eberrautenblätter neben die auf der Anklagebank sitzenden Häftlinge, um die Anwesenden vor Ansteckung mit dem sogenannten Gefängnisfieber (wahrscheinlich Paratyphus) zu schützen – ein früher Hinweis auf die infektionshemmenden Eigenschaften der Eberraute. Eberrautenblättchen finden sich in vielen natürlich hergestellten Mottenmitteln. Auch Stechmücken vertreibt sie dank ihres sehr bitteraromatischen Dufts. In jüngerer Zeit wird ihr Einsatz bei der Therapie von Hepatitis C diskutiert.

Botanik

Die aus der Familie der Korbblütengewächse *(Asteraceae/Compositae)* stammende Eberraute ist eine nahe Verwandte des → Beifußes und des → Wermuts und bevorzugt, wie diese auch, warme Regionen. Der Strauch wird bis zu einem Meter hoch und breit und trägt die typisch graugrünen, fein geschlitzten *Artemisia*-Blättchen.

Heilwirkung

Eberraute enthält stark aromatische ätherische Öle sowie Gerb- und Bitterstoffe, die magenstärkend und verdauungsfördernd wirken. Die regelmäßige Einnahme von Eberrautentee führt zu einer Aktivierung der natürlichen Killerzellen und T-Lymphozyten, zwei zentralen Einheiten des Immunsystems. In einer Studie der Universität Köln, durchgeführt an 27 professionellen Eishockeyspielern der »Kölner Haie«, konnte die Infektanfälligkeit durch den Tee deutlich gesenkt werden. Die Wintersportler – ansonsten aufgrund der körperlichen Belastungen überdurchschnittlich anfällig für Infekte – litten deutlich seltener an Erkrankungen der oberen Atemwege. Zudem wurde von ihnen dankbar registriert, dass Eberrautentee durchaus angenehm schmeckt.

Anwendung

Tee Einen gehäuften Teelöffel getrockneter Eberrautenblätter zusammen mit 150 Milliliter Wasser aufkochen, 30 Sekunden köcheln lassen und dann durch ein Sieb abgießen. Zwei bis drei Tassen täglich. Die Anwendung sollte über mindestens acht Wochen hinweg erfolgen. Oder: Einen gehäuften Teelöffel der Blätter mit 150 Milliliter heißem Wasser übergießen, zehn Minuten ziehen lassen und dann durch ein Sieb abgießen. Zwei bis drei Tassen täglich.

Exkurs: Geschichten, Mythen und Legenden

Stark duftende Kräuter hatten es den Geschichtenerzählern schon immer angetan, so auch die Eberraute. Bei dieser Pflanze taten sich die Erzähler besonders im mittelalterlichen England hervor. Der volkstümliche Name war *Maiden's Ruin,* also »Jungfrauenverderbnis«, und spielt auf die angebliche aphrodisierende Wirkung der Eberraute an. Steckte man einem Mädchen einige Zweige des Krauts unter das Schürzenband, war es diesem Aberglauben zufolge um ihre Tugend geschehen. Da diese Liebe aber eine angezauberte war, würde sie nach einiger Zeit ins Gegenteil umschlagen; deshalb gab man ihr noch einen Beinamen: *Kiss-me-quick-and-go* (»küss mich schnell und geh dann«).

Eine weitaus pragmatischere Anwendung sprach man der Eberraute für Kirchgänger zu: Wer befürchtete, während der Sonntagspredigt einzunicken, sollte sich mit einigen bei sich getragenen Eberrautenzweigen auch bei der längsten Predigt wach halten können. Auf englischen Jahrmärkten wurde dem Kraut in früheren Zeiten auch angedichtet, es ließe glatzköpfigen Männern neue Haare wachsen.

Edelkastanie
Castanea sativa

Die Edelkastanie, ursprünglich aus dem Kaukasus stammend, wächst im ganzen Mittelmeerraum, Nordamerika, Nordafrika und Ostasien, aber auch in klimatisch begünstigten Gegenden Südwestdeutschlands. Schon die alten Griechen und Römer wussten um die Heilkraft der Blätter und den Nährwert der Maronen, die sie als »Eichel des

Zeus« bezeichneten. In Deutschland gaben die Früchte diesem Baum einen weiteren Namen: Maronibaum oder nur Marone. Karl der Große schätzte den Baum ebenfalls und ließ ihn in seine Landgüterverordnung *Capitulare de villis* aufnehmen. Auch Hildegard von Bingen war der Baum wohlvertraut. Seinen Bekanntheitsgrad beschrieb Nicholas Culpeper im 17. Jahrhundert in seinem Kräuterbuch: »Es wäre ebenso sinnlos, einen so bekannten Baum zu beschreiben, wie einem Mann zu erzählen, dass er einen Mund hat.«

Botanik

Die Edelkastanie ist die sogenannte Echte Kastanie und gehört zur Familie der Buchengewächse *(Fagaceae)* – nicht verwechseln sollte man sie mit der in Deutschland heimischen → Rosskastanie *(Aesculus hippocastanum)*, einem Mitglied der Familie der Rosskastaniengewächse *(Hippocastanaceae)*.

Die Edelkastanie wird zwischen zehn und 30 Meter hoch und bildet eine breite Krone aus. Die lanzettlichen Blätter sind bis zu 25 Zentimeter lang, ledrig-hart, mit leicht gesägten Rändern. Auf der Oberseite sind die Blätter glänzend dunkelgrün, auf der Unterseite jedoch bedeutend heller. Ein Edelkastanienbaum trägt erst ab einem Alter von ungefähr 25 Jahren, dafür wird er aber auch stolze 500 Jahre alt. Sein Holz ist hoch begehrt bei Kunstschreinern.

Der Baum ist einhäusig, die Blüte findet im Juni und Juli statt. Die blassgelben männlichen Blütenkätzchen werden bis zu 18 Zentimeter lang, während die weiblichen Blüten wesentlich kleiner und unscheinbarer sind. Meist stehen sie in Zweier- oder Dreiergruppen in einem schuppigen Fruchtbecher beieinander. Die Blüten riechen unangenehm nach Trimethylamin. Die Bestäubung erfolgt durch Bienen, Ameisen und Käfer. Aus den Blüten gehen die bekannten stacheligen Früchte hervor, die im Oktober reif werden. Wenn die Fruchtschalen aufplatzen, erscheinen die glänzend braunen Maronen. Sie sind bis zu drei Zentimeter groß und auf einer Seite abgeflacht. Botanisch gesehen werden sie dem Schalenobst zugerechnet, das heißt, die Früchte sind Nüsse. Für heilkundliche Zwecke werden die Blätter im September und Oktober gesammelt.

Heilwirkung

Ihre Blätter werden wegen des Gehalts an Gerbstoffen (Gallussäure, Ellagsäure, Quercetin und Castalagin) als auswurffördernes Mittel bei Keuchhusten und Bronchitis verwendet. Außerdem enthalten sie noch Flavonoide und Triterpene.

Interessant sind auch die Früchte, die Maronen. Sie haben einen hohen Nährwert, denn sie enthalten 25 Prozent Stärke und 19 Prozent Zucker. Man schneidet sie leicht ein und röstet sie in einer Pfanne. Sie schmecken süß und aromatisch. Man kann sie aber auch zusammen mit Fenchelsamen kochen oder ein Püree aus ihnen bereiten. Eine Polenta aus Kastanienmehl war früher das Hauptnahrungsmittel der Bergbauern in der Toskana, auf Korsika waren es in Fett ausgebackene Kastanienpfannkuchen. Leider haben die Maronen bei aller kulinarischen Qualität keine unmittelbare Heilwirkung.

Anwendung

Tee Zwei gehäufte Teelöffel geschnittene Kastanienblätter mit einer Tasse (200 Milliliter) kochend heißem Wasser übergießen, aufkochen und dann durch ein Sieb abgießen; den Tee heiß und schluckweise trinken. Zwei bis drei Tassen täglich.

Exkurs: Kulinarische Qualitäten

Die stärkehaltigen Maronen waren in früheren Jahrhunderten das Notbrot für viele Menschen. Aus dem Mehl wurde das sogenannte Baumbrot gebacken. Mittellose Personen durften auf öffentlichem Boden Esskastanien für den Eigengebrauch anbauen. Heute sind Maronen vor allem als Leckerei bekannt und gehören zum südtirolerischen Törggelen im Spätherbst genauso dazu wie zur Füllung der Martinsgans.

Efeu
Hedera helix

Der Efeu ist eine uralte Kultur- und Heilpflanze. Im alten Ägypten galt er als heilig, in Griechenland war er dem Gott Dionysos geweiht. In der Volksheilkunde wurden Efeublätter bei Gicht, Husten, rheumatischen Beschwerden und Läusen eingesetzt. Namen wie »Baumtod« und »Schreckblätter« zeigen jedoch, dass die Pflanze nicht unbedingt in gutem Ruf steht. Seine Beeren sind zwar giftig, seine Blätter hingegen bilden ein wichtiges Heilkraut.

Botanik

Efeu gehört zu den Heilkräutern, die in den mitteleuropäischen Breiten weit verbreitet sind. Die Kletterpflanze aus der Familie der Araliengewächse *(Araliaceae)* kann bis zu 30 Meter hoch werden. Sie wächst wild und in vielen Gärten. Die Stängel sind im unteren Teil verholzt, die immergrünen Blätter glänzen und sind drei- bis fünffach gelappt. Blütezeit ist von September bis November. Achtung: Die schwarzen Früchte sind giftig! Geerntet werden im April und Juni die Blätter aus dem unteren Bereich.

Heilwirkung

Hauptwirkstoffe des Efeus sind seine Saponine (darunter Hederagenin und Oleanolsäure) und Flavonoide, die das Wachstum von Pilzen eindämmen, im Wasser stark schäumen und die Muskeln in unseren Atemwegen entspannen. Sie gelten daher als schleimlösend und entkrampfend. Aufgrund dessen gilt Efeu als wirksames Mittel gegen Bronchitis, Keuchhusten und Asthma.

Anwendung

Auszug in Essig bei Kopfschmerzen Einige Efeublätter in Apfelessig einlegen und zwei Wochen ziehen lassen. Bei Bedarf stündlich Stirn, Schläfen und Nacken mit dem Auszug betupfen.

Kosmetik – Kräuterauflage gegen Krähenfüße Jeweils einen Teelöffel Efeublätter, Kornblumen und Hagebutten miteinander vermischen. Die Mischung mit 200 Milliliter kochendem Wasser übergießen, zehn Minuten zugedeckt ziehen lassen und dann durch ein Sieb abgießen. Ein mit diesem Tee getränktes Leinentuch auf das Gesicht mit geschlossenen Augen auflegen. Besonders wirksam sind die Anwendungen am frühen Morgen und am Abend kurz vor dem Schlafengehen. Eine Anwendung sollte zehn Minuten dauern.

Tee Einen Teelöffel Efeublätter mit einer Tasse (200 Milliliter) kochend heißem Wasser übergießen, 15 Minuten ziehen lassen und dann durch ein Sieb abgießen. Zwei Tassen täglich. Efeutee hilft bei Husten und Stirnhöhlenentzündung, seine Wirkung ist jedoch schwächer als bei den Extrakten, die man in den Apotheken bekommt.

Vorsicht!

Die Beeren sind stark giftig; auch der Efeusaft kann dem Menschen gefährlich werden. Daher wird empfohlen, auf Fertigpräparate aus der Apotheke zurückzugreifen.

Ehrenpreis
Veronica officinalis

Ehrenpreis gilt heutzutage eher als Unkraut denn als Heilpflanze. Dem war aber nicht immer so. Im Mittelalter wurde die Pflanze sehr geschätzt, wie ein Auszug aus einem alten Kräuterbüchlein bezeugt: »Es wird dieses Kräutlein wegen seiner reichen Tugenden sehr gelobet (daher es billich den Namen Ehrenpreis trägt) zu vielen innerlichen und äußerlichen Gebresten des Leibes.« Heute kennen die Naturmediziner Pflanzen, die bei vielen Beschwerden weitaus wirkungsvoller sind. Dennoch kann Ehrenpreis bei Magenbeschwerden oder in Form eines Blutreinigungstees angewendet werden.

Botanik

Ehrenpreis gehört zu den Braunwurzgewächsen *(Scrophulariaceae)*. Die krautige Staude ist in Europa heimisch und liebt trockene Wälder und Heidegebiete. Ehrenpreis hat einen kriechenden behaarten Stängel, elliptische Blätter mit einem kurzen Stiel und kleine blassblaue Blüten in aufrecht stehenden Trauben. Im Mai und Juni wird das blühende Kraut geerntet.

Heilwirkung

Ehrenpreis enthält Glykoside, Flavonoide und Gerbstoffe. Sie regen den Appetit an und wirken schweißtreibend, schleimlösend, harntreibend sowie stoffwechselfördernd. Ehrenpreis findet Anwendung bei Erkrankungen der Atmungsorgane (Husten oder Asthma), Entzündungen im Blasen- und Nierenbereich und bei Verdauungsstörungen.

Anwendung

Tee Einen Esslöffel Ehrenpreiskraut mit einer Tasse (200 Milliliter) kochend heißem Wasser übergießen, zehn Minuten zugedeckt ziehen lassen und dann durch ein Sieb abgießen; den Tee heiß und schluckweise trinken. Zwei bis drei Tassen täglich.

Man kann ein Leinentuch mit dem Tee tränken und Schürf- und Schnittwunden damit behandeln.

Eibisch
Althaea officinalis

Der auch als Samtapfel bekannte Eibisch erhielt seinen botanischen Namen *Althaea* vom griechischen *altho*, was so viel wie »heilen« bedeutet. Der Volksmund gab der Pflanze auch Namen wie »Weiße Malve« oder »Schleimwurzel«. Das Wort »Malve« wiederum, sozusagen der Familienname dieser Pflanze, basiert auf dem griechischen Wort *malakos*, das bedeutet »weich« und »beruhigend«. Damit sind die reizmildernden und schützenden Eigenschaften des Eibischs beschrieben. »Die Bletter in Milch gesotten / und also warmb getruncken / vertreibet ein jedes Husten«, so der Kräuterheilkundler Jacob Theodor (1522–1590), besser bekannt als Tabernaemontanus, in seinem 1588 erschienenen *New Kreuterbuch*. Die heilenden Eigenschaften des Eibischs wurden aber schon im 9. Jahrhundert v. Chr. beschrieben.

Botanik

Eibisch, ein Malvengewächs *(Malvaceae)*, das auch Hibiskus oder Gartenhibiskus genannt wird, wächst auf feuchten und salzhaltigen Böden, auf Wiesen und besonders gern am Meeresufer. Die Staude kann bis zu 1,5 Meter hoch werden und besitzt kräftige, nach oben ragende Stängel und je nach Sorte hübsche gelappte Blüten. Die Pflanze steht unter Naturschutz – auf keinen Fall also selbst sammeln. Die Wirkstoffe sitzen in den Wurzeln.

Heilwirkung

Der Eibisch enthält Schleimstoffe (besonders in der Wurzel), Pektin, Spuren von ätherischem Öl, fettes Öl, Gerbstoffe und Sterine. Aufgrund dessen wirkt er reizlindernd, abwehrsteigernd und fördert die Wundheilung. Innerlich wird er bei Husten, Heiserkeit, Halsweh, Entzündungen im Mund- und Rachenraum, bei Bronchitis, Asthma und auch bei Magen-Darm-Erkrankungen eingesetzt. Kompressen, die mit dem Tee getränkt werden, helfen bei Verletzungen der Haut.

Eibisch ist ein fester Bestandteil vieler Husten- und Bronchialtees.

Zahnenden Kleinkindern gab man übrigens früher die Wurzel zum Kauen; getrocknete Wurzelstücke gelten als die ältesten Hustenbonbons.

Anwendung

Blätter und Wurzeln werden getrocknet verwendet. Sie sind in Apotheken und Naturkostläden erhältlich.

Packung bei Sonnenbrand Ein bis zwei Esslöffel Eibischblätter mit einer Tasse (200 Milliliter) kochend heißem Wasser übergießen, auskühlen lassen und dann durch ein Sieb abgießen. 250 Gramm zimmerwarmen Joghurt mit dem Sud vermischen. Die Masse fingerdick auf die betroffenen Stellen auftragen, eine Stunde lang einwirken lassen. Danach mit warmem Wasser vorsichtig abwaschen.

Tee aus Blättern oder Wurzel Einen Teelöffel der getrockneten Wurzel oder Blätter mit 200 Milliliter kaltem Wasser übergießen und zwei Stunden zugedeckt ziehen lassen; gelegentlich umrühren. Den Tee durch ein Sieb abgießen, nur leicht erwärmen – nicht kochen! – und schluckweise trinken.

Teemischung bei akuter Bronchitis Jeweils 20 Gramm Eibischwurzel, Spitzwegerichblätter, Thymian- und Sonnentaukraut vermischen. Zwei Teelöffel der Mischung mit einer Tasse (200 Milliliter) kochend heißem Wasser übergießen, zehn Minuten zugedeckt ziehen lassen und dann durch ein Sieb abgießen; den Tee heiß und schluckweise trinken. Drei bis vier Tassen täglich, bei Bedarf mit Honig süßen.

Teemischung bei Erkältungskrankheiten und Husten Jeweils 20 Gramm Eibischwurzel, Königskerzenblüten und Bibernellenwurzel vermischen. Einen Teelöffel der Mischung mit einer Tasse (200 Milliliter) kochend heißem Wasser übergießen, zehn Minuten zugedeckt ziehen lassen und dann durch ein Sieb abgießen; den Tee heiß und schluckweise trinken. Drei Tassen täglich nach den Mahlzeiten; mit dem ersten Schluck gurgeln.

Teemischung bei Halsweh und zur Stärkung der Abwehrkräfte Jeweils 25 Gramm Eibischblätter, Salbeigamanderkraut, Königskerzenblüten und zerstoßene Anisfrüchte vermischen. Zwei Teelöffel der Mischung mit einer Tasse (200 Milliliter) kochend heißem Wasser übergießen, fünf bis zehn Minuten zugedeckt ziehen lassen und dann durch ein Sieb abgießen; den Tee heiß und schluckweise trinken. Mehrmals täglich eine Tasse.

Teemischung gegen Sodbrennen Eibischblätter, Kamille, Melisse, Fenchel und Süßholz zu gleichen Teilen mischen. Einen Teelöffel der Mischung mit einer Tasse (200 Milliliter) kochend heißem Wasser übergießen, zehn Minuten zugedeckt ziehen lassen und dann durch ein Sieb abgießen; den Tee heiß und schluckweise ungesüßt trinken. Zwei bis drei Tassen täglich.

Extra: Eibisch in der Küche

Viele kennen den englischen Namen des Eibischs, nämlich *mallow*, in Form der Süßigkeit *marshmallow*, die aber auf die *Pâte de guimauve* aus der französischen Küche zurückgeht. Für die US-amerikanische Zuckerspeise verwendete man die Stängel, Blätter und Wurzeln des Eibischs – heute setzt man in der industriellen Produktion Ersatzstoffe ein.

Gegessen hat man früher auch die Wurzeln, die zuerst gekocht und dann gebraten wurden. Essbar sind auch die Blüten, und die jungen Blätter können im Salat mitgegessen werden. Die Römer verwendeten die Pflanze als Suppenkraut und zur Füllung von Spanferkeln.

Eiche

Quercus robur

Die meisten Völker verehrten die Eiche, weil sie über 1000 Jahre alt werden kann. Die alten Germanen huldigten ihr als heiligem Baum des Kriegs- und Donnergottes Thor. Deshalb konnten ihrem Glauben zufolge weder der Baum noch Bestandteile aus Eichenholz vom Widersacher des Donners, dem Blitz, je heimgesucht werden. Die Eiche ist folglich auch in heilkundlicher Hinsicht ein Baum mit Geschichte. Die antiken Ärzte verwendeten die Rinde des Eichenbaums zu ähnlichen Zwecken wie die Mediziner von heute, nämlich gegen Entzündungen von Haut, Darm, Rachen und Mund. Der Grund: Eichenrinde hat ein sehr eindeutiges Wirkstoffprofil, das im Wesentlichen aus Gerbstoffen besteht.

Botanik

Die Eiche gehört zur Familie der Buchengewächse *(Fagaceae)*; sie bevorzugt weiträumige Standorte. Der Baum kann bis zu 50 Meter hoch werden und beeindruckt durch seinen kräftigen, tief gefurchten Stamm. Die Blätter sind gelappt, die Früchte nennt man Eicheln. Gesammelt wird die Rinde der jungen Zweige im Frühjahr. Blätter und Samen haben in der Heilkunde keine Bedeutung.

Heilwirkung

Die Eichenrinde ist mit sieben bis 20 Prozent überdurchschnittlich reich an Gerbstoffen. Deren Wirkung steckt bereits in ihrem Namen: Sie gerben. Das heißt, dass sie dort das Zellgefüge verdichten, wo sie in Kontakt mit lebendem Gewebe kommen (vornehmlich auf der Haut sowie auf den Schleimhäuten von Darm, Mund- und Rachenraum). Die Oberfläche des Gewebes wird ausgetrocknet, die dortigen Eiweiße in Verbindungen umgewandelt, die den Parasiten nicht mehr als Nahrung dienen können.

Darüber hinaus verringern die Gerbstoffe Durchblutung und Schmerzempfinden. Für den menschlichen Körper bedeutet das: Das Zellgewebe wird robuster, und feindliche Mikroorganismen finden dort keine Lebensgrundlagen mehr.

Schließlich wirken die Gerbstoffe auch noch stopfend. Sie ziehen also Wasser aus dem Darminhalt und können dadurch eine wirksame Hilfe bei Durchfallerkrankungen sein.

Anwendung

Eichenrinde wird im Backofen bei 50 °C getrocknet. Ein Zuviel an Eichenrindentee kann Magenprobleme hervorrufen, daher ist er nicht geeignet bei Schmerzen im Oberbauch!

Vollbäder mit Eichenrinde sind nicht angezeigt bei Patienten mit nässenden, großflächigen Ekzemen.

Absud bei Schuppenflechte Zum Geschmeidighalten der Haut kann man mit einem Ölbad die Schuppen aufweichen und ablösen. Anschließend sollte die Haut mit Körperölen, fetten Körpercremes oder ähnlichen Präparaten gut eingecremt werden.

Ein bis zwei Esslöffel Eichenrindenstücke zusammen mit 500 Milliliter Wasser aufkochen, 15 Minuten ziehen lassen, dann durch ein Sieb abgießen und auskühlen lassen.

Ein Leinen- oder Baumwolltuch mit dem Absud tränken und auf die betroffene Stelle legen. Das Tuch wechseln, bevor es trocken wird. Dreimal täglich durchführen. Ebenso kann der Absud einem Vollbad zugegeben werden, in dem man 15 bis 20 Minuten badet.

Bad bei Frostbeulen 500 Gramm Eichenrinde in fünf Liter Wasser aufkochen; dann einen Teelöffel Alaun (aus der Apotheke) hinzufügen und das Wasser auf eine hautverträgliche Temperatur abkühlen lassen. Die betroffenen Körperteile darin baden. Drei Bäder, jeweils von 30 Minuten Dauer pro Tag.

Wichtig: Eichenrinde darf nicht bei eitrigen Frostbeulen angewendet werden!

Fingerbad bei Nagelbettentzündung Einen gehäuften Esslöffel Eichenrinde mit einer Tasse (200 Milliliter) kochend heißem Wasser übergießen, zehn Minuten ziehen lassen und dann durch ein Sieb abgießen. Den leicht abgekühlten Tee in ein passendes Gefäß gießen und die Finger für etwa zehn Minuten darin baden. Zweimal täglich.

Gurgellösung und Auflagen Drei Esslöffel zerkleinerte Eichenrinde zusammen mit 500 Milliliter Wasser aufkochen, 15 Minuten zugedeckt bei geringer Hitze köcheln lassen und dann durch ein Sieb abgießen.

Dieser Sud eignet sich als Spül- und Gurgellösung für Entzündungen im Mund- und Rachenraum. Drei- bis viermal pro Tag mindestens eine Minute lang im Mund halten.

In Form von Mullauflagen hilft die Lösung bei Hautekzemen, Verbrennungen und Fußschweiß.

Sitzbad bei Hämorridalbeschwerden Eine Handvoll Rinde zusammen mit einem Liter Wasser kurz aufkochen, 15 Minuten bei geringer Hitze köcheln lassen und dann durch ein Sieb abgießen. Die Flüssigkeit in eine Schüssel geben, auf Körperwärme abkühlen lassen und anschließend für zehn Minuten hineinsetzen. Zwei Anwendungen täglich. Sitzbadewannen sind in Apotheken oder Sanitätshäusern erhältlich.

Tee bei Darmentzündungen oder Durchfall Einen Teelöffel Eichenrinde mit einer Tasse (200 Milliliter) kochend heißem Wasser übergießen, zehn Minuten ziehen lassen und dann durch ein Sieb abgießen. Zwei Tassen täglich.

Wechselbäder bei Fußpilz Zwei Esslöffel Eichenrindenstücke mit 500 Milliliter kaltem Wasser übergießen, aufkochen, etwa zehn Minuten zugedeckt bei geringer Hitze köcheln lassen und durch ein Sieb abgießen. Die Abkochung dem heißen Fußbad zugeben.

Für Wechselfußbäder benötigt man zwei Fußwannen. Die eine wird mit 38 °C warmem Wasser, die andere mit etwa 15 °C kaltem Wasser gefüllt. Man taucht die Füße zehn Sekunden in das kalte Wasser und dann fünf Minuten in das heiße Wasser ein. Insgesamt sollte man drei Wiederholungen vornehmen und anschließend die Füße gut abtrocknen.

Eisenhut

Aconitum napellus

Der Eisenhut ist eine hochgiftige Pflanze. Die Gattungsbezeichnung *Aconitum* erhielt die Pflanze von Theophrastos von Eresos wegen ihres Standortes nahe der griechischen Stadt Aconae, was gleichbedeutend mit »nackter Felsenklippe« ist. Auch die Ableitung von lateinisch *acon* = »Pfeil« wird diskutiert, weil der Extrakt früher als Pfeilgift verwendet wurde. Hingegen verweist der Beiname *napellus*, abgeleitet vom lateinischen Begriff *napus* = »Steckrübe«, auf die rübenförmige Wurzel.

Im Altertum wurden mit dem giftigen Extrakt der Pflanze außer Pfeilspitzen auch Speere und Schwerter vergiftet. Bezeichnend daher auch Beinamen wie Giftkraut, Eisenkappe, Helm, Totenblume und Ziegentod.

Plinius der Ältere berichtet hingegen von der Anwendung bei Augenleiden. Heute ist Eisenkraut eine der wichtigsten Arzneipflanzen, aus denen homöopathische Medikamente zur Behandlung von Herzstörungen sowie von grippalen Effekten gewonnen werden.

Botanik

Eisenhut ist ein Hahnenfußgewächs *(Ranunculaceae)*, das in mitteleuropäischen Gebirgen bis auf 3000 Meter Höhe wächst und dem es besonders auf den feuchten, nährstoffreichen Hochgebirgswiesen gefällt. Es ist eine ausdauernde Pflanze mit rübenartigen Wurzeln. Aus der Wurzel entwickelt sich jährlich eine neue Knolle, während die vorjährige abstirbt. Die Blätter sind tief geschlitzt und

fünf- bis siebenlappig. Von Juni bis August setzt der Eisenhut an den ein- bis eineinhalb Meter langen Stängeln äh-
renartige Blütenstände an, auf denen die tiefblauen helm-
artigen Blüten sitzen. Für Insekten ist es nicht leicht, an
den Nektar zu gelangen. Nur den langrüsseligen Gartenhummeln gelingt das dank ihres sehr langen Saugrüssels.
Die gegenseitige Anpassung von Hummeln und Eisen-
hutblüte ist so vollständig, dass das Verbreitungsgebiet der
Eisenhutpflanzen mit denen der Gartenhummeln zusam-
menfällt. Eisenhut steht unter Naturschutz.

Heilwirkung

Eisenhut enthält Alkaloide wie Aconitin, Ephedrin, Spartein und Neopellin sowie Gerbstoffe. Das ganze Kraut wird
alkoholisch extrahiert oder mit Wein angesetzt, hauptsächlich werden jedoch die Wurzeln verwendet. Vorsichtig
dosiert, kommt der Extrakt bei Erkältungen, Entzündungen, Kopfschmerzen, rheumatischen Beschwerden, Gicht
und Schlaflosigkeit zum Einsatz. Daneben wurden auch
Tinkturen aus den stark alkaloidhaltigen Wurzelknollen
(*Tubera aconiti*) bei schmerzhaften Trigeminusneuralgien,
Ischialgien, Herzbeutelentzündungen, Zahnschmerzen
und Lähmungserscheinungen angewandt.

In der Homöopathie verwendet man die frisch blühende Pflanze samt Wurzelknolle für Urtinkturen.

Vorsicht!

Von Selbstanwendungen ist aufgrund des hohen Giftgehaltes dringend abzuraten.

Eisenkraut
Verbena officinalis

Dieses Kraut wurde von den Germanen verehrt und von den keltischen Druiden zu rituellen Zwecken verwendet. Eisenkraut *(Verbena officinalis)*, nicht zu verwechseln mit der Zitronenverbene *(Aloysia triphylla)*, stand aber auch bei den antiken Völkern als Heilmittel hoch im Kurs, so etwa als Wundarznei. Es wurde auch bei einer Vielzahl anderer Krankheiten eingesetzt, für die wir heute aber aufgrund fortgeschrittener medizinischer Erkenntnisse bezüglich der Pflanzeninhaltsstoffe über wirksamere Heilpflanzen verfügen.

Botanik

Eisenkraut – aus der Familie der Eisenkrautgewächse *(Verbenaceae)* – ist eine mehrjährige Staude, die in Europa, Westasien und Nordafrika zu finden ist. Sie wird etwa 80 Zentimeter hoch und liebt sonnige bis halbschattige Plätze. Im Laufe der Jahre verholzt ihr Stängel; die ungefähr sechs Zentimeter langen Blätter sind eiförmig und gefiedert angeordnet. Im Sommer werden dann kleine, blass-lilafarbene Blüten gebildet, die ährenständig stehen. Verwendet werden die frischen Blätter sowie die getrockneten Blüten.

Heilwirkung

Zu den Inhaltsstoffen gehören ein ätherisches Öl, ein Glykosid mit der vom Namen der Pflanze abgeleiteten Bezeichnung Verbenalin, Gerb- und Bitterstoffe, Schleimstoffe sowie Invertin und Korin mit krampflösenden, stärkenden, blutbildenden, schmerzstillenden und wundheilenden Eigenschaften. Durch seine Bitterstoffe regt das Eisenkraut Appetit und Verdauung an. Es ist ein gutes Milzmittel, das die Bildung von Blut und Muttermilch fördert.

Ein Tee mit dem leicht bitter schmeckenden Kraut ist als Frühstückstee geeignet, speziell bei trockenem Husten, nervösem Kopfschmerz, Erschöpfung, Blutarmut und Nervenleiden.

Da Eisenkraut die weibliche Menstruation anregt, sollte es grundsätzlich nicht während einer Schwangerschaft angewendet werden. Frauen, die ohnehin zu starken Regelblutungen neigen, sollten es aus diesem Grund generell meiden.

Anwendung

Tee zur Schmerzlinderung Einen Teelöffel frische, klein gezupfte Blätter mit einer Tasse (200 Milliliter) kochend heißem Wasser übergießen, 15 Minuten ziehen lassen und dann durch ein Sieb abgießen. Eine bis maximal zwei Tassen täglich.

Da der Tee sehr bitter schmeckt, empfiehlt es sich, ihn mit einem Esslöffel Honig oder etwas Zitronensaft zu verfeinern.

Über einen längeren Zeitraum sollte mit einem Tee aus → Salbeiblättern abgewechselt werden; beide Teesorten mehrmals täglich in kleinen Schlucken zu sich nehmen.

Eisenphosphat

Ferrum phosphoricum

Das Wort »Eisen« stammt vom althochdeutschen *isarn,* was »das feste Metall« bedeutet. Eisenoxidphosphat ist ein weißes, geschmackloses Pulver. Vivianit, das natürliches Eisenphosphat enthält, ist ein in frischem Zustand weißes, durch Oxidation an der Luft graues bis dunkelblaues Mineral. Es bildet strahlig-faserige Aggregate mit langsäuligen Kristallen oder erdig-krümeligen Massen.

Herkunft

Eisen ist ein Element der achten Nebengruppe des Periodensystems. Eisenphosphat ist eine wasserunlösliche Verbindung, die mehrere Hydrate bildet. In der Natur kommt Eisenphosphat als Vivianit oder Blaueisenerz vor. Dieses Mineral entsteht bei der Einwirkung phosphathaltiger Lösungen auf Eisenminerale unter Luftabschluss und wird in Tonen und Moorböden gefunden, oft auch in den fossilen Überresten von Fischen, Muscheln und Knochen.

Es wird durch gleichzeitiges Eingießen einer Eisenchlorid- und einer Natriumphosphat-Lösung in Wasser gewonnen. Der dabei ausfallende Niederschlag wird gewaschen und getrocknet.

Heilwirkung

Eisenphosphat findet in der Homöopathie Anwendung. Es wurde in einer pulverisierten und mit Milchzucker verriebenen Zubereitung 1876 von J. C. Morgan geprüft.

Ferrum phosphoricum ist aber auch das dritte Salz des Ol-denburger Arztes und Chemikers Dr. Heinrich Wilhelm Schüßler (1821–1898). Er arbeitete mit zwölf Mineralsal-zen, die das biochemische Gleichgewicht im Organismus wiederherstellen sollen. Nach seiner Auffassung hilft *Fer-rum phosphoricum* im ersten Stadium einer Entzündung, wenn durch übermäßige Durchblutung des erkrankten Gewebes eine Stauung entsteht: *Ferrum phosphoricum* stärke die Wand der Blutgefäße und dichte diese ab.

Anwendung

Das Schüßler-Salz *Ferrum phosphoricum* wird unverdünnt gegeben und sollte nicht mit dem homöopathischen Mit-tel gleichen Namens verwechselt werden. Auch die Indi-kationen des homöopathischen Mittels weichen von de-nen des Schüßler-Salzes deutlich ab. Zentrale Themen des homöopathischen Mittels sind Probleme mit der Identität des eigenen Geschlechts, Verunsicherung, Loyalitätskon-flikt, Uneindeutigkeit, gebrochener Wille und Angst vor Auseinandersetzungen.

Enzian
Gentiana lutea

Der Enzian blüht gelb und gilt als Bitter-Barometer: Da er die dem Menschen vertrautesten natürlichen Verbindun-gen an Bitterstoffen besitzt, dient er als Maß bei der Be-stimmung von Bitterstoffen in anderen Substanzen.

Botanik

Der gelbe Enzian der Sorte *Gentiana lutea*– ein Enziangewächs *(Gentianaceae)* – kommt überall in Süd- und Mitteleuropa vor. Der aufrechte Stängel wird über einen Meter hoch. Verwendet wird die Rhizomwurzel, die in der
Apotheke oder im Kräuterladen erhältlich ist. Da die
Pflanze unter Naturschutz steht, darf man sie nicht selbst
in freier Natur sammeln.

Heilwirkung

Enzian wirkt anregend auf den Magen sowie appetitför-
dernd und kräftigend. Er hilft bei Verdauungsstörungen,
Magensäuremangel, Leber- und Gallenleiden, Blutarmut
und nervösen Herzbeschwerden.

Anwendung

Enzianwurzel sollte nicht eingenommen werden bei sehr
hohem Blutdruck, bei bestehenden Magen- und Darmge-
schwüren sowie während der Schwangerschaft und Stillzeit!

Bei Sodbrennen Eine Tasse Enziantee schluckweise vor
dem Essen.

Tee Einen Teelöffel Enzianwurzel mit einer Tasse (200
Milliliter) kaltem Wasser übergießen, langsam aufkochen
und fünf Minuten bei geringer Hitze zugedeckt köcheln
lassen; dann durch ein Sieb abgießen. Zwei bis drei Tassen täglich.

Teemischung gegen Übelkeit Jeweils 25 Gramm Tausendgülden- und Wermutkraut, je 20 Gramm Enzianwurzel und Pomeranzenschale sowie 10 Gramm Zimtrinde vermischen. Zwei Teelöffel der Mischung mit einer Tasse (200 Milliliter) kochend heißem Wasser übergießen, fünf bis zehn Minuten zugedeckt ziehen lassen und dann durch ein Sieb abgießen; den Tee heiß und schluckweise trinken. Zwei bis drei Tassen täglich vor den Mahlzeiten.

Erbse
Pisum sativum

Die Herkunft der Erbse ist bis heute nicht geklärt. Sie könnte aus dem Mittelmeerraum stammen, möglich ist aber auch, dass sie von China über Indien nach Europa kam. Die ersten Aufzeichnungen zu Erbsengerichten finden sich in Europa seit dem 12. Jahrhundert. Im 17. Jahrhundert führten sie dann die Speisekarte von Sonnenkönig Ludwig XIV. an – der gesamte Hof war völlig vernarrt in die kleinen grünen Samen. So schrieb Madame de Maintenon, eine der ersten Damen der Gesellschaft, 1698 in einem Brief: »Das Thema Erbsen verdrängt alle anderen. Das Verlangen, sie zu essen, das Vergnügen, sie gegessen zu haben, und der Wunsch, sie wieder zu essen, sind die drei großen Themen, die unsere Prinzen in den vergangenen drei Tagen diskutiert haben. Manche Damen, selbst nachdem sie an der Tafel des Königs soupiert haben (und gut soupiert dazu!), fahren nach Hause und essen vor dem Schlafengehen nochmals Erbsen, selbst auf die

Gefahr hin, unter Magenverstimmung zu leiden. Das ist zugleich eine Mode und eine Torheit.«

Der Gourmetpapst Brillat-Savarin (1755–1826) vermerkte, dass die ersten Erbsen im Jahr stolze Preise erzielten. So wurde ein Teller mit 800 Francs berechnet, was in heutiger Währung annähernd 40 Euro entspräche.

Die kugelrunde Erbse galt lange Zeit als Fruchtbarkeitssymbol. Heute zählt sie zum Standardgemüse und wird das ganze Jahr über tiefgekühlt angeboten. Frische Erbsen zählen zum ersten Frischgemüse des Frühjahrs.

Botanik

Als Vertreterin der Schmetterlingsblütler *(Fabaceae)* bevorzugt die Erbse sonnige Standorte mit Rankmöglichkeiten. Daran wickelt sie sich bei optimalen Bedingungen bis zu zwei Meter hoch, um dann im Juni oder Juli weiße Blüten hervorzubringen. Aus diesen entstehen die etwa zehn Zentimeter langen Hülsen, die umgangssprachlich auch Schoten genannt werden. Diese beherbergen die fünf bis sieben Millimeter dicken kugelrunden Samen. Erbsen sind einjährig. Gärtner graben sie zumeist im Boden unter, da sie als Stickstofflieferanten eine gute Komposterde hervorbringen. Es gibt auch Sorten, bei denen die gesamte Hülse (Zuckerschoten) mitgegessen werden kann.

Heilwirkung

Die Erbse ist die eiweißreichste Hülsenfrucht. Sie eignet sich also gut als Fleischersatz. Auch gehört die Erbse mit 1,8 Milligramm Eisen auf 100 Gramm zu den wichtigen

Lieferanten dieses blutbildenden Metalls. Wichtig ist auch, dass die Erbse über viel Kupfer verfügt, das für die Mobilisierung des Eisens im Körper sorgt.

Wie alle Hülsenfrüchte enthalten auch Erbsen große Mengen an Saponinen. Diese Stoffgruppe wird vom Menschen in nur geringem Maße aufgenommen, somit beschränken sich ihre Wirkungen vornehmlich auf den Magen-Darm-Trakt. Dort wirken sie in geringer Intensität immunstärkend, antibiotisch (vor allem auf Pilze) und entzündungshemmend, darüber hinaus senken Saponine den Cholesterinspiegel und verringern damit das Risiko, an Arterienverkalkung (Arteriosklerose) zu erkranken.

100 Gramm grüne Erbsen enthalten 28 Milligramm Purine, die ein wichtiger Faktor im Harnsäurestoffwechsel sind. Der tatsächliche Einfluss von Erbsen auf den Harnsäurespiegel des Menschen ist jedoch erheblich geringer als der von Fleisch, in dem sich neben Purinen auch noch Substanzen befinden, die das Ausscheiden der Harnsäure aus dem Körper blockieren.

Außerdem enthalten Erbsen große Mengen an Molybdän, das als Bestandteil des Enzyms Xanthinoxidase höhere Harnsäurewerte im Blut verhindert. Für gesunde Menschen sind Erbsen daher kein Problem.

Gichtkranke oder Gichtgefährdete, in deren Familien gehäuft Gichtfälle aufgetreten sind, sollten Erbsen jedoch nur gelegentlich auf den Speiseplan setzen.

Anwendung

Frische Erbsen Die besten frischen Erbsen gibt es im Frühsommer direkt beim Erzeuger. Sie sind nur etwa zwei

Tage lang im Kühlschrank haltbar. Wer gern Erbsen isst und einen Garten sein Eigen nennt, kann sie problemlos selbst anbauen. Das früh frei werdende Beet kann danach zum Beispiel mit Salat bepflanzt werden.

In der Küche

Orientalische Erbsensuppe

Für 4 Personen   *300 g Palerbsen • 2 Schalotten*
2 Frühlingszwiebeln • 50 g Butter • 1 unbehandelte Zitrone
1 TL Zucker • 1 TL Currypulver • 500 ml Hühnerbouillon
Salz, weißer Pfeffer • 125 g Crème fraîche
Einige frische Pfefferminzblättchen

---

1 Erbsen waschen und abtropfen lassen. Schalotten abziehen und klein würfeln; die Frühlingszwiebel putzen und in kleine Ringe schneiden.

2 Butter in einem Topf schmelzen, Schalotten und Frühlingszwiebeln darin goldbraun dünsten. ¼ der Zitronenschale abreiben, zusammen mit Zucker und Curry einrühren.

3 Bouillon dazugießen, Erbsen beigeben und 20 Minuten zugedeckt bei geringer Hitze köcheln lassen. Mit Salz und Pfeffer würzen.

4 Suppe mit dem Stabmixer pürieren, Crème fraîche unterrühren, mit frischen Minzeblättchen garnieren und servieren.

Reis mit Erbsensauce

Für 4 Personen *500 g Reis • 1 TL Öl • 1 kleine Zwiebel*
1 EL Butter • 300 g Tiefkühlerbsen • 100 ml Weißwein
125 g Sahne • 1 TL gehacktes Basilikum
Salz, schwarzer Pfeffer • Zitronensaft

---

1 Den Reis zusammen mit der doppelten Menge Wasser und dem Öl aufkochen und so lange bei geringer Hitze köcheln lassen, bis das Wasser aufgesogen ist.

2 Inzwischen die Zwiebel abziehen, halbieren und sehr fein hacken. In einem hohen Topf die Butter bei mittlerer Hitze schmelzen lassen, die Zwiebeln hineingeben und glasig dünsten. Die Erbsen dazugeben und untermischen. Den Wein und die Sahne dazugießen und alles mit Salz und Pfeffer würzen. Zugedeckt 5 Minuten garen lassen.

3 Topf vom Herd nehmen, alles mit Stabmixer pürieren, Sauce mit Salz, Pfeffer, Zitronensaft abschmecken, Basilikum zugeben.

4 Reis auf 4 Tellern verteilen und die Erbsensauce darübergießen.

Tipp Tiefkühlerbsen eignen sich hervorragend als Kältepackung. Man schüttet die gefrorenen Erbsen in einen Beutel von passender Größe, umwickelt diesen mit einem Tuch und legt die Packung auf die schmerzende Körperstelle. Weil die Erbsen so klein sind, kann sich die Packung gut an die Körperform anpassen.

Konservenerbsen Erbsen aus der Konserve enthalten weniger Biostoffe als getrocknete oder tiefgefrorene Früchte. Vor allem ihre Anteile an Kalium, Zink, Kupfer und B-Vitaminen sind stark reduziert, dafür ist ihr Gehalt an Kochsalz stark erhöht. Dennoch können sie eine ebenso schmackhafte wie gesunde Beimischung zu Salaten sein, vor allem in Kombination mit Linsen, Mais und eingemachtem Sellerie.

Tiefkühlerbsen Die saftig-grünen Früchte aus der Tiefkühltruhe enthalten fast so viele Biostoffe wie die Frischware. Sie sollten nur kurz auf kleiner Flamme gedünstet und keinesfalls über längere Zeit gekocht werden.

Trockenerbsen Der Wassergehalt der Trockenerbsen ist von ursprünglichen 75 Prozent auf durchschnittlich zwölf Prozent reduziert. Sie sind dadurch bis zu einem Jahr haltbar, doch ist auch ihr Gehalt an B-Vitaminen deutlich verringert, weil sie im Handel meistens viel Licht abbekommen haben. Getrocknete Erbsen werden vor dem Kochen zehn bis zwölf Stunden lang eingeweicht. Nehmen Sie das Einweichwasser auch gleich zum Kochen, weil darin zahlreiche Biostoffe gelöst sind.

Extra: Die richtige Zubereitung

Für das seit Jahrhunderten bewährte Nahrungsmittel existieren aufgrund der Vielfalt der Verwendungsmöglichkeiten keine exakten Dosierungsvorschriften, die allgemein anwendbar wären. Fest steht aber, dass Erbsen in jedem Fall gekocht werden müssen.

Junge Erbsen, die frisch aus der Schote kommen, kann man auch roh essen – aber nicht zu viele, denn das süße Gemüse schlägt leicht auf den Magen.

Erdbeere
Fragaria ananassa

Schon in der Antike kannte man die Erdbeeren – allerdings bezogen sich die Lobeshymnen der damaligen Zeit auf die → Walderdbeere *Fragaria vesca*, die man im Mittelalter sogar auf großen Flächen kultivierte. Sie ist die Urmutter aller ab dem 18. Jahrhundert gezüchteten Gartenerdbeeren.

Um 1750 entstand durch wiederholte zufällige Kreuzungen verschiedener Wildformen die sogenannte Ananas-Erdbeere *(Fragaria ananassa)*, die in Deutschland handelsübliche, großfruchtige Erdbeere. Beteiligt waren die kleine Scharlacherdbeere aus Amerika *(Fragaria virginia)*, die von den Franzosen mit nach Europa gebracht worden war, und die großfruchtige Chile-Erdbeere *(Fragaria chiloensis)*.

Botanik

Die zur Familie der Rosengewächse *(Rosaceae)* gehörende Erdbeere kommt in allen gemäßigten Zonen der Nordhalbkugel vor. Mittlerweile gibt es auch eine Art in Chile, aus der wiederum über 1000 verschiedene Sorten hervorgegangen sind.

Die Erdbeere ist eine weich- oder seidenhaarige Staude mit einem dicken, holzigen, fadenförmig Ausläufer treibenden Wurzelstock und grundständigen, lang gestielten, meist dreizähligen Blättern. Sie bringt weiße Blüten hervor, meist in Trugdolden an der Spitze des aufrechten, armblätterigen Schaftes. Bei der Reife entstehen die für den Menschen so begehrenswerten roten Scheinfrüchte, an deren Oberfläche die tatsächlichen Früchte der Erdbeere sitzen, die kleinen gelben Nüsschen.

Die fast perfekte Kreuzung von Garten- und Walderdbeeren gelang 1931 dem Wiener Botaniker Schindler, der die Sorte »Madame Mieze« seiner Frau widmete. Heute bemüht man sich wieder um die Erhaltung dieser Sorte, die lange Zeit fast vergessen war. Inzwischen gibt es unzählige Sorten, die die Verbindung der aromatischen Walderdbeere mit der dickfruchtigen, saftigen Gartenerdbeere suchen.

Heilwirkung

Die Früchte enthalten wertvolle Inhaltsstoffe, wie Vitamin C und Folsäure, reichlich Mineralstoffe und etwas Salicylsäure. Die Beeren sind nahrhaft in Zeiten der Genesung, helfen bei Blutarmut und Stoffwechselstörungen, kräftigen, reinigen und entgiften.

Blätter und Wurzeln hingegen sind reich an Gerbstoffen, Flavonoiden sowie Vitamin C und enthalten etwas ätherisches Öl. Als Tee eingenommen, entfalten sie ihre heilende Wirkung bei Entzündungen im Mundbereich und Durchfallerkrankungen, da sie harntreibend, zusammenziehend, blutvermehrend und nervenberuhigend

sind. Manche Menschen reagieren allergisch auf den Verzehr von Erdbeeren.

Anwendung

Da Erdbeeren nicht lang haltbar sind, müssen sie so kurz
wie möglich nach der Ernte verwendet werden.

In der Küche
Erdbeerspeisen mit Milchprodukten sind ausgezeichnete
Kalziumlieferanten, die außerdem hervorragend schme-
cken.

Erdbeer-Buttermilch

Für 2 Personen   *200 g Erdbeeren • 400 ml Buttermilch • Saft von 1 Zitrone • 2 TL Zucker
2 TL Zitronenmelisse (gehackt)*

Erdbeeren vierteln. Zitronenmelisse waschen, abschütteln, hacken. Beeren, Buttermilch, Zitronensaft und Zucker mit Stabmixer pürieren. Zitronenmelisse unterrühren, kalt servieren.

Erdbeerquark

Für 4 Personen   *500 g Erdbeeren • 500 g Quark
80 g Zucker • 125 l Milch*

1 Die Erdbeeren bei Bedarf waschen, dann putzen und
klein würfeln. Die Hälfte mit Stabmixer pürieren.

2 Quark glatt verrühren, dabei Zucker einrieseln lassen und Milch zugeben. Dann Erdbeerpüree unterrühren und Erdbeerstückchen unterziehen. Den Quark kurz ziehen lassen und dann servieren.

Erdbeerrolle mit Melisse und Minze

500 g Erdbeeren • 1 TL Zitronenmelisse
1 TL Minzeblätter • Einige Melisse- und Minzeblättchen
zum Dekorieren • 4 mittelgroße Eier • 125 g Zucker
75 g Mehl • 50 g Speisestärke • 1 Msp. Backpulver
500 g Sahne • 75 g Puderzucker • 1 Pck. Vanillezucker
2 Pck. Sahnesteif

---

1 Erdbeeren je zur Hälfte vierteln und pürieren. Die Kräuter küchenfertig vorbereiten und fein hacken.

2 Die Eier und 3 Esslöffel heißes Wasser schaumig schlagen, dann weiterschlagen und den Zucker einrieseln lassen. Mehl, Stärke und Backpulver zugeben und den Teig glatt verrühren. Den Teig auf ein mit Backpapier ausgelegtes Blech streichen und im vorgeheizten Ofen bei 220 °C (200 °C Umluft) 10 bis 15 Minuten backen. Herausnehmen und sofort auf ein mit Zucker bestreutes Tuch stürzen. Das Backpapier mit kaltem Wasser bestreichen und vorsichtig abziehen. Den Biskuit mit dem Handtuch aufrollen und erkalten lassen.

3 Sahne, Puderzucker, Vanillezucker und Sahnesteif steif schlagen. In die Hälfte der Sahne Erdbeeren, Erdbeerpüree und Kräuter geben.

4 Biskuit vorsichtig aufrollen, mit Erdbeersahne bestreichen, wieder einrollen. Mit der restlichen Sahne bestreichen und vor dem Servieren mit Melisse- und Minzeblättchen dekorieren.

Tee Ein bis zwei Teelöffel zerkleinerte Blätter mit einer Tasse (200 Milliliter) kochend heißem Wasser übergießen, 15 Minuten zugedeckt ziehen lassen und durch ein Sieb abgießen. Zwei Tassen täglich. Der Tee kann bei Durchfall sowie zum Gurgeln bei Entzündungen im Mund- und Rachenraum verwendet werden.

Teemischung bei Blasenbeschwerden Zwei Teelöffel Erdbeerblätter mit einem Teelöffel Waldmeisterkraut vermischen. Die Mischung mit einer Tasse (200 Milliliter) kochend heißem Wasser übergießen, zehn Minuten zugedeckt ziehen lassen und dann durch ein Sieb abgießen; den Tee heiß und schluckweise trinken. Drei Tassen täglich.

Extra: Natürliches Erdbeeraroma

Erdbeeraroma ist der mit am meisten verwendete Aromastoff in der Lebensmittelindustrie. Würde er aus dem Extrakt der Erdbeerfrüchte gewonnen (was ursprünglich der Fall war), so müsste die gesamte weltweite Erdbeerernte dazu verwendet werden. Da dies weder möglich noch wirtschaftlich rentabel ist, entwickelte man künstliche Geschmacksstoffe, die als Ersatz für natürliches Erdbeeraroma eingesetzt werden – auch wenn ihre Grundsubstanz so andersartige Stoffe wie beispielsweise Sägespäne sein können!

Erdrauch
Fumaria officinalis

Der in Asien und Europa heimische Erdrauch soll seinen Namen dem Aussehen der Pflanze verdanken. Angeblich sehen die graugrünen Blätter von der Ferne wie Rauch aus, der aus der Erde aufsteigt. Der Geruch des frischen Erdrauchs ist fast widerwärtig und narkotisch, er verliert sich allerdings beim Trocknen.

Botanik

Dieses Kraut gehört zur Familie der Erdrauchgewächse *(Fumariaceae)* und wächst auf Ödland und an Wegrändern. Erdrauch wird zehn bis 50 Zentimeter hoch. Die in dichten Trauben sitzenden Blüten sind purpurrot bis rosa, an der Spitze und innen dunkelrot bis schwarz gefärbt. Die kleinen Früchte erscheinen schon während der Blütezeit im Sommer.

Verwendet werden die während der Blütezeit gesammelten oberirdischen Pflanzenteile.

Heilwirkung

Seinen typischen Geruch verdankt der Erdrauch verschiedenen Benzylisochinolinalkaloiden mit dem Hauptalkaloid Protopin. Daneben sind noch in relativ hohen Konzentrationen Apfelsäureester, Apfelsäure und Fumarsäure enthalten. Diese Wirkstoffe lösen Krämpfe im Bereich der Gallenblase und im oberen Magen-Darm-Trakt.

Anwendung

Auflage bei Quetschungen Erdrauchkraut und Walnuss-blätter zu gleichen Teilen mischen, mit 500 Milliliter kochend heißem Wasser übergießen, zehn Minuten zugedeckt ziehen lassen und dann durch ein Sieb abgießen. Ein Leinentuch mit dem Sud tränken und auf die betroffene Stelle legen.

Tee Zwei Teelöffel Erdrauchkraut mit einer Tasse (200 Milliliter) kochend heißem Wasser übergießen, zehn Minuten zugedeckt ziehen lassen und dann durch ein Sieb abgießen; den Tee heiß und schluckweise trinken, mehrere Tassen täglich zu den Mahlzeiten.

Teemischung bei Leberbeschwerden 50 Gramm Erd-rauchkraut mit je 20 Gramm Löwenzahnwurzel, Löwen-zahnkraut, Schafgarbenkraut sowie zehn Gramm Boldo-blättern vermischen. Einen Teelöffel der Mischung mit einer Tasse (200 Milliliter) kochend heißem Wasser über-gießen, zehn Minuten zugedeckt ziehen lassen und dann durch ein Sieb abgießen; den Tee heiß und schluckweise trinken. Mehrmals täglich eine Tasse vor den Mahlzeiten trinken.

Vorsicht!

Erdrauchkraut kann in zu hohen Dosierungen Vergif-tungserscheinungen (beispielsweise Lähmung der Atmungsorgane) bewirken. Vor einer Selbstanwendung durch den Laien sollte daher unbedingt ein Arzt konsultiert werden.

Essig

Acetum

Die Zubereitung des Essigs zählt zusammen mit dem Öl zu den ältesten Kulturgütern des Menschen. Schon vor Tausenden von Jahren kannte man Essig, den man als saures Erfrischungsgetränk einnahm. Die Herstellung war beispielsweise den Ägyptern und Babyloniern bekannt. An warmen Tagen ließen sie dafür vorgesehenen Wein oder Bier offen stehen. Die fast überall auf der Welt existierenden Essigbakterien sowie Sauerstoff und Alkohol übernahmen dann den Rest. Nach einiger Zeit war der Essig fertig. Funde aus 8000 Jahre alten Fässern bezeugen dieses Herstellungsverfahren. Konzentrierter Essig diente aber schon bald auch als Würze und Arznei und fand sogar als Putzmittel Verwendung.

Herstellung Im Allgemeinen wird Essig aus einem alkoholhaltigen Getränk unter Einwirkung von Sauerstoff und den genannten Essigbakterien hergestellt. Was früher eher ein Zufallsprodukt war, wird heute technisch kontrolliert. Ausgangsprodukt können je nach Kulturkreis verschiedene vergorene Flüssigkeiten wie Wein, Branntwein, Bier, Most (beispielsweise Apfelmost) oder Reiswein sein. Essig kann aber auch direkt aus zuckerhaltigen Flüssigkeiten hergestellt werden, beispielsweise aus Traubensaft, Apfelsaft, Honig oder Malz. Dabei entsteht dann die Essigsäure, deren Anteil in einem fertigen Essig zwischen fünf und 15,5 Prozent liegt.

Essig wird entweder in einem offenen Gärverfahren oder in einer Umwälzanlage hergestellt. Beim offenen

Gärverfahren (dem sogenannten Orleansverfahren) wird die Ausgangsflüssigkeit mit Essigbakterien geimpft, die Fermentation setzt dann ein und bleibt sich selbst überlassen. Hier entsteht eine Essigmutter, die Gärung kann bis zu einem Jahr dauern. Problematisch bei diesem Verfahren ist, dass es bei der nicht überwachten Gärung zu Fehlgärungen und damit zu einem unerwünschten Ergebnis kommen kann, indem sich noch andere Bakterien einschleichen. Beim Umwälzverfahren wird die aus der Grundflüssigkeit gewonnene Maische über eine große Holzfläche gepumpt (es empfiehlt sich Buchenholz). Die große Oberfläche beschleunigt den Säuerungsprozess. Statt eine Holzplatte zu verwenden, kann man auch Buchenspäne zugeben, diese sorgen für den gleichen Effekt. Der Nachteil dieses Verfahrens ist der hohe Aufwand: Temperatur und Belüftung müssen ständig reguliert werden.

Heilwirkung

Essig zählt sicherlich zu den gesündesten Nahrungsmitteln – dank seiner Säuren, aber auch dank der vielen Mineralstoffe, Vitamine, Ballaststoffe und sekundären Pflanzenstoffe, die in ihm angereichert sind. Im Apfelessig sind beispielsweise der lösliche Ballaststoff Pektin und der Mineralstoff Kalium in großen Mengen vorhanden. Die Wirkung des Essigs auf den menschlichen Organismus ist genauso vielseitig wie seine Anwendung. Da die Essigsäure kein körperfremder Stoff ist – der menschliche Organismus produziert sie beim Abbau von Fetten und Kohlenhydraten –, kann sie vom Körper sofort aufgenommen und entsprechend ihrer Funktion eingesetzt werden. Sie unterstützt also aktiv den Stoffwechsel, regt damit die Verdauung an und sorgt dafür, dass zugeführte Nährstoffe vom Körper besser aufgenommen und verwertet werden können. Das wirkt entschlackend, ein Effekt, der bei Diäten gerne genutzt wird.

Auch über die Atmungsorgane sorgt Essig für Gesundheit und Wohlbefinden: Inhalationen mit Essig haben sich als vorbeugende Maßnahme bei Atem- und Bronchialbeschwerden bewährt. Die rein äußerliche Anwendung mit Bädern, Wickeln und Massagen ist hingegen schon seit Jahrhunderten bekannt und bewährt.

Anwendung

Am häufigsten wird der Essig in der Küche verwendet; dort hat er einen festen Platz als Salatwürze. Da aus beinahe allen Obst-, Getreide- und Zuckerarten Essig hergestellt werden kann, bietet sich dem Konsumenten eine Vielzahl an Möglichkeiten, Speisen zu verfeinern. Besonders die Verwendung spezieller Speiseöle in Verbindung mit allerfeinsten Essigen führt immer wieder zu neuen Geschmackserlebnissen.

Einfache Essigsorten und handelsübliche Essigkonzentrate bis 30 Prozent eignen sich sehr gut zur Entkalkung von Kochtöpfen und elektrischen Schnellkochern. Durch Erwärmung bis zum Kochen wird die Wirkung beschleunigt. Auch seine desinfizierende Wirkung hat sich im Haushalt schon lange behauptet, da Essig biologisch abbaubar ist und daher die Umwelt nicht belastet wie andere Reinigungsprodukte.

Essig dient zudem der gesunden Schönheitspflege: von seiner reinigenden und desinfizierenden Wirkung bis hin zur Behandlung hartnäckiger Hautkrankheiten.

Bad gegen Ischiasbeschwerden 500 Milliliter Apfelessig dem heißen Badewasser zugeben.

Direktanwendung bei Fußpilz, Gerstenkorn, Hämorriden, Insektenstichen und unreiner Haut Die betroffene Hautpartie regelmäßig mit unverdünntem Apfelessig auf Watte betupfen.

Einreibungen und Waschungen bei Arthritis, Gicht und Halsschmerzen
→ Einen Esslöffel Apfelessig mit 100 Milliliter Wasser vermischen, ein Tuch oder einen Waschlappen mit dem Essigwasser tränken und damit behutsam die betroffene Stelle waschen beziehungsweise sanft massieren.
→ Mit Apfelessig – pur oder mit Wasser verdünnt – die geschwollenen Gelenke oder den schmerzenden Körperbereich einreiben; wirkt schmerzlindernd.

Essigstrumpf Sechs Esslöffel Apfelessig mit 200 Milliliter Wasser mischen und ein Paar Baumwollsocken damit tränken; auswringen und anziehen. Darüber ein oder zwei Paar dicke Wollsocken anziehen und gut zugedeckt ins Bett legen. Wenn die Essigstrümpfe warm geworden sind, sollten sie erneuert werden (sie können jedoch auch die ganze Nacht angelegt bleiben). Dieses Mittel hilft bei Nervosität und Einschlafstörungen sowie bei leichtem Fieber. Wenn man kalte Füße hat, sollte man den Essigstrumpf nicht anwenden, um eine weitere Auskühlung zu vermeiden.

Fußbad bei Fußpilz Eine Tasse Apfelessig (150 Milliliter) und eine halbe Tasse Salz mit einem Liter warmem Wasser vermischen. Zweimal pro Tag die Füße darin waschen. Das Salz weicht die Haut etwas auf und unterstützt die Wirkung der Essigsäure gegen den Pilz.

Gesichtsdampfbad bei Akne Zwei Gesichtsdampfbäder mit Apfelessigzugabe pro Woche. Der Essigdampf klärt und desinfiziert die Haut und öffnet die Poren. So kann der Talg besser abfließen.

Gesichtsreinigung
→ Morgens und abends das Gesicht mit verdünntem Apfelessig waschen. Hierzu Wasser und Apfelessig im Verhältnis 2:1 mischen und mit einem sauberen Waschlappen das Gesicht reinigen. Nicht abtrocknen, das Essigwasser in die Haut einziehen lassen.
→ Zwei Esslöffel Hafermehl mit einem Esslöffel Apfelessig zu einer dickflüssigen Paste verrühren und auf das Gesicht auftragen (Augen frei lassen); nach zehn Minuten mit viel warmem Wasser gründlich abwaschen.

Gurgeln bei Halsbeschwerden Drei Teelöffel Apfelessig und zwei Teelöffel Honig in einem Glas lauwarmem Wasser verrühren; stündlich damit gurgeln.

Zu diesem Rezept gibt es eine geschmackliche Variante, deren Wirkung ganz ähnlich ist: Einen Teelöffel Rettichsamen (man bekommt sie fertig abgepackt im Reformhaus) mit einem Esslöffel Honig und einer halben Tasse Apfelessig kurz aufkochen; diese Mischung mit so viel Wasser verdünnen, bis die Schärfe angenehm ist; dreimal täglich mit der Mixtur gurgeln.

Hustensirup Sechs Teelöffel Apfelessig und vier Esslöffel Honig verrühren; stündlich einen Teelöffel des Sirups einnehmen.

Inhalation bei Halsbeschwerden Zehn Teelöffel Apfelessig in einen Liter kochendes Wasser geben, dann den Kopf darüberbeugen und mit einem Handtuch abdecken, sodass kein Dampf entweichen kann; den Dampf gleichmäßig tief einatmen.

Kurmäßige Einnahme

→ Allgemein: Morgens auf nüchternen Magen ein Glas Wasser mit zwei Teelöffeln Apfelessig trinken. Dieser Essigtrunk weckt die Lebensgeister und kurbelt die Verdauung an.

→ Bei Arthritis: Sechs Teelöffel Apfelessig mit 250 Milliliter abgekochtem Wasser und zwei Teelöffeln Honig verrühren. Dreimal täglich zu den Mahlzeiten in kleinen Schlucken trinken. Diese Anwendung sollte über einen längeren Zeitraum erfolgen, bis sich die Beschwerden gebessert haben. Wenn die Schmerzen sehr stark und akut auftreten, den Apfelessigtrunk stündlich einnehmen.

→ Bei Heuschnupfen zur Vorbeugung: Jeweils zwei Teelöffel Apfelessig und Honig in einem Glas Wasser verrühren; drei Gläser täglich trinken, und zwar schon beginn-

nend vier Wochen vor der ersten üblichen Heuschnup-
fenattacke; die Einnahme dann fortsetzen bis zum Ende
der Pollenflugzeit.

**Trunk bei Blähungen, Hämorriden, zur Darmreinigung
und bei Menstruationsbeschwerden** Zwei Teelöffel Apfelessig und ein bis zwei Teelöffel Bienenhonig mit einem
Glas (200 Milliliter) warmem Wasser vermischen. Gut verrühren und in kleinen Schlucken langsam austrinken.
Fünf Minuten vor den Mahlzeiten ein Glas dieses Trunks
einnehmen; nach Geschmack einen halben Teelöffel Fen-
chel- oder Kümmelsamen zugeben.

Trunk bei Durchfall Ein Glas stilles Mineralwasser mit
zwei Teelöffel Apfelessig anreichern. Sechs bis sieben Gläser über den Tag verteilt einnehmen, bis sich der Stuhlgang wieder normalisiert hat.

Waschung bei hohem Fieber Einen Waschlappen oder
-handschuh in kaltes Essigwasser (Mischungsverhältnis:
ein Esslöffel Apfelessig auf 100 Milliliter Wasser) eintauchen und nur leicht ausdrücken. Dann mit der Waschung
an der rechten Hand beginnen, entlang des rechten Arms
hoch zur Achselhöhle und wieder zurück zur Hand. Wiederholen am linken Arm. Anschließend Hals, Brust und
Bauch waschen.
Dann zu den Beinen übergehen: Vom rechten Fußrü-
cken bis hinauf zum Gesäß; anschließend das linke Bein
auf die gleiche Weise waschen. Zum Abschluss die Fuß-
sohlen kurz mit kaltem Wasser begießen; nicht abtrocknen, sofort anziehen.

Wickel bei Arthritis Einen Esslöffel Essig mit 100 Milliliter Wasser vermischen, ein Baumwoll- oder Leinentuch damit tränken und um das entzündete Gelenk wickeln und wirken lassen.

Wickel bei Durchfall Wasser und Apfelessig in einem Verhältnis von 1:1 mischen. Das Wasser sollte eine Temperatur von etwa 45 °C haben. Ein größeres Leinentuch mit der Mischung tränken, auswringen und das Tuch faltenlos und straff um den Bauch wickeln. Darüber ein trockenes Baumwolltuch und ein weiteres Wolltuch legen. Den heißen Wickel liegen lassen, bis er abgekühlt ist, jedoch nicht länger als 30 Minuten. Die Anwendung sollte zweimal täglich vorgenommen werden.

Wickel bei hohem Fieber Apfelessig und kaltes Wasser (10 bis 15 °C) zu gleichen Teilen mischen; zwei Leinentücher damit tränken und auswringen; je ein Tuch straff um einen Unterschenkel wickeln. Um beide Waden ein weiteres, allerdings trockenes Leinentuch und abschließend zur Fixierung des Wickels ein Wolltuch wickeln. Der Wadenwickel sollte 30 Minuten lang angelegt bleiben und zwei- bis dreimal wiederholt werden.

Wickel bei Halsschmerz und Husten Wasser und Apfelessig in einem Verhältnis von 1:1 mischen. Das Wasser sollte eine Temperatur von etwa 45 °C haben. Ein Baumwoll- oder Leinentuch mit der Mischung tränken, auswringen und um den Hals oder die Brust wickeln; mit einem Wolltuch abdecken. Sobald der Wickel trocken ist, abnehmen. Zweimal täglich.

Estragon
Artemisia dracunculus

Der Estragon gilt als das einzige bekanntere Küchengewürz, das von den Römern noch nicht verwendet wurde. Die ältesten Hinweise auf eine Verwendung des Krautes als Gewürz stammen aus China, und zwar aus dem zweiten vorchristlichen Jahrtausend. Später würzten die Araber damit ihre Speisen. Ob sie den Estragon selbstständig in Kultur nahmen oder ob sie ihn von den Chinesen übernahmen, ist nicht bekannt. Im nahen Osten wird er erstmals Mitte des 12. Jahrhunderts erwähnt, die erste Nachricht über den Estragon im Abendland gibt es erst gegen Ende des 13. Jahrhunderts. Sie stammt von einem italienischen Koch.

Heute erfreut sich Estragon großer Beliebtheit beim Abschmecken feiner Saucen, zur Herstellung des berühmten französischen Estragonsenfs sowie als Würzzutat für feine Essige.

Botanik

Der Estragon, ein Korbblütler *(Asteraceae/Compositae)*, gilt als ausdauernde Staude, die 60 bis 120 Zentimeter hoch werden kann. In Südeuropa findet man den Estragon als Wildpflanze. Dorthin soll er schon vor langer Zeit aus dem Fernen Osten gelangt sein. Der in guten Gemüseläden frisch oder getrocknet erhältliche Estragon stammt jedoch aus landwirtschaftlichem Anbau. Der in Deutschland angebotene Estragon kommt vorrangig vom Balkan und aus den Niederlanden.

Heilwirkung

Estragon wirkt verdauungs- und gallenflussfördernd sowie harntreibend und enthält viel Kalium. Er wurde als Heilpflanze bei Wassersucht, Nierenträgheit, Appetitlosigkeit, Magenschwäche und Blähungen gebraucht. Einst glaubte man sogar, er könne vor Schlangenbissen schützen. Als Hausmittel lindert Estragonöl rheumatische Beschwerden und Muskelkrämpfe.

Anwendung

Zum Würzen verwendet man die jungen Triebe oder die Blätter, die mehrmals im Jahr geerntet werden können. Da der Gehalt an würzenden ätherischen Ölen kurz vor der Blüte am höchsten ist, sollten die 20 bis 30 Zentimeter langen Triebspitzen zu diesem Zeitpunkt abgeschnitten werden.

Tee gegen Heuschnupfen Jeweils 20 Gramm Estragon, Augentrost, Gundelrebe, Ysopkraut und Meisterwurz mischen. Einen Teelöffel der Mischung mit einer Tasse (200 Milliliter) kochend heißem Wasser übergießen, zehn Minuten zugedeckt ziehen lassen und dann durch ein Sieb abgießen; den Tee heiß und schluckweise trinken, zwei Tassen täglich nach den Mahlzeiten.

Man kann bereits vorbeugend zwei Wochen vor Beginn der Pollenflugsaison damit beginnen.

Fenchel
Foeniculum vulgare

Der Fenchel stammt aus Asien und wurde bereits von den alten Ägyptern als Heilpflanze eingesetzt. In der Antike war er als Heil- und Gewürzpflanze im gesamten Mittelmeerraum bekannt und wurde als Kulturpflanze gezogen. Antike Naturheiler schätzten ihn als harntreibende Medizin sowie zur Behandlung von Schlangen- und Hundebissen.

Im Mittelalter galt er zudem als Schutzmittel vor bösem Zauber und Hexenkräften. Hildegard von Bingen schrieb über den Fenchel in ihrem Buch *Physica:* »Denn wer Fenchel oder seinen Samen täglich nüchtern isst, der unterdrückt den üblen Geruch seines Atems und der bringt seine Augen zu klarem Sehen. (…) Sogar ein Mensch, den die Melancholie plagt, der zerstoße Fenchel zu Saft, und er salbe oft Stirn, Schläfen, Brust und Magen, und die Melancholie in ihm wird weichen.«

Der heilkundige Pfarrer Sebastian Kneipp hielt den Fenchel im 19. Jahrhundert für einen unverzichtbaren Bestandteil jeder Hausapotheke, da er ihn als Husten- und Beruhigungsmittel bei Kindern sowie gegen bronchiale und asthmatische Beschwerden bei Erwachsenen kannte.

Die Knollen des Fenchels sind ebenso wie das Kraut ein beliebtes Gemüse. Für Heilzwecke werden aber die Früchte gesammelt, die sich an den hohen Stängeln entwickeln. Fenchelsamen löst Krämpfe, fördert die Darmperistaltik, lindert Augenleiden und -entzündungen, wirkt husten- und schmerzlindernd, beruhigt überreizte Nerven und fördert den Schlaf.

Botanik

Der Fenchel, ein Doldenblütler (*Apiaceae/Umbelliferae*), bevorzugt mediterrane Regionen. Dennoch ist er winterhart, wird je nach Sorte bis zu zwei Meter hoch und kann bis zu 45 Zentimeter breit werden. Im Sommer bringt er große abgeflachte Dolden mit einer Vielzahl an kleinen gelben Blüten hervor, aus denen sich dann die aromatischen Samen entwickeln. Die Blätter sind gefiedert und haben einen zarten Bronzeton.

Fenchel wird nicht nur im Gemüsebeet gezogen, sondern findet sich aufgrund seines filigranen Äußeren vermehrt in Blumenrabatten wieder.

Heilwirkung

Der wichtigste Wirkstoff der rundum heilsamen Knolle ist – neben sehr viel Eisen, Kalium und Kalzium – das ätherische Öl der Fenchelfrüchte. Es sorgt für die durchblutungsfördernde Wirkung und macht Fenchel zu einem beliebten Hausmittel gegen Blähungen und Verdauungsbeschwerden. Dass Fenchel auch gegen Kopfschmerzen und sogar besser als Kamillentee gegen Augenentzündungen hilft, ist dagegen weniger bekannt. Auch bei einer Reihe von Erkältungskrankheiten wie Bronchitis, Husten, Keuchhusten sowie bei Asthma unterstützt Fenchel aufgrund der auswurffördernden Wirkung seines Öls die Heilung.

Die Hauptwirkstoffe der Fenchelfrüchte sind ihre ätherischen Öle, vor allem das Anethol. Es wirkt anregend auf die Schleimhäute der Luft- und Verdauungswege, vor allem auf die Flimmerepithelien (feine Härchen der Atemwege, die den Abtransport von Schmutz und Parasiten unterstützen), daher wird es als Schleimlöser bei bronchialen Beschwerden angewendet. Außerdem wirkt Anethol krampflösend und antibiotisch. Dadurch hilft es bei Völlegefühl, Blähungen, nervösen Magen-Darm-Beschwerden sowie Übelkeit und wird als Blähungs- und Beruhigungstee bei Säuglingen eingesetzt.

Fenchelsamen werden als Teeaufguss zubereitet. Sie werden oft mit anderen Verdauungshelfern wie Kümmel und Anis kombiniert. Diese Mischung soll sogar die Milchbildung stillender Mütter anregen. Wissenschaftlich konnte dieser Effekt bisher nicht bestätigt werden.

Anwendung

Fencheltee hat sich bei Asthma, Bauchschmerzen, Blähungen, Bronchitis und allgemeinen Verdauungsbeschwerden bewährt. In seltenen Fällen löst Fenchel Allergien aus.

Auflage bei Gerstenkorn Ein Baumwoll- oder Leinentuch mit warmem Fencheltee tränken und auf das betroffene Auge legen.

Hustensaft mit Fenchel Je sieben Gramm Fenchel, Isländisch Moos, Eibischwurzel und Majoran vermischen, mit 250 Milliliter kochendem Wasser übergießen und über Nacht zugedeckt stehen lassen. Am nächsten Tag dann durch ein Sieb abgießen, 250 Gramm Kandiszucker dazugeben und umrühren, bis der Zucker sich aufgelöst hat; dann die Mischung in eine Flasche füllen und kühl lagern. Dreimal täglich einen Esslöffel.

In der Küche Vom Fenchel sind auch die frischen Blätter in der Küche verwendbar, man findet sie, klein gehackt, in zahlreichen Würzmischungen. Sie enthalten zahlreiche Vitamine. Die Gewürzheilkunde verwendet allerdings nur die Samen.

Fenchelauflauf mit Dill

Für 4 Personen *600 g Kartoffeln • 2 Möhren
1 Zucchini • 1 kg Fenchel • 1 Bund Dill
100 g Butter • Salz • Saft von ½ Zitrone • 25 g Mehl
250 ml Sahne • 150 g geriebener Käse*

---

1 Die Kartoffeln weich garen, pellen und in Scheiben schneiden. Möhren und Zucchini putzen und in Scheiben schneiden; den Fenchel putzen und vierteln. Dill waschen, trocken schütteln und fein hacken.

2 10 Gramm Butter schmelzen und die Möhren darin andünsten; salzen und mit Zitronensaft und 250 Milliliter Wasser begießen.

3 Mit Deckel 5 Minuten garen. Fenchel und Zucchini zugeben, weitere 10 Minuten köcheln lassen. Gemüse abgießen, dabei Sud auffangen und beiseitestellen.

4 Restliche Butter erhitzen, Mehl zugeben, unter ständigem Rühren mit 250 Milliliter des Gemüsesuds ablöschen. Sahne zugeben, noch einmal aufkochen und 10 Minuten köcheln lassen. Den Dill und zwei Drittel des Käses unterrühren.

5 Gemüse und Kartoffeln in eine Auflaufform schichten und die Sauce darübergießen.

6 Mit dem restlichen Käse bestreuen und im Backofen bei 200 °C (180 °C Umluft) etwa 25 Minuten goldbraun backen.

Saft Fenchelsaft enthält sehr viele Vitamine, außerdem Mineralien wie Eisen, Kalzium und Phosphor. Nach dem Waschen wird der Wurzelansatz abgeschnitten, die Knolle wird geachtelt und entsaftet.

Tee Einen Teelöffel Fenchelsamen mit einer Tasse (200 Milliliter) kochend heißem Wasser übergießen, zehn Minuten zugedeckt ziehen lassen und dann durch ein Sieb abgießen.
  Den Tee warm und schluckweise trinken. Zwei bis drei Tassen täglich.

Teemischung Jeweils zehn Gramm Fenchel-, Kümmel- und Anissamen vermischen. Zwei gestrichene Teelöffel der Mischung mit einer Tasse (200 Milliliter) kochend heißem Wasser übergießen, zehn Minuten zugedeckt ziehen lassen und dann durch ein Sieb abgießen.
  Den Tee warm und schluckweise trinken. Zwei bis drei Tassen täglich.

Teemischung – milder Abführ- und Verdauungstee 20 Gramm Holunderblüten, je zehn Gramm Malvenblüten, Fenchelsamen, Anissamen und Süßholzwurzel vermischen. Einen Teelöffel der Mischung mit einer Tasse (200

Milliliter) kochend heißem Wasser übergießen, zehn Minuten zugedeckt ziehen lassen und dann durch ein Sieb abgießen. Den Tee warm und schluckweise trinken. Drei Tassen täglich.

Teemischung bei Erkältungen 60 Gramm Anisfrüchte, 40 Gramm Thymiankraut, 30 Gramm Fenchelfrüchte und 20 Gramm Salbeiblätter vermischen. Einen Teelöffel der Mischung mit einer Tasse (200 Milliliter) kochend heißem Wasser übergießen, zehn Minuten zugedeckt ziehen lassen und dann durch ein Sieb abgießen. Den Tee warm und schluckweise trinken. Zwei Tassen täglich einnehmen, solange die Beschwerden anhalten.

Teemischung bei Gallenbeschwerden Fenchelfrüchte, Faulbaumrinde, Pfefferminzblätter, Krauseminze und Wermutkraut zu gleichen Teilen vermischen. Einen Teelöffel der Mischung mit einer Tasse (200 Milliliter) kochend heißem Wasser übergießen, zehn Minuten zugedeckt ziehen lassen und dann durch ein Sieb abgießen. Drei Tassen täglich vor den Mahlzeiten.

Fingerhut
Digitalis grandiflora

Sein hochwirksames Gift machte man sich im Mittelalter bereits zunutze, um unliebsame Zeitgenossen aus dem Weg zu räumen. Allerdings war in der damaligen Zeit auch schon seine helfende Wirkung bei Herzleiden bekannt.

Botanik

Der Großblütige Fingerhut gehört zur Familie der Rachenblütler *(Scrophulariaceae)*. Er liebt lichte Wälder in mitteleuropäischen Breitengraden und kann, wild wachsend, eine Höhe von bis zu 150 Zentimetern erreichen. Der ausdauernde Stock stirbt nach der Blüte ab, bringt aber Seitentriebe hervor, die ein weiteres Wachstum garantieren. Der ursprüngliche Fingerhut – heute gibt es Hunderte von Zuchtsorten in allen möglichen Farben – bringt gelbe Glocken als Blüten hervor. Der wilde Fingerhut steht unter Naturschutz.

Heilwirkung

Fingerhut enthält Glykoside wie Digitoxin und Gitoxin. Sie wirken auf Herz und Nieren des Menschen. In vorsichtigen Dosierungen werden sie bei unterschiedlichen Herzleiden und bei Altersherz eingesetzt.

Die Inhaltsstoffe erhöhen die Pumpleistung des Herzmuskels, wodurch der Blutumlauf im Körper deutlich beschleunigt wird; das wiederum bewirkt, dass Wasseransammlungen durch eine ebenfalls erhöhte Harnabsonderung ausgeschwemmt werden. Der Fingerhut gilt als eine der stärksten Giftpflanzen in der mitteleuropäischen Pflanzenwelt.

Vorsicht!

Die hochgiftige Pflanze darf nur unter strenger ärztlicher Anleitung verwendet werden, andernfalls droht Lebensgefahr.

Fliegenpilz
Amanita muscaria

Als Märchenpilz ist er so gut wie jedem bekannt. Seine leuchtend rote, mit weißen Punkten besetzte Kappe, der rein weiße Stiel und die ebenso weißen Lamellen unter dem Hut lassen ihn in jedem grünen Moosbett erstrahlen. Seinen Namen erhielt der Fliegenpilz (*muscarius* leitet sich ab vom lateinischen *musca* = »Fliege«) von einer seiner (harmloseren) Verwendungen: Wenn man den Pilz zerschneidet, in Milch aufkocht und ihn dann in einer Schale aufstellt, zieht dies Fliegen und anderes Ungeziefer an und tötet diese.

Weitere Namen, die ihm der Volksmund verlieh, waren Diabolischer Pilz, Fliegenschwamm, Fliegenteufel, Licht der Erde, Narrenpilz, Rabenbrot, Roter Fliegenfänger, Fliegentöter, Krötenbrot oder Unwahrer Pilz – viele dieser Namen bezogen sich auf seine berauschende und halluzinogene Wirkung. Diese war vor allem in Nordasien bekannt und wurde gezielt eingesetzt. Seit langer Zeit wird der Pilz dort zur Erweiterung des Bewusstseins bei schamanistischen Ritualen eingenommen. Die Schamanen verspeisen die getrockneten Pilze, um in einen Trancezustand zu verfallen, der ihnen hellseherische Kräfte verleiht.

Botanik

Der giftige Vertreter der Blätterpilze ist außer in Australien auf der ganzen Erde verbreitet. In den hiesigen Breiten ist er im Spätsommer und Frühherbst am häufigsten unter Birken und Kiefern zu finden, mit denen er eine symbiotische Beziehung hat. Außer in der allseits bekannten rot-weißen Form gibt es den Fliegenpilz in Nordamerika auch noch mit orangefarbenem und gelb geflecktem Hut. Verwendung findet der Fruchtkörper, also der Hut des Fliegenpilzes.

Der Pilz bildet sich aus der kugeligen bis eiförmigen Knolle heraus, aus der anfangs erst der ebenfalls kugelförmige Schirm durchbricht und später dann ein zehn bis 15 Zentimeter langer Stiel mit einer Manschette im oberen Teil entsteht. Der orangefarbene bis tiefrote Schirm öffnet sich bis zu einem Durchmesser von zehn bis 20 Zentimetern und ist mit vielen kleinen weißen Warzen übersät. Auf der Unterseite befinden sich helle Lamellen (Blätter). Erntezeit ist im Spätsommer und Frühherbst.

Heilwirkung

In Sibirien und Russland wurden stets auch wirksame Arzneien aus dem Fliegenpilz bereitet: Die bekanntesten Indikationen sind körperlich-geistige Erschöpfungszustände und Schmerzen, vor allem im Bereich der Nerven. In der Homöopathie findet er Anwendung gegen Beschwerden des gesamten Nervensystems, Wechseljahresbeschwerden sowie gegen Blasen- und Darmkrämpfe.

Vorsicht!

Auch wenn Fälle bekannt sind, in denen Menschen eine Fliegenpilzvergiftung überlebten, gilt: Fliegenpilz darf auf keinen Fall in den Körper gelangen, da die meisten Menschen schon auf geringste Mengen mit einer lebensbedrohlichen Vergiftung reagieren. Besteht der Verdacht, dass Fliegenpilz eingenommen wurde, muss sofort der Notarzt alarmiert werden!

Frauenmantel
Alchemilla xanthochlora

Schon der Name weist darauf hin: Der Frauenmantel findet vor allem bei der Therapie von Frauenleiden Anwendung. Auch sein Beiname »Mutterkraut« verweist auf dieses Einsatzgebiet. Der lateinische Name *Alchemilla* = »das kleine Wunder« hingegen bezieht sich mehr auf die Fähigkeit der Pflanze, Wasser in ihren Blättern zu halten, als auf ihre heilende Wirkung.

Naturwissenschaftliche Erklärungen konnten für diese Wirkungen bisher allerdings nicht gefunden werden. Das ändert jedoch nichts daran, dass Naturmediziner mit Frauenmantel bei der Behandlung von Frauenkrankheiten beste Erfahrungen sammeln konnten und ihn daher auch heute noch sehr gerne einsetzen.

Botanik

Frauenmantel, ein Rosengewächs *(Rosaceae),* ist in ganz Europa heimisch und bevorzugt Standorte an Bachufern, in Wäldern, an Waldrändern und auf feuchten Wiesen. Mittlerweile hat er sich zu einer der beliebtesten Gartenstauden entwickelt. Er kann bis zu 50 Zentimeter hoch werden, mit einer fünf bis 15 Millimeter dicken Stängelhauptachse, die bis in den Blütenstand behaart ist. Die lang gestielten, weichen Blätter sind sieben- bis elfteilig gefaltet, ihre Ränder haben feine Zähnchen, die Unterseite ist dicht mit Borsten besetzt. Geerntet werden die Blätter vor der Blütezeit, also von April bis Anfang Mai.

Heilwirkung

Frauenmantel gilt als das »Frauenkraut« schlechthin. Er wirkt harntreibend, adstringierend, krampflösend und blutstillend. Der Tee wird bei Verdauungsstörungen, Blähungen, Wechseljahresbeschwerden, starken Regelblutungen und Unterleibsbeschwerden, aber auch zur Geburtsvorbereitung und zur Förderung der Milchbildung in der Stillzeit angewendet. Außerdem soll er die Geburtswehen lindern und die Blutungen nach der Geburt verringern.

Anwendung

Die Blätter werden klein geschnitten und zum Trocknen auf einem Leinentuch an einem schattigen Ort ausgebreitet. Frauenmanteltee hilft schnell bei Durchfall. Frauen mit Unterleibskrämpfen während der Menstruation beginnen mit der Teekur zwei bis drei Tage vor dem erwarteten Regeltermin.

Tee Zwei gehäufte Teelöffel Frauenmantelblätter mit einer Tasse (200 Milliliter) kochend heißem Wasser übergießen, zehn Minuten zugedeckt ziehen lassen und dann durch ein Sieb abgießen. Drei Tassen täglich.

Teemischung bei Akne Frauenmantel- und Stiefmütterchenkraut zu gleichen Teilen mischen. Einen Teelöffel der Mischung mit einer Tasse (200 Milliliter) kaltem Wasser übergießen, aufkochen und 15 Minuten zugedeckt ziehen lassen; dann durch ein Sieb abgießen. Ein bis drei Tassen täglich.

Teemischung bei Menstruationsbeschwerden Je 20 Gramm Frauenmantelkraut, Rosmarinblätter, Kamillenblüten, Johanniskraut und Ringelblumenblüten vermischen. Einen Teelöffel der Mischung mit einer Tasse (200 Milliliter) kochend heißem Wasser übergießen, zehn Minuten zugedeckt ziehen lassen und dann durch ein Sieb abgießen. Zwei Tassen täglich.

Teemischung bei Menstruationsbeschwerden zur Harmonisierung 30 Gramm Frauenmantel mit jeweils 20 Gramm Brennnesselblättern, Schafgarbenkraut, Taubnesselblüten, Hibiskusblüten, Pfefferminzblättern und Spierstaudenkraut vermischen. Einen Teelöffel der Mischung mit einer Tasse (200 Milliliter) kochend heißem Wasser übergießen, zehn Minuten zugedeckt ziehen lassen und dann durch ein Sieb abgießen. Drei Tassen täglich zwischen den Mahlzeiten trinken.

Galgant

Alpinia officinarum

Die ursprüngliche Heimat des Galgants ist Südchina, wo
er auch heute noch in großem Stil angebaut und verwendet wird. In der chinesischen und der ayurvedischen Heilkunde wurde er bereits 500 n. Chr. als Heil- und Würzmittel erwähnt. Arabische Ärzte machten ihn dann im frühen
Mittelalter in Europa bekannt. Auch Hildegard von Bingen nahm ihn in ihr Heilpflanzenrepertoire auf, er galt ihr
als hochwirksames Mittel zur Fiebersenkung. Heute wird
der Galgant immer noch zu therapeutischen Zwecken genutzt. Als Gewürz spielt er in Deutschland jedoch eher
eine untergeordnete Rolle, meist wird auf seinen weitaus
bekannteren Verwandten, den → Ingwer, zurückgegriffen.
Dabei vermag Galgant einer ganzen Reihe von Gerichten
eine spezifische und exotische Geschmacksnote zu geben
(→ Dinkel).

Botanik

Die empfindliche Pflanze, die bis zu 1,2 Meter hoch werden kann, gehört zur Familie der Ingwergewächse *(Zingiberaceae)*. Galgant bevorzugt subtropisches Klima mit einer hohen Luftfeuchtigkeit, das er im Grasland und in den
dschungelartigen Dickichten seiner Heimat Südchina
und Vietnam vorfindet. Die dickfleischigen, schwertähnlichen Blätter werden bis zu 40 Zentimeter lang, die orchideengleichen Blüten erstrahlen weiß mit roten Streifen.
Die Pflanze bildet Rhizomwurzeln, die nach vier bis sechs
Jahren geerntet werden. Sie sind rotbraun und schuppig

und werden bis zu zwei Zentimeter dick. Sie werden vorsichtig vom Hauptwurzelstock abgetrennt, gereinigt und getrocknet. Galgantwurzeln werden häufig mit den Galangawurzeln (*Alpinia galanga*) verwechselt. Es handelt sich dabei jedoch um zwei unterschiedliche Pflanzen, wenn auch aus der gleichen Familie, die sich hinsichtlich ihrer Würzeigenschaften in der Tat ähnlich sind.

Heilwirkung

Galgant enthält einen hohen Anteil an ätherischen Ölen, vor allem an Cineol, das für den ingwerähnlichen Geruch verantwortlich ist. Die Schärfe der Wurzel wird durch das Harz Galganol hervorgerufen.

Diese Inhaltsstoffe machen den Galgant zu einem Heilmittel für den Bauchbereich, da sie krampflösend, verdauungsfördernd und appetitanregend wirken. Galgant wird deshalb in China gerne als Kräftigungsmittel bei Schwächezuständen verschrieben. Außerdem wirken die ätherischen Öle und die Harze als Wachmacher, sie eignen sich also für die Anwendung bei Erschöpfung.

Auch äußerlich, bei Hauterkrankungen und Entzündungen des Zahnfleischs, findet Galgant gelegentlich Verwendung.

Die konzentrationsfördernde Eigenschaft des Galgants kann wohl aus der menschlichen Geschmacksphysiologie abgeleitet werden. Sein sehr eindeutiger Geschmack macht das Geschmackszentrum im Gehirn in gewisser Weise neugierig, sodass die Aufmerksamkeit des Essenden ganz auf die Speisen gelenkt wird. Einige Arzneimittelhersteller bieten Präparate mit Galgant an.

Anwendung

Verwendet werden die Rhizomwurzeln, die zermahlen, pulverisiert oder zu Öl extrahiert werden. In der indonesischen Küche ist Galgant die Hauptzutat für Nasi Goreng. Geschmacklich erinnert Galgant an Ingwer, er ist allerdings etwas schärfer. Er passt zu Geflügel, vor allem in Kombination mit → Ingwer, → Koriander oder → Kurkuma (Gelbwurz). Darüber hinaus kann man ihn auch als dominantes Gewürz in cremigen Suppen und zur Würze von Fisch einsetzen, vor allem zu Hering.

Gewürzter Eistee

Für 4 Gläser   *6 TL schwarzer Ceylon-Tee*
1 TL Ingwerpulver • 1 TL Galgantpulver • 2 Gewürznelken
½ Zimtstange • 1 l Wasser • 3 EL Zitronensaft
Eiswürfel • Kandiszucker

_____

1 Den Tee und die Gewürze mit dem kochenden Wasser übergießen, 5 Minuten ziehen lassen, durch ein Sieb abgießen und abkühlen lassen. Dann Zitronensaft einrühren.

2 Die Eiswürfel in 4 Gläser verteilen und den Tee darübergießen. Mit Kandiszucker süßen.

Extra: Galgant einkaufen

In Deutschland wird Galgant in drei Sorten angeboten, am bekanntesten ist der kleine Galgant aus China, *Alpinia officinarum*. Er besitzt auch die größten therapeutischen Einsatzmöglichkeiten, die Pharmaindustrie verarbeitet ihn zu allerlei Mono- und Kombinationspräparaten. Einige Getränkehersteller setzen die scharfe und verdauungsfördernde Wurzel ihren Magenbittern zu.

Galgant ist in asiatischen Lebensmittelgeschäften erhältlich. Am besten kauft man ganze Wurzelstücke, um kurz vor Gebrauch kleine Scheiben davon abzuschneiden, die dann fein gehackt den Gerichten beigegeben werden.

Gänseblümchen
Bellis perennis

Für die meisten Menschen gilt diese Pflanze als Unkraut, das auf fast jedem Rasen, aber auch auf Wiesen, an Wegrändern und auf Weiden in ganz Europa erscheint. Schon von alters her verwendete man das Maßliebchen beziehungsweise die Marien-, Regen-, Mai- oder Augenblume für heilkundliche Zwecke. So wurde seine den Stoffwechsel aktivierende Wirkung bereits zu Zeiten des Tabernaemontanus im 17. Jahrhundert gepriesen, man empfahl das Kraut wärmstens als Salatbeigabe oder Suppenzutat. Heute findet das Gänseblümchen wieder vermehrt Beachtung in der Küche.

Botanik

Das Gänseblümchen, ein Vertreter der Familie der Korbblütler *(Asteraceae/Compositae)*, wird gerade mal zehn bis 15 Zentimeter hoch. Es bildet einen dichten Wurzelstock, der sich rasenartig ausbreitet. Daraus erwächst eine niedrige Blattrosette, in deren Mitte die behaarten Stängel stehen, die die bekannten weißen Blütenköpfchen mit dicker gelber Mitte tragen. Geerntet werden frische Blätter und Blüten.

Heilwirkung

Gänseblümchen enthalten Saponine, Gerb- und Bitterstoffe sowie Harze und etwas ätherische Öle. Diese Stoffe lassen die Pflanze schleimlösend und stoffwechselanregend wirken. Sie findet innerlich Verwendung bei hartnäckigem Husten und allgemeinen bronchialen Beschwerden. Auch ihre anregende Wirkung auf den Stoffwechsel kann man sich bei leichteren Verdauungsbeschwerden zunutze machen. Äußerlich haben sich Packungen und Auflagen mit Gänseblümchenkraut bei Quetschungen, Prellungen und Venenleiden bewährt.

Anwendung

Das frische Kraut besticht durch seinen leicht säuerlichen Geschmack, der im Widerspruch zu dem süßlichen Duft steht. Gänseblümchen haben sich auch als Zutat bei einer Frühjahrskur bewährt.

Auflage bei Abszessen Frische Blüten und Blätter der Heilpflanze werden zerkleinert, auf ein Baumwoll- oder Leinentuch aufgetragen und auf die betroffene Hautpartie gelegt. Man sollte nur Gänseblümchen von ungedüngten Wiesen sammeln.

Tee bei Leber- und Nierenbeschwerden Einen gehäuften Teelöffel Gänseblümchenblüten und -blätter mit einer Tasse (200 Milliliter) kochend heißem Wasser übergießen, zehn Minuten zugedeckt ziehen lassen und dann durch ein Sieb abgießen. Den Tee so heiß wie möglich schluckweise trinken. Drei Tassen täglich.

Gänsefingerkraut
Potentilla anserina

Den antiken Ärzten war das Kraut unbekannt, wahrscheinlich, weil sich seine ursprüngliche Heimat in Nord- und Mitteleuropa befindet. In den Kräuterbüchern des Mittelalters wird es hingegen recht ausführlich behandelt, wobei es vor allem beim »Stuhlzwang« (Durchfall) zum Einsatz kam, daher auch der Zweitname »Zwangkraut«. Pfarrer Kneipp soll mit dem Gänsefingerkraut sogar Erfolge bei der Behandlung von Wundstarrkrampf (Tetanus) erzielt haben.

Heute spielt Gänsefingerkraut als Heilpflanze eine Außenseiterrolle.

Botanik

Das niedrig wachsende Gänsefingerkraut, ein Angehöriger der Familie der Rosengewächse *(Rosaceae)*, wächst am Wegesrand und auf Weiden, kann aber auch auf gut verdichteten Böden in Gärten angebaut werden. Mittels seiner Ausläufer verbreitet es sich sehr gut. Die sattgrünen gefiederten Blätter mit der silbrig behaarten Unterseite werden für Heilzwecke zwischen Mai und August gesammelt und getrocknet. Im Sommer erstrahlen leuchtend gelbe Blüten.

Heilwirkung

Gänsefingerkraut enthält Flavonoide, Gerbstoffe und Harzbitterstoffe. Die Flavonoide des Gänsefingerkrauts wirken krampflösend. Die Pflanze hilft bei Darm- und Magenkrämpfen, der Drei-Monats-Kolik bei Babys sowie bei Krämpfen während der Regelblutung. Auch wer regelmäßig von Muskelkrämpfen heimgesucht wird, sollte es mit einer Gänsefingerkrautkur versuchen. Gänsefingerkraut enthält zwar Gerbstoffe, aber nicht in dem Maß, dass sie bei massiveren Leibschmerzen ausreichend wären. So werden in der Heilkunde oftmals Melissenblätter dazugegeben.

Potentilla wird auch in der Homöopathie eingesetzt. Als Urtinktur kommt es vor allem bei Menstruationsbeschwerden zum Einsatz.

Anwendung

Ein Tee aus Gänsefingerkraut hilft bei häufigen Darm- oder Muskelkrämpfen. Bei Menstruationsbeschwerden empfiehlt es sich, mit der Teekur bereits drei Tage vor dem erwarteten Regeltermin zu beginnen.

In der Küche Die Blätter und Wurzeln des Gänsefingerkrautes werden als Wildgemüse gekocht.

Kräuterweingeist gegen Wadenkrämpfe Jeweils 30 Gramm Gänsefingerkraut und Baldrianwurzel mit 20 Gramm Frauenmantel sowie je zehn Gramm Meisterwurz und Goldrutenkraut vermischen. Die Mischung in ein Glasgefäß geben, mit 500 Milliliter 68-prozentigem Weingeist übergießen und zwei Wochen an einen etwa 20 °C warmen Ort stellen. Danach den Kräuterweingeist durch einen Filter abgießen und in eine dunkle Flasche füllen. Erwachsene bekommen am ersten Tag stündlich zehn Tropfen, an den folgenden Tagen die gleiche Menge im Drei-Stunden-Rhythmus verabreicht.

Milch bei Menstruationsbeschwerden Einen gehäuften Teelöffel getrocknetes Gänsefingerkraut mit einem Glas (200 Milliliter) Milch aufkochen, zehn Minuten ziehen lassen und dann durch ein Sieb abgießen. So heiß wie möglich trinken.

Tee Einen Esslöffel Gänsefingerkraut mit einer Tasse (200 Milliliter) kochend heißem Wasser übergießen, zehn Minuten zugedeckt ziehen lassen und dann durch ein Sieb abgießen. Drei Tassen täglich.

Teemischung bei Asthma Jeweils 50 Gramm Gänsefingerkraut und Johanniskraut mit 30 Gramm Orangenblüten und 20 Gramm Lavendelblüten vermischen. Einen Teelöffel der Mischung mit einer Tasse (200 Milliliter) kochend heißem Wasser übergießen, zehn Minuten zugedeckt ziehen lassen und dann durch ein Sieb abgießen; den Tee heiß und schluckweise trinken. Morgens eine Tasse und abends zwei Tassen täglich.

Teemischung bei Blähungen und Stuhlträgheit Je zwei Teile Gänsefingerkraut mit einem Teil Kamillenblüten vermischen. Zwei Teelöffel der Mischung mit einer Tasse (200 Milliliter) kochend heißem Wasser übergießen, zehn Minuten zugedeckt ziehen lassen und dann durch ein Sieb abgießen. Drei Tassen täglich. Drei Tage vor dem erwarteten Regeltermin mit der Kur beginnen.

Teemischung bei Menstruationsbeschwerden Jeweils 20 Gramm Gänsefingerkraut und Melissenblätter mit zehn Gramm Pfefferminzblättern vermischen. Zwei Teelöffel der Mischung mit einer Tasse (200 Milliliter) kochend heißem Wasser übergießen, zehn Minuten zugedeckt ziehen lassen und dann durch ein Sieb abgießen; den Tee heiß und schluckweise trinken. Bei Bedarf eine Tasse des frisch gebrühten Tees trinken.

Trockenextrakt Gänsefingerkraut ist auch als Trockenextrakt erhältlich. Die therapeutische Dosis liegt bei 800 bis 1200 Gramm Trockenextrakt täglich.

Geißraute
Galega officinalis

Die Geißraute, in Süd- und Osteuropa beheimatet, hielt erst im 15. Jahrhundert Einzug in die Welt der mitteleuropäischen Heilkunde. Sie wurde sowohl in Gärten als Heilpflanze gezogen, als auch als Futterpflanze angebaut. Ihren Namen erhielt sie von den griechischen Wörtern *gala* und *agein,* was so viel wie »milchtreibend« bedeutet und auf ihre ursprüngliche Anwendung in der Hausapotheke verweist.

Nach ihrer Einführung in die mitteleuropäische Kultur begann alsbald ihre lang währende Karriere als Heilmittel gegen die Zuckerkrankheit. In den letzten Jahrzehnten geriet dies leider in Vergessenheit, nicht zuletzt auch deshalb, weil die pharmazeutische Industrie mit der »dritten Generation« antidiabetischer Mittel endlich auch Wege gefunden hat, den Blutzuckerspiegel auf chemischem Weg und trotzdem ohne massive Nebenwirkungen zu senken.

Eine jüngst veröffentlichte Studie erbrachte jedoch deutliche Hinweise darauf, dass die Geißraute auch bei Übergewicht helfen kann. Dadurch steht möglicherweise ihre Rückkehr in den medizinischen Bereich bevor.

Botanik

Die Geißraute, ein Schmetterlingsblütengewächs *(Fabaceae),* wächst in Mittel-, Süd- und Osteuropa. Die wichtigsten Anbauländer sind Ungarn, Polen und Bulgarien. Die Pflanze wird 50 bis 100 Zentimeter hoch und bevorzugt nährstoffreiche und feuchte Böden. Aus dem aufrechten, krautigen Stängel sprießen die kahlen, unpaarig gefiederten Blätter. Zwischen Juni und August bringt die Geißraute weißliche bis lilafarbene Schmetterlingsblüten hervor, aus denen etwa drei Zentimeter lange Hülsen hervorgehen. Genutzt werden die hellgrünen Fiederblättchen, die man trocknet und zerkleinert.

Da die Geißraute heute nur noch sehr selten wild anzutreffen ist, ist von einem Sammeln abzuraten.

Heilwirkung

Neben Flavonglykosiden, Saponinen, Bitterstoffen und Vitamin C ist der Hauptwirkstoff der Geißraute ein Alkaloid namens Galegin. Dieser Wirkstoff konnte in Laborexperimenten seine blutzuckersenkenden Eigenschaften unter Beweis stellen.

In jüngerer Zeit wurden die antidiabetischen Wirkungen der Geißraute aber auch mit ihren Chromsalzen in Verbindung gebracht, da Chrommangel die Entstehung der Zuckerkrankheit fördert. Die anderen Inhaltsstoffe sind für eine harn-, milch- und schweißtreibende Wirkung verantwortlich.

Wissenschaftler der Universität Glasgow förderten aber noch einen weiteren nützlichen Effekt von Galega zutage. Sie stellten nämlich fest, dass die Geißraute den Appetit zügelt. Dadurch wird sie zu einer wertvollen Hilfe bei Diäten.

Anwendung

Alle Teile der Pflanze sollten nur getrocknet verwendet werden. Die Anwendung erfolgt am besten über den Geißrautentee.

Tee Einen gehäuften Teelöffel getrocknete Blätter mit einer Tasse (200 Milliliter) kochend heißem Wasser überbrühen, zehn bis 15 Minuten zugedeckt ziehen lassen und dann durch ein Sieb abgießen; den Tee heiß und schluckweise trinken. Zwei Tassen täglich, am besten zu den Mahlzeiten.

Achtung: Diese Dosierung ist unbedingt einzuhalten.

Gerste

Hordeum vulgare

Dieses Getreide wurde bereits vor über 10 000 Jahren vom Menschen kultiviert. Die alten Griechen sahen in der Gerste ein Geschenk der Göttin Demeter, der Getreidemutter. In Pakistan gilt Gerste bis heute als die beste Nahrung für das Herz. Hippokrates setzte bereits eine gesüßte Gerstenabkochung an, und die römischen Gladiatoren wurden *Hordearii*, Gerstenesser, genannt, weil sie dieses Getreide aßen, um sich für ihre Kämpfe zu stärken.

Ihre erste heilkundliche Erwähnung findet die Gerste im berühmten *Papyrus Ebers* (um 1500 v. Chr.), wo man ihr neben ihren nährenden Qualitäten auch unterstützende Wirkung bei Magen-Darm-Erkrankungen zusprach. Ein in England altbewährtes Gesundheitsgetränk war und ist das *barley water,* eine Gerstenabkochung, die sehr gut bei Magenbeschwerden bis hin zum Magengeschwür hilft und die Verdauung anregt sowie Durchfall stoppt. Zudem ist sie im Stande, kleine Blasen- und Nierensteine auszuspülen.

Bis weit ins 16. Jahrhundert hinein war Gerste in Mitteleuropa das wichtigste und am meisten angebaute Getreide. Nicht nur als »Brotgetreide«, sondern auch als Bierzutat machte sich diese Form des Süßgrases einen Namen. Dann jedoch übernahm der Roggen die Vorherrschaft, was nicht zuletzt mit der zunehmenden Erzeugung von Sauerteigbroten zu tun hat, für die sich das Gerstenkorn nicht eignet. Erst im 20. Jahrhundert stieg der Anbau von Gerste in Deutschland, nicht zuletzt wegen des hohen Bierverbrauchs, wieder an.

Botanik

Gerste, zur Familie der Gräser *(Poaceae/Gramineae)* zählend, ist ein Spelzgetreide. Die Ähren der Gerste sind mit langen Grannen besetzt. Die mehligen Gerstenkörner sind die ausgereiften Früchte des Getreides. Sie werden bei der Brotherstellung und zur Malzgewinnung verwendet, die wiederum der Biererzeugung dient. Aber auch als Futtergetreide, zur Herstellung von Graupen, Grützen und Malzkaffee findet die Gerste Verwendung.

Heilwirkung

Das äußerst widerstandsfähige Getreide wird seinem guten Ruf vollauf gerecht. Wie alle anderen Getreidefrüchte enthält es zahlreiche Mineralien, außerdem einen hohen Anteil an B-Vitaminen und Vitamin C. Der hohe Anteil an ungesättigten Fettsäuren kann helfen, einen erhöhten Cholesterinspiegel zu senken. In der chinesischen Medizin wird die Gerste aufgrund ihrer stärkenden und entgiftenden Wirkung sehr geschätzt, denn Gerste senkt den Cholesterinspiegel im Blut und bietet so einen wirksamen Schutz vor Herz- und Kreislauferkrankungen. Darüber hinaus regt sie intensiv die Darmtätigkeit an und reguliert den Stuhlgang.

Erst kürzlich sind zudem sogenannte sekundäre Pflanzenstoffe in der Gerste entdeckt worden, die krebserregende Stoffe im Verdauungstrakt hemmen und so der Entstehung von Krebs entgegenwirken können. Außerdem stärkt die in Gerste enthaltene Kieselsäure das Bindegewebe, die Wirbelsäure und kräftigt die Haare und Nägel.

Anwendung

Hauptsächlich wird Gerste zur Brotherstellung, Malzgewinnung und Biererzeugung verwendet. Gerstenflocken und -körner sind als Bestandteil des morgendlichen Müslis eine Bereicherung für Geschmack und Gesundheit. Gerstenschleim ist nach wie vor eine wirkungsvolle Diät bei Magen-Darm-Erkrankungen.

Gerstenölgranulat bei Verbrennungen Die geschädigte Haut benötigt viel Vitamin C und E. Daher möglichst viel Obst und Gemüse verzehren sowie am ersten Tag nach der Verletzung zwei Teelöffel, vom zweiten bis vierten Tag je einen Teelöffel Gerstenölgranulat einnehmen. Dieses Präparat ist üblicherweise in Apotheken erhältlich.

Gewürznelke
Syzygium aromaticum

Die Gewürznelke wurde bereits 1600 v. Chr. vom Ayurveda-Lehrer Bhavamisra beschrieben. Er wies bereits auf ihren breiten therapeutischen Einsatzbereich hin. Ihre Heimat sind die berühmten indonesischen Gewürzinseln, die Molukken. Aufgrund ihrer bakterien- und virenhemmenden Wirkung waren die Einwohner dieser Inseln vor entsprechenden Krankheiten gefeit, da die meisten ihrer Gerichte stark mit Gewürznelken angereichert waren. Als ihr Verzehr zwangsläufig abnahm, weil auf das Holz erpichte Eroberer die Bäume abholzten, kam es plötzlich auf der Insel zu regelrechten Infektionsepidemien. Die Inseleinwohner wurden von Krankheiten befallen, die ihnen vorher völlig unbekannt waren.

In Deutschland wurden erstmals im Jahr 973 die »Gewürz-Nägelein« erwähnt, was sich vom Begriff Nelke ableitet. Dennoch gehören sie nicht zu den Nelkengewächsen. Auch Hildegard von Bingen zählte sie zu ihrem Heilpflanzensortiment.

Die ersten Gewürznelkenplantagen wurden im 18. Jahrhundert in Afrika von den Franzosen angelegt. Bis heute stammt der größte Teil des weltweiten Angebots von den Inseln Madagaskar und Sansibar.

Botanik

Die Gewürznelke gehört zu den Myrtengewächsen *(Myrtaceae)* und liebt es tropisch warm und feucht. Der immergrüne Baum wird zehn bis 20 Meter hoch. Seine ledrigen Blätter erinnern an Lorbeer. Geerntet werden die kleinen, noch grünen Blütenknospen des Baumes, von denen man dann den Fruchtstiel entfernt; aus diesem wird das Nelkenöl gewonnen. Die Blütenknospen werden im Rauch und in der Sonne getrocknet. Dabei verfärben sie sich ins Bräunliche und verlieren deutlich an Volumen und Gewicht: 1000 Kilogramm frischer Gewürznelken ergeben ungefähr 240 Kilogramm getrocknete Marktware.

Heilwirkung

Die Gewürznelke enthält eine überdurchschnittlich breite Palette von Wirkstoffen. Dominierend sind ihre ätherischen Öle, darunter vor allem Eugenol, Caryophyllen und

Vanillin. Zudem findet man Gerbstoffe, Phenolkarbonsäuren und Flavonoide.

Eugenol wirkt in starkem Maße hemmend auf das Wachstum von Viren und Bakterien.

Zusammen mit Caryophyllen entspannt Eugenol die Muskeln des Darms und der Atemwege, die Gewürznelke wird dadurch zu einem wirksamen Mittel bei Bronchialerkrankungen sowie bei Unterleibskrämpfen.

Für Eugenol konnte zudem in zahlreichen Experimenten der Nachweis erbracht werden, dass es die Ansammlung von Blutplättchen (Thrombozyten) in den Blutgefäßen verhindert. Es muss daher zu den wirkungsvollen Heil- und Vorbeugungsmitteln gegen Arterienverkalkung gezählt werden. In jüngerer Zeit konnten für Eugenol schmerz- und entzündungshemmende Eigenschaften beobachtet werden. Dadurch wird die Gewürznelke zu einer echten Therapieunterstützung bei Kopfschmerzen, Zahnschmerzen und rheumatischen Erkrankungen, wo sie mittlerweile zu den bewährten Hausmitteln zählt.

Anwendung

Gewürznelken schmecken feurig warm und haben ein starkes Aroma. Sie finden bei der Zubereitung von Speisen, in Früchtetees und in Bowlen Verwendung. Auch beim Einmachen oder Einlegen von Obst oder in Kombination mit der Verarbeitung von Äpfeln wird die Gewürznelke mittlerweile wieder gerne verwendet. Und natürlich darf sie in der Weihnachtsbäckerei nicht fehlen: Was wären Lebkuchen und Früchtebrot ohne diese hocharomatische Würze?

Fertigpräparate aus der Apotheke Nelkenextrakt oder das ätherische Nelkenöl sind in zahlreichen Kombinationspräparaten enthalten, meistens in Salben, Einreibungen und Lösungen zur Behandlung von schmerzhaften Erkrankungen im Mundraum.

Zur innerlichen Anwendung gegen Kopfschmerzen, Darmkoliken und rheumatische Erkrankungen oder zur Inhalation bei Atemwegserkrankungen können sie mit Tee oder Wasser verdünnt werden.

Getrocknete ganze Nelken Die ganze Nelke an die schmerzende Stelle im Mundraum halten, das lindert Zahnschmerzen. Man kann auch ein ganzes Nelkenköpfchen in das Kariesloch hineinstecken, sofern es groß genug ist. Bei Zahnfleischentzündungen empfiehlt es sich, mit dem Nelkenköpfchen behutsam zu massieren.

Nelkenöl Bei Migräne täglich eine Kanne grünen Tee (mindestens 500 Milliliter) über den Tag verteilt trinken; in zwei Kannen zwei Gewürznelken sowie Zimt und Zitrone hineingeben.

Nelkenöl Nelkenöl bei Zahnfleischbluten: Das Öl der Gewürznelke ist nicht nur ein wirksamer Schmerzhemmer, sondern wirkt auch entzündungshemmend und antibiotisch. Bei äußerlicher Anwendung sollte man darauf achten, wie man auf konzentriertes Nelkenöl reagiert: Gelegentlich können Gewebereizungen auftreten.

Tee Einen gestrichenen Teelöffel Gewürznelken mit einer Tasse (200 Milliliter) kochend heißem Wasser oder Tee übergießen, zehn Minuten zugedeckt ziehen lassen und dann durch ein Sieb abgießen; den Tee heiß und schluckweise trinken. Zwei bis drei Tassen pro Tag bei Darmkoliken und rheumatischen Beschwerden.

Teemischung bei Stirnhöhlenentzündung Jeweils einen Teelöffel pulverisierte Nelken, Anis und Süßholz sowie je einen halben Teelöffel Ingwer und Kardamom vermischen. Die Mischung mit einer Tasse (200 Milliliter) kochend heißem Wasser übergießen, fünf Minuten zugedeckt ziehen lassen und dann durch ein Sieb abgießen; heiß und schluckweise trinken, mehrere Tassen täglich.

Vorsicht!

Zu hoch dosiert, kann das ätherische Öl zur Reizung der Schleimhäute von Mund, Magen und Darm führen.

Ginkgo
Ginkgo biloba

Ginkgobäume sind die Überlebenden einer Baumart, die bereits vor etwa 250 Millionen Jahren unseren Globus besiedelte. Sie werden daher gerne von Wissenschaftlern als »lebende Fossilien« bezeichnet. Sie sind zugleich die einzigen überlebenden Vertreter einer ganzen Pflanzenfamilie, was sie wahrscheinlich der Tatsache zu verdanken haben, dass der Ginkgo sich als Tempelbaum einer besonderen Wertschätzung und Pflege erfreute.

Die medizinische Anwendung des Ginkgos ist jüngeren Datums. In der traditionellen chinesischen Medizin wird er erstmals im 14. Jahrhundert in einem Text erwähnt, der vor dem übermäßigen Verzehr seiner leicht giftigen Nüsse warnt. Später fanden eben diese Nüsse als Heilmittel Eingang in die chinesische Medizin, nicht etwa die Blätter.

Wenn aber heute von Ginkgo die Rede ist, dann von den Zubereitungen seiner Blätter. Im Fernen Ost werden Zubereitungen aus Ginkgoblättern gegen alle möglichen Erkrankungen, von Asthma über Herz- bis hin zu Verdauungsbeschwerden, traditionell als Tee verabreicht. In Deutschland spielen seit Jahrzehnten Ginkgoextrakte eine Rolle.

Über sie liegen mittlerweile zahlreiche wissenschaftliche Studien vor, die keine Zweifel mehr daran lassen, dass wir es beim Ginkgo mit einer der effektivsten psychoaktiven Pflanzen überhaupt zu tun haben.

Botanik

Der Baum ist der letzte überhaupt aus der Familie der Ginkgogewächse. Er kann bis zu 40 Meter hoch werden mit einem Kronendurchmesser von neun Metern. Die ältesten Bäume sind angeblich um die 4000 Jahre alt. Der Baum wächst langsam. Erst nach ungefähr zwölf Jahren hat er eine Höhe von sechs Metern erreicht. Nach 20 Jahren verformt sich seine anfänglich spitzere Baumkrone zu einer rundlichen, und erst mit 100 Jahren breitet sich das Kronendach aus. Die fächerförmigen, bis zu acht Zentimeter breiten Blätter sind graugrün bis dunkelgrün und nehmen im Herbst einen warmen Goldton an. Auffällig sind die gabelig verzweigten Blattadern, die Leitgefäße: Zwei parallele Gefäße laufen vom Blattstiel in die beiden Blatthälften und teilen sich immer wieder auf. Die Leitgefäße sind leicht erhoben, sodass das Blatt gerippt erscheint.

Ginkgo wird mittlerweile auch in Deutschland angebaut und aus Frankreich importiert.

Heilwirkung

Hauptwirkstoffe des Ginkgos sind Gingkoflavonglykoside und Terpenlactone, die die Grundlage für die modernen Gingkopräparate bilden. Sie sind nicht nur psychoaktiv, sondern auch gut verfügbar, was bedeutet, dass der menschliche Körper sie optimal verwerten kann.

Ginkgo hilft bei durchblutungsbedingter Hirnleistungsschwäche, einmal dadurch, dass er den sogenannten *Platelet Activating Factor* beeinflusst (dieser Faktor fördert die Blutgerinnung in den Gefäßen) und auf diese Weise den Blutfluss im Gehirn verbessert, andererseits dadurch, dass er funktionsschwache Nervenzellverbände vor Sauerstoffnot oder anderen krank machenden Einflüssen schützt. Ginkgo schützt die Hirnzellen außerdem vor dem programmierten Zelltod, der sogenannten Apoptose. Dies ist das Ergebnis einer Studie des Marburger Universitätsinstituts für Pharmakologie und Toxikologie.

Die Wissenschaftler brachten Nervenzellkulturen dazu, ihr genetisches Selbstmordprogramm zu aktivieren, indem sie ihnen Nahrung entzogen und sie bestimmten Giften aussetzten. Dieser normalerweise automatisch ablaufende Prozess konnte für eine gewisse Zeit unterdrückt werden, indem man die Zellen mit Ginkgo behandelte. In einer Lösung mit reinen Glykosiden der Gingkoblätter schafften es die Zellen sogar, zwölf Stunden lang weiterzuleben. So taucht Ginkgo seit einem Beschluss der deutschen Ärzteschaft im Jahre 2001 mittlerweile sogar in der offiziellen Therapieempfehlung bei Demenzen wie beispielsweise der Demenz vom Alzheimer-Typ auf. Erklärt wird der Erfolg des Ginkgos mit der antioxidativen Wirkung seiner Inhaltsstoffe. Sie sollen freie Radikale abfangen und so die Zellschädigung des Gehirns reduzieren. Eine Alzheimer-Erkrankung lässt sich damit offenbar ein bis zwei Jahre verzögern. Ob man mit Ginkgoextrakten auch anderen Störungen des Gehirns vorbeugen kann, ist bisher noch nicht hinreichend untersucht worden. Schließlich wird Ginkgo zur Behandlung von Tinnitus und Hörsturz eingesetzt. Eindeutige wissenschaftliche Studien für dieses Einsatzgebiet existieren jedoch nicht.

Anwendung

Die Blätter, aus denen Ginkgoextrakte gewonnen werden (Teezubereitungen sind weniger geeignet), stammen aus Plantagenanbau. In der Wirkung am besten bestätigt sind die standardisierten Extrakte aus der Apotheke. Als Dosierung empfohlen werden 120 bis 240 Milligramm Trockenextrakt pro Tag, auf drei Portionen verteilt.

Vorsicht!

In ganz seltenen Fällen können Ginkgoextrakte zu Kreislaufstörungen (Herzklopfen, Schwindel, Kopfschmerzen) und allergischen Hautreaktionen führen.

Extra: Ginkgonüsse

Weibliche Ginkgos tragen gelbe, etwa 2,5 Zentimeter lange pflaumenartige Samen, die mitunter silbrig glänzen – daher auch der Name »Silberaprikose«. Die Samen enthalten eine Nuss in Größe einer Pistazie, die von einer fleischigen Samenschale umgeben ist. Die Schale riecht wegen ihres Gehalts an freien Fettsäuren (Buttersäure) unangenehm ranzig, wenn sie vom Baum gefallen ist und vermodert. Aus diesem Grund werden weibliche Bäume bei uns kaum angepflanzt. In asiatischen Ländern bevorzugt man dagegen die weiblichen Bäume, da Ginkgonüsse dort als Delikatesse hoch geschätzt sind.

Ginseng
Panax ginseng

Ginseng heißt im Chinesischen »menschenähnlich«. Nicht zuletzt dieser Gestalt hat es die Ginsengwurzel zu verdanken, dass sie zu den beliebtesten Heilpflanzen überhaupt zählt. Seit mindestens 5000 Jahren wird Ginseng in Ostasien als Heilmittel angewendet, wo er als Lebensessenz schlechthin gilt. Er fördert angeblich den Ausgleich im Menschen zwischen den gegensätzlichen Polen Yin und Yang. Ginseng gilt daher als ein harmonisierendes und stärkendes Heilmittel ersten Ranges. Wild wachsende, alte Wurzeln wurden in China über viele Jahrhunderte hinweg mit Gold aufgewogen. Noch heute nimmt Ginseng den Spitzenplatz im Preisbereich ein: Ende des 20. Jahrhunderts kostete ein Gramm bereits über 1000 Euro.

Arabische Kaufleute brachten die Wunderwurzel bereits im 9. Jahrhundert über Spanien nach Europa, wo Ginseng allerdings wenig Beachtung fand. Doch erst in jüngerer Zeit, genauer in den 50er-Jahren des 20. Jahrhunderts, machte er auch in der europäischen Medizin von sich reden, als einige seiner Heilwirkungen wissenschaftlich belegt wurden.

Ginseng ist eine wertvolle Heilwurzel, die mittlerweile als allgemeines Stärkungsmittel anerkannt ist. Ein »Allheilmittel« (das bedeutet der botanische Name *Panax*) zur Verlängerung des Lebens, wie oft behauptet wird, ist er jedoch nicht, da unsere Lebenserwartung grundsätzlich nicht von einem einzigen Arznei- oder Nahrungsmittel beeinflusst werden kann.

Botanik

Ginseng ist ein Efeugewächs *(Araliaceae)* aus den Gebirgswäldern Ostasiens, dessen Wurzeln die heilende Kraft in sich tragen. Die Pflanze wird 20 bis 60 Zentimeter hoch. Auf einem Wirtel teilen sich die zwei bis vier Blätter auf. Im Juni und Juli zeigen sich die doldenartigen Blüten. Bevor sie aber geerntet werden, benötigt die Pflanze mindestens drei, besser aber sechs Jahre Wachstumszeit.

Heilwirkung

Die wichtigen Inhaltsstoffe sind Saponine, Ginsenoside genannt, außerdem Vitamin B und Mineralstoffe. Ginsenosid als Hauptwirkstoff erhöht bei längerer Anwendung das Reaktions- und Leistungsvermögen sowie die Fähigkeit zur Stressbewältigung. Die Wurzel findet Verwendung zum Ausgleich des vegetativen Nervensystems, zur Vitalisierung, bei Erschöpfung, Anspannung und Schwächezuständen. Besonders älteren Menschen werden Ginsengpräparate empfohlen.

Die Ginsengwirkstoffe besitzen die Eigenschaft, die Nukleinsäure- und Eiweißsynthese in der Leber zu stimulieren, in den Stoffwechsel des wichtigen Stresshormons Adrenalin einzugreifen sowie die Energiegewinnung aus Kohlenhydraten zu verbessern.

Eine Studie der Universität Mailand belegt, dass Ginseng bei Bronchitis hilfreich sein kann. Die Wissenschaftler teilten 75 Patienten, die unter einer akuten Attacke chronischer Bronchitis litten, in zwei Gruppen ein: Die eine erhielt neun Tage lang Antibiotika, die andere erhielt zusätzlich 100 Milligramm Ginsengextrakt. Jeden Morgen wurde Bronchialsekret entnommen und die Anzahl der Bakterien darin bestimmt. Als weiterer Anhaltspunkt wurde die Zeitdauer bis zum Abklingen der Symptome herangezogen.

Das Ergebnis: An vier von acht Tagen war die Bakterienzahl in der Ginsenggruppe deutlich niedriger, außerdem benötigten ihre Mitglieder mit durchschnittlich 5,9 Tagen weniger Zeit bis zur Symptomfreiheit als die Kontrollgruppe (6,7 Tage).

Anwendung

Fertigpräparate Ginsengpräparate wie der Wurzelextrakt sowie die Wurzel selbst sind heute in nahezu jeder Apotheke erhältlich.

Als Dosierung werden ein bis zwei Gramm Ginsengwurzel bzw. 250 bis 500 Milligramm Ginsengwurzelextrakt pro Tag empfohlen. Bei bestimmungsgemäßem Gebrauch sind keine Nebenwirkungen zu erwarten. Überhöhte Dosierungen können allerdings nach längerfristigem Gebrauch zu Schlafstörungen und Bluthochdruck führen.

Tee Zwei Gramm der getrockneten Pflanzenteile zusammen mit 500 Milliliter kaltem Wasser in einem geschlossenen Topf aufkochen. Danach fünf bis 15 Minuten bei geringer Hitze ohne Deckel köcheln lassen und anschließend durch ein Sieb abgießen. Kleine Portionen über den Tag verteilt, am besten vor den Mahlzeiten eingenommen, entfalten ihre Wirkung am besten.

Teemischung bei leichten Magenbeschwerden Jeweils 20 Gramm Ginseng- und Enzianwurzel, Chinarinde und Rosmarinblätter vermischen. Einen Teelöffel der Mischung mit einer Tasse (200 Milliliter) kochend heißem Wasser oder Tee übergießen, fünf bis zehn Minuten zugedeckt ziehen lassen und dann durch ein Sieb abgießen; den Tee heiß und schluckweise trinken. Zwei Tassen täglich.

Extra: Tipps für den Einkauf

Im Handel sind viele verschiedene Präparate erhältlich, die man kurmäßig einnimmt. Die Qualität unterscheidet sich zum Teil erheblich. Zur Sicherheit sollte man nur Präparate verwenden, die auf ihren Ginsenosidgehalt hin überprüft worden sind und tatsächlich auf der Basis von asiatischem Ginseng hergestellt wurden. Dazu kann ein Apotheker Auskunft geben. Es gibt auch amerikanischen Ginseng, der aber andere Qualitäten hat als der asiatische. Ihm werden mehr kühlende, dem asiatischen Ginseng dagegen wärmende und stärkende Eigenschaften zugesprochen.

Gold
Aurum metallicum

Das Edelmetall Gold mit seinem warmen Glanz hat die Menschen von jeher fasziniert. Für den Besitz des Goldes wurden Kriege geführt, Morde begangen, es wurde gelogen und betrogen.

Dennoch steht Gold für Reichtum und Sicherheit, Schönheit, Kraft, Macht und Spiritualität. Das Wort *Aurum* leitet sich vom lateinischen Begriff *aura* = »das Strahlende« ab. »Gold« hingegen stammt aus dem Althochdeutschen und bedeutet »das Glänzende, das Blanke«.

Das Gold gehört mit dem Kupfer zu den ältesten vom Menschen benutzten Metallen. Es wurde seit der Jungsteinzeit für Schmuck, Prunkwaffen und kulturelle Gegenstände verarbeitet und später auch als Tauschobjekt eingesetzt. Bei den Ägyptern hatte Gold eine große Bedeutung als Sinnbild der Reinheit und der Wärme der Sonne. Die Sonnengötter wurden von großen Mengen Goldes umgeben und in Gold abgebildet. 670 v. Chr. wurde die erste Goldmünze geprägt. In Europa spielte Gold bis zu den Raubzügen der Spanier in Lateinamerika eine eher untergeordnete Rolle. Im Volksglauben wurden Amulette aus Gold gegen Zauberei getragen.

Herkunft

Aurum metallicum ist ein rötlich gelbes Metall. Das Schwermetall ist das dritte Element aus der ersten Nebengruppe des Periodensystems nach dem Silber. Gold ist ein außerordentlich weiches und dehnbares, mechanisch leicht zu bearbeitendes Metall: Es kann zu hauchdünnen Fäden gezogen und zu dünnen Folien (Blattgold) gewalzt oder gehämmert werden. Seine elektrische und Wärmeleitfähigkeit liegen bei etwa 70 Prozent von der des Silbers. Beim Schmelzen verdampft Gold in geringem Maße, als Edelmetall ist es sehr reaktionsträge: Von Luft, Säure und Alkalien wird es nicht angegriffen, in Königswasser und Cyanidlösungen ist es löslich. Fein verteilt, erscheint es in Farbtönungen von leuchtend rot bis violett. Gold geht mit vielen Metallen Legierungen ein. Mit edlen Metallen bildet es echte Mischkristalle, die dem Härten oder einer Veränderung des Farbtons dienen. Mit Quecksilber bildet es sofort Goldamalgam, wodurch man auch kleine Spuren von Gold aus anderen Mineralien gewinnen kann.

Gold kommt als Frei-Gold in Form von Schuppen, Körnern oder Klumpen sowie als mineralisches Gold fein verteilt in Mineralien wie Pyrit oder Arsenkies vor. Als Berggold findet man es in Gängen oder eingewachsen in andere Mineralien. Als Seifengold erscheint es durch Verwitterung goldhaltiger Gesteine und Anreicherung an bestimmten Stellen in Flusssand und Kies. Die wichtigsten Abbaugebiete liegen in Südafrika, den USA, Kanada,

Australien, Brasilien und Russland. Das einfachste Abbauverfahren ist das Waschen des Frei-Goldes als Goldstaub oder Nuggets aus Flusssand. Daneben wird die Amalgamation mit Quecksilber und in den letzten Jahren vor allem die Cyanidlaugung eingesetzt. Die beiden letzten Verfahren führen zu extremen Umweltbelastungen.

Heilwirkung

In Indien stellte man bereits vor Beginn der christlichen Zeitrechnung goldhaltige Lebenselixiere her.

In der Antike und im Mittelalter galt Gold als verjüngendes und lebensverlängerndes Mittel.

Arabische Ärzte verwendeten im 12. Jahrhundert Gold als Herzmittel, und auch Paracelsus setzte Gold bei Herzerkrankungen ein. Aurum wurde von Hahnemann 1818 geprüft; als homöopathische Zubereitung wurde Blattgold mit Milchzucker verrieben.

Anwendung

Die größten Goldmengen werden als Währungsreserve und in der Schmuckherstellung verwendet. Die Industrie benötigt Gold in der Elektro- und Zahntechnik. Von der pharmazeutischen Industrie werden heute organische Goldpräparate zur Behandlung schwerer rheumatischer Erkrankungen eingesetzt.

Themen des Goldes bei seinem Einsatz in der Homöopathie sind Reichtum, Sicherheit, Schönheit, Kraft, Macht und Spiritualität. Neben diesen positiven Aspekten steht Gold aber auch für Einsamkeit, Versagen und Depression.

Goldrute
Solidago virgaurea

Als Arzneimittel ist das Goldrutenkraut seit etwa 700 Jahren bekannt. Im Mittelalter schätzte man es vor allem als Wundkraut (so wird es auch heute noch in manchen Gegenden genannt) und als »Spülmittel« für Nieren und Harnwege.

Botanik

Die Gattung *Solidago* gehört zur Familie der Korbblütler (*Asteraceae/Compositae*) und umfasst sage und schreibe 120 Arten. Die meisten davon leben in Nordamerika, doch eine Form, nämlich *Solidago virgaurea*, das Goldrutengewächs mit dem besten Wirkstoffprofil, ist überwiegend im mitteleuropäischen Raum heimisch. Diese Art bildet die Mutterpflanze der meisten Goldrutensorten und -hybriden, die sich in unseren Gärten finden. Darunter sind allerdings viele Goldrutenvarianten, denen die medizinischen Merkmale von *Solidago virgaurea* fehlen.

Die Goldrute wächst an Waldrändern, auf Kahlschlägen, Wiesen und Lichtungen und stellt keine sonderlichen Ansprüche an ihren Standort. Sie liebt lockeren und leichten Boden mit ausreichend Kalk und gedeiht unter Licht und Halbschatten. Sie wird bis zu einem Meter hoch und hat aufrechte, oben behaarte Stängel. Die wechselständigen Blätter zeigen eine ellipsenförmige Gestalt und sind bis zu zehn Zentimeter lang. Die Blüten sind an den Spitzen der Triebe zu dichten Rispen gruppiert und haben gelbe Blütenköpfchen. Blütezeit ist von August bis Oktober.

Die Vermehrung kann im Winter durch Teilung des Wurzelstocks erfolgen. Gesammelt wird das Kraut mit den gelben Blüten. Am besten schneidet man es 50 Zentimeter oberhalb des Bodens ab und hängt dann die Bündel kopfüber an einem kühlen und dunklen Ort zum Trocknen auf.

Heilwirkung

Die Goldrute hat einen hohen Gehalt an antibiotischen und entzündungshemmenden Flavonoiden und Glykosiden, die zudem noch die Harnmenge erhöhen. Dadurch werden Nieren, Blase und Harnwege mit heilkräftigen Substanzen regelrecht durchgespült.

In Experimenten konnte nachgewiesen werden, dass die Goldrute das Wachstum bereits bestehender Blasensteine hemmen kann. Die Goldrute gehört bei Blasenentzündung (Zystitis) zu den Mitteln der ersten Wahl.

Die Goldrute ist in vielen Nieren- und Blasentees sowie Tees zur Blutreinigung und gegen rheumatische Erkrankungen enthalten. Neben ihrer harntreibenden, krampflösenden und entzündungshemmenden Wirkung ist sie abwehrstärkend.

Bei Wasseransammlungen infolge von Herzschwäche oder verringerter Nierentätigkeit darf die Goldrute nicht zum Einsatz kommen, weil diese Organe durch die Wirkstoffe des Krauts allzu sehr belastet würden.

Anwendung

Frische Blätter Die frischen, gewaschenen Blätter des Krauts als Umschlag auf offene (aber nicht mehr blutende) Wunden auflegen. Goldrutenumschläge haben sich besonders bei nässenden und schlecht heilenden Hautabschürfungen bewährt.

Tee Einen Esslöffel Goldrutenkraut mit einer Tasse (200 Milliliter) kochend heißem Wasser übergießen, zehn Minuten zugedeckt ziehen lassen und dann durch ein Sieb abgießen; den Tee heiß und schluckweise trinken. Drei Tassen täglich zwischen den Mahlzeiten.

Teemischung bei Blasenentzündung 50 Gramm Brennnesselblätter, jeweils 30 Gramm Goldrutenkraut und Zitronenmelisse, je 20 Gramm Schafgarbenblüten, Zinnkraut und Birkenblätter vermischen. Drei Teelöffel der Mischung mit 500 Milliliter kochend heißem Wasser übergießen, zehn Minuten zugedeckt ziehen lassen und dann durch ein Sieb abgießen; den Tee heiß und schluckweise trinken. Drei Tassen täglich.

Teemischung bei Ekzemen 50 Gramm Stiefmütterchenkraut mit 30 Gramm Brennnesselblättern und jeweils 20 Gramm Goldrutenkraut und Löwenzahnwurzel (mit Kraut) vermischen. Einen Teelöffel dieser Mischung mit einer Tasse (200 Milliliter) kochend heißem Wasser übergießen, zehn Minuten zugedeckt ziehen lassen und dann durch ein Sieb abgießen; den Tee heiß und schluckweise trinken. Sechs Wochen morgens und abends eine Tasse.

Teemischung bei Hämorriden 80 Gramm Steinkleekraut und 20 Gramm Goldrutenkraut vermischen. Zwei Teelöffel der Mischung mit einer Tasse (200 Milliliter) kochend heißem Wasser übergießen, 15 Minuten zugedeckt ziehen lassen und dann durch ein Sieb abgießen; den Tee heiß und schluckweise trinken. Dreimal täglich eine Tasse.

Tinktur 20 Gramm getrocknetes und zerkleinertes Kraut in 60- bis 80-prozentigem Alkohol acht Tage ziehen lassen. Danach in eine dunkle Tröpfchenzählflasche füllen. Bei Erkrankungen der Harnwege dreimal zehn Tropfen täglich einnehmen.

Extra: Info zu Apothekenware

In den Apotheken erhält man nur selten das echte Goldrutenkraut, sondern meistens das Riesengoldrutenkraut (*Solidago gigantea*) oder eine Mischung aus beiden Kräutern. Doch das ist nicht weiter schlimm, denn die beiden Pflanzen wirken gleich.

Grauspießglanz
Antimonium crudum

Grauspießglanz, auch als Schwefelglanz bekannt, ist ein starrer, spitz und stachelig wirkender Kristall. Der Name *Antimonium* setzt sich zusammen aus dem griechischen *anti* = »gegen, entgegen« und dem griechischen *monos* = »einer, allein«. Es bedeutet also »gegen das Allein- oder Einförmigsein«, was auf die vielen hundert Verbindungen hinweisen soll, welche die chemische Substanz Antimon eingehen kann, in erster Linie mit Schwefel. Der Beiname *crudum* kommt vom lateinischen *crudus* = »roh« und bezeichnet den Zustand bei der Gewinnung.

Antimonit wird im Orient seit 5000 Jahren zum Schwärzen der Augenbrauen verwendet. Die Sumerer gossen Gefäße aus dem metallischen Antimon. In der Bronzezeit fügte man Antimon anstelle von Zinn den Kupferlegierungen hinzu.

Herkunft

Antimon ist ein bleigraues, metallisch glänzendes, oft farbig angelaufenes Mineral. Es bildet nadelig-strahlige oder langsäulige rhombische Kristalle, die auf den ersten Blick einem Lichtbündel ähneln.

Antimon ist neben Phosphor, Arsen und Wismut ein Element der fünften Hauptgruppe des Periodensystems und tritt in mehreren Formen auf. Die wichtigste ist das graue oder metallische Antimon, ein sehr sprödes, zinnweißes, hell glänzendes Metall, das mit einem Hammerschlag zu Pulver zerfallen kann. Bei Erstarrung aus dem flüssigen Zustand dehnt es sich aus und wird leichter statt schwerer. Beim Erhitzen über den Schmelzpunkt von 630 °C verbrennt Antimon mit bläulich weißer Flamme zu Antimontrioxid. In einem magnetischen Feld richtet es sich im rechten Winkel zu Nord- und Südpol aus. In einer Chlorlösung schlägt es sich mittels elektrischen Stroms als schwarzes Pulver nieder, das beim Zusammenkratzen oder Erwärmen unter Knistern und Blitzen wieder in seine ursprüngliche Form zurückkehrt (der sogenannte »Donner und Blitz« des Antimon).

Lässt man geschmolzenes Antimon auf ein Stück Papier tropfen, springen die Tropfen wie Quecksilber und zerfallen in viele kleine Kügelchen, welche brennend auf dem Papier zerstieben. Durch Einatmen der Dämpfe bei der Verarbeitung der Antimonverbindungen können Vergiftungen entstehen. Die Antimon-Erze werden aufgrund ihres recht geringen Antimongehaltes durch technische Prozesse angereichert, bis schließlich nach Erhitzen das leicht schmelzbare Sulfid entsteht, das als *Antimonium crudum* in den Handel gelangt.

Heilwirkung

Medizinisch werden Antimon-Präparate wie Stiboglukonat-Natrium zur chemotherapeutischen Behandlung tropischer Infektionskrankheiten wie Kala-Azar, Bilharziose und der Orientbeule verwendet. *Antimonium crudum* wurde 1828 von Hahnemann und seinem Kollegen Caspari geprüft und wird seither in der Homöopathie eingesetzt.

Anwendung

Schwarzes Antimontrisulfid wird zum Herstellen von Zündhölzern benötigt; es ist Bestandteil der entzündlichen grauen Masse des Streichholzkopfes. Ferner wird es industriell bei der Reinigung von Gold und als Innenbelag von Blechblasinstrumenten eingesetzt. In der Landwirtschaft wurde es zur Schweine-, Gänse- und Rindermast verwendet, wo es vor allem zur Ausbildung von Fettleber führte; der Verzehr ist für den Menschen schädlich.

Auch in der Kautschuk- und Textilindustrie findet Antimon Verwendung.

Seine homöopathischen Themen sind Unberührbarkeit und eine abweisende Haltung, die ihren Ursprung darin hat, dass man selbst zurückgewiesen wurde. Auf der anderen Seite besteht bei Antimon-Typen auch eine romantische, sentimentale Einstellung, die geradezu in Schwärmerei ausarten kann.

Grüne Bohne
Phaseolus vulgaris

Die grüne Bohne kam durch die Spanier im 16. Jahrhundert aus Amerika nach Europa. Bekannt ist aber, dass sie in Peru bereits 8000 v. Chr. und in Nordamerika 5000 v. Chr. kultiviert wurde.

Botanik

Die Grüne Bohne gehört, wie die → Erbse auch, zu den sogenannten Leguminosen, den Hülsenfruchtgewächsen aus der Familie der Schmetterlingsblütler *(Fabaceae)*. Sie ist eine Variation der Gartenbohne und kommt als Stangenbohne und Buschbohne vor. Stangenbohnen können, wenn sie Rankhilfen haben, bis zu drei Meter hoch klettern. Die kleinere Buschbohne hingegen schafft es nur auf maximal 50 Zentimeter.

Grüne Bohnen werden geerntet, wenn die kleinen Samenkörner noch unreif und unterentwickelt sind. Größere Bohnen lässt man hingegen vor der Weiterverarbeitung zunächst trocknen.

Heilwirkung

Alle Bohnen enthalten reichlich Eiweiß, Kohlenhydrate, Vitamin C und Mineralstoffe wie Eisen, Kalium, Kalzium, Magnesium und Phosphor. Die Bohne ist gesundheitlich außerdem hochinteressant, da sie die sogenannten Glukokinine enthält, die ähnlich wie das Hormon Insulin wirken. Diese Stoffe befinden sich in den Schalen der grünen Bohnen und wirken, beispielsweise in Form von Tee genossen, unterstützend bei Diabetes. Darüber hinaus kann Bohnenschalentee die Produktion von Harnsäure hemmen und auf diese Weise mithelfen, rheumatische und arthritische Beschwerden zu lindern und sogar Harnsteine aufzulösen. Bohnen enthalten auch einen pektinähnlichen Stoff, der hilft, den Cholesterinspiegel zu senken. Die ebenfalls enthaltene Nikotinsäure aktiviert viele wichtige Enzyme im Körper.

Anwendung

Bohnen darf man nie roh essen, denn sie enthalten Giftstoffe. Diese können durch 15-minütiges Kochen allerdings vollständig unschädlich gemacht werden, weshalb das gründliche Garen sehr wichtig ist.

In der Küche

Knoblauch-Butter-Bohnen

Für 4 Personen *600 g Bohnen • 3 Knoblauchzehen*
50 g Butter • 2 kleine Zweige Bohnenkraut
Salz, schwarzer Pfeffer • 1 Prise Zucker

---

1 Die Bohnen putzen und in mundgerechte Stücke schneiden. Die Knoblauchzehen abziehen und durch eine Presse drücken.

2 Die Butter erhitzen und die Bohnen darin leicht anbraten. Knoblauch, Bohnenkraut, Salz, Pfeffer und Zucker zufügen. Mit 100 Milliliter Wasser aufgießen und unter mehrfachem Rühren bei halb geöffnetem Deckel bissfest garen.

Tee Einen Esslöffel der getrockneten Schalen zusammen mit einer Tasse (200 Milliliter) Wasser aufkochen, fünf Minuten zugedeckt ziehen lassen und dann durch ein Sieb abgießen. Drei Tassen täglich.

Teemischung bei Arthrose Bohnenschalen, Brennnesseln und Zinnkraut zu gleichen Teilen vermischen. Die gesamte Mischung mit einem Liter kochend heißem Wasser übergießen, zehn Minuten zugedeckt ziehen lassen und dann durch ein Sieb abgießen. Den Tee in einer Thermoskanne warm halten und ihn über den Tag verteilt trinken.

Teemischung bei Prostatabeschwerden Jeweils 20 Gramm pulverisierte Bohnenschalen, Brennnesselwurzeln, Birkenblätter, Löwenzahnblätter und Zinnkraut vermischen. Sechs Teelöffel der Mischung mit einem Liter kochend heißem Wasser übergießen, zehn Minuten zugedeckt ziehen lassen und dann durch ein Sieb abgießen. Den Tee in einer Thermoskanne warm halten und ihn über den Tag verteilt trinken; sechs Wochen lang fünf Tassen täglich.

Grünkohl
Brassica oleracea convar. acephala var. sabellica

Es ist nicht genau bekannt, woher der Grünkohl eigentlich kommt. Wahrscheinlich stammt er ursprünglich aus dem Mittelmeerraum. Heute wird er hautsächlich im Norden Deutschlands angebaut. Da er sehr frosthart ist (Temperaturen bis –15 °C machen ihm nichts aus), kann er oftmals bis in den März hinein geerntet werden.

Botanik

Der Grünkohl gilt als einer der robusteren Vertreter der Kreuzblütler *(Cruciferae)*. Die Pflanze wird je nach Zuchtsorte 30 bis 100 Zentimeter hoch und kann einen Durchmesser von 60 Zentimetern erreichen. Die Blätter sind relativ dünnstielig, gekräuselt und liegen nicht auf dem Boden auf. Manche Blattspitzen berühren den Boden, diese vergilben und werden nicht geerntet. Der Anbau von Grünkohl erfolgt zu unterschiedlichen Zeiten, da Grünkohl auch als Folgefrucht verwendet werden kann. Man unterscheidet Herbst- und Wintergrünkohl.

Der Grünkohl wird nach 14 bis 20 Wochen (96 bis 140 Tage) geerntet. Auf alle Fälle sollte er den ersten Frost abbekommen haben, da sich dann Zucker in den Blättern bildet, der den Geschmack deutlich hebt.

Heilwirkung

Hinsichtlich seines Vitamingehalts ist der Grünkohl nicht von überragender Bedeutung, da er zum Verzehr gekocht werden muss, wobei zwangsläufig viele Vitamine verloren gehen. Nichtsdestoweniger besitzt er ein außergewöhnliches Biostoffprofil, vor allem was seinen Gehalt an Mineralien, Karotinoiden und Phenolsäuren angeht. In der alltäglichen Küche wird er leider viel zu selten eingesetzt, vor allem im süddeutschen Raum ist er eine regelrechte Rarität.

Dabei gehört Grünkohl mit 490 Milligramm Kalium auf 100 Gramm zu den besten Kaliumlieferanten aus der Natur. Das Mineral wird für unseren Wasserhaushalt und für unsere Muskeln benötigt. Außerdem deckt bereits eine Portion (200 Gramm) Grünkohl die Hälfte des gesamten Tagesbedarfs an Kalzium, dem bekannten Knochen- und Zahnmineral. Weiterhin gehört Grünkohl zu den ergiebigsten Karotinlieferanten überhaupt. Mit einem Gehalt von 4700 Mikrogramm Betakarotin pro 100 Gramm steht er beim deutschen Gemüse an zweiter Stelle, lediglich die Möhre enthält noch etwas mehr. Was den Gehalt an Phenolsäuren angeht, ist der Grünkohl einsamer Spitzenreiter. Phenolsäuren wirken vorbeugend gegen Krebs und Arteriosklerose.

Anwendung

Die Blätter des Grünkohls sind zu hart, als dass man sie roh verzehren könnte. Sie müssen bis zu 40 Minuten lang gekocht werden. Dies ist der Grund dafür, dass der Grünkohl letzten Endes als Vitamin-C- und Folsäurelieferant nicht die überragende Rolle spielt, die ihm aufgrund seines eigentlichen Gehalts an diesen Vitaminen zukommen könnte. Man sollte den Kohl mit reichlich Fett zubereiten, um die Aufnahme der Karotinoide zu verbessern. Außerdem schmeckt er dann besser.

Den besten frischen Grünkohl erhält man in den Monaten Dezember, Januar und Februar, als Tiefkühlware ist er das ganze Jahr über erhältlich. Grünkohl aus der Tiefkühltruhe schmeckt häufig sogar etwas besser als Frischware, weil seine Blattstärke durch den Gefriervorgang bereits in Zucker umgewandelt wurde.

Beim Einkauf von frischem Grünkohl sollte man darauf achten, dass er keine gelben Blätter hat, denn dann ist er alt und schmeckt bitter.

Gundelrebe
Glechoma hederacea

Hildegard von Bingen empfahl die wärmende Wirkung der Gundelrebe, auch als Gundermann bekannt, besonders bei Erschöpfungszuständen. Aber auch ihre schleimlösende Wirkung bei Katarrh kannte man bereits im Mittelalter. Einen anderen Anwendungsbereich hatte das Kraut bis ins 17. Jahrhundert hinein in England. Es wurde zum Bierbrauen verwendet, bis es dann vom Hopfen abgelöst wurde.

Botanik

Die Gundelrebe gehört zu den Lippenblütlern *(Lamiaceae/Labiatae)* und bevorzugt feuchte, leicht schattige Plätze, am liebsten in Mauernischen, unter Hecken oder an

Wegrändern. Das Kraut wird bis zu 15 Zentimeter hoch und bildet eine Art Teppich.

Aus den vierkantigen Stängeln wachsen herzförmige Blätter hervor. Von März bis Juni treibt die Pflanze dann lilafarbene Blüten aus. Verwendet werden die frischen Blätter.

Heilwirkung

Die Gundelrebe enthält Gerb- und Bitterstoffe, ätherische Öle, Mineralstoffe und Vitamin C. Ihre stoffwechselanregende Funktion wird gerne bei Frühjahrskuren genutzt. Ihre leicht schleimlösende und verdauungsfördernde Wirkung kommt bei Katarrh ebenso zur Anwendung wie bei Magen-Darm-Beschwerden.

Anwendung

Das herb-würzige Kraut wird frisch verwendet. Es eignet sich als Zutat für Salate, Saucen und Suppen. Möchte man es trocknen, wird das geschnittene ganze Kraut großflächig ausgelegt.

Tee Einen Teelöffel des getrockneten Krauts mit einer Tasse (200 Milliliter) kochend heißem Wasser übergießen, zehn Minuten zugedeckt ziehen lassen und dann durch ein Sieb abgießen. Noch warm in kleinen Schlucken trinken. Zwei Tassen täglich über einen nicht zu langen Zeitraum hinweg.

Teemischung bei Heuschnupfen → Augentrost

Gurke
Cucumis sativus

Die ursprüngliche Heimat der Gurke ist unbekannt. Funde aus der Zeit um 7700 v. Chr. aus dem Gebiet zwischen Thailand und Myanmar verweisen auf eine lange Tradition. Im alten Rom wird oft von der sogenannten *cucumis* gesprochen. Ob damit unsere Gurke gemeint ist, kann nicht hundertprozentig sicher gesagt werden. Auf alle Fälle war sie ein beliebtes Gemüse, das von Vergil und Aspicius gepriesen wurde. Nur zögerlich fand die Gurke den Weg in die nördlicheren Regionen. Hildegard von Bingen kannte sie bereits. Im 14. Jahrhundert findet sie Erwähnung in französischen und englischen Dokumenten; im 16. Jahrhundert wird sie in einer württembergischen Chronik allerdings immer noch als Neuheit behandelt. Die Spanier brachten sie – sozusagen im Tausch für Mais, Kartoffeln und Kürbis – nach Amerika.

Botanik

Die Gurke gehört zu den Kürbisgewächsen *(Cucurbitaceae)* und hat wie ihre Verwandten einen Hang zum Klettern. Botanisch gesehen ist die Frucht eine fleischige Beere, die zu 95 Prozent aus Wasser bestehen kann.

Heilwirkung

Gurken enthalten Stoffe, die die Haut glätten und straffen: Schleimstoffe, Enzyme, Vitamin C, Karotin, Pektin, Mineralstoffe und Spurenelemente. Daneben besitzt das

Kürbisgewächs aufgrund seines hohen Wassergehaltes eine stuhlregulierende und harntreibende Wirkung, die bei allen Beschwerden im Zusammenhang mit einem Übermaß an Harnsäure, etwa bei Gicht, Nieren- und Blasensteinen sowie rheumatischen Erkrankungen, günstig ist. Da Gurken insulinähnliche Stoffe enthalten, sind sie auch besonders für Diabetiker geeignet. Ein weiterer Pluspunkt: Gurken haben nahezu keine Kilokalorien, sind also bestens für Diäten und Frühjahrskuren geeignet.

Anwendung

Gurken sollte man so frisch wie möglich verwenden. Da sich die wichtigen Inhaltsstoffe direkt unter der Schale befinden, ist es sinnvoll, die Gurke nicht zu schälen, sondern nur gut zu waschen und sodann die Schale mitzuessen.

Auflage bei Insektenstichen Frisch geschnittene Gurkenscheiben auf die betreffende Stelle auflegen.

Gesichtsmaske ½ Gurke raspeln, ein Zuviel an Gurkenwasser abgießen. Zwei Teile des Gurkenmuses mit einem Teil Quark glatt verrühren und dick auf das Gesicht auftragen. 15 Minuten wirken lassen und dann mit lauwarmem Wasser abwaschen.

Tee Einen Teelöffel frische oder getrocknete Gurkenkörner in eine Tasse (200 Milliliter) kochendes Wasser geben, zehn bis 15 Minuten zugedeckt köcheln lassen und dann durch ein Sieb abgießen. In kleinen Schlucken trinken. Drei Tassen täglich.

Hafer

Avena sativa

Der Hafer ist eine der ältesten Getreidekulturpflanzen und stammt ursprünglich aus Kleinasien. Er wurde aber schon um 1000 v. Chr. in Mittel- und Nordeuropa angebaut. Der lateinische Name des Hafers verweist auf seinen Wirkstoff, nämlich auf das im Korn sitzende Alkaloid Avenin, das für die beruhigende Wirkung des Getreides verantwortlich ist. Plinius bemerkte hingegen kopfschüttelnd, dass die Germanen den bei den Römern nur als Viehfutter eingesetzten Hafer in allen Variationen zu sich nahmen.

Wen der »Hafer sticht«, der fühlt sich wach, munter und voller Tatendrang. Kein Wunder also, dass das kräftigende Korn zu allen Zeiten eine große Bedeutung als Volksnahrungsmittel, als Krankenkost oder als täglicher Bestandteil des Speiseplans hatte. Wer es allerdings gar zu bunt trieb, der wurde in früheren Zeiten auch zum sogenannten »Haberfeldtreiben« geschickt: Unter Hohn und Spott wurde der Angeklagte, nur mit einem Ziegenfell bekleidet, barfuß über ein stacheliges Haferfeld gejagt.

Botanik

Hafer ist ein Rispengetreide aus der Familie der Süßgräser *(Poaceae/Gramineae)*, das in allen gemäßigten Zonen der Erde auf bescheidenen Böden wächst. Unter den Getreidesorten erkennt man den Hafer daran, dass er keine geschlossene Ähre bildet, sondern rispenartige Blüten und Körner trägt. Gesammelt wird das Kraut.

Heilwirkung

Hafer ist reich an Kieselsäure, Phosphor und Fluor und enthält die Vitamine E, B1, B2 und B6 sowie das selten vorkommende Biotin. Hauptbestandteil sind aber seine wertvollen Eiweiße mit ihrer besonders günstigen Zusammensetzung von Aminosäuren. Sie sind ausgezeichnete Stärkungsmittel bei Depressionen, bei Erschöpfungszuständen und während der Genesungszeit. Haferkuren sind wertvoller Bestandteil einer Aufbaukost nach langer Krankheit und dienen als Schonkost, beispielsweise bei Magen-Darm-Geschwüren, bei chronischem Durchfall, Leber- und Gallekrankheiten, rheumatischen Beschwerden und Stoffwechselleiden.

Haferschleimsuppe und Haferbrei sind bewährte Diätnahrungsmittel. Hafersuppe ist zudem bei Lungenleiden zu empfehlen. Beim Kochen von Hafer sollte man überschüssiges Wasser nicht wegschütten, da sich in ihm die wertvollsten Nähr- und Wirkstoffe befinden. Man kann es mit etwas Honig gesüßt trinken.

Wissenschaftliche Studien zeigten, dass Haferkleie den Cholesterinspiegel ganz beträchtlich senken kann. Ebenso wie Weizenkleie wirkt auch die Haferkleie abführend, denn sie erhöht die Stuhlmenge und verbessert die Darmfunktionen. Damit trägt Hafer auch zum Schutz vor Darmerkrankungen, Hämorriden und Krebserkrankungen im Verdauungsbereich bei.

Zudem wirkt Hafer entzündungshemmend und entfaltet bei Hautbeschwerden heilende Kraft.

Vollwertige Haferflocken helfen Stress senken und sind gute Blut- und Zellerneuerer.

Dr. Max Bircher-Benner, der Erfinder des Müskliklassikers, wies nach, dass durch den täglichen Verzehr von Rohkost eine Vielzahl von Beschwerden deutlich gebessert oder vermieden werden kann.

Für die eher beruhigende Wirkung des Hafers ist das Alkaloid Avenin verantwortlich. Es kommt besonders zum Tragen, wenn man Hafer in Form des alkoholischen Auszugs, der Tinktur, einnimmt.

Für Teezubereitungen verwendet man vor allem den grünen Hafer. Er wirkt allgemein kräftigend und harntreibend und ist hilfreich bei nervöser Erschöpfung und Nervenschwäche. Auch bei Rheuma und Gicht leistet er gute Dienste, da er die Ausscheidung von Stoffwechselschlacken fördert. Aus Haferkörnern lässt sich ein kräftigendes Getränk bereiten, und ein Bad mit Haferstroh hilft bei Stoffwechselstörungen und Gicht.

Anwendung

Hafer ist nicht nur eine köstliche Zutat zum morgendlichen Müsli – das Kraut wirkt als Tee auch beruhigend, nervenstärkend und reizmildernd. Hafertee wird deshalb bei nervöser Erschöpfung und Schlaflosigkeit getrunken, aber auch bei Gicht und Durchfall. Kompressen, die mit dem Tee getränkt werden, helfen bei Hautentzündungen und Juckreiz. Nebenwirkungen sind nicht bekannt.

Auflage bei Akne Zwei Esslöffel Hafermehl mit einem Esslöffel Apfelessig zu einer dickflüssigen Paste verrühren und auf das Gesicht auftragen (Augen freilassen); nach zehn Minuten mit viel warmem Wasser gründlich abwaschen.

Bad mit Haferstroh bei Blasenentzündung und Nieren-leiden Zwei Handvoll Haferstroh in vier Liter Wasser auf-kochen, 30 Minuten zugedeckt bei geringer Hitze köcheln lassen und dann durch ein Sieb abgießen. Den Sud dem heißen Badewasser beigeben.

Bad mit Haferstroh bei Ekzemen 75 Gramm Haferstroh mit zwei Liter kochendem Wasser übergießen, zehn Mi-nuten ziehen lassen und dann durch ein Sieb abgießen. Den Sud dem heißen Badewasser beigeben.

Bad mit Haferstroh bei Gicht (nach Kneipp) Zwei Hand-voll Haferstroh in zwei Liter Wasser etwa 20 Minuten ko-chen, sechs bis acht Stunden ziehen lassen und dann durch ein Sieb abgießen. Den Sud dem heißen Badewas-ser beigeben und knappe 30 Minuten darin baden; nur leicht abtrocknen und sofort ins Bett legen.

Tee zur Stimmungsaufhellung Zwei Teelöffel grünen Ha-fer mit 500 Milliliter kaltem Wasser übergießen, aufkochen lassen und 20 Minuten zugedeckt bei geringer Hitze kö-cheln lassen; dann durch ein Sieb abgießen. Über den Tag verteilt trinken.

Vitaldrink bei Schlafstörungen 250 Gramm Hafergetrei-de mit eineinhalb Liter Wasser über Nacht quellen lassen, aufkochen, 30 bis 40 Minuten zugedeckt bei geringer Hit-ze köcheln lassen und dann durch ein Sieb abgießen. Man erhält 500 Milliliter Haferwasser.
    Eine Banane mit einer Gabel zerdrücken und dann mit einem Stabmixer pürieren; den Saft einer Zitrone zugeben

sowie jeweils einen Esslöffel Bienenhonig und Haselnuss-mus sowie vier Esslöffel Sahne. Alles gut miteinander ver-mischen und dann das Haferwasser zugießen.

Wickel bei Erfrierungsbeschwerden Einen Sud aus Ha-ferstroh herstellen (→ *Bad bei Blasenentzündung*), ein Tuch damit tränken und auf die betroffene Stelle auflegen; mit einem trockenen Tuch und einem Wolltuch abdecken. Der Wickel soll einwirken, bis er abkühlt, ggf. wiederholen.

Hamamelis
Hamamelis virginiana

Auf Deutsch heißt die Pflanze Zaubernuss, und diesem Namen wird sie auch mehr als gerecht. Die aus Nordame-rika stammende Pflanze war bei den Indianern ein be-kanntes Mittel gegen Magen-Darm-Verstimmungen, aber auch gegen Augenentzündungen. Die Siedler über-nahmen dieses Wissen, das bis zum heutigen Tage in vie-len Arzneimitteln seinen Niederschlag findet.

Botanik

Die Zaubernuss gehört zu den Zaubernussgewächsen *(Hamamelidaceae)* und wächst auf felsigem Grund in ganz Nordamerika. Ihr Äußeres ähnelt dem der Haselnuss, nur dass ihre jung ausgetriebenen Äste dicht mit silbrigen Haaren besetzt sind. Verwendet werden Zweige, Blätter und die Rinde.

Heilwirkung

Die Zaubernuss enthält Flavonoide und Gerbstoffe und wirkt stark adstringierend, also zusammenziehend, außerdem stoppt sie Blutungen und Entzündungen. Verwendung finden Präparate oder Tees bei Magen-Darm-Problemen, besonders bei Durchfall. Bekannt geworden ist die Zaubernuss aber für die äußere Anwendung, da ihre stark blutstillende Wirkung bei Hautverletzungen sofort Hilfe schafft. Auch Entzündungen und Hämorriden bekämpft man wirkungsvoll mit Hamamelis.

Anwendung

Salben aus der Apotheke Salben auf der Basis der Zaubernuss haben sich bei unterschiedlichen Hauterkrankungen bewährt, so beispielsweise auch unterstützend bei der sonst nur schwer zu behandelnden Neurodermitis.

Tee Einen Teelöffel des getrockneten Krauts oder der getrockneten Wurzel mit einer Tasse (200 Milliliter) kochend heißem Wasser übergießen, zehn Minuten zugedeckt ziehen lassen und dann durch ein Sieb abgießen; den Tee heiß und schluckweise trinken. Zwei Tassen täglich.

Teemischung gegen Hämorriden Je 20 Gramm Steinkleekraut und Rosskastanienblätter mit je 15 Gramm Schafgarben- und Hirtentäschelkraut sowie je zehn Gramm Schlehdorn- und Ringelblumenblüten und Hamamelisblättern vermischen. Einen Teelöffel der Mischung mit einer Tasse (200 Milliliter) kochend heißem

Wasser übergießen, zehn Minuten zugedeckt ziehen lassen und dann durch ein Sieb abgießen; den Tee heiß und schluckweise trinken. Zwei bis drei Tassen täglich einnehmen, jeweils etwa eine halbe Stunde nach den Mahlzeiten.

Hanf
Cannabis sativa

Die zum Teil bekannten Beinamen dieses Krautes sprechen für sich: Bang, Canape, El-keif, Das Geheime, Glückspflanze, Gras, Grüne Göttin, Habibabli, Hampa, Hanif, Haschisch, Kif, Knaster, Kräutlein, Malak, Maria Juana, Marihuana, Opium der Armen, Rauch der Ahnen, Rauschgiftpflanze, Siddhi, Weed und Yama – um nur einige zu nennen. Seit über 6000 Jahren macht sich der Mensch die Hanfpflanze zunutze. Als Faserlieferant, vielseitiges Nahrungsmittel sowie als Rausch- und Genussmittel spielt er eine gleichermaßen wichtige Rolle.

Einer altindischen Legende zufolge war der Hanf ein Geschenk des Gottes Shiva an die Menschen, damit sie sich am »Heiligen Kraut der Ekstase« erfreuen könnten. Tatsächlich bezeugen Grabbeigaben aus Hanf und zahlreiche Überlieferungen die kultische Bedeutung dieser Pflanze.

Aber auch seine heilkräftige Wirkweise war bekannt und ist mittlerweile wieder Gegenstand zahlreicher Forschungen. Hanf galt als Aufbaumittel nach Erkrankungen und zur Regeneration des allgemeinen Wohlbefindens.

Botanik

Der einjährige Vertreter aus der Familie der Hanfgewächse *(Cannabaceae)* (→ Hopfen) wächst weltweit in allen gemäßigten Breiten. Er kann bis zu sechs Meter hoch werden und besitzt eine einfache spindelförmige Wurzel sowie einen aufrechten Stängel, an dem die langen gegenständigen und gefingerten Blätter angewachsen sind. Die Früchte (Hanfkörner) sind kleine graue Nüsschen mit leicht zerbrechlicher Schale.

Heilwirkung

Die heilkundliche Wirkung von Hanf steht nach wie vor auf dem Prüfstand. Die Wirkstoffe sind Harze, die sogenannten Cannabinoide, die die rauschhaften Zustände hervorrufen.

Der Hauptwirkstoff, das Tetrahydrocannabinol oder kurz THC, hat große Bekanntheit erreicht. Hanf wirkt schmerzhemmend, krampflösend, entspannend, antibiotisch und vor allem stimmungsaufhellend. Neben diesen Aspekten wird die Einnahme von Hanf auch als stark erotisierend empfunden.

Anwendung

Hanf steht auf der Liste der verbotenen Betäubungsmittel. Sowohl Anbau als auch Nutzung sind somit untersagt, wenngleich in Deutschland seit 1996 THC-armer Nutzhanf unter strengen Auflagen kultiviert werden darf. In der Homöopathie wurden lange Zeit Hanfpräparate verwendet.

Hauhechel

Ononis spinosa

Die in ganz Europa beheimatete Hauhechel hat ihren Namen daher, dass die Bauern beim Ausgraben der sehr langen Wurzel eine »Haue« (Hacke) verwendeten, da sie Angst hatten, ihr Pflug könne sich im Wurzelsystem verheddern und Schaden nehmen. Auch glaubte man in manchen Regionen, die Hauhechel sei in der Lage, die Pferde ihrer Hufeisen zu berauben. In der Antike hatte die Hauhechel den Ruf, von Nierensteinen zu heilen. Um 1580 beschreibt Theodor Zwinger der Ältere die Wirkung so: »Der Hauhechel ist eines von den führnehmsten Stein-Kräutern, so den Harn und Stein bey Menschen und Vieh austreibet, darum er auch Stein-Wurtzel genennet wird.«

Botanik

Der dornige Halbstrauch gehört zur Familie der Schmetterlingsblütler *(Fabaceae)*; er ist auf trockenen Böden an Hängen, Landstraßen sowie an Wegen und Ackerrändern zu finden. Der Strauch wirkt unscheinbar und wird nicht höher als 50 Zentimeter, allerdings erreicht seine Wurzel die gleiche Länge. Die Stängel sind mit Haarleisten besetzt; seine Blüten sind blassrosa. Geerntet wird die Wurzel im Frühjahr oder Spätherbst.

Heilwirkung

Hauhechelwurzel enthält Saponine sowie die Glykoside Ononid und Ononin, sie sind aber wenig wirkungsvoll.

Die Saponine wirken harntreibend und empfehlen sich für Blutreinigungskuren, allerdings ist auch das mittlerweile umstritten.

Da sich die Saponine bei Auskochung verflüchtigen, nehmen manche Ärzte an, dass die Auskochung von Hauhechel vielmehr das Gegenteil bewirkt und den Harn zurückhält.

Anwendung

Tee Zwei Teelöffel der getrockneten und zerkleinerten Wurzel mit einer Tasse (200 Milliliter) heißem Wasser übergießen, 30 Minuten zugedeckt ziehen lassen, dann durch ein Sieb abgießen. Bis zu zwei Tassen von dem Tee täglich einnehmen.

Tee zur Verdauungsförderung Zwei Teelöffel der zerkleinerten Wurzel mit einer Tasse (200 Milliliter) abgekochtem kaltem Wasser übergießen, acht Stunden ziehen lassen und dann durch ein Sieb abgießen. Vor der Einnahme erwärmen – nicht kochen! – und ungesüßt schluckweise trinken.

Teemischung bei Gicht 15 Gramm Hauhechelwurzel mit je zehn Gramm Löwenzahnwurzel, Brennnesselblättern, Schachtelhalmkraut, Wacholderbeeren und Weidenrinde mischen. Einen Teelöffel der Mischung mit einer Tasse (200 Milliliter) heißem Wasser übergießen, zehn Minuten zugedeckt ziehen lassen und dann durch ein Sieb abgießen. Drei Tassen von dem Tee täglich nach den Mahlzeiten trinken.

Heckenrose
Rosa canina

Die Heckenrose ist eine Urform der heutigen Zuchtrose, der »Königin der Blumen«. Die auch als Hundsrose oder Hagerose bekannte Pflanze ist eine heimische Wildrose, die bereits die Eiszeit überstanden hat. Damit ist sie älter als alle anderen bekannten Wildrosen. *Canina* heißt so viel wie »hundsgemein«, was auf ihre Verbreitung hinweist: Man kann sie überall finden. Im Herbst bringt sie leuchtend rote Früchte hervor, die Hagebutten.

Botanik

Die Heckenrose, natürlich ein Rosengewächs *(Rosaceae)*, kann ein zwischen drei und fünf Meter hoher und breiter Busch werden. Sie ist an Weg- und Waldrändern, in Gebüschen und Hecken zu finden und bevorzugt feste, eher steinige Böden. Mittlerweile wird sie auch in Parks oder als Hecke angepflanzt.

Die Blätter bestehen aus fünf bis sieben Fiederblättchen, die Blüten, die sich im Juni zeigen, sind weiß bis rosafarben und duften zart nach Himbeeren. Die Früchte, die sich aus den Blütenachsen entwickeln, sind leuchtend rot und eiförmig. Botanisch gesehen ist die Hagebutte eine Scheinfrucht, denn die eigentlichen Früchte liegen in der Samenkapsel im Inneren. Gesammelt werden die Schalen der Früchte, die man aber sehr sorgfältig bearbeiten muss, da die innen sitzenden feinen Härchen bei Hautkontakt Juckreiz verursachen.

Hagebutten werden kaum im Handel angeboten. Liebhaber der Früchte kommen um das beschwerliche Sammeln und Entkernen nicht herum.

Heilwirkung

Hagebutten enthalten die Vitamine C, B1, B2, E und K sowie das Provitamin A, außerdem Fruchtsäuren, Schleim- und Gerbstoffe, ätherisches Öl, Pektin, Mineralstoffe und Spurenelemente. Darüber hinaus findet sich in ihnen ein Flavonoid, das Rutin, das hilft, Besenreiser, Krampfadern oder geplatzte Äderchen im Auge zu lindern. Der Vitamin-C-Gehalt ist größer als bei Orange, Zitrone, Sanddorn und Kartoffel. Nur ein kleiner Teil geht bei der Trocknung und der Teezubereitung verloren.

Hagebuttentee hilft bei Erkältungen und Infektionen aller Art, indem er kühlt, erfrischt und die Abwehrkräfte steigert. Für die leicht abführende und harntreibende Wirkung der Hagebutte sind die in den Früchten enthaltenen Kerne verantwortlich. Sie enthalten stoffwechselanregende und säurelösende Substanzen, weshalb Hagebutten (mit Kernen) in Teemischungen zur Blutreinigung und Entschlackung, bei Rheuma und Gicht, Nierenschwäche und vorbeugend gegen Steinbildung in den Organen verwendet werden.

Als Heiltee trinkt man Hagebuttentee zur Stärkung der Abwehrkräfte und zur Vorbeugung gegen Erkältungskrankheiten, bei Fieber und Erkältung, allgemeiner Schwäche sowie als Frühjahrskur. Durch den hohen Vitamin-C-Gehalt wirkt sich Hagebuttentee positiv auf die Eisenaufnahme des Körpers aus. Hagebutten lassen sich auch gut mit Malven kombinieren.

Anwendung

In der Küche

Hagebuttenmark (als Basis für Marmelade, Fruchtsaucen, Cremes oder Gebäck)

Für 7 Gläser   *2 kg reife Hagebutten
(etwa 750 g Fruchtfleisch) • 250 ml Weißwein
900 ml Wasser • 750 g Zucker*

---

1 Die Hagebutten halbieren, die Kerne entfernen und die Hälften sorgfältig waschen. Mit Weißwein und 400 Milliliter Wasser in ein Porzellangefäß geben, zugedeckt bei Zimmertemperatur drei bis vier Tage stehen lassen.

2 Dann die weichen Fruchtschalen mit einem Stabmixer pürieren und die Masse durch ein Sieb streichen. Zucker und 500 Milliliter Wasser aufkochen, etwas einkochen und dann das Fruchtmus zugeben. Die Mischung unter Rühren heiß werden lassen. Nicht kochen, weil sonst das Mus seine schöne rote Farbe verliert. Das Mus vom Herd nehmen und weiterrühren, bis die Masse ein wenig abgekühlt ist. In sterilisierte Gläser füllen und fest verschließen.

Tipp Das Mark kann zusätzlich mit geriebenem Ingwer, Zimt, abgeriebener Zitronenschale und Orangensaft gewürzt werden.

Kerne Die Kerne sind stärker wassertreibend als der Fruchtmantel, daher kommen sie häufig bei Fasten- oder Frühjahrskuren zum Einsatz.

Zwei Teelöffel der zerkleinerten Früchte mit einer Tasse Wasser (200 Milliliter) aufkochen, 45 Minuten zugedeckt köcheln lassen und dann durch ein Sieb abgießen; den Tee heiß und schluckweise trinken.

Kosmetik – Kräuterkompresse gegen Falten Hagebuttenschalen, Kornblumenblüten und Ringelblumenblüten zu gleichen Teilen vermischen. Drei Teelöffel der Mischung mit einer Tasse (200 Milliliter) kochend heißem Wasser übergießen, zehn Minuten zugedeckt ziehen lassen und dann durch ein Sieb abgießen. Ein Tuch mit dem Sud tränken und auf das Gesicht auflegen. Mehrmals täglich. Bei faltigen Händen ein Handbad in dem Sud nehmen.

Tee zur Stärkung der Blutgefäße Zwei Teelöffel der zerkleinerten Früchte mit einer Tasse (200 Milliliter) kochend heißem Wasser übergießen, 15 Minuten zugedeckt ziehen lassen und dann durch ein Sieb abgießen; den Tee heiß und schluckweise trinken. Mehrmals täglich eine Tasse, am besten nach den Mahlzeiten trinken; bei Bedarf mit Honig süßen. Der Tee stärkt die Blutgefäße und hilft bei Durchfall und Nierenleiden.

Teemischung bei Fieber Jeweils 30 Gramm Weidenrinde und Holunderblüten, 20 Gramm Thymiankraut, zehn Gramm Hagebutten und je fünf Gramm Süßholzwurzel und Malvenblüten vermischen. Einen Teelöffel der Mischung mit einer Tasse (200 Milliliter) kochend heißem Wasser übergießen, 15 Minuten zugedeckt ziehen lassen und durch ein Sieb abgießen; heiß und schluckweise trinken. Drei Tassen täglich zwischen den Mahlzeiten.

Heidelbeere
Vaccinium myrtillus

Die auch als Blaubeere, Mostbeere, Bickbeere, Schwarzbeere oder Kranichbeere bekannte Frucht des Heidelbeerstrauchs erfreut sich bei Feinschmeckern größter Beliebtheit. Allerdings ziehen diese die wild wachsenden Früchte den seit 1900 existierenden Kulturfrüchten vor. Ihre heilende Wirkung ist unumstritten und kam schon bei den Germanen, aber auch bei den nordamerikanischen Indianern zur Anwendung. »Die Blaubeere schließt dem Arzt die Türe zu«, sagt ein altes Sprichwort.

Botanik

Die Heidelbeere gehört, wie Preiselbeere, Heidekraut und Azaleen, zu den Heidekrautgewächsen. Diese sind nur auf der nördlichen Erdhalbkugel zu finden und bevorzugen raueres Klima und karge Böden. Der nur bis zu 50 Zentimeter hohe Blaubeerstrauch wächst in Laub- und Nadelwäldern, auf Heiden und Torfmooren und überall auf sauren, nährstoffarmen Böden. Die dunklen Beeren reifen ab Juli und können je nach Witterung bis in den späten Herbst zu finden sein. Gesammelt werden die blauschwarzen Beeren, aber auch die Blätter.

Heilwirkung

Die Heidelbeere enthält Fruchtsäuren, Gerbstoffe, Pektine, Glykoside, Vitamin C und Provitamin A sowie Mineralstoffe, die Blätter außerdem Arbutin und Myrtillin, das den Beeren die Farbe verleiht. Heidelbeere, Holunder und Schwarze Johannisbeere werden in der Naturheilkunde auch als die »drei Schwarzen« bezeichnet, da sie alle über einen dunklen Farbstoff aus der Gruppe der Anthocyane verfügen, der eine antibakterielle Wirkung hat. Medizinische Verwendung finden die getrockneten Beeren wegen ihrer stopfenden, zusammenziehenden und entzündungswidrigen Wirkung auf die Schleimhäute von Magen und Darm. Sie werden als Durchfallmittel verwendet.

Frische Heidelbeeren wirken, ebenso wie der frische Beerensaft, leicht abführend und nicht stopfend wie die getrockneten Beeren. Frischer Heidelbeersaft kann auch zum Spülen bei Mund- und Rachenkatarrh verwendet werden. Eine über zwei bis drei Tage durchgeführte Kur bringt oft Verdauungsstörungen zum Verschwinden.

Die Blätter der Heidelbeere werden aufgrund ihrer blutzuckersenkenden Wirkung bei Diabetes angewendet. Das Myrtillin ist hierfür der wichtigste Inhaltsstoff.

Anwendung

Getrocknete Heidelbeeren Getrocknete Heidelbeeren verwendet man in der Volksmedizin häufig als Durchfallmittel. Eine Kombination mit frisch geriebenem Apfel hat sich in solchen Fällen als besonders vorteilhaft erwiesen.

Tee Einen Teelöffel der Blätter mit einer Tasse (200 Milliliter) kochend heißem Wasser übergießen, zehn Minuten zugedeckt ziehen lassen und dann durch ein Sieb abgießen; den Tee heiß und schluckweise trinken. Zwei bis drei Tassen täglich.

Diese Zubereitung kann auch in Form von Umschlägen bei Hautkrankheiten verwendet werden, beispielsweise bei Schuppenflechte.

Tee bei Hämorriden Einen gehäuften Esslöffel getrocknete Heidelbeeren mit einer Tasse (200 Milliliter) kaltem Wasser übergießen, aufkochen, zehn Minuten zugedeckt bei geringer Hitze köcheln lassen und dann durch ein Sieb abgießen. Zwei Tassen täglich über einen Zeitraum von drei bis vier Wochen.

Vitaminmix Eine Orange, eine Zitrone, zwei Esslöffel Heidelbeersaft und einen Esslöffel Sanddornsaft. Die Früchte auspressen und den Fruchtsaft mit dem Heidelbeer- und Sanddornsaft vermischen. Bei Erkältung ein Glas täglich.

Vorsicht!

Nebenwirkungen bei normaler Dosierung sind nicht bekannt. Allerdings sollte man Heidelbeerblätter nicht über einen längeren Zeitraum zu sich nehmen – es können bei dauernder Einnahme Vergiftungen auftreten.

Herzgespann
Leonurus cardiaca

Das Herzgespann wird auch Löwenschwanz oder Wolfstrapp genannt. Dieses wild wachsende Kraut ist in Europa, Zentralasien und Nordamerika beheimatet. Seine das Herz unterstützende Wirkung ist seit mehreren Jahrhunderten bekannt, dennoch spielte diese Pflanze nie eine besonders wichtige Rolle in der gesamten Pflanzenheilkunde. Sie wurde in der Volksheilkunde ähnlich wie Baldrian eingesetzt, allerdings entfaltet sie ihre Wirkung erst nach einer längeren Einnahmezeit.

Botanik

Der Lippenblütler wird bis zu 1,5 Meter hoch und wächst an trockenen Wegrändern, auf Schuttplätzen und auf Brachland. Die Pflanze fällt durch ihren hohen, steifen Wuchs auf, hat große fünfzipfelige Blätter und bringt blassrote Blüten hervor. Gesammelt wird das Kraut in seiner Blütezeit von Juli bis Anfang September. Nachdem das obere Kraut geschnitten wurde, wird es zu Sträußen gebunden und an einem schattigen, luftigen Platz getrocknet.

Herzgespann steht unter Naturschutz, daher sollte man auf Tee aus der Apotheke oder aus dem Kräuterladen zurückgreifen.

Heilwirkung

Herzgespannkraut enthält Alkaloide (Stachydrin), Bitterstoffglykoside und herzwirksame Glykoside. Es wird selten allein als Tee verwendet, sondern findet meistens mit Baldrian und Weißdorn in Teemischungen zur Herzstärkung Anwendung. Es wirkt beruhigend, leicht blutdrucksenkend und verdauungsfördernd. Der Tee wird bei nervösen Herzbeschwerden, Herzbeschwerden infolge von

Blähungen, Magen-Darm-Beschwerden und Wechseljahresbeschwerden (Hitzewallungen, Herzklopfen, Unruhe) verwendet. Bei Schilddrüsenüberfunktion kann er eine medizinische Behandlung ergänzen.

Anwendung

Tee Ein bis zwei Teelöffel des Krauts mit einer Tasse (200 Milliliter) kochend heißem Wasser übergießen, zehn Minuten zugedeckt ziehen lassen, dann durch ein Sieb abgießen; heiß und schluckweise trinken. Morgens und abends je eine Tasse täglich. Der Tee ist auch als Monatskur geeignet. Man kann ihn mit Melisse und Baldrian kombinieren.

Teemischung bei Wechseljahresbeschwerden 50 Gramm Herzgespannkraut, 40 Gramm Frauenmantelkraut, 30 Gramm Schafgarbenkraut, 20 Gramm Hirtentäschelkraut und zehn Gramm Lavendelblüten vermischen. Einen Teelöffel der Mischung mit einer Tasse (200 Milliliter) kochend heißem Wasser übergießen, zehn Minuten zugedeckt ziehen lassen, dann durch ein Sieb abgießen; heiß und schluckweise trinken. Täglich morgens und abends eine Tasse.

Vorsicht!

In größeren Mengen eingenommen, kann Herzgespann zu vermehrtem Durst und Darmbeschwerden führen. Während der Schwangerschaft sollte es auf keinen Fall angewendet werden.

Hibiskus
Hibiscus sabdariffa

Die Sudan-Malvenblüten *(Flores hibisci)* oder »Roten Malven«, auch bekannt als Karkaden, afrikanische Malven und Nubiablüten, verweisen schon über ihre Namen auf ihre Herkunftsländer. Von dieser Pflanze werden statt der ganzen Blüte nur die fleischigen roten Kelchblätter verwendet, die einen wohlschmeckenden, erfrischenden und durstlöschenden Tee ergeben. Hibiskustee wird oft mit Malventee gleichgesetzt und verwechselt – es handelt sich dabei aber vom Botanischen her gesehen um zwei verschiedene Pflanzen, wenn auch aus der gleichen Familie.

Botanik

Der zur Familie der Malvengewächse *(Malvaceae)* zählende Hibiskus stammt aus Afrika, wo er hauptsächlich im Sudan und in Äthopien gedeiht. Die wissenschaftliche Bezeichnung der Pflanze ist *Hibiscus sabdariffa*. Im Gegensatz zu der arzneilich genutzten Malvenart → Eibisch ergibt diese Hibiskussorte einen reinen Haustee, der täglich getrunken werden kann.

Heilwirkung

In den Fruchtsäuren – allen voran sind Zitronen-, Apfel- und Weinsäure zu nennen – liegt die stoffwechselfördernde, sehr mild abführende Wirkung dieser Pflanze begründet. Die Blüten enthalten außerdem Flavonoide, Pektin und Schleimstoffe.

In Afrika gilt die Malve als entzündungshemmend, wassertreibend und krampflösend. Viele Tees kann man in Farbe und Geschmack durch Hibiskusblüten aufwerten. Durch den Gehalt an verschiedenen Fruchtsäuren, insbesondere aber an Hibiskussäure (chemisch verwandt mit Zitronensäure), schmeckt der Teeaufguss erfrischend, besonders wenn er kalt getrunken wird. Ein wasserlöslicher Farbstoff verleiht dem Getränk seine leuchtend rote Farbe.

Anwendung

Hibiskus ergibt einen erfrischenden Tee, den man tagsüber gut trinken kann. Der Tee eignet sich auch für Mischungen sehr gut.

Tee Einen gehäuften Esslöffel der Kelchblätter mit einem Liter kochendem Wasser übergießen, 10 Minuten zugedeckt ziehen lassen und dann durch ein Sieb abgießen. Den leuchtend roten Tee über den Tag verteilt trinken. Er schmeckt auch kalt gut.

Himbeere
Rubus idaeus

Die Himbeere ist bekannt für ihre delikaten Früchte. Ihren aus dem Griechischen stammenden Beinamen *idaeus* hat sie von dem heute in der Türkei liegenden Berg Ida erhalten, an dem sie wohl üppig wuchs. Von Auswanderern wurde sie mit nach Nordamerika genommen, wo sie sich selbst auswilderte. Zwar kannte man die Frucht zu antiken Zeiten, sie spielte jedoch keine Rolle auf dem Speisezettel. Bekannt ist aber, dass Mönche sie in mittelalterlichen Klostergärten gezogen haben. Erst im 16. Jahrhundert gelang ihr in Frankreich und England der kulinarische, aber auch heilkundliche Durchbruch.

In der Volksmedizin wurden Tees aus Himbeerblättern zur Geburtsvorbereitung eingesetzt. Die Frauen tranken den Tee bereits während der Schwangerschaft und nach der Geburt. Die Blätter wirken kräftigend und fördernd auf das Gewebe der Gebärmutter. Die Früchte des wild wachsenden Himbeerstrauchs sind weitaus aromatischer als die gezüchteten.

Botanik

Ein weiteres Mitglied aus der großen Familie der Rosengewächse *(Rosaceae)*. Die Himbeere ist eine anspruchslose Pflanze und wächst häufig an Wegesrändern, auf Waldlichtungen, auf Schuttplätzen oder Kahlschlägen. Die reifen Himbeerfrüchte erntet man bis zum September. Aus ihnen können Saft, Sirup oder Marmelade zubereitet werden. Die jungen Blätter werden im Frühjahr gesammelt und entweder bei künstlicher Wärme oder an einem schattigen, luftigen Platz getrocknet.

Heilwirkung

Die Früchte enthalten Fruchtsäuren, Pektine, ätherisches Öl, die Vitamine B, C, E und Mineralstoffe sowie das auch in Hagebutten vorkommende Flavonoid Rutin. Die Blätter enthalten zudem Gerbstoffe, die Vitamine A und C sowie einige Spurenelemente.

Außer durch ihren angenehmen Geschmack zeichnen sich die Früchte durch ihre entzündungshemmenden Eigenschaften aus. Darüber hinaus schützen sie die Blutgefäße. Himbeersaft ist ein wohltuendes, erfrischendes Getränk, das bei allen fieberhaften Erkrankungen eine kräftigende Wirkung ausübt.

Die Blätter finden in vielen Tees reichlich Verwendung. Die heilenden Qualitäten der Gerbstoffe kommen bei Durchfall zur Geltung. Himbeerblätter sind, wie Brombeerblätter auch, ein zusammenziehendes (adstringierendes) Mittel und aufgrund ihrer milden Wirkungsweise besonders für durchfallkranke Kinder geeignet. Aber auch zum Spülen und Gurgeln bei Entzündungen von Mund und Rachen kann man sie einsetzen.

Anwendung

Himbeerblätter werden zusammen mit Brombeer- und Erdbeerblättern zu einer ganz besonders wirksamen und wohlschmeckenden Hausteemischung. Allein wirken sie zusammenziehend und entzündungshemmend und sind deshalb ein gutes Mittel bei leichten Durchfällen. Zum Spülen und Gurgeln eignet sich der Tee auch gut bei Entzündungen von Mund und Rachen. Nebenwirkungen sind nicht bekannt.

In der Küche Himbeeren am besten roh essen oder mit Joghurt oder Quark kombinieren; sie sind auch ein Leckerbissen als Marmelade, Saft, Mus oder Sirup. Im Gegensatz zu anderen Beeren, zum Beispiel Erdbeeren, lassen sich Himbeeren gut einfrieren. Sie behalten auf diese Weise ihr Aroma auch über einen längeren Zeitraum bei.

Himbeertörtchen mit Melisse

Für 4 Personen   *125 g Mehl • 1 Messerspitze Backpulver
25 g Zucker • 1 Eigelb • 65 g Butter
50 g Zartbitterkuvertüre • 1 EL Vanillezucker
150 g Crème fraîche • 1 Ei • 30 ml Himbeergeist
1 TL frisch gehackte Melisse • 250 g Himbeeren
2 EL geschmolzenes Himbeergelee*

1 Mehl, Backpulver, Zucker, Eigelb und Butter rasch zu einem glatten Mürbeteig verarbeiten. 1 Stunde kalt stellen und ruhen lassen.

2 Teig auf leicht bemehlter Fläche ausrollen, in 4 Tortelette-Formen legen, bei 200 °C (180 °C Umluft) 10 Minuten backen. Herausnehmen und sofort aus den Förmchen stürzen. Die Kuvertüre in einem Wasserbad schmelzen und die Tortelette-Böden damit bepinseln.

3 Vanillezucker, Crème fraîche und Ei glatt verrühren und unter Rühren kurz aufkochen. Himbeergeist und Melisse unterrühren und die Masse auf die Törtchen verteilen. Himbeeren darauf setzen und mit Gelee bestreichen.

Saft Die verlesenen Beeren knapp mit Wasser bedecken, mit einem Stabmixer pürieren und kurz aufkochen. Abkühlen und durch ein sauberes Tuch filtern. Pro Liter Saft zwischen 200 und 250 Gramm Zucker einrühren. Erneut aufkochen lassen und in sterilisierte Gläser oder Flaschen abfüllen.

Tee Zwei Teelöffel der getrockneten Blätter mit einer Tasse (200 Milliliter) kochend heißem Wasser übergießen, zehn Minuten zugedeckt ziehen lassen und dann durch ein Sieb abgießen; den Tee heiß und schluckweise trinken oder ihn zum Gurgeln und Spülen verwenden. Zwei bis drei Tassen täglich.

Teemischung bei zu starker Regelblutung Jeweils 30 Gramm Himbeerblätter, Ringelblumenblüten, Frauenmantelkraut, Brennnesselblätter, Schafgarbenblüten und Hirtentäschelkraut mischen. Einen Teelöffel der Mischung mit einer Tasse (200 Milliliter) kochend heißem Wasser übergießen, acht Minuten zugedeckt ziehen lassen, dann durch ein Sieb abgießen; heiß und schluckweise trinken. Während der Regel drei bis fünf Tage lang bis zwei Tassen täglich.

Hirse

Panicum miliaceum

Hirse gilt, ebenso wie → Gerste und → Hafer, als eine der ältesten Kulturpflanzen der Menschheit. Bereits um 4000 v. Chr. wurde sie in Ägypten angebaut. Noch im Mittelalter hatte sie in Europa große Bedeutung, bevor sich Kartoffeln, Mais und Reis immer stärker durchsetzten. Hirse ist eine anspruchsvolle Getreideart, die heute in Afrika und Indien vermehrt angebaut wird. Wird ihr das Wasser entzogen, verharrt sie in ihrem Wachstumszustand; erhält sie wieder genug Wasser, setzt sie ihr Wachstum fort.

Botanik

Hirse ist der Oberbegriff für mehrere Getreidesorten aus der Familie der Süßgräser *(Gramineae/Poaceae)*. Allen gemeinsam sind die kleinen, runden, goldgelben bis roten oder braunen Körner, die an Rispen oder Kolben wachsen. Hirse ist wie → Hafer, → Dinkel und → Gerste ein Spelzgetreide, das geschält werden muss, um vom menschlichen Verdauungstrakt aufgeschlossen werden zu können.

Heilwirkung

Hirse ist mit etwa drei bis vier Prozent Fett, das zu 80 Prozent aus den für den Menschen so wichtigen ungesättigten Fettsäuren besteht, sehr nahrhaft. Sie enthält Linolsäure, viel Lezithin und von allen Getreidesorten die meisten Spurenelemente und Mineralien. Hirse hilft bei Haarausfall, brüchigen Fingernägeln, mangelnder Durchblutung, chronischer Müdigkeit und Schlaflosigkeit, die meist Mangelerscheinungen sind. Sie werden durch die reichlich vorhandenen Mineralien und Spurenelemente der Hirse ausgeglichen. Ihre regenerierende Wirkung erstreckt sich auch auf Beschwerden mit dem Bindegewebe, mit Gelenken und Schleimhäuten sowie auf Krampfadern und Hämorriden. Hier entfaltet in erster Linie die Kieselsäure ihre heilende, kräftigende Wirkung. Hirse ist leicht verdaulich und wertvoll für Getreideallergiker, da sie kein Klebereiweiß (Gluten) enthält.

Anwendung

Die Hirse sollte im Frühstücksmüsli auf keinen Fall fehlen.

Hirseextrakt Durch ein spezielles Extraktionsverfahren wird ein Auszug der fettlöslichen und wasserlöslichen Inhaltsstoffe der ungeschälten Hirse hergestellt. Die Inhaltsstoffe stehen dem Körper so in einer aufgeschlossenen und für den Körper gut aufnehmbaren Form zur Verfügung.

In der Küche

Klassischer Hirsebrei

Für 4 Personen   *250 g Hirse* • *1 Vanillestange*
¼ TL Zimt • *1 Spritzer Zitronensaft* • *3 EL Zucker*
2 EL Butter • *Verschiedene Beeren zum Garnieren*

---

1 Hirse unter fließendem heißen Wasser gründlich abspülen, damit der bittere Geschmack vergeht. Dann mit 500 Milliliter kaltem Wasser aufsetzen, aufkochen lassen und zugedeckt ungefähr 15 Minuten ziehen lassen. Die Hirse sollte das Wasser vollständig aufsaugen.

2 Das Mark der Vanilleschote auskratzen und zusammen mit 1 Prise Zimt, dem Zitronensaft und 2 Esslöffeln Zucker unter den Hirsebrei mischen. Den Brei auf Tellern verteilen und in der Mitte jeweils eine Art Krater formen.

3 Butter erwärmen, den restlichen Zimt und Zucker zugeben. Die gewürzte flüssige Butter in den Kratern verteilen. Nach Belieben mit Beerenobst garniert servieren.

Hirtentäschel
Capsella bursa-pastoris

Hirtentäschel hat in der Volksmedizin eine lange Tradition. Es gilt als »Frauenkraut« und wird bei vielen Unterleibsbeschwerden eingesetzt.

Botanik

Hirtentäschel gehört zur Familie der Kreuzblütler *(Brassicaceae/Cruciferae)* und ist in ganz Europa beheimatet. Es bevorzugt Wiesen und Äcker, ist aber auch an Wegrändern zu finden. Die zarten Stängel des Hirtentäschels werden bis zu 60 Zentimeter hoch. Charakteristisch sind die kleinen, dreieckig-herzförmigen Früchte, die sich aus den ebenfalls kleinen weißen Blüten entwickeln. Für den Tee wird das ganze Kraut gesammelt.

Heilwirkung

Im Hirtentäschelkraut sind Kalium und cholinartige Substanzen zu finden. Ein Tee daraus wirkt blutstillend und leicht blutdruckregulierend. Getrunken wird er bei zu starker oder unregelmäßiger Regelblutung, Nasenbluten, Hämorriden und Altersherz sowie zur Blutreinigung.

Kompressen, die mit dem Tee getränkt werden, helfen bei oberflächlichen Hautverletzungen, werden aber auch unterstützend bei Schuppenflechten oder Ekzemen aufgetragen. Als Spülung oder zum Gurgeln wirkt Hirtentäscheltee desinfizierend auf den Mund- und Rachenraum.

Anwendung

Nebenwirkungen bei der Einnahme sind nicht bekannt. Allerdings ist wegen des schwankenden Wirkstoffgehalts der Pflanzen die Wirkung nicht immer sicher.

Tee Einen bis zwei Teelöffel Hirtentäschelkraut in eine Tasse (200 Milliliter) kochendes Wasser geben, nochmals kurz aufkochen lassen und dann durch ein Sieb abgießen; den Tee heiß und schluckweise trinken. Zwei bis vier Tassen täglich.

Teemischung bei Hämorriden Jeweils 20 Gramm Steinkleekraut und Rosskastanienblätter mit je 15 Gramm Schafgarben- und Hirtentäschelkraut und je zehn Gramm Schlehdorn- und Ringelblumenblüten und Hamamelisblättern vermischen. Einen Teelöffel der Mischung mit einer Tasse (200 Milliliter) kochend heißem Wasser übergießen, zehn Minuten zugedeckt ziehen lassen und dann durch ein Sieb abgießen; den Tee heiß und schluckweise trinken. Zwei bis drei Tassen täglich 30 Minuten nach den Mahlzeiten.

Teemischung bei starker Regelblutung Jeweils 25 Gramm Hirtentäschelkraut, Schafgarbenkraut, Eichenrinde und Blutwurzel vermischen. Einen Teelöffel der Mischung mit einer Tasse (200 Milliliter) kochend heißem Wasser übergießen, zehn Minuten zugedeckt ziehen lassen und dann durch ein Sieb abgießen; den Tee heiß und schluckweise trinken. Drei Tassen täglich; fünf Tage vor Einsetzen der Menstruation beginnen.

Teemischung bei Nasenbluten Jeweils 25 Gramm Hirtentäschel- und Schafgarbenkraut vermischen. Einen Teelöffel der Mischung mit einer Tasse (200 Milliliter) kochend heißem Wasser übergießen, 20 Minuten zugedeckt ziehen lassen und dann durch ein Sieb abgießen; den Tee heiß und schluckweise trinken. Bei akutem Nasenbluten zusätzlich den leicht abgekühlten Tee einzeln in die Nasenlöcher einsaugen.

Holunder
Sambucus nigra

In Franken erzählen die Bauern ihren Enkeln noch heute, dass man vor jedem Holunderstrauch, an dem man vorbeigeht, den Hut zu ziehen habe. Denn an ihm sei schließlich alles nutzbar: Blüten, Blätter, Früchte, Rinde und Wurzeln. Den alten Germanen galt der Holunder als heilig. Wer einen Strauch rodete oder fällte, wurde hart bestraft. Die Kelten nannten den Holunder »Ruis die Holde«, den Baum des 13. Mondes.

Die alten Griechen kochten seine Wurzeln mit Wein, um mit dem entstehenden Sud Kompressen gegen Schlangenbisse anzufertigen, die Blätter kamen als Umschlag auf Hautgeschwüren zum Einsatz, und die Beeren wurden von den Frauen verwendet, um sich die Haare schwarz zu färben. Die Rinde wurde später von der Volksmedizin als mildes Abführmittel genutzt, die Äste wurden ausgehöhlt, um aus ihnen Rohrflöten anzufertigen.

In der Medizin der Gegenwart kommen in erster Linie die Blüten und der Saft der Beeren zum Einsatz.

Botanik

Der in den mitteleuropäischen Breiten beheimatete Holunder, ein Mitglied der Familie der Geißblattgewächse (*Caprifoliaceae*), wird bis zu acht Meter hoch. Holunder wächst als Strauch oder Baum auf humusreichen Böden, an Weg- und Waldrändern, Mauern sowie in Hecken und Gärten. Die Zweige sind glatt und mit weißem Mark gefüllt. Die Blätter haben kurze Stiele, eine ovale Eierform und gesägte Ränder. Die gelblich weißen Blüten sind in flachen Doldenrispen vereint und verbreiten einen süßaromatischen Geruch. Die Blütezeit liegt zwischen Juni und Juli. Die Beeren sind schwarz und kirschkerngroß, mit zunehmender Reife im September ziehen sie die Blütendolden nach unten.

Holundersträucher sind sehr bescheiden in ihren Ansprüchen, schätzen jedoch eine gute Stickstoffversorgung und brauchen viel Platz. Sie wachsen in der Sonne und im Halbschatten. Die beste Pflanzzeit für den eigenen Garten ist der Oktober.

Heilwirkung

Holunderbeeren enthalten sehr viel Vitamin C und das B-Vitamin Niazin. Weitere Inhaltsstoffe sind die Flavonoidglykoside, von denen eine abführende sowie harn- und schweißtreibende Wirkung ausgeht, das Provitamin A, Mineralstoffe, Gerbstoffe und Fruchtsäuren.

Holunderblüten enthalten ätherische Öle mit einem hohen Anteil an freien Fettsäuren, die dem Öl eine fast butterähnliche Konsistenz verleihen. Zusammen mit den Glykosiden der Blätter wirken sie in hohem Maße schweißtreibend, weil sie die Erregbarkeit der Schweißdrüsen für Wärmereize steigern. Tees mit Holunderblüten werden gerne bei Erkältungen verordnet. Als Winterstärkungsmittel, auch gegen Husten und Erkältung, kann man die Beeren einkochen und mit Zucker zu einem Sirup eindicken. Genauso wirkt ein Saft aus den gekochten Beeren. Er soll auch bei Nervenschmerzen, Ischias und Hexenschuss helfen.

Gekochtes Holundermus wirkt abführend, wenn auch nicht so stark wie die rohen Beeren. Diese sollten niemals im unreifen (und damit giftigen!) Zustand gegessen werden.

Am bekanntesten ist die Anwendung der Holunderblüten. Neben etwas ätherischem Öl enthalten sie Flavonoide, Pektine und Schleimstoffe. Trinkt man heißen Holunderblütentee, regen die Flavonoide den Kreislauf an und wirken dadurch schweißtreibend. Zudem führen sie leicht ab und stimulieren das Immunsystem unseres Körpers. Der Blütentee wird eingesetzt bei Erkältung und Grippe, auch zur Vorbeugung, bei Rheuma, Husten, Hautunreinheiten und zur Blutreinigung. Wird der lauwarme Blütentee ins Ohr geträufelt, kann dies Ohrenschmerzen lindern, jedoch nur bei intaktem Trommelfell.

Anwendung

Gesammelt werden die Blüten und Beeren. Die Anwendung von Rinde, Blättern und Wurzeln erscheint aus Sicht der heutigen Medizin überflüssig. Die Blüten sammelt man zu Beginn der Blütezeit. Sie müssen schnell und sorgfältig im Schatten getrocknet werden, da sie sich nur in gut getrocknetem Zustand lagern lassen.

Die Beeren werden gesammelt, wenn sie tiefschwarz sind. Der Verzehr der frischen Beeren ist umstritten. Sie enthalten zwar bedeutsame Mengen an Vitaminen, der Verzehr kann aber zu erheblichen Magenproblemen führen. Auf alle Fälle giftig sind die unreifen grünen Beeren sowie alle anderen grünen Bestandteile wie Blätter und Stiele! Der in Reformhäusern erhältliche Holunderbeersaft wird in der Regel gut vertragen.

Holunderbeerenbrei gegen Durchfall Bei Durchfall sollte man getrocknete und zu einem Brei verkochte Holunderbeeren einnehmen.

Saft Ein Kilogramm Holunderbeeren gut verlesen, waschen und in einem Sieb abtropfen lassen. Zusammen mit 500 Milliliter kaltem Wasser aufsetzen und aufkochen lassen; dann die Beeren durch ein Sieb streichen. Auf einen Liter Saft gibt man 150 Gramm Zucker, verrührt die Masse und kocht sie nochmals etwa fünf Minuten auf. Heiß in sterilisierte Gläser oder Flaschen abfüllen.

Tee Einen Esslöffel Blüten mit einer Tasse (200 Milliliter) kochend heißem Wasser übergießen, fünf bis zehn Minuten zugedeckt ziehen lassen und anschließend durch ein Sieb abgießen. Vier Tassen täglich bei akuter, fiebriger Erkältung.

Holunderblütentee wirkt schweißtreibend und fördert dadurch die fiebersenkende Verdunstungskälte auf der Haut. Zur Behandlung von Harnsteinerkrankungen oder Wassersucht empfiehlt sich eine Holunderblütenkur über eine Dauer von mindestens vier Wochen.

Teemischung bei Erkältungen zum Schwitzen Jeweils einen Teelöffel Holunder- und Lindenblüten vermischen. Die Mischung mit einer Tasse (200 Milliliter) kochend heißem Wasser übergießen, zehn Minuten zugedeckt ziehen lassen und anschließend durch ein Sieb abgießen; heiß und schluckweise trinken. Zwei bis drei Tassen täglich.

Teemischung bei Fieber Jeweils 30 Gramm Linden- und Holunderblüten und je 20 Gramm Mädesüßblüten und Hagebuttenschalen vermischen. Einen Teelöffel der Mischung mit einer Tasse (200 Milliliter) kochend heißem Wasser übergießen, zehn Minuten zugedeckt ziehen lassen und dann durch ein Sieb abgießen; den Tee heiß und schluckweise trinken. Zwei bis drei Tassen täglich.

Teemischung bei Fieber Jeweils 30 Gramm Holunderblüten und Weidenrinde, 20 Gramm Thymiankraut, zehn Gramm Hagebutten und je fünf Gramm Süßholzwurzel und Malvenblüten vermischen. Einen Teelöffel der Mischung mit einer Tasse (200 Milliliter) kochend heißem

Wasser übergießen, zehn Minuten zugedeckt ziehen lassen und dann durch ein Sieb abgießen; den Tee heiß und schluckweise trinken. Drei Tassen täglich zwischen den Mahlzeiten.

Teemischung als milder Abführ- und Verdauungstee 20 Gramm Holunderblüten, je zehn Gramm Malvenblüten, Fenchelsamen, Anissamen und Süßholzwurzel vermischen. Einen Teelöffel der Mischung mit einer Tasse (200 Milliliter) kochend heißem Wasser übergießen, zehn Minuten zugedeckt ziehen lassen und dann durch ein Sieb abgießen; den Tee heiß und schluckweise trinken. Drei Tassen täglich.

Extra: Der kleinere Verwandte

In unseren Wäldern finden sich neben dem *Sambucus niger* auch noch der *Sambucus ebulus* (Zwergholunder) und der *Sambucus racemosa* (Traubenholunder). Ihre Früchte und Blüten sind für Heilzwecke ungeeignet. Man erkennt *S. ebulus* an seinem zwergenhaften Wuchs von 60 Zentimeter Höhe und *S. racemosa* an seinen korallenroten Früchten.

Holzkohle
Carbo vegetabilis

Obwohl Holzkohle selbst keine Heilpflanze ist, wird sie auf pflanzlicher Basis hergestellt und kann damit durchaus zu den Arzneimitteln auf naturmedizinischer Grundlage gezählt werden. Heute beschränkt sich ihre medizinische Nutzung auf die Homöopathie. Holzkohle ist sehr hart und verrottet nicht. Je nachdem, aus welchem Holz sie hergestellt wurde, hat sie unterschiedliche Wirkungen. In der Homöopathie wird nur Kohle von der Silberbirke, der Rotbuche und der Pappel verwendet.

Herkunft

Die schwarze, poröse, sehr leichte Holzkohle der Birke besitzt einen Kohlenstoffgehalt von 80 bis 90 Prozent. Kohlenstoff ist das erste Element der sechsten Hauptgruppe des Periodensystems vor dem Silizium.

Silberbirken, Rotbuchen und Pappeln wachsen in Moor- und Heidelandschaften, Wäldern und Bergen der nördlichen Halbkugel. Mittels Verkohlung wird aus ihrem Holz die Holzkohle gewonnen. Das Holz wird ohne äußere Zufuhr von Sauerstoff trocken erhitzt und zersetzt sich, bis es zur Holzkohle wird – dabei entstehen Temperaturen weit über 800 °C.

Heilwirkung

Holzkohle gilt als Deodorant und Desinfektionsmittel. Im 18. und 19. Jahrhundert wurde sie bei Hautgeschwüren und als Mundspülung bei Geschwüren der Mundschleimhäute eingesetzt. Wegen ihrer absorbierenden Wirkung auf Gase und Gifte wird sie bis heute bei Blähungen und Verdauungsbeschwerden sowie Lebensmittelvergiftungen verwendet – allerdings als verfeinerter Zusatzstoff. *Carbo vegetabilis* wurde von Hahnemann geprüft.

Anwendung

In der Industrie werden aus Holzkohle Aktivkohle und Feuerwerkskörper hergestellt. Auch dient sie als Rohstoff zur chemischen Herstellung von kohlenstoffhaltigen Verbindungen und als Reduktionsmittel in der Metall verarbeitenden Industrie.

Homöopathische Themen des Mittels sind Stillstand, Schock, Gleichgültigkeit, ein grundlegender Mangel an Vitalität und die Abgrenzung von äußeren Einflüssen. Holzkohle dient seit Jahrhunderten in vielen Kulturen als Brennstoff zur Zubereitung von Nahrungsmitteln. Pfähle aus Holzkohle wurden früher auf dem Land zum Markieren der Grundstücksgrenzen verwendet.

Honig
Mellis

Der Honig hatte in der menschlichen Kultur schon immer eine große Bedeutung. Bereits in der Bibel ist die Rede vom berühmten »Land, darin Milch und Honig fließen«. Der Prophet Mohammed drohte bei Missachtung der göttlichen Gesetze den betreffenden Sündern: »Die erste Wohltat, die Gott dem Menschen entzieht, ist der Honig.« Goatama Buddha schließlich sprach von den zehn Vorzügen, die ein mit Honigstücken vermischter Milchreis besitzt: »Zehn Dinge gibt uns diese Speise: Leben und Schönheit, Ausgeglichenheit und Kraft. Sie vertreibt Hunger, Durst und die Winde. Sie reinigt die Blase und das Blut, fördert die Verdauung.«

Niemand weiß genau, wie lange der Mensch schon Honig sammelt. Wahrscheinlich ist, dass er sich schon in der Steinzeit zu diesem Zweck an Bienenwaben zu schaffen machte. Historisch abgesichert ist, dass seit etwa 8000 Jahren Imkerei betrieben wird, also die gezielte Bienenzucht zum Gewinn von Honig. In altägyptischen Pharaonengräbern wurde Honig als Grabbeigabe gefunden. Bevor Zucker industriell hergestellt wurde, war Honig für viele die einzige Möglichkeit zum Süßen von Speisen.

Herkunft

Honig ist das von Bienen hergestellte Nahrungsmittel, das in den Waben des Bienenstocks gelagert wird. Bienen verwenden dafür den Blütennektar oder andere Pflanzenextrakte. Die Farbe und Konsistenz des Honigs ergibt sich aus den besammelten Blüten. Sie schwankt zwischen hellgelb und grünschwarz und ist von der Konsistenz dünnflüssig bis cremig fest. Auch der Geschmack wird stark von den Pflanzen bestimmt. Die enthaltenen Blütenpollen geben relativ zuverlässig Auskunft über die Herkunft des Honigs. Reine Honigarten werden speziell gekennzeichnet: So gibt es beispielsweise reinen Akazienhonig, Blütenhonig, Waldhonig (gewonnen aus dem Honigtau, den Ausscheidungen von Pflanzenläusen), Heidehonig, Kräuterhonig, Rapshonig oder Kleehonig.

Die Deutschen sind Weltmeister, was den Verzehr von Honig angeht. Knapp drei Pfund pro Kopf werden hierzulande pro Jahr verzehrt. Doch diese Zahl erreicht nicht annähernd jene Quoten, die der Verzehr von Industriezucker bei uns erzielt.

Heilwirkung

Honig besteht zu 75 bis 79 Prozent aus Zucker und zu 14 bis 18 Prozent aus Wasser. Daneben enthält er Enzyme, Vitamine und Mineralstoffe Wissenschaftliche Studien bestätigen antibiotische Effekte des Honigs gegen den Erreger *Helicobacter pylori,* der bei diversen Magenerkrankungen von Magenschleimhautentzündung bis Magengeschwür eine Rolle spielt. Vor allem aber reagieren jene Mikroorganismen empfindlich auf Honig, die bei Wundinfektionen zu finden sind, wie etwa Staphylokokken und Pseudomonas-Bakterien.

Diese Befunde bestätigen, dass die alten Ägypter recht hatten, als sie Honig zum Hauptbestandteil ihrer Wundauflagen machten. Das nahrhafte Bienenprodukt wirkt nicht nur antibiotisch, es verhindert aufgrund seiner starken Wasserbindekraft auch, dass die Auflage an der Wunde kleben bleibt. Aufgrund seines hohen Zuckergehalts warnten Zahnärzte jedoch vor dem Gebrauch von Honig. In einer Studie der Hebräischen Universität in Jerusalem zeigte er in hohen Konzentrationen einen fördernden, in niedrigen Dosierungen jedoch einen hemmenden Effekt auf das Wachstum von Kariesbakterien. Wer also in seinen Tee einen Esslöffel Honig gibt, darf mit einem gewissen Zahnschutz rechnen. Wer jedoch seine Speisen stets mit Honig anstelle von Zucker süßt, tut damit seiner Zahngesundheit nicht unbedingt etwas Gutes.

Anwendung

Honigkur bei Asthma Honig und Blütenpollen (erhältlich in der Apotheke und im Reformhaus) zu gleichen Teilen mischen; wenn der Honig zu dickflüssig ist, im Wasserbad leicht erwärmen. Von dieser Mischung vier bis fünf Wochen morgens und abends je einen Teelöffel einnehmen. Diese Kur kann bei Bedarf jederzeit wiederholt werden.

Honigkur bei Heuschnupfen Ein altbewährtes Hausmittel ist die Immunisierung mit Honig. Über einen Zeitraum von etwa zwei Jahren einen bis zwei Teelöffel Honig täglich einnehmen. Dies immunisiert gegen den Pollenflug. Dabei sollte unbedingt darauf geachtet werden, dass der Honig von einem Bienenvolk aus der Umgebung stammt (maximaler Umkreis: zehn Kilometer; am besten direkt beim Imker einkaufen). Nur so ist gewährleistet, dass auch die Pollen enthalten sind, die die Allergie auslösen.

Honigsalbe für Schürf- und Brandwunden Einen Esslöffel Honig mit 30 Tropfen Echinaceatinktur aus der Apotheke vermischen. Diese Mischung mehrmals täglich auf der entzündeten Hautstelle verteilen.

Honig-Cistus-Tee zur Stärkung der Abwehrkraft Den Saft einer halben Zitrone in eine Tasse pressen, dann einen Esslöffel Honig hineingeben. Einen Esslöffel Cistustee aus der Apotheke mit einer Tasse (200 Milliliter) kochend heißem Wasser übergießen, fünf Minuten zugedeckt ziehen lassen und dann durch ein Sieb auf die Honig-Zitronensaft-Mischung gießen. Ein bis zwei Tassen täglich. Honig-Cistus-Tee schützt vor Infekten der oberen Atemwege.

Honigrettich gegen Husten Einen frischen Rettich aushöhlen, mit Honig füllen und an einem warmen Ort zwei bis drei Stunden ziehen lassen. Den Rettich mitsamt der Honigfüllung komplett verzehren. Ein altes Rezept aus der Volksmedizin, das bei Husten hilft.

Kompressen und Umschläge

→ Einen Teelöffel Kampfertinktur (in der Apotheke erhältlich) mit vier Esslöffel Honig im Wasserbad erwärmen; ein Baumwoll- oder Leinentuch mit der Lösung tränken, auswringen, auf die schmerzende Stelle legen und mit einem trockenen Tuch oder einem Wollschal umwickeln. Die Kompresse am besten über Nacht einwirken lassen und am nächsten Morgen gründlich abwaschen.

→ Bei einer Sehnenscheidenentzündung lindert Honig den Schmerz: Ein bis zwei Esslöffel Honig im Wasserbad erwärmen, vor dem Schlafengehen auf die schmerzende Stelle auftragen und mit einem Leinentuch umwickeln.

→ Bei Arthritis verschafft Honig spürbare Erleichterung: Zwei bis drei Esslöffel Honig im Wasserbad erwärmen, vor dem Schlafengehen auf die schmerzende Stelle auftragen, mit einem Leinentuch umwickeln. Über Nacht einwirken lassen und am nächsten Morgen mit lauwarmem Wasser abwaschen.

Kosmetik

→ Bei Akne hilft ein Honigtonikum, das die gereizte und entzündete Haut reinigt, erfrischt und pflegt. Jeweils einen Esslöffel Honig und Zitronensaft mit 150 Milliliter destilliertem Wasser verrühren und in eine Flasche mit Zerstäuber füllen; kühl lagern. Das Gesicht morgens und abends mit dem Honigtonikum benetzen.

→ Ebenfalls äußerst wirksam ist eine Honig-Weizenkleie-Maske. Honig und Kleie zu gleichen Teilen vermischen und zu einem streichfähigen Brei verrühren. Vor dem Schlafengehen auf die betroffenen Hautpartien auftragen. Am nächsten Morgen die Maske mit lauwarmem Wasser gründlich abwaschen. Danach können Pickel und Mitesser vorsichtig ausgedrückt werden; anschließend mit Rosenwasser oder Hamamelis desinfizieren.

→ Honig-Hefe-Maske für zarte und trockene Haut: Drei Esslöffel Bierhefeflocken, einen Esslöffel Honig und einen Esslöffel Milch zu einem dickflüssigen Brei verrühren. Auf das gereinigte Gesicht und den Hals auftragen. Etwa 15 Minuten lang einwirken lassen, danach mit lauwarmem Wasser abspülen.

→ Honigpackung für sprödes Haar. Zwei Esslöffel Weizenkeimöl, einen Esslöffel Honig und einen Esslöffel Weinessig miteinander vermischen und in das vorher angefeuchtete Haar einmassieren. Mit einer Alu- oder Plastikfolie abdecken und etwa 30 Minuten lang einwirken lassen. Danach mit lauwarmem Wasser ausspülen. Die Haaroberfläche wird geglättet und glänzt.

→ Honig-Essig-Festiger: Einen Esslöffel Honig in 250 Milliliter Wasser erwärmen, dann einen Esslöffel Essig unter Rühren hinzufügen. Diese Mischung vor dem Frisieren in das handtuchtrockene Haar einmassieren, dann werden die Haare in der geplanten Weise gelegt.

Warme Milch mit Honig Ein altbekannter Schlaftrunk, der Magen und Sinne beruhigt. Auch gegen Reizhusten hat das süße Getränk seine Wirkung. Danach sollte man allerdings das Zähneputzen nicht vergessen.

Vorsicht!

Honig besitzt kaum Nebenwirkungen, weder äußerlich noch innerlich angewendet, denn sonst wäre er nicht schon seit Jahrtausenden als Nahrungsmittel etabliert.

Aufgrund seines hohen Fruchtzuckeranteils kann es jedoch im einen oder anderen Fall zu Durchfall kommen, da dieser Zucker vom Darm nur unzureichend verdaut werden kann. Allerdings kann dieser sanfte Abführeffekt bei Kindern sogar von Vorteil sein: Ein paar Esslöffel Honig zählen in der Volksmedizin als wirkungsvolles Mittel gegen kindliche Verstopfungen.

Kleinkinder unter 18 Monaten sollten keinen Honig bekommen, denn im Honig sind einige Bakterienstämme aktiv, die vom Säuglingsmagen nicht zersetzt werden können. Im schlimmsten Fall kann es zu einer Lebensmittelvergiftung kommen.

In Abhängigkeit davon, welche Pollen die Bienen für die Herstellung benutzten, wurden beim Verzehr von Honig in seltenen Fällen auch Allergien beobachtet.

Extra: Qualität – am besten direkt vom Imker

Problematisch ist, dass der Honig in Deutschland in sehr unterschiedlichen Qualitäten angeboten wird, die jedoch weniger von den Bienen als von der Bearbeitung des Honigs durch den Menschen abhängen. Als Faustregel gilt, dass der beste Honig möglichst naturbelassen ist. Wichtig ist, dass er ungeklärt ist und nicht über 40 °C erhitzt wurde, denn dadurch verlieren seine wichtigen Inhaltsstoffe ihre Wirksamkeit.

Aufgrund dessen sollte man Honig am besten direkt

vom Imker oder – wo das nicht möglich ist – im Naturkostladen oder Reformhaus kaufen. Ein hochwertiger Honig sollte folgende Anforderungen erfüllen:

→ Das Revier der Bienen befindet sich nicht in der Nähe von Industriebetrieben oder in einer Gegend, in der eine intensive konventionelle Landwirtschaft betrieben wird, die großflächig mit Pflanzenschutzmitteln arbeitet.

→ Die Bienen werden nicht mit Zucker gefüttert.

→ Bienenkrankheiten werden nur mit Naturmitteln behandelt.

→ Nur der vollständig gereifte Honig wird gesammelt und bei der Abfüllung nicht erhitzt. Verweise wie »kalt abgefüllt« oder »kalt geschleudert« geben Auskunft darüber.

→ Ein guter Honig stammt von einem einzigen Imker und nicht aus einer willkürlichen Mischung von Honigsorten.

Hopfen
Humulus lupulus

In der deutschen Volksmedizin galt der Hopfen als wichtige Heilpflanze gegen schlechte Laune und Nervosität. Dadurch erhielt er auch symbolische Bedeutungen. Setzte sich etwa ein Mädchen einen Kranz aus Hopfen auf, zeigte es damit seiner Umgebung, dass es bester Dinge und nicht von Liebeskummer geplagt sei.

Der Hopfen wurde schon in der Antike sehr geschätzt,

allerdings mehr als Delikatesse denn als Heilmittel. Die Römer aßen ihn ähnlich wie Spargel. Einer ihrer Dichter warf ihm sogar vor, dass man ihn eigentlich nicht aus Hunger, sondern aus purer Lust essen würde.

Seit der Karolingerzeit (7.–10. Jahrhundert) ist der Hopfenanbau in Mitteleuropa belegt. Die Pflanze wurde im 14. Jahrhundert in größerem Umfang kultiviert. Mit den Eigenschaften und Verwendungsmöglichkeiten des Hopfens hat sich bereits im 12. Jahrhundert die berühmte heilkundige Äbtissin Hildegard von Bingen erstmals näher beschäftigt. In ihrer *Physica* beschreibt sie seine psychoaktiven Effekte und seine Verwendung als Konservierungs- und Würzmittel für Bier. Darüber hinaus verleiht Hopfen dem Bier auch das Schäumvermögen.

In der traditionellen Volksmedizin spielte Hopfen von jeher eine wichtige Rolle bei Schlafstörungen sowie bei allgemeiner Unruhe und nervös bedingten Beschwerden. Dies entspricht auch den Beschwerden, bei denen er offiziell vom Bundesgesundheitsamt empfohlen wird. Ein weiteres wichtiges Anwendungsgebiet sind angesichts der östrogenartigen Wirkungen der Hopfenbitterstoffe Menstruations- und Wechseljahresbeschwerden.

Botanik

Hopfen wird überwiegend als Kulturpflanze angebaut. Die bis zu sechs Meter hohen Schlinggewächse aus der Familie der Hanfgewächse (*Cannabaceae*) wachsen aber auch wild an Waldrändern.

Typisch für ihn sind die gedrehten Windungen seines Stamms, die von oben bis unten mit rauen Blättern besetzt sind; mittels ankerartig geformter Haare klimmt er an den Drähten der Hopfengestänge empor, ohne jemals abzurutschen. Die unscheinbaren Blüten zeigen sich von Juli bis August in zapfenartigen Ständen mit eiförmigen, grünlich gelben Hopfendolden, aus denen sich die Hopfenzapfen mit den innen liegenden gelben Harzkörnchen entwickeln. Damit die Hopfenzapfen auch tatsächlich wirken, müssen sie geerntet werden, bevor sie die Drüsenblätter verlieren. Auch Zapfen, die älter als ein Jahr sind, sind unwirksam.

Geerntet werden im September die länglichen grünen Hopfenzapfen der weiblichen Pflanzen. Den frisch geernteten Zapfen entströmt der eigentümliche aromatische Hopfengeruch. Sie werden gebündelt, in einem luftigen Raum trocknen sie relativ schnell. Einige Bitterstoffe des Hopfens sind flüchtig, er sollte daher nicht länger als ein Jahr gelagert werden.

Möchte man Hopfen im eigenen Garten anbauen, dann helfen folgende Hinweise: Hopfen bevorzugt halbschattige und sonnige Standorte mit viel Nährstoffen und sollte daher regelmäßig mit Kompost versorgt werden. Er eignet sich aufgrund seiner großen dekorativen Blätter und seines dichten Laubwerks als sommerlicher Licht- und Windschutz, beispielsweise zum Beranken von Wänden und frei stehenden Klettergerüsten. Man muss ihn im Herbst bis auf den Boden zurückschneiden.

Heilwirkung

Die wichtigsten Inhaltsstoffe, auf die die beruhigende Wirkung von Hopfen maßgeblich zurückzuführen ist, sind die

Bittersäuren Humulon und Lupulon. Sie verwandeln sich nach dem Pflücken der Hopfenzapfen in einen Alkohol namens Methylbutenol, der im Laborversuch eine überaus starke Wirksamkeit als Beruhigungsmittel zeigte. In einem groß angelegten Versuch an 225 Testpersonen wurden die beruhigenden und schlaffördernden Eigenschaften von Hopfen auch am Menschen nachgewiesen. In anderen Studien zeigte sich außerdem, dass Hopfen die negativen Effekte des Nikotins auf unsere Nerven dämpft.

Da Hopfen zu den Hanfgewächsen zählt, könnte man annehmen, dass er ebenso wie sein berühmter Bruder und nächster Verwandter, der → Hanf *(Cannabis indica, Cannabis sativa)*, Cannabinoide, allen voran das Tetrahydrocannabiol (THC), enthält. Die Suche nach diesen Wirkstoffen blieb bislang jedoch ohne Erfolg.

Hopfen ist, wie durch mehrere Untersuchungen bestätigt wurde, ein wirksames pflanzliches Beruhigungsmittel. Seine Eigenschaften entfaltet er besonders gut in Verbindung mit anderen beruhigend wirkenden Heilpflanzen, vor allem zusammen mit Baldrian.

Da er dämpfend auf das zentrale Nervensystem wirkt, fördert Hopfen die Schlafbereitschaft und ist deshalb auch bei Schlafstörungen eine nachweislich wirksame Pflanzenarznei.

Werden die Hopfenzapfen geraucht, erzeugen sie eine milde Euphorie, vergleichbar jener, die durch Marihuanarauchen hervorgerufen wird.

Die Bitterstoffe des Hopfens hemmen das Wachstum von Bakterien und Pilzen – der Grund, warum Hopfen zum Haltbarmachen von Bier eingesetzt wird. Zudem helfen die Bitterstoffe, Krämpfe zu lösen, und beeinflussen die Östrogenproduktion. Letzteres kann man beispielsweise an Männern beobachten, die über Jahre viel Bier trinken; bei ihnen wird die Entwicklung von Brustansätzen augenfällig. Auch die anregende Wirkung auf den Menstruationszyklus geht auf die östrogenartigen Eigenschaften des Hopfens zurück, daher wird er auch unterstützend bei der Behandlung von Wechseljahresbeschwerden angewandt. Hopfen regt darüber hinaus die Verdauung und den Appetit an.

Bei einigen Menschen löst der Hautkontakt mit frischen Hopfenzapfen eine Hautreizung aus, die, da sie stark juckt, im Volksmund als »Hopfenverrücktheit« bekannt ist.

Anwendung

Bad zur Entspannung Ein bis zwei Handvoll Hopfenzapfen im Leinensäckchen ins Badewasser geben. Maximal zehn Minuten im Bad verweilen. Hopfenbäder sind allerdings in ihrer schlaffördernden Wirkung schwächer einzuschätzen als Melissenbäder, helfen dafür aber bei Kopfschmerzen.

Kissen Ein gutes altes Einschlafmittel aus Großmutters Zeiten. Zwei Handvoll getrocknete Hopfenzapfen – verpackt in kleine Leinensäckchen – in das Kopfkissen geben. Die Füllung muss jährlich erneuert werden.

Tee Zwei gehäufte Teelöffel Hopfenzapfen oder Hopfenblüten mit einer Tasse (200 Milliliter) kochend heißem Wasser übergießen, zehn bis 15 Minuten zugedeckt ziehen lassen und anschließend durch ein Sieb abgießen. Eine Stunde vor dem Schlafengehen getrunken, fördert Hopfentee das Einschlafen. Mit einem halben Teelöffel Honig nimmt man ihm den bitteren Geschmack.

Teemischung 20 Gramm Hopfen sowie je zehn Gramm Baldrianwurzel, Melissenblätter und Orangenblüten vermischen. Zwei Teelöffel der Mischung mit einer Tasse kochendem Wasser überbrühen; zehn Minuten ziehen lassen. Diesen beruhigenden Tee sollten Sie etwa eine halbe Stunde vor dem Zubettgehen trinken.

Tinktur Zehn Gramm frische Hopfenzapfen in 20 Milliliter 70-prozentigen Alkohol geben und sieben Tage lang ziehen lassen. Danach durch einen Filter abgießen und in eine dunkle Flasche füllen. Einen Teelöffel eine Stunde vor dem Schlafengehen einnehmen. Hopfentinktur wirkt sehr viel intensiver als Hopfentee. Nebenwirkungen sind nicht bekannt.

Extra: Ohne Hopfen kein Bier

Bierbrauen, das ist weithin bekannt, war in früheren Zeiten Sache der Klöster, und der sagenhafte König Gambrinus, angeblich der Erfinder des Bieres, ist wohl niemand anders als der Bruder Cambarius, denn dieser lateinische Ausdruck steht für »Kellermeister«. Das Lupulon verleiht dem Bier seinen typischen, leicht bitteren Geschmack. Wer der Entdecker der Hopfendolden als Bierzusatz war, ist unbekannt. Vermutlich waren es aber Mönche, die eher zufällig auf den Hopfen im Bier kamen. Wenig bekannt ist nämlich, dass der aus Hopfen und Malz gebraute Trank den Mönchen vor allem zur Unterdrückung der »fleischlichen Lust« und weniger dem Nahrungsersatz in den Fastenzeiten dienen sollte. Hopfenblüten aber haben anaphrodisierende, also die Libido dämpfende Eigenschaften. Und so kam der Klerus wohl im ausgehenden Mittelalter auf die glorreiche Idee, den Klosterbrüdern durch Hopfen im Bier ein Mittel gegen allzu sehr aufbegehrende Männlichkeit zu bescheren. Die Mönche konsumierten fürderhin also auch Bier, um sich damit gegen die »Versuchungen des Teufels« zu wappnen.

Huflattich
Tussilago farfara

Huflattich gilt seit Jahrhunderten als wirkungsvolles Heilkraut bei Hustenerkrankungen. Die weich behaarten Blätter des Huflattichs sind Naturfreunden aber auch als »des Wanderers Klopapier« bekannt.

Botanik

Der Huflattich ist ein Wildkraut; zumeist ist mit dieser Bezeichnung der Gemeine Huflattich, botanisch *Tussilago farfara*, gemeint. Er gehört in die Familie der Korbblütler *(Asteraceae/Compositae)*. Die mehrjährige Staude ist in Europa, Afrika sowie in West- und Ostasien heimisch. In Nordamerika gilt sie als eingebürgert. Sie besiedelt trockene, warme Standorte auf durchlässigen Böden. Daher ist der Huflattich oft auf Dämmen, in Steinbrüchen und an unbefestigten Wegen zu finden. Die Pflanze wird zehn bis 30 Zentimeter hoch und blüht gelblich von März bis April. Nach der Blüte erscheinen die herzförmigen Blätter, die auf der Blattunterseite behaart sind. Huflattich ist neben Madaus die einzige Pflanze, die selbst auf reiner Braunkohle gedeihen kann.

Heilwirkung

Huflattich enthält die Inhaltsstoffe Glykosid, Schleimstoffe, Phytosterin, Bitterstoffe, Gerbstoff, Gallussäure, viele salpetersaure Salze und anderes. Der Huflattich gilt seit Langem als Heilpflanze bei Hustenreiz. Neuere Forschungen deuten jedoch auf unerwünschte Nebenwirkungen und sogar ein mögliches Krebsrisiko hin.

Anwendung

Huflattich kann sehr giftige Alkaloide enthalten, daher sollte man das Kraut ausschließlich in der Apotheke kaufen. Nur hier ist gewährleistet, dass die gesetzlich festgelegten Grenzwerte eingehalten werden. Anwendungen mit Huflattich sollten stets nur kurzzeitig erfolgen, insgesamt nicht länger als maximal vier Wochen pro Jahr. Während der Schwangerschaft und der Stillzeit darf Huflattichtee keinesfalls getrunken werden.

Kräuterspülung gegen fettiges Haar und Haarausfall
Einen Esslöffel Huflattichblüten mit 200 Milliliter kochendem Wasser übergießen, zugedeckt ziehen lassen und

dann durch ein Sieb abgießen. Die Haare nach dem eigentlichen Haarewaschen damit spülen. Die Spülung wird nicht mehr ausgewaschen.

Tee Ein bis zwei Teelöffel Huflattichblüten oder -blätter mit einer Tasse (200 Milliliter) kochend heißem Wasser übergießen, fünf Minuten zugedeckt ziehen lassen und dann durch ein Sieb abgießen; den Tee heiß und schluckweise trinken. Zwei bis drei Tassen täglich.

Teemischung Je 25 Gramm Huflattichblätter, Königskerzenblüten, Eibischwurzel und zerstoßene Anisfrüchte vermischen. Zwei Teelöffel der Mischung mit einer Tasse (200 Milliliter) kochend heißem Wasser übergießen, 20 Minuten zugedeckt ziehen lassen und dann durch ein Sieb abgießen; den Tee heiß und schluckweise trinken. Mehrere Tassen täglich.

Hundspetersilie
Aethusa cynapium

Im Gegensatz zur Gartenpetersilie ist die Hundspetersilie giftig und riecht im höchsten Maße unangenehm. Sie ist als Würzkraut also nicht zu gebrauchen. Zusätzliche Namen der Hundspetersilie sind Gartenschierling, Narren-Peterli, Wilder Peterli, Vergeltspeterli, Glanzpeterli, Katzenpeterli oder Faule Grete.

Aethusa kommt von dem griechischen *aitho* = »ich brenne, glänze, gleiße«. Dies bezieht sich auf die glänzende Blattunterseite der sehr giftigen Pflanze, was auch ein wichtiges Unterscheidungsmerkmal zur matten Unterseite der im Haushalt verwendeten Gartenpetersilie ist. *Cynapium* wurde aus dem griechischen *kynos* = »Hund« und dem lateinischen *apium* = »Eppich, Petersilie« gebildet.

Botanik

Das Doldengewächs gedeiht in ganz Europa auf Äckern und Wiesen, an Bahndämmen, in Weinbergen und als Unkraut im Garten. Die ein- bis zweijährige, krautige Pflanze ist zehn Zentimeter bis einen Meter hoch und hat eine spindelförmige weiße Wurzel. An dem hohlen, fein gestreiften Stängel, der sich gabelig verästelt, wachsen zwei bis dreifach gefiederte Blätter, deren Unterseite glänzt und die beim Zerreiben widerlich riechen. Die Stängel enden in Dolden aus vielen kleinen weißen Blüten mit einem knoblauchartigen Geruch. Die eiförmigen, drei bis fünf Millimeter langen Früchte sind hellbraun gefärbt mit dunklen Striemen. Die Blütezeit der Hundspetersilie ist von Juni bis Oktober.

Heilwirkung

Die Hauptinhaltsstoffe sind Alkaloide wie Cynapin, Ameisensäure, ätherisches Öl und Vitamin C. Die Hundspetersilie wurde wegen ihrer Giftigkeit in der Volksheilkunde nur selten verwendet, lediglich bei nervösen Magenleiden und bei Nierengrieß wegen ihrer harntreibenden Wirkung. Vergiftungen sollen zu Gefühllosigkeit und Stumpfsinn führen.

Anwendung

Für die Urtinktur in der Homöopathie wird die frische, blühende Pflanze verwendet.

Aethusa cynapium wurde bereits von Hahnemann geprüft. Es ist eines der Mittel, die erst durch die homöopathische Aufbereitung für die breite medizinische Anwendung nutzbar wurden, da die Grundsubstanz giftig ist und bei ihrer unverdünnten Anwendung schädliche Nebenwirkungen zeigt.

Homöopathische Themen (vgl. S. 205) des Mittels sind Verschlossenheit, Kontaktscheue und das Gefühl des Andersseins. Die typischerweise betroffenen Menschen leben in ihrer eigenen Welt, die sie sich möglichst ohne Menschen und stattdessen mit vielen Tieren einrichten.

Ingwer
Zingiber officinale

Die genaue Herkunft der Ingwerstaude und des aus ihrer Wurzel gewonnenen Gewürzes ist unbekannt, sicher ist jedoch, dass die Wurzeln (*Rhizome zingiberis*) in China schon vor 3000 Jahren verwendet wurden. Obwohl die chinesische Bevölkerung wissenschaftlichen Studien zufolge um ein Vielfaches anfälliger gegen Reiseübelkeit ist als die Europäer, sind sie als Seefahrervolk nicht minder aktiv gewesen. Dank des Ingwers hatten sie keinerlei Probleme auf stark schaukelnden Schiffen in stürmischer See.

Auch die antiken Ärzte schätzten den Ingwer sowohl als Würzmittel als auch als Medikament gegen die unterschiedlichsten Krankheiten, von Blähungen bis hin zu Schlangenbissen.

Heute wird er in zahlreichen Präparaten gegen Reiseübelkeit verarbeitet. Die alten Römer nutzten seine Würzkraft für diverse Fleischgerichte. Aber erst die Kreuzfahrer des Mittelalters machten den Ingwer in Mitteleuropa populär. Das teure asiatische Gewürz wurde aus Gründen der Haltbarkeit zumeist in pulverisierter Form angeboten.

Botanik

Ingwer ist eine bambusähnliche Schilfstaude, die zur Familie der Ingwergewächse *(Zingiberaceae)* gehört; sie wächst in den Tropen und Subtropen. Die Wurzeln dieses Rhizomgewächses, die nach der Blüte geerntet werden,

werden als Gewürz und Heilmittel verwendet. Sie haben antibakterielle Wirkung, schützen vor Erbrechen, fördern die Durchblutung und steigern die Produktion der Gallensäfte.

Je nach Produktionsmethode, Erntezeitpunkt und Zubereitungsart kann Ingwer ein mildes oder ein scharfes Gewürz sein.

Heilwirkung

Ingwer besitzt ein überdurchschnittlich breites Wirkstoffprofil, vor allem, was seine ätherischen Öle angeht. Wichtiger Bestandteil ist das Zingiberol, das dem Ingwer seinen typisch aromatischen Geruch verleiht. Der Harzstoff Gingerol ist für den leicht brennenden Geschmack des Ingwers verantwortlich, er ist in seiner chemischen Struktur und seiner Wirksamkeit der Acetylsalicylsäure (Aspirin) sehr ähnlich. Diese Inhaltsstoffe hemmen eine Zusammenballung von Blutplättchen (Thrombozyten), wodurch das Risiko von Blutgefäßverschlüssen und Arteriosklerose verringert wird.

Darüber hinaus wirken Gingerole schmerzhemmend und fungieren im Darm als Gegenspieler zum Hormon Serotonin. Ingwer zählt daher zu den hilfreichen Mitteln gegen Föhnkopfschmerzen, Wetterfühligkeit, Reiseübelkeit, »Kater« nach durchzechter Nacht, Blähungen und Krämpfe im Darmbereich. Auch bei Magenbeschwerden, sogar bei Magengeschwüren, kann eine Behandlung mit Ingwer erfolgreich sein.

Ingwer senkt einen erhöhten Cholesterinspiegel und Blutdruck, lindert Schmerzen, reguliert die Funktionen des Magen-Darm-Trakts und stärkt Herz und Immunsystem.

Anwendung

Frische Ingwerwurzeln sind mittlerweile in jedem gut sortierten Gemüsegeschäft erhältlich. Zur allgemeinen Magenberuhigung hat sich ein Tee aus frischem Ingwer bewährt, man darf ihn allerdings nicht während der Schwangerschaft trinken.

Auflage bei Stirnhöhlenentzündung Zwei bis drei Esslöffel frisch geriebenen Ingwer in ein Leinentuch geben, den Saft herauspressen und mit etwas Wasser vermischen. Die Mischung erhitzen und ein Tuch damit tränken. Das Tuch auf die schmerzende Stelle am Kopf auflegen. Nach Abkühlung der Auflage die Anwendung wiederholen, bis die Haut leicht rötlich ist.

Fertigpräparate gegen Übelkeit Bei Reiseübelkeit hat es sich bewährt, Ingwerkekse zu knabbern oder etwas Ingwerpulver in Pudding oder Obstsalat zu mischen. In der Apotheke gibt es zudem spezielle Ingwerpräparate zu kaufen.

In der Küche Ingwer gehört zu den zentralen Gewürzen der indischen und chinesischen Küche. Dort schätzt man seinen warmen Holzduft, der einen eigentümlichen, aber nicht beißenden Kontrast zu seinem scharfen Geschmack bildet. In China wird Ingwer gerne mit Knoblauch kombiniert und zählt zu den Standardzutaten in Currys.

Seine angenehme Schärfe und seine verdauungsfördern-de Wirkung wird in asiatischen Gemüse- und Fleischge-richten geschätzt, seine süßliche Note macht ihn zu einem idealen Gewürz für Lebkuchen, Biskuits, Kuchen und Pudding, gelegentlich findet man ihn auch in Tee, Bier und Wein.

Tee Einen Esslöffel frische Ingwerwurzelstücke oder eine Messerspitze fertiges Ingwerpulver mit einer Tasse (200 Milliliter) kochend heißem Wasser übergießen, zehn Mi-nuten zugedeckt ziehen lassen und dann durch ein Sieb abgießen.

In indischen Heil- und Trinkteemischungen ist Ingwer neben Zimt und Gewürznelken ein typischer Bestand-teil.

Teemischung bei Erbrechen 20 Gramm Ingwerwurzel und je zehn Gramm Pfefferminzblätter, Lavendelblüten und Melissenblätter vermischen. Einen Teelöffel der Mi-schung mit einer Tasse (200 Milliliter) kochend heißem Wasser übergießen, zehn Minuten zugedeckt ziehen las-sen und dann durch ein Sieb abgießen. Zwei bis drei Tas-sen täglich.

Extra: Ingwerspezialitäten

Ingwerstücke eignen sich kandiert vorzüglich zum Süßen von Tee und Fruchtsalaten, sie sind eine beliebte Backzu-tat und werden auch mit Schokolade überzogen oder als Marmelade verzehrt. Auch Limonaden mit Ingwerge-schmack erfreuen sich großer Beliebtheit.

Isländisch Moos

Cetraria islandica

Über diese Flechte, auch Blutlungenmoos, Fiebermoos, Hirschhornflechte oder Rentierflechte genannt, finden sich erste uns bekannte Beschreibungen in einem Arznei-mittelverzeichnis von 1672. In der modernen Medizin ist Isländisch Moos Bestandteil vieler Lutschtabletten und Tees gegen Erkältungen.

Botanik

Der Name ist nicht ganz korrekt, denn es handelt sich nicht um ein Moos, sondern um eine bodenbewohnende, pols-terförmige Strauchflechte. Flechten sind sehr wider-standsfähige Pflanzen, die sich aus Algen und Pilzen ent-wickelt haben. Auch ist die Pflanze nicht nur in Island verbreitet, sondern in ganz Nordeuropa und auch in den mitteleuropäischen Gebirgen, vor allem im Bergwald an offenen Standorten. Isländisch Moos kann bis zu zehn Zentimeter groß werden. Die einzelnen starren, schuppi-gen Triebe verzweigen sich geweihartig. Auf der Obersei-te sind sie braungrün, auf der Unterseite weißgrün gefärbt.

Heilwirkung

Isländisch Moos enthält Bitterstoffe, Flechtensäuren, Schleimstoffe, Jod sowie die Vitamine A und C. Es wirkt schwach antibiotisch, bakterienhemmend, beruhigend auf die Schleimhaut und lindernd bei Husten. Der Tee wird bei Husten, Bronchialkatarrh, Lungenleiden und zur

Förderung der Milchbildung bei Stillenden getrunken. Auch gegen Brechreiz und ganz allgemein zur Stärkung bei Erschöpfungszuständen wird er eingesetzt. Äußerlich hilft er bei schlecht heilenden Wunden, Akne und Zahnfleischentzündungen. Mit anderen Heilpflanzen, die auf die Bronchien wirken (Thymian, Huflattich) lässt sich Isländisch Moos kombinieren.

Anwendung

Die Pflanze wird im Spätsommer und Herbst bei trockener Witterung gesammelt und sollte langsam an einem abgedunkelten Ort trocknen. Nebenwirkungen sind nicht bekannt.

Absud bei Sodbrennen Zwei Teelöffel des getrockneten Mooses mit einer Tasse (200 Milliliter) kaltem Wasser aufkochen und dann gleich durch ein Sieb abgießen. Diesen ersten Absud wegschütten, da er die meisten Bitterstoffe enthält. Das ausgekochte Kraut mit einer Tasse (200 Milliliter) kochend heißem Wasser übergießen, zehn Minuten zugedeckt ziehen lassen, mehrmals umrühren, damit sich die Schleimstoffe lösen; durch ein Sieb abgießen. Zwei Tassen täglich.

Tee Zwei Teelöffel des getrockneten Mooses zusammen mit einer Tasse (200 Milliliter) kaltem Wasser aufkochen und gleich durch ein Sieb abgießen. Zwei bis drei Tassen täglich.

Jasmin

Jasminum polyanthum

Die betörend duftenden Blüten des Ölstrauchs (arabisch *jasamin*) aus China sind seit Jahrhunderten fester Bestandteil der Parfümindustrie. Aber auch in die Küchen hat Jasmin Einzug gehalten. Als Tee gebrüht, bietet Jasmin zwar weniger heilkräftige Wirkungsweisen als etwa der → Hibiskus, dafür ist er als Zutat eine hervorragende geschmackliche Bereicherung in den ansonsten weniger wohlschmeckenden Teemischungen.

Botanik

Diese immergrüne Kletterpflanze aus der Familie der Ölbaumgewächse *(Oleaceae)* wird in einigen Ländern des Mittelmeerraumes und in China kultiviert.

Die Blätter sind gegenständig, gefiedert, dunkelgrün und aus fünf bis sieben lanzettlichen Fiederblättern aufgebaut.

Jasmin blüht üppig in reichblütigen, rispenartigen, zehn Zentimeter langen Blütenständen mit stark duftenden, in der Knospe rosafarbenen und später weißen Blüten mit maximal zwei Zentimeter Durchmesser. Geerntet werden die Blüten im Frühjahr.

Heilwirkung

Ein Tee aus den Blüten wirkt wärmend und krampflösend, vor allem auf der emotionalen Ebene: Jasmin beruhigt und hebt gleichzeitig die Stimmung.

Anwendung

Viele im Handel als Jasmintee verkaufte Mischungen enthalten nur Aromastoffe, auch halb fermentierte grüne Tees mit einem Zusatz von Jasmin werden verkauft.

Johannisbeere
Ribes rubrum, Ribes nigrum

Johannisbeeren werden erstmals im Mittelalter erwähnt. Ihren Namen haben sie vom Reifedatum ihrer Beeren erhalten. Um Johannis, das ist das Fest des heiligen Johannes am 24. Juni, kann man die Beeren pflücken. Die am weitesten verbreitete Beere war die wild vorkommende Schwarze Johannisbeere *(Ribes nigrum)*, die dann ab Ende des 18. Jahrhunderts kultiviert wurde. Die Rote Johannisbeere *(Ribes rubrum)* hat heute der Schwarzen den Rang abgelaufen. Sie schmeckt süßlicher und nicht so herb-zusammenziehend (adstringierend).

Botanik

Die Johannisbeere gehört zur Familie der Steinbrechgewächse *(Saxifragaceae)*, die in den eher kalten und gemäßigten Zonen der Nord- und Südhalbkugel verbreitet sind. Die Pflanze bevorzugt steinige Böden, ihre starken Wurzeln greifen mit der Zeit den Untergrund an und haben in der Tat sogar die Kraft, Stein zu brechen. Die Roten Johannisbeeren werden zwischen Juni und August reif, die Schwarzen im Juli und August.

Heilwirkung

Die in Johannisbeeren enthaltenen Flavone wirken gegen Arteriosklerose, Erkältungen und Darmstörungen, aber auch gegen Rheuma und Gicht. Johannisbeeren enthalten sehr viel Vitamin C. Auch ihre Farbstoffe, die sogenannten Anthocyane, haben eine positive Wirkung, nämlich auf das Sehvermögen bei dämmrigem Licht. Die Früchte der Schwarzen Johannisbeere enthalten organische Säuren, Gerbstoffe, Pektin, Mineralien und Vitamine. Sie enthalten Anthocyane, die das Bakterienwachstum hemmen und positiv auf das Sehvermögen wirken.

Schwarze Johannisbeeren und ihr Saft wirken regulierend auf den Stuhlgang und helfen bei Durchfällen, die durch Gärungsprozesse im Darm verursacht werden. Der ungesüßte Saft hilft bei Husten und Heiserkeit und dient zur Vorbeugung gegen Erkältungskrankheiten und zur allgemeinen Stärkung. Gesüßte Zubereitungen wie Marmelade oder Gelee sind zur Stärkung und Kräftigung zu empfehlen.

Wertvoll sind auch die Blätter, die Gerbstoffe, Flavonoide, Vitamin C und etwas ätherisches Öl enthalten. Sie verfügen über harn- und schweißtreibende, zusammenziehende, antirheumatische und reinigende Eigenschaften. Ein Aufguss daraus wird als Trinktee bei rheumatischen Beschwerden, Blasenkatarrh und leichteren Darmentzündungen verwendet.

Anwendung

Schwarzer Johannisbeersaft kann zur Linderung der Beschwerden bei Heiserkeit und Halsschmerzen beitragen,

hierzu sollte man täglich mit dem Saft gurgeln. Johannisbeersaft gibt es auch in Reformhäusern. Wer zu Sodbrennen neigt, sollte aber wegen des hohen Vitamin-C-Ge-
halts nicht zu viel davon zu sich nehmen.

In der Küche

Kefir mit Johannisbeersaft ist ein in wirkungsvolles Rezept gegen Darmentzündungen. Dazu einfach 150 Milliliter Kefir mit 50 Milliliter Johannisbeersaft vermischen
und drei Gläser davon täglich trinken.

Bratäpfel mit Johannisbeergelee

Für 4 Personen   *4 Boskop-Äpfel • 4 EL gehackte Nüsse*
*4 EL Rosinen • 4 EL Johannisbeergelee • 1 TL frisches
gehacktes Basilikum • 1 Prise gemahlenen Koriander
1/4 TL gemahlenen Zimt • 40 g Butter
125 ml Rotwein • 10 ml Rum
125 g braunen Zucker • 8 Bällchen Vanilleeis*

---

1 Die Äpfel waschen und entkernen.

2 Nüsse, Rosinen, Gelee, Basilikum, Koriander und Zimt
vermischen und die Äpfel damit füllen. Anschließend die
gefüllten Äpfel in eine gefettete Auflaufform stellen.

3 Butter, Wein, Rum und braunen Zucker erhitzen, bis der
Zucker aufgelöst ist. Äpfel mit der entstandenen Flüssigkeit übergießen, im Backofen bei 180 °C (160 °C Umluft)
etwa 1 Stunde backen. Heiß mit Vanilleeiskugeln servieren.

Tipp Die Bratäpfel schmecken auch mit Vanillesauce lecker.

Tee Einen Teelöffel der getrockneten Blätter mit einer Tasse (200 Milliliter) kochend heißem Wasser übergießen, zehn Minuten zugedeckt ziehen lassen und dann durch ein Sieb abgießen; den Tee heiß und schluckweise trinken. Zwei bis drei Tassen täglich.

Johanniskraut
Hypericum perforatum

Das »Heilkraut der Heilkräuter« wird schon seit Jahrtausenden als Arzneimittel genutzt. Die antiken Griechen kannten das Johanniskraut und verwendeten es äußerlich als Mittel zur Wundheilung. Bei Plinius findet sich ein Hinweis, wonach ein Kraut namens *Hypereikon* als probates Mittel gegen Verbrennungen genannt wird. Auch wird Johanniskraut als Zutat eines Heiltranks aufgeführt, den Kaiser Nero (1. Jahrhundert n. Chr.) von seinem Leibarzt Andromachos erhielt.

Seit jeher ist das Johanniskraut, von dem gesagt wird, es sei die liebste Heilpflanze des Paracelsus gewesen, Sinnbild des Glücks. Bis in die Mitte des 19. Jahrhunderts wurden junge Burschen in der Johannisnacht am 24. Juni mit Johanniskraut umkränzt, um sie so vor Unglück, Leid und übel wollenden Menschen zu bewahren. Dem Teufel, den bösen Geistern und allen Mächten der Finsternis sollte das Blutkraut widerstehen können; daher rühren auch die anderen alten Volksnamen wie Teufelsflucht, Teufelsfuchtel, Teufelsbanner und Jageteufel.

Johanniskraut wird seit alters her zur Behandlung von Furunkeln, Hämorriden, Wunden, Quetschungen, Verbrennungen sowie von allgemeinen Nervenschmerzen eingesetzt. Der Blütenaufguss sollte Blutflüsse heilen und die Monatsregel schmerzlos machen, während der Weingeistauszug bei Hexenschuss, Gicht, Bettnässen und nachgeburtlichen Krämpfen der Frau zum Einsatz kam. Die gesottenen Samen waren angeblich hilfreich bei Durchfall, sollten den Harnfluss anregen sowie Würmer abtöten und sogar gegen Migräne helfen.

Einige dieser Einsatzmöglichkeiten von *Hypericum perforatum* konnten Wissenschaftler bestätigen, andere, wie etwa die Wirkungen bei Wurmerkrankungen, Gicht und Hexenschuss, sind eher umstritten. Im Unterschied zu vielen anderen Heilkräutern wurden beim Johanniskraut immer neue Wirkungen und Anwendungsmöglichkeiten entdeckt. Heute gilt Johanniskraut als eine der großen Entdeckungen in der Behandlung von depressiven Verstimmungen, in jüngster Zeit macht es auch als Mittel gegen Kopfschmerzen Furore.

Botanik

Allein in Deutschland existieren neun verschiedene Arten des Johanniskrauts aus der Familie der Hartheugewächse *(Hypericaceae)*. Von therapeutischer Bedeutung ist jedoch nur eine Art, nämlich *Hypericum perforatum*, das sogenannte Tüpfel-Johanniskraut.

Johanniskraut bevorzugt trockene Urgestein- und Kalkböden an sonnigen Hügeln und Berghängen sowie an sonnigen Wegen und Mauern. Es wird 60 bis 100 Zentimeter groß, die Stängel sind rund, kahl und mit zwei Längskanten ausgestattet. Hält man die länglichen Blätter des Johanniskrauts gegen das Licht, sehen sie aus wie perforiert. Verantwortlich für dieses eigentümliche Muster sind die in den Blättern befindlichen kugeligen Öl- und Harzdrüsen. Sie geben dem Kraut sein unverwechselbares Aussehen, auf das sich der Name »Tüpfel-Johanniskraut« bezieht.

Zwischen Juni und September bringt die Pflanze eine dichte Pracht von goldgelben Blüten hervor, die zu Gruppen vereinigt sind, den sogenannten Scheindolden. Zerquetscht man eine Blüte zwischen den Fingern, so zeigt sich ein blutroter Saft, der die Haut blauviolett verfärbt.

Gesammelt werden alle oberirdischen Triebe, also Blüten, Blätter und Stängel. Die meisten Wirkstoffe enthalten die Blüten. Beste Sammelzeit sind die Tage zwischen dem 15. Juni und dem 1. September. Heilkräuterkundige behaupten hingegen, das Kraut entfalte um die Sommersonnenwende, also um den 24. Juni, seine größte Wirkkraft.

Da die Pflanze in ihrer Bodenwahl recht bescheiden ist, wächst sie auf lehmigen und kalkhaltigen genauso gut wie auf mageren und trockenen Böden – ein Plus für Hobbygärtner. Dadurch eignet sie sich zur Verschönerung von unscheinbaren Mauern oder Wegrändern.

Die Aussaat des Krauts erfolgt zwischen März und Mai in Schalen, kleinen Kisten oder im Frühbeet. Die kräftigsten Sämlinge werden im Abstand von 40 Zentimetern in den Garten verpflanzt. Die Aufzucht per Saatgut erfordert viel Geduld und Aufmerksamkeit, sie ist daher wohl eher etwas für den Gartenspezialisten.

Einfacher als die Aussaat ist es, die fertigen Pflanzen aus Staudengärtnereien zu beziehen, und noch einfacher und preiswerter, wild wachsende Pflanzen in den Garten umzusiedeln. Pflanzung bzw. Umsetzung erfolgen entweder im Spätherbst oder im Frühjahr.

Für die Pflanzung ist der Boden sorgfältig vorzubereiten. Er wird zunächst tiefgründig umgegraben und mit Kompost angereichert. Auf keinen Fall sollte man zu synthetischen oder chemischen Düngern greifen, da deren Wirkstoffe später auch im selbst zubereiteten Johanniskrautextrakt wiederzufinden sind. Verwendung findet das ganze Kraut ohne die Wurzeln.

Heilwirkung

Seine antidepressive Wirkung ist längst kein Geheimtipp mehr, Johanniskraut gehört als Stimmungsaufheller bereits zum medizinischen Standard. Dem konnte auch der Umstand nichts anhaben, dass Johanniskraut mit einigen Medikamenten (Herzmittel, Antidepressiva) problematische Wechselwirkungen erzeugt, denn sie liegen weniger am Johanniskraut als an den synthetischen Medikamenten, die schon für sich genommen ein hohes Nebenwirkungsrisiko besitzen.

Die antidepressive Wirkung des Johanniskrauts kommt wie folgt zustande: Im Gehirn kursiert ein Stoff namens Serotonin, der den Schlaf fördert und für angenehme Gefühle sorgt. Dieses Hormon reagiert sehr sensibel auf äußere Störeinflüsse wie etwa Stress oder Lichtmangel. Johanniskraut sorgt dafür, dass die Aktivitäten des Serotonins besser gesteuert werden können.

Dass Johanniskraut in hohen Dosierungen die Lichtempfindlichkeit steigert, ist nicht unbedingt ein Problem – man sollte nur in Zeiten der Johanniskrauteinnahme auf Solarium und Höhensonne verzichten.

Gefährliche Dosierungen sind über den klassischen Tee unmöglich und selbst über standardisierte Präparate nur dann zu erreichen, wenn man sich die Überdosierung fest vornimmt.

Darüber hinaus wirkt Johanniskraut nicht nur als Antidepressivum, sondern auch als Schmerzhemmer. Eine Studie der neurologischen Klinik der Universität Kiel untersuchte die Wirksamkeit und Verträglichkeit von *Hypericum*-Extrakt bei Patienten mit Spannungskopfschmerzen.

Sie ergab, dass Johanniskraut sich durchaus mit etablierten Schmerzmitteln wie Acetylsalicylsäure (Aspirin) und Paracetamol messen kann. Im Unterschied zu den meisten herkömmlichen Schmerzmitteln zeigt es jedoch kaum Nebenwirkungen. Es eignet sich daher hervorragend zur Therapie von chronischen Spannungskopfschmerzen.

Anwendung

Johanniskraut ist das einzige auch von der Schulmedizin anerkannte Antidepressivum, über das Ärzte in der Regel gut Bescheid wissen. Man sollte sich bei der Anwendung von ihnen beraten lassen. Innerlich angewendet, entfaltet *Hypericum* seine Wirkungen erst nach etwa zwei bis drei

Wochen. Es eignet sich daher nicht zur Therapie von kurzfristigen Beschwerden, sondern eher zur Behandlung chronischer Erkrankungen. Achtung: Die Einnahme von Johanniskrautöl führt zu einer hohen Lichtempfindlichkeit (Photosensibilisierung). Während der Dauer der Anwendung muss man das Sonnenlicht meiden, weil sonst schwere Sonnenbrände drohen. Auch wenn *Hypericum*-Fertigpräparate aus der Apotheke im Wirkstoffgehalt sicher nicht zu überbieten sind, gilt der bewährte Johanniskrauttee nach wie vor als wirksames Mittel gegen Kopfschmerzen, leichte Darmentzündungen, Durchblutungsstörungen, Schlafstörungen und leichtere depressive Verstimmungen. Äußerlich angewendet, hilft er bei der Wundheilung, bei Verbrennungen ersten Grades (auch bei Sonnenbrand) und bei der Hautpflege. Dazu verwendet man Johanniskrautöl, auch Rotöl genannt.

Öl 125 Gramm frische, zerstoßene Blüten mit 500 Milliliter Olivenöl vermischen und in eine Flasche aus Weißglas füllen. Das Ganze sechs Wochen lang gut verschlossen auf der Fensterbank stehen lassen, dabei möglichst täglich schütteln. Wenn die Flüssigkeit eine leuchtend rote Farbe bekommen hat, wird sie durch ein Leinentuch abgegossen, wobei der Satz gut ausgepresst werden muss. Das Öl auf kleine, dunkle Fläschchen verteilen. Es eignet sich zur Behandlung von offenen und stumpfen Verletzungen sowie als Massageöl. Rotölmassagen an der Schläfe wirken bei Spannungskopfschmerzen ähnlich gut wie Massagen mit Pfefferminzöl.

Mittlerweile gibt es Johanniskrautöl auch fertig zu kaufen.

Tee Zwei Teelöffel des Krauts mit einer Tasse (200 Milliliter) kochend heißem Wasser überbrühen, zugedeckt zwölf bis 15 Minuten ziehen lassen und anschließend durch einen Filter oder ein Tuch abgießen. Zwei, besser noch drei Tassen täglich.

Teemischung bei Asthma Je 50 Gramm Johanniskraut und Gänsefingerkraut mit 30 Gramm Orangenblüten und 20 Gramm Lavendelblüten vermischen. Einen Teelöffel der Mischung mit einer Tasse (200 Milliliter) kochend heißem Wasser übergießen, zehn Minuten zugedeckt ziehen lassen; durch ein Sieb abgießen; den Tee heiß und schluckweise trinken. Eine Tasse morgens, zwei Tassen abends einnehmen.

Teemischung bei Hämorriden Je 30 Gramm Johanniskraut, Birkenblätter und Steinklee mit zehn Gramm Arnikablüten vermischen. Zwei Teelöffel der Mischung mit einer Tasse (200 Milliliter) kochend heißem Wasser übergießen, zehn Minuten zugedeckt ziehen lassen; durch ein Sieb abgießen; heiß und schluckweise trinken. Vier bis sechs Wochen lang morgens und abends eine Tasse von dem Tee einnehmen.

Teemischung bei Ischiasbeschwerden Johanniskraut und Baldrian zu gleichen Teilen mischen. Zwei Teelöffel der Mischung mit einer Tasse (200 Milliliter) kochend heißem Wasser übergießen, einige Tropfen Knoblauchtinktur zugeben, zehn Minuten zugedeckt ziehen lassen; durch ein Sieb abgießen; heiß und schluckweise trinken. Drei Tassen täglich.

Teemischung bei Kopfschmerzen Je 20 Gramm Johanniskraut, Melissenblätter, Pfefferminzblätter, Schafgarbenkraut und Steinkleekraut vermischen. Einen bis zwei Teelöffel mit einer Tasse (200 Milliliter) kochend heißem Wasser übergießen, zehn Minuten zugedeckt ziehen lassen; durch ein Sieb abgießen; heiß und schluckweise trinken. Sechs Wochen lang drei Tassen täglich.

Teemischung bei Migräne Je 25 Gramm Johanniskraut, Bitterklee, Steinklee und Melissenblätter vermischen. Einen bis zwei Teelöffel der Mischung mit einer Tasse (200 Milliliter) kochend heißem Wasser übergießen, zehn bis 15 Minuten zugedeckt ziehen lassen; durch ein Sieb abgießen; heiß und schluckweise trinken. Sechs Wochen drei Tassen täglich.

Teemischung bei Wechseljahresbeschwerden Je 20 Gramm Johannis- und Frauenmantelkraut, Melissen- und Salbeiblätter sowie Ginseng vermischen. Einen Teelöffel der Mischung mit einer Tasse (200 Milliliter) kochend heißem Wasser übergießen, zehn Minuten zugedeckt ziehen lassen; abgießen; heiß und schluckweise trinken. Vier bis sechs Wochen lang drei Tassen täglich.

Kaffeestrauch
Coffea arabica

Der Kaffeestrauch ist die kulturell wichtigste psychoaktive Pflanze überhaupt. Seine Heimat ist vermutlich das Bergland Äthiopiens; heute wird er jedoch in vielen Tropengebieten rund um den Erdball kultiviert. Die bedeutendsten Anbaugebiete liegen im Tropengürtel Afrikas, in Mexiko, Guatemala, Brasilien, Kolumbien und Nicaragua.

Vermutlich gelangte zu Zeiten Mohammeds die Kaffeebohne nach Arabien, wo das aus ihr gebraute schwarze Getränk rasch zum wichtigen sozialen und intellektuellen Stimulans geriet – lange bevor das Abendland den Kaffee und seine Wirkungen kannte.

Der Siegeszug der schwarzen Bohne im Abendland begann erst 1601. In England wurde der stimulierende Trank der Muslime eingeführt und erweckte dort die gleiche Begeisterung wie seinerzeit im Orient. Man feierte ihn als Aphrodisiakum und Allheilmittel. Der Kaffeegenuss breitete sich wie ein Lauffeuer in ganz Europa aus, wobei er zunächst natürlich nur der Oberschicht vorbehalten blieb. Diese gab sich in »Logen« der gemeinsamen »Berauschung« am Kaffee hin.

Die größte Anhängerschaft fand der Kaffee zu Zeiten der Aufklärung in intellektuellen Zirkeln: Kant, Voltaire, Rousseau und viele andere Geistesgrößen waren passionierte Kaffeetrinker; Voltaire soll angeblich bis zu 50 Tassen am Tag getrunken haben. Doch nicht nur Literaten, auch zahlreiche Musiker nutzten Kaffee zur Inspiration. Das größte Musikwerk, welches dem schwarzen Stimulans gewidmet wurde, ist Sebastian Bachs »Kaffeekantate«.

Kaffee stimuliert jedoch nicht nur Geisteskräfte und intellektuelle Fähigkeiten, sondern auch die Libido. Auch diesem Umstand haben die Samen des Kaffeestrauchs ihre weltweite Wertschätzung zu verdanken. Heute stellt der Kaffee nach dem Rohöl den zweitwichtigsten Rohstoff des Welthandels dar.

Botanik

Der Kaffeestrauch aus der Familie der Rötegewächse (*Rubiaceae*) wird bis zu sechs Meter hoch und trägt längliche, schmale Blätter. Erst nach rund dreijähriger Kultur bringt er die ersten Früchte hervor. Aus den schneeweißen, angenehm duftenden Blüten reifen die rotvioletten Kaffeekirschen heran, die in ihrem Inneren die Kaffeebohnen, die Samen des Kaffeestrauchs, bergen.

Die Kaffeekirschen werden bis heute in mühsamer Handarbeit geerntet. Anschließend legt man sie für rund vier Wochen in der Sonne zum Trocknen aus. Sind sie vollkommen getrocknet, lässt sich die Kaffeebohne leicht aus der Fruchtschale herauslösen. Dann werden die zu diesem Zeitpunkt noch grünen Kaffeebohnen auf Ton- oder Metallplatten oder neuerdings auch in speziellen Maschinen geröstet. Dieser äußerst sensible Vorgang entscheidet über das Aroma und damit über die spätere Handelsqualität und den Preis der Kaffeebohnen.

Heilwirkung

Die Hauptinhaltsstoffe der Kaffeebohnen sind die Alkaloide Koffein, Theobromin und Theophyllin. Daneben finden sich Chlorogensäuren, Kaffeeöl und -wachs, ferner Gerbstoffe sowie die Vitamine B1 und D. Beim Rösten nimmt der Gehalt an Chlorogensäuren stark ab – bis zu 90 Prozent gehen verloren –, der Koffeingehalt bleibt jedoch nahezu vollständig erhalten. Im Zuge des Röstens bilden sich noch weitere Stoffe wie Nikotinsäure und Pigmente, die den Kaffeebohnen ihre charakteristische braune Farbe geben.

Kaffee macht wach, regt Konzentrationsfähigkeit, Herzschlag, Schweißbildung und die Harnausscheidung an. Im Übermaß genossen, verursacht er Herzrasen, Übelkeit, Zittern, Schlafstörungen und Nervosität. Durch die Chlorogensäure, die den Kaffee sauer schmecken lässt, kann es zu einem übersäuerten Magen und in der Folge zu Sodbrennen, Magenschmerzen und in schweren Fällen auch zur Bildung von Magengeschwüren kommen.

Die Genussmenge, die zu den genannten Effekten führt, ist bei jedem Menschen unterschiedlich groß und abhängig von dessen Gewöhnung. So gibt es Menschen, denen eine Tasse Kaffee zur Stimulation für den ganzen Tag genügt, bei anderen hingegen zeigt sich die Wirkung erst nach vier Tassen und mehr.

Außer zur Stimulation bewähren sich die Samen der Kaffeefrüchte auch als Arznei. In Afrika kaut man sie geröstet gegen Kopfschmerzen, Schwächezustände und sogar bei Malaria; in arabischen Ländern legt man den Kaffeesatz auf eitrige Wunden und Entzündungen; hierzulande gilt starker schwarzer Kaffee mit Zusatz von Zitronensaft als probates Mittel gegen Kopfschmerzen und den morgendlichen »Kater« nach einem zu tiefen Blick ins Glas. Auch eine homöopathische Arznei wird aus den Kaffeebohnen hergestellt. Unter der Bezeichung *Coffea* verordnet man sie gegen Kopf- und Wundschmerzen, Schlafstörungen und nervöse Übererregtheit.

Anwendung

Ursprünglich wurden die Samen der Kaffeefrüchte nicht geröstet, sondern unbehandelt zur Stimulierung gekaut. Auch die Blätter des Kaffeestrauchs könnten – theoretisch – einen koffeinhaltigen Tee ergeben, durchgesetzt hat sich aber weltweit das Rösten der Kaffeebohnen.

Neben dem Rösten entscheidet das Kaffeekochen über Geschmack und Bekömmlichkeit des schwarzen Tranks und ist deshalb entsprechend differenziert zu betrachten. Zur Zubereitung von Kaffee hat man in den verschiedenen Regionen seines nahezu weltweiten Gebrauchs die unterschiedlichsten Vorgehensweisen ersonnen. So brüht man in Afrika überwiegend die grob zerkleinerten Kaffeebohnen mit kochendem Wasser auf und gibt dem Ganzen zur geschmacklichen Verfeinerung wie zur besseren Bekömmlichkeit Kardamom bei.

Bei uns hat es sich dagegen eingebürgert, die Bohne feinstgemahlen in papierene Filter oder spezielle Maschinen zu füllen und dann mit kochendem Wasser zu übergießen. Filterkaffee, wie er vor allem in Mitteleuropa und den USA üblich ist, wird von vielen Menschen nicht so gut vertragen wie der in mediterranen und arabischen Ländern getrunkene Espresso oder Mokka. Das liegt daran, dass beim Filterkaffee Stoffe der Kaffeebohne im Papier zurückbleiben, die den Kaffee bekömmlicher machen würden.

Extra: Das häufigste Ritual der Welt?

Die Kaffeezubereitung und mehr noch das Kaffeetrinken im Kreis von Familie und Freunden sind im Grunde bis heute mit Ritualen verbunden. Schon bei den Sufis und Derwischen war der Kaffee unerlässliche Zutat zu nächtlichen Zeremonien, und so gilt er im Islam noch heute als heiliges Zeremonialgetränk.

Doch so weit muss man sich zeitlich wie geografisch nicht entfernen, um den rituellen Gebrauch des Kaffees zu beleuchten. Auch in den Kaffeehäusern Wiens, den Bars von Bozen bis Palermo und den Cafeterien anderer Regionen Europas werden tagtäglich immer wieder die gleichen Rituale vollzogen.

Viele Menschen gehen regelmäßig, oftmals zu den immer gleichen Zeiten, an Orte, an denen sie ihre »Kaffeezeremonie« durchführen, einerlei ob mit Espresso, Cappuccino, Melange, Latte macchiato, Einspänner, kleinem Braunen und wie die vielen Kreationen mit Kaffee sonst noch heißen.

Auch der intime Kaffeegenuss zu Hause, allen voran der morgendliche, der stets in der gleichen Art und Weise vollführt wird, um sich für den Tag zu stärken oder des Nachmittags noch einmal anzuregen, hat im Grunde etwas Rituelles – man erkundige sich hierzu nur bei all jenen, die morgens vor der ersten Tasse Kaffee nicht ansprechbar sind.

Die meisten Kaffeetrinker beurteilen ihre Gewohnheit allerdings nicht als rituelle Handlung, da sie sich zugegebenermaßen in vielem von jener der Sufis oder Derwische unterscheidet – der Zweck jedoch ist in beiden Fällen exakt der gleiche.

Kalmus
Acorus calamus

Zwar war auch schon im antiken Griechenland von einem Kalmus die Rede, doch es handelte sich dabei sehr wahrscheinlich um ein anderes Kraut als *Acorus calamus*. Dieser kam wohl erst im Jahr 1574 von Indien nach Europa, als dem Leiter der Wiener kaiserlichen Gärten ein Exemplar dieses Aronstabgewächses zugesandt wurde.

Im Orient gilt die Kalmuswurzel als Aphrodisiakum; das Öl der Wurzel wurde wegen seines sinnlich-schwermütigen Aromas gerne in Parfüms und Likören verarbeitet.

In der Volksmedizin wurde der Kalmus, den man auch als Schwertheu oder Kalmusrohr kennt, hauptsächlich als Heilmittel für den Verdauungsbereich angewendet, beispielsweise bei Appetitlosigkeit, krampfartigen Magenbeschwerden und Blähungen. Die auch als deutscher Ingwer bezeichnete Wurzel kommt auch heute noch bei Fronleichnamsprozessionen in Bayern zum Einsatz: Sie wird als Pranggras (ein Hinweis auf den Pranger) auf die Prozessionswege gestreut.

Botanik

Die aus der Familie der Aronstabgewächse *(Acoraceae)* stammende Sumpfpflanze ist mittlerweile auch auf nährstoffreichen Böden an Teich- und Seeufern, Bächen und Gräben in Mitteleuropa zu finden. Der Kalmus bringt grünliche, in einem fingerlangen Kolben angeordnete Blüten hervor, die in Europa jedoch in der Regel nicht zur

Samenreife kommen; die Pflanze vermehrt sich über den Wurzelstock.

Botaniker raten in der Regel davon ab, die Pflanze in freier Wildbahn zu sammeln, da in diesen Exemplaren mitunter der schädliche Begleitstoff Asaron in zu hoher Potenz vorkommt. Kalmuswurzeln kauft man am besten in der Apotheke.

Heilwirkung

Hauptwirkstoffe der Kalmuswurzeln sind ätherische Öle (allen voran das Asarol), ihr Anteil schwankt zwischen zwei und neun Prozent; sie verleihen der Wurzel den intensiven bitterwürzigen Geschmack und setzen die verdauungsfördernde Wirkung in Gang. In Zusammenarbeit mit den Bitterstoffen (hier ist hauptsächlich das Acorin zu nennen) helfen sie bei Magen- und Darmbeschwerden, deren Ursache vor allem auf eine Überreizung des vegetativen Nervensystems zurückzuführen ist, also auf übermäßigen Stress.

Die Kalmusöle wirken krampflösend und anregend auf die Verdauungsorgane. In Form von Kalmusbädern wirken sie aufmunternd und helfen bei Erschöpfungszuständen. Einreibungen mit Kalmusöl oder -tinktur fördern die Durchblutung der Haut.

Anwendung

Zu beachten ist, dass man Kalmus innerlich nur eine begrenzte Zeit anwenden sollte; seine Einnahme empfiehlt sich nicht während der Schwangerschaft und Stillzeit.

Bad Bäder mit Kalmus wirken erfrischend und fördern die Konzentration. Eine Handvoll Wurzeln in ein Leinensäckchen geben und dieses in das heiße Badewasser legen. Zehn bis 15 Minuten im Bad verweilen, gut abtrocknen und bei Bedarf kurz ruhen.

Tee bei Magenreizung Zwei Teelöffel getrocknete Kalmuswurzeln zusammen mit einer Tasse (200 Milliliter) kaltem Wasser 30 Minuten ziehen lassen. Dann erst aufkochen und gleich durch ein Sieb abgießen. Eine Tasse zu jeder Mahlzeit trinken.

Kalmus hilft gegen Blähungen und nervös bedingte Verdauungsbeschwerden und lindert die Beschwerden bei einer Magenschleimhautentzündung.

Teemischung bei chronischer Gastritis Je 25 Gramm Kalmuswurzel, zerstoßene Fenchelfrüchte, Pfefferminz- und Melissenblätter vermischen. Einen Teelöffel der Mischung mit einer Tasse (200 Milliliter) kochend heißem Wasser übergießen, zehn Minuten zugedeckt ziehen lassen und dann durch ein Sieb abgießen; den Tee heiß und schluckweise trinken. Zwei bis drei Tassen täglich.

Tinktur 100 Gramm getrocknete Wurzeln in ein Glasgefäß geben und mit 40-prozentigem Wodka übergießen, sodass sie komplett bedeckt sind. Das Gefäß verschließen und an einen warmen, lichtgeschützten Ort stellen. Die Mischung zehn bis 14 Tage ziehen lassen, danach durch ein Sieb oder einen Filter abgießen, wobei die Wurzeln zusätzlich noch ausgepresst werden sollten. Anschließend die Tinktur in eine dunkle Flasche füllen. Von dieser Tinktur sollte man zehn Tropfen jeweils zu den Mahlzeiten einnehmen. Sie helfen bei nervös bedingten Verdauungsproblemen.

Kamille
Matricaria chamomilla

Die Kamille ist eine der bekanntesten klassischen Heilpflanzen mit langer Tradition. Schon im alten Ägypten wurde sie geschätzt, man verehrte sie aufgrund ihres gelben Blütenbodens als Blume des Sonnengottes. Die alten Griechen und Römer verwendeten sie als Heilmittel gegen Wechselfieber, Gelbsucht, Mundgeschwüre und Nierenleiden.

In der Volksmedizin Mitteleuropas, wo sie beispielsweise als Apfelblümchen, Echte Kamille, Feldkamille, Garmille, Kammerblume, Kindbettblume, Kühmelle, Kummerblume, Laugenblume, Mariamagdalenakraut, Mägdeblume, Mermelin, Mueterchrut, Muskatblume, Mutterkraut, Remi oder Stomeienblume bekannt war, galt die Kamille als Universalheilmittel bei allen möglichen Leiden der Atem- und Verdauungswege, ihr lateinischer Name *matricaria* verweist bereits auf ihre Anwendung als Frauenheilpflanze (*mater* = »Mutter«, *matrix* = »Gebärmutter«; hingegen leitet sich der Begriff *chamomilla* vom griechischen *chamai* ab, zu Deutsch »niedrig wachsender Apfel«, und bezieht sich auf Form und Duft der Blüte). So wurde sie bei Regelschmerzen, Gebärmutterkrämpfen und bei Krankheiten des Wochenbetts eingesetzt, Säuglinge mit Blähungskrämpfen wurden ebenfalls mit den aromatischen Blüten behandelt.

Aus Sicht der modernen Wissenschaft gilt: Will man Entzündungen und Krämpfe gleich welcher Art lindern oder heilen, ist Kamille immer ein Mittel der ersten Wahl. Sie darf als Universalmedikament daher in keiner Hausapotheke fehlen.

Botanik

Die Kamille gehört zur Familie der Korbblütler *(Asteraceae/Compositae)*, was sich leicht an ihrer Blütenform nachvollziehen lässt. Sie wächst so gut wie überall, wo sie ausreichend Sonne bekommt. Bevorzugte Standorte sind Äcker, Weg- und Wiesenränder und sogar Schuttplätze.

Die Kamille wird bis zu 50 Zentimeter hoch und hat aufrechte und verzweigte Stängel. Typisch sind die Blütenköpfchen mit ihren durchschnittlich 15 weißen Zungenblüten und ihrem kegelförmigen und hohlen Boden. Sie entfalten auch den unverwechselbaren Kamillengeruch. Die wild wachsende Kamille blüht im Mai und Juni. In Gärten kann sich die Blütezeit, wenn erst Ende Mai ausgesät wurde, bis in den August erstrecken.

Geerntet werden die Blüten in der Zeit von Mai bis August. Sie sollten so bald wie möglich an einem schattigen Ort zum Trocknen ausgelegt werden.

Kamille kann problemlos auch im eigenen Garten angebaut werden, sie braucht nur humusreichen, etwas lehmigen Boden und viel Sonne.

Die Samen erhält man im gut sortierten Fachhandel. Die Aussaat erfolgt von April bis Mai in Reihen mit 30

Zentimeter Abstand oder breitwürfig auf ein Beet. Als Regel gilt: Je mehr Abstand die Kamillenpflanzen voneinander haben, desto besser können sie sich verzweigen und desto mehr Blüten werden sie entwickeln. Die Kamille kann praktisch während des ganzen Sommers geerntet werden. Sie ist ein willkommener Nachbar von Kohl, Kartoffeln, Sellerie und Lauch, die sich in der Nachbarschaft der Heilpflanze besonders gut entwickeln.

Neben der Echten Kamille gibt es in Deutschland noch einige andere Kamillensorten, hervorzuheben sind die Hundskamille und die Strahlenlose Kamille. Erstere ist medizinisch bedeutungslos, sie unterschiedet sich von der »echten« durch ihren schwächeren Geruch und ihren flachen Blütenboden. Die Strahlenlose Kamille besitzt wohl einige Heilwirkungen, ist aber insgesamt ebenfalls nicht mit der »echten« zu vergleichen. Sie hat keine weißen Randblüten, dafür aber einen recht strengen und unangenehmen Geruch.

Heilwirkung

Ätherische Öle verleihen den Kamillenblüten ihr typisches Aroma; Hauptwirkstoffe sind Chamazulen und Bisabolol – Pflanzen aus der Apotheke müssen mindestens 0,4 Gramm dieses Öls in 100 Gramm Blüten aufweisen.

Wie bei allen Pflanzen, ergibt das Zusammenspiel aller Inhaltsstoffe die Wirkung: Kamille ist entzündungshemmend, krampflösend und blähungswidrig, beruhigend, wundheilungsfördernd, antiallergisch und antibakteriell.

Das im ätherischen Öl enthaltene Bisabolol übt eine starke Schutzwirkung auf die Magenschleimhaut aus und beugt daher Magengeschwüren vor. Das Chamazulen, dem die Kamille ihre entzündungswidrige Wirkung verdankt, hilft bei der Ausheilung bereits bestehender Geschwüre. Die beiden Wirkstoffe zusammen machen die Kamille so wertvoll bei der Linderung akuter Magenbeschwerden, bei chronischen Entzündungen der Magenschleimhaut und bei Magengeschwüren.

Aber auch bei Blasenentzündungen, Schlafstörungen und innerer Unruhe sowie Menstruationsschmerzen und prämenstrueller Migräne, bei Reizbarkeit, Übermüdung und bei Nervenschmerzen ist Kamille ein hervorragend wirkendes Kraut. Äußerliche Anwendungen bei Hautentzündungen und Wunden haben sich ebenfalls bewährt.

Anwendung

Leider gehen die ätherischen Öle bei der Teezubereitung nur zu 60 Prozent in den Teeauszug über, dennoch unterstützen sie den Heilungsprozess bei einer regelmäßigen Anwendung. Industriell hergestellte Extrakte oder aber selbst hergestellte Kamillentinkturen sind, gerade was das punktuelle Auftragen anbelangt, wirksamer, zum Beispiel bei der Behandlung von Lippenbläschen oder auch Hühneraugen.

Auflage bei Ekzemen Zwei Esslöffel Kamillenblüten oder Malve mit 500 Milliliter kochendem Wasser übergießen, zehn Minuten zugedeckt ziehen lassen und dann durch ein Sieb abgießen. Ein Baumwoll- oder Leinentuch in den warmen Tee eintauchen, auswringen und für etwa eine Stunde auf die betroffene Stelle legen. Mehrmals wiederholen. Kühle Waschungen mit Kamillentee oder -lösung haben sich bei Ekzemen mit Juckreiz bewährt.

Auflage bei Gerstenkorn Zwei Teelöffel Kamillenblüten oder einen gehäuften Teelöffel zerdrückte Fenchelfrüchte mit 250 Milliliter kochendem Wasser übergießen, zehn Minuten zugedeckt ziehen lassen und dann durch ein Sieb abgießen; den warmen Tee auf ein Baumwoll- oder Leinentuch tröpfeln und auf das betroffene Auge legen.

Bad Zwei Handvoll Kamillenblüten in das heiße Badewasser geben. Die dabei entstehenden Kamillendämpfe helfen gegen Husten und grippale Infekte. Das Kamillenwasser fördert die Heilung von Wunden. Für ein Sitzbad reicht eine Handvoll Blüten. Es ist bei Hämorridalbeschwerden angezeigt, optimal ist eine Mischung zu gleichen Teilen aus Eichenrinde und Kamille.

Finger- oder Fußbad Man gibt zwei Esslöffel Kamillenblüten auf 500 Milliliter heißes Wasser, da nur die Finger- beziehungsweise Zehenspitzen mit Wasser bedeckt sein müssen. Hand- oder Fußbäder mit Kamille helfen bei Nagelbettentzündungen.

Gesichtsdampfbad bei Hautproblemen Zwei Esslöffel Kamillenblüten in eine Schüssel geben, mit heißem Wasser überbrühen und das Gesicht darüberbeugen. Dabei Augen schließen und genug Abstand halten.

Gurgel-Teemischung bei Halsweh Jeweils einen Teelöffel Kamillenblüten und Blutwurz mit einer Tasse (200 Milliliter) kochend heißem Wasser übergießen, zehn Minuten zugedeckt ziehen lassen und dann durch ein Sieb abgießen und abkühlen lassen. Nach zwei bis drei Stunden mit dem Tee gründlich gurgeln und spülen. Nicht schlucken! Man kann der Kräutermischung auch noch Salbei zufügen.

Inhalationen bei Erkältungen

→ Einen Teelöffel Kamillentinktur (Zubereitung siehe unten) in eine Schüssel mit heißem Wasser geben. Zur Inhalation das Gesicht über die Schüssel halten und dabei den Hinterkopf und Nacken mit einem Handtuch bedecken.

→ Oder: Zwei Esslöffel Kamillenblüten mit einem Liter kochendem Wasser übergießen und wie beschrieben inhalieren.

→ Oder: Fünf bis zehn Tropfen Kamillenöl (Zubereitung siehe unten) in das heiße Wasser geben.

Kamilleninhalationen helfen bei allen entzündlichen Erkrankungen der oberen Atemwege. Dosierung: Zweimal täglich bis zu zehn Minuten. Nach der Anwendung sollte man allerdings erst einmal 30 Minuten im Haus bleiben, um die frisch durchbluteten Bronchien nicht einem Kälteschock auszusetzen.

Kompressen und Auflagen

→ Bei Abszessen und Akne: Zwei Teelöffel Kamillenblüten mit einer Tasse (200 Milliliter) kochend heißem Wasser übergießen, etwa fünf Minuten zugedeckt ziehen lassen und dann durch ein Sieb abgießen. Eine kleine Kompresse mit dem Tee tränken, auf die betroffene

Hautstelle legen und ein trockenes Tuch darumwickeln. Nach zwei Stunden die Anwendung mit einer neuen Kompresse wiederholen. Heiße Kamillenkompressen beschleunigen das Aufbrechen und Abheilen.

→ In der Kräuterkosmetik gilt Kamille als Mittel zur Reinigung und Pflege empfindlicher und entzündeter Gesichtshaut. Sehr gut geeignet sind Mullkompressen mit hoch dosiertem Kamillentee (zwei Esslöffel Blüten auf 200 Milliliter Wasser).

→ Bei Blasenleiden und Bauchschmerzen: Zwei Teelöffel Kamillenblüten mit einer Tasse (200 Milliliter) kochend heißem Wasser übergießen, etwa zehn Minuten zugedeckt ziehen lassen und dann durch ein Sieb abgießen. Ein Baumwolltuch in die Flüssigkeit eintauchen, auswringen und den Unterbauch damit bedecken. Um die Wärme zu halten, zusätzlich ein trockenes Tuch und eine Wolldecke darüberwickeln. Wenn der Wickel abgekühlt ist, abnehmen.

→ Menstruationsbeschwerden: Zwei Esslöffel Kamillenblüten mit einem Liter kochendem Wasser aufgießen und dann durch ein Sieb abgießen. Ein Baumwoll- oder Leinentuch in den Kamillensud eintauchen und auswringen. Wenn das Leinentuch eine angenehme Temperatur hat, auf den Unterbauch legen und mit einem angewärmten Tuch abdecken. Mit einer Wolldecke zugedeckt, wirkt diese Anwendung schmerzlindernd und entspannend.

Kräuterlotion für empfindliche Haut Zwei Esslöffel Kamillenblüten sowie jeweils einen Esslöffel Stiefmütterchenkraut und Ringelblumenblüten vermischen und in einen Glasbehälter geben. Mit 30 Milliliter 70-prozentigem Alkohol und 100 Milliliter Wasser übergießen und 48 Stunden verschlossen stehen lassen. Dann durch einen Filter abgießen und dabei die Kräuter ausdrücken. Den Sud nochmals durch ein Leinentuch filtern. Dem klar gefilterten Auszug 30 Milliliter Rosenwasser zugeben, das Ganze in eine dunkle Flasche geben und kräftig durchschütteln.

Die Kräuterlotion riecht überaus angenehm und wirkt beruhigend und erfrischend. Sie wird am besten zur Nachreinigung im Anschluss an eine Creme-, Öl- oder Milchreinigung eingesetzt.

Öl 100 Gramm frische Kamillenblüten in ein Glasgefäß geben, mit 500 Milliliter Olivenöl übergießen und verschlossen für sechs Wochen an einen hellen und sonnigen Ort stellen. Die Flasche täglich schütteln. Dann das Öl durch einen Filter abgießen und in eine dunkle Glasflasche füllen.

Rollkur bei Bauchschmerzen und Sodbrennen Die Rollkur ist ein altes und bewährtes Hausmittel bei Bauchschmerzen. Sie beginnt am Abend.

Zwei Esslöffel Kamillenblüten mit 500 Milliliter kochendem Wasser übergießen, etwa zehn Minuten zugedeckt ziehen lassen und dann durch ein Sieb abgießen. Alternativ kann man auch einen Teelöffel Kamillentinktur mit dem Wasser überbrühen.

Eine Thermoskanne mit dem Tee füllen und neben das Bett stellen. Morgens gleich nach dem Aufwachen eine Tasse trinken, dann für jeweils fünf Minuten erst auf den

Rücken, dann auf die rechte Seite, als Nächstes auf den Bauch und schließlich auf die linke Seite rollen. Jetzt ist der Magen mit Kamillentee ausgekleidet und bereit für die alltäglichen Belastungen.

Jeden Morgen wiederholen, solange die Beschwerden anhalten.

Sitzbad bei Blasenleiden und Hämorriden Am besten eignet sich ein temperaturansteigendes Bad. Eine kleine Fußwanne in die Badewanne stellen, zwei Esslöffel Kamillenblüten zugeben, mit körperwarmem Wasser (35 °C) füllen und innerhalb der nächsten 15 Minuten durch zulaufendes heißes Wasser die Temperatur auf 39 bis 40 °C steigern. Nach dem Bad abtrocknen und für 20 Minuten ins Bett legen.

Tee Drei Teelöffel Kamillenblüten mit einer Tasse (200 Milliliter) kochend heißem Wasser übergießen, zehn Minuten zugedeckt ziehen lassen und dann durch ein Sieb abgießen.

Nicht alle ätherischen Öle der Pflanze gehen in den Tee über, die Tagesdosis sollte daher bei mindestens drei, besser vier Tassen pro Tag liegen: Die erste Tasse morgens auf nüchternen Magen, zwei Tassen jeweils zwischen den Mahlzeiten und die letzte Tasse vor dem Schlafengehen trinken.

→ Kamillentee hilft bei Magenschleimhautentzündungen, Magengeschwüren, Übelkeit, Menstruationsbeschwerden sowie bei Gebärmutterkrämpfen. Bei längerfristigen Beschwerden sollte die Anwendung über mindestens vier Wochen erfolgen.

→ Bei der Verwendung fertiger Teebeutel sollte man zwei und nicht nur einen Teebeutel verwenden. Kamille wird meist bei Säureüberschusskrankheiten angewendet, daher darf der Tee nicht gesüßt werden.
→ Kamillentee verhilft unruhigen und hyperaktiven Kindern zu erholsamem Schlaf.

Teemischung bei Bauchschmerzen Jeweils einen Teelöffel Kamillenblüten, Melissen- und Pfefferminzblätter vermischen. Die Mischung mit einer Tasse (200 Milliliter) kochend heißem Wasser übergießen, zehn Minuten zugedeckt ziehen lassen und dann durch ein Sieb abgießen; den Tee heiß und schluckweise trinken. Zwei bis drei Tassen täglich.

Teemischung bei Bauchschmerzen für Kinder Jeweils 30 Gramm Kamillenblüten und Anisfrüchte sowie je 20 Gramm Gänsefingerkraut und Fenchelfrüchte. Die Mischung mit einer Tasse (200 Milliliter) kochend heißem Wasser übergießen, fünf Minuten zugedeckt ziehen lassen und dann durch ein Sieb abgießen; den Tee heiß und schluckweise trinken. Zwei bis drei Tassen täglich.

Teemischung bei hohem Blutdruck Jeweils 30 Gramm Kamillen- und Holunderblüten, Goldruten- und Zinnkraut sowie 20 Gramm Stiefmütterchenkraut vermischen. Zwei bis drei Teelöffel der Mischung mit einer Tasse (200 Milliliter) kochend heißem Wasser übergießen, fünf Minuten zugedeckt ziehen lassen und dann durch ein Sieb abgießen; den Tee heiß und schluckweise trinken. Zwei bis drei Tassen täglich.

Teemischung bei Durchfall und Übelkeit Kamillenblüten und Salbei zu gleichen Teilen mischen. Einen Teelöffel der Mischung mit einer Tasse (200 Milliliter) kochend heißem Wasser übergießen, zehn Minuten zugedeckt ziehen lassen und dann durch ein Sieb abgießen; den Tee heiß und schluckweise trinken. Zwei bis drei Tassen täglich.

Teemischung bei kolikartigen Blähungen Kamillenblüten und Gänsefingerkraut zu gleichen Teilen mischen. Einen Esslöffel der Mischung mit einer Tasse (200 Milliliter) kochend heißem Wasser übergießen, zehn Minuten zugedeckt ziehen lassen und dann durch ein Sieb abgießen; den Tee heiß und schluckweise trinken. Zwei bis drei Tassen täglich. Man kann der Mischung auch noch Melisse zugeben.

Teemischung bei Magen-Darm-Beschwerden Kamillenblüten, Pfefferminzblätter, Baldrianwurzel und Kümmelfrüchte zu gleichen Teilen vermischen. Einen Teelöffel der Mischung mit einer Tasse (200 Milliliter) kochend heißem Wasser übergießen, zehn Minuten zugedeckt ziehen lassen und dann durch ein Sieb abgießen; den Tee heiß und schluckweise trinken. Zwei bis drei Tassen täglich vor den Mahlzeiten.

Teemischung bei Magenschleimhautentzündung Jeweils einen Teelöffel Kamillenblüten und Johanniskraut vermischen. Die Mischung mit einer Tasse (200 Milliliter) kochend heißem Wasser übergießen, zehn Minuten zugedeckt ziehen lassen und dann durch ein Sieb abgießen; den Tee heiß und schluckweise trinken. Drei Tassen täglich.

Teemischung bei Menstruationsbeschwerden 25 Gramm Kamillenblüten, 15 Gramm Schafgarbenkraut und je 20 Gramm Johanniskraut, Melissenblätter und Frauenmantelkraut vermischen. Einen bis zwei Teelöffel der Mischung mit einer Tasse (200 Milliliter) kochend heißem Wasser übergießen, zehn bis 15 Minuten zugedeckt ziehen lassen und dann durch ein Sieb abgießen; den Tee heiß und schluckweise trinken. Morgens und abends eine Tasse trinken.

Teemischung bei Sodbrennen 30 Gramm Kamillenblüten und je zehn Gramm Dill- und Kümmelfrüchte vermischen. Zwei Teelöffel der Mischung mit einer Tasse (200 Milliliter) kochend heißem Wasser übergießen, zehn Minuten zugedeckt ziehen lassen und dann durch ein Sieb abgießen; den Tee heiß und schluckweise trinken. Drei Tassen täglich vor den Mahlzeiten.

Tinktur 20 Gramm getrocknete Kamillenblüten in ein Glasgefäß geben, mit 100 Milliliter 70-prozentigem Alkohol übergießen und verschlossen zwei Wochen ziehen lassen. Dann durch ein Sieb oder einen Filter abgießen und in dunkle Tröpfchenzählflaschen abfüllen.

→ Bei Magenschleimhautentzündungen und Magengeschwüren täglich nach den Mahlzeiten zehn bis 15 Tropfen einnehmen; die Anwendung sollte mindestens vier Wochen lang dauern.

→ Bei Regelbeschwerden (vor allem bei Unterleibskrämpfen) sollte man mit der Einnahme drei Tage vor dem erwarteten Regeltermin beginnen; sobald die Blutung aufgehört hat, die Kamillentherapie absetzen.

→ Mit drei Teilen Wasser verdünnt, eignet sich die Tinktur vorzüglich als Gurgel- und Spüllösung für Rachen- und Zahnfleischentzündungen.

→ Kamillentinktur kann auch bei Nieren- und Gallenkoliken helfen. Noch während des Anfalls sofort 20 Tropfen Kamillentinktur einnehmen und diese Anwendung in fünf- bis zehnminütigen Abständen wiederholen, bis sich der Patient wieder deutlich besser fühlt.

Wechselbäder bei Fußpilz Eine Handvoll Kamillenblüten mit einem Liter kochend heißem Wasser übergießen, zehn Minuten zugedeckt ziehen lassen und dann durch ein Sieb abgießen. Den Sud dem heißen Badewasser zugeben.

Für Wechselfußbäder benötigt man zwei Fußwannen: Die eine wird mit 38 °C warmem Wasser, die andere mit etwa 15 °C kaltem Wasser gefüllt. Die Füße zehn Sekunden in das kalte Wasser und dann fünf Minuten in das heiße Wasser eintauchen. Insgesamt drei Wiederholungen, anschließend die Füße gut abtrocknen.

Wickel bei Fieber – für Kinder Zwei Teelöffel Kamillenblüten mit einer Tasse (200 Milliliter) kochend heißem Wasser übergießen, fünf Minuten zugedeckt ziehen lassen und dann durch ein Sieb abgießen und abkühlen lassen. Zwei Baumwoll- oder Leinentücher damit tränken, leicht ausdrücken und damit beide Unterschenkel des Kindes umwickeln; der Wickel sollte vom Knöchel bis zum Knie reichen und keine Falten werfen. Darüber je ein trockenes Baumwoll- und ein Wolltuch legen. Der Wickel sollte mindestens zwei Stunden angelegt bleiben und kann bei Bedarf wiederholt werden.

Vorsicht!

Kamille kann die Augen reizen und sollte deshalb nicht in deren Nähe eingesetzt werden. Außerdem kann das Kraut bei empfindlichen Personen allergische Reaktionen hervorrufen. Eine langfristige Einnahme empfiehlt sich nicht, da sie die Schleimhäute aufquellen lassen kann.

Kardamom
Elettaria cardamomum

Der überwiegende Anteil des Kardamomangebots kommt aus Indien. In den asiatischen Küchen ist dieses für Mitteleuropäer exotisch anmutende Gewürz fester Bestandteil kulinarischer Genüsse, hingegen kennt man seine Verwendung in der klassischen französischen Küche nicht. Die fleißigsten Verbraucher in Europa sind die Schweden, die das exotische Gewürz in ihren Backwaren sowie ihren Glühwein- und Punschgetränken verarbeiten. Die Finnen verfeinern ähnlich wie die Araber mit Kardamom auch gerne ihren Kaffee.

Botanik

Wie → Ingwer, → Galgant, → Kurkuma und die Paradieskörner gehört Kardamom zu der tropischen Pflanzenfamilie der Ingwergewächse *(Zingiberaceae)*. Sie ist in den tropischen Bergwäldern Indiens und Sri Lankas beheimatet. Kardamom besitzt eine knollige Wurzel und hat einen schlank aufragenden Stängel, an dem die schmalen Blätter und weißrötliche Blüten knospen. Aus diesen gehen die länglich dreieckigen Samenkapseln hervor, in denen zahlreiche graue bis rötliche Samen heranreifen. Diese Samenkörner *(Fructus cardamomi)* werden vor der Reife geerntet und nach entsprechender Behandlung getrocknet. Kardamomsamen sind jedoch teurer als ihre würzigeren Verwandten, da sie erst drei Jahre nach dem Einsetzen der Pflanzen geerntet werden können. Zudem muss der Zeitpunkt ihrer Ernte genau abgepasst werden, denn wenn man nur ein wenig zu lange damit wartet, sind die Früchte aufgesprungen und die Samen verloren.

Heilwirkung

Die Öle des Kardamoms verbessern die Verdauungstätigkeit und helfen bei Blähungen sowie beim sogenannten Roemheld-Syndrom – das sind Herzbeschwerden infolge von Blähungen (Herzrhythmusstörungen, Beklemmungsgefühl und Angina-pectoris-ähnliche Schmerzen).

Darüber hinaus entfalten die Öle einen angenehmen Wärmeeffekt im Magen-Darm-Bereich, der sich nicht zuletzt positiv auf das allgemeine Wohlbefinden auswirkt. In einen wärmenden Punsch für kalte Tage gehört traditionellerweise auch eine Portion Kardamom.

Die Wirkweise des Kardamoms kommt am besten in Kombination mit Kümmel und Fenchel zum Tragen.

Anwendung

Kardamom ist teuer, doch er ist seinen Preis wert. Kaum ein anderes Gewürz erreicht sein ausgewogenes Aroma, der Geschmack der Samen verwandelt sich während des Kauens von kampferartig-bitter zu wärmend-herb. In hiesigen Gewürzläden erhältlich sind weißer und grüner Kardamom, wobei es sich bei der weißen Variante lediglich um ein Bleichprodukt des grünen Samens handelt.

In der Küche Kardamom besitzt eine überdurchschnittlich breite Anwendungspalette. Er eignet sich zum Würzen sowohl von Süßspeisen als auch von Gemüse- und Fleischgerichten. In vielen asiatischen Gewürzmischungen ist er zu finden. Er zählt zu den Standardgewürzen von Currypulver, indischem *Garam marsala* und den meisten Glühwein-Gewürz-Mischungen. In arabischen Ländern benutzt man ihn zum Würzen von Kaffee und Obst, in Ostfriesland zum Würzen von Tee, in Schweden im Punsch. Chinesische und indische Köche schätzen ihn zu Fleisch und Gemüse, und in Deutschland verfeinert man Spekulatius und Lebkuchen damit.

Feuerzangenbowle mit Kardamom

Für 15 Gläser   *6 EL schwarzen Tee* • *1,5 Liter Wasser*
3 Orangen • *2 Grapefruits* • *5 Gewürznelken*
1 kleine Stange Zimt • *7 Kardamomsamen* • *1 kleiner*
Zuckerhut (250 Gramm) • *1 Flasche Rum (54 Vol.-%)*

———————————————

1 Tee mit kochendem Wasser übergießen, 5 Minuten ziehen lassen und dann durch ein Sieb abgießen.

2 2 Orangen und 1 Grapefruit auspressen. Restliche Früchte schälen und in dünne Scheiben schneiden.

3 Tee mit Obstsaft, Fruchtscheiben und Gewürzen in feuerfestes Gefäß geben und auf brennendes Rechaud stellen. Zuckerhut auf einer Feuerzange über das Gefäß legen, mit Rum tränken und anzünden. Mit Kelle immer wieder Rum nachgießen, bis der Zuckerhut abgebrannt ist.

Kartoffel
Solanum tuberosum

Die Spanier brachten die Kartoffel im 16. Jahrhundert aus Südamerika nach Europa. Anfänglich wurde sie nicht recht akzeptiert, weil man irrtümlich die grünen und hochgiftigen überirdisch wachsenden Pflanzenpartien zu sich nahm, doch im 18. Jahrhundert trat sie ihren Siegeszug in europäischen Küchen an. Der König von Preußen ließ Kartoffeln als Grundnahrungsmittel für seinen entstehenden Staat und seinen großen Militärapparat anbauen. Bis weit ins 20. Jahrhundert hinein musste die Kartoffel gegen einen schlechten Ruf als Arme-Leute-Speise oder Dickmacher ankämpfen. Als Grundnahrungsmittel ist sie inzwischen anerkannt, ihre gesundheitsfördernde Wirkung ist aber immer noch zu wenig bekannt.

Botanik

Die Kartoffel ist neben der Tomate eines der berühmtesten Nachtschattengewächse *(Solanaceae)*. Essbar sind nur die unterirdisch wachsenden Sprossknollen; Stängel und Blätter sind hochgiftig! Es gibt zahlreiche Sorten, die zumeist mit Frauennamen (beispielsweise Sieglinde, Clivia, Irmgard oder Bintje) tituliert sind. Zu unterscheiden sind jedoch festkochende Sorten von vorwiegend festkochenden und mehlig kochenden Sorten. Festkochende Kartoffeln haben einen niedrigen Stärkegehalt, der sie auch nach dem Kochen schön fest und kompakt bleiben lässt. Sie eignen sich daher gut für Salate, Brat- und Salzkartoffeln. Vorwiegend festkochende Kartoffeln nehmen eine Mittelposition ein und können daher für so gut wie alle Kartoffelgerichte verwendet werden.

Mehlig kochende Kartoffeln zeichnen sich durch einen hohen Stärkegehalt aus; sie sind hervorragend für Kartoffelpürees, Suppen oder als Folienkartoffeln geeignet.

Heilwirkung

Die Kartoffel hat mittlerweile einen festen Platz auf dem täglichen Speiseplan. Dies verdankt sie nicht nur ihrem hohen Sättigungswert, ihrem günstigen Preis und ihrem Wohlgeschmack, sondern auch ihren wertvollen Inhaltsstoffen. Neben hochwertigem pflanzlichen Eiweiß enthält die gesunde Knolle große Mengen an Vitamin A, B-Vitaminen und an Vitamin C, weswegen man sie auch »Zitrone des Nordens« nennt. Außerdem enthält sie beachtenswerte Mengen an Fluorid (gegen Karies), Kupfer, Zink und Kobalt.

Hartnäckigen Vorurteilen zum Trotz machen Kartoffeln nicht dick. Durch ihren hohen Ballaststoffgehalt sättigen sie schnell, regen die Verdauung an und haben dabei nur sehr wenige Kalorien. Außerdem enthalten Kartoffeln viel Kalium und wirken dadurch entwässernd, was man gezielt an »Kartoffeltagen« nutzen kann, um neben Schlacken-stoffen auch überzählige Pfunde loszuwerden. Da sich die wichtigsten Stoffe der Kartoffel direkt unter der Schale befinden, ist es am gesündesten, sie ungeschält zu kochen.

Kartoffelsaft ist ein ausgezeichnetes Heilmittel. Rohe Kartoffeln enthalten viel Eiweiß, Kalzium, Silizium, Magnesium, krampflösende Wirkstoffe sowie die Vitamine C und B1. Schleimstoffe in der Kartoffel legen sich wie ein Schutzfilm über kranke Magen- und Darmschleimhaut. Zur Vorbeugung hilft der täglich eingenommene Saft einer mittelgroßen rohen Kartoffel. Auch zur äußerlichen Anwendung, nämlich als Wickel, haben sich Kartoffeln bewährt, da sie die Hitze lange speichern können

Anwendung

Kartoffeln helfen allgemein bei Magenbeschwerden oder auch Sodbrennen. Die Schleimstoffe legen sich wie ein Schutzmantel über die kranke Schleimhaut von Magen und Darm. Die Inhaltsstoffe der rohen Kartoffel helfen, wenn sie täglich als Saft eingenommen werden.

Kartoffel-Kümmel-Suppe für empfindliche Mägen Ein altes Rezept aus der Volksmedizin, das schon vielen Menschen mit empfindlichem Magen geholfen hat, da es mit Kartoffelstärke, Leinsamen und Kümmel traditionelle Verdauungshelfer sinnvoll miteinander verbindet. Zwei bis drei ungeschälte, klein geschnittene Kartoffeln, zwei Teelöffel Leinsamen und zwei Teelöffel Kümmelsamen in zwei Liter Wasser aufkochen, bis man die Kartoffeln zu einem Brei zerdrücken kann. Die Suppe über den Tag verteilt in kleinen Schlucken bei lauwarmer Temperatur trinken, am besten schon morgens vor dem Frühstück.

Saft Die Kartoffel dünn schälen, grüne Stellen wegschneiden, in Stücke schneiden und in einem Entsafter entsaften. Mit 500 Milliliter kaltem Wasser vermischen. Drei Gläser täglich, am besten vor den Mahlzeiten. Zur Verbesserung des Geschmacks kann etwas Karottensaft oder Petersilie hinzugegeben werden.

Wickel Fünf große Kartoffeln in der Schale weich kochen, mit der Gabel zerdrücken und auf einem Leintuch verstreichen – die Fläche sollte dieselbe Größe haben wie der Brustkorb, auf dem der Wickel aufgelegt wird. Die Ränder des Tuchs umfalten. Unbedingt die Temperatur (am besten auf der Innenseite des Unterarms) überprüfen, bevor der Wickel aufgelegt wird. Bei entsprechender Temperatur den Wickel auflegen und mit einem Wollschal am Oberkörper festbinden, bis die Kartoffeln ausgekühlt sind.

Kerbel
Anthriscus cerefolium

Kerbel stammt aus Südosteuropa und dem westlichen Asien, das schon die Römer kannten. Er wurde als Stärkungsmittel verwendet, das man auch bei »schlechter Stimmung« reichte (wahrscheinlich waren Depressionen gemeint). Heute wächst er weit verbreitet, ist aber vor allem als Heilkraut ein wenig in Vergessenheit geraten.

Botanik

Der einjährige Doldenblütler *(Apiaceae/Umbelliferae)* ist ein Verwandter von → Möhre und → Petersilie. Kerbel kann 20 bis 60 Zentimeter hoch werden. Die Pflanze hat zierliche, gefiederte Blätter und unscheinbare weiße Blüten. Kerbel mag es nicht ganz so warm, daher sind Standorte im Halbschatten von Vorteil. Der Boden sollte locker und ständig feucht sein, aber nicht frisch gedüngt. Die Aussaat empfiehlt sich zwischen März und September. Von Mai bis August erscheinen die Blüten, geerntet werden die jungen Triebe und frischen Blättchen vor der Blüte.

Heilwirkung

Kerbel beinhaltet ätherische Öle, Bitter- und Schleimstoffe; auch Vitamin A und C sowie Mineralstoffe sind in größeren Mengen zu finden. Er wirkt appetitanregend, harntreibend, fördert den Stoffwechsel und unterstützt bei Leber- und Nierenbeschwerden die Genesung.

Anwendung

In der Küche Das würzige, leicht nach Anis schmeckende Kraut erinnert an Petersilie; es darf nicht gegart werden, da es sonst Geschmack und sämtliche Inhaltsstoffe verliert. In Frühlings- und Kräutersuppen ist es ein wahres Muss. Was wäre die berühmte »Frankfurter Sauce«, eine Kräuter-Quark-Sauce, die mit Pellkartoffeln gereicht wird, ohne Kerbel? Die Franzosen schätzen den Kerbel als eines der »fines herbes« (feine Kräuter), zu denen auch Petersilie, Estragon, Dill und Thymian zählen.

Kerbelsuppe

Für 4 Personen *80 g Butter • 2 EL Mehl*
650 ml kräftige Rinderbrühe • 3 EL frisch gehackter
Kerbel • 100 g Sahne • 10 ml Weißwein
Salz, schwarzer Pfeffer • 1 Schuss Sherry

---

1 Butter in einem Topf zum Schmelzen bringen, das Mehl zufügen, kurz anschwitzen und unter kräftigem Rühren die Brühe portionsweise zugießen. Unter ständigem Rühren aufkochen lassen.

2 Die Sahne dazugießen und nochmals kurz aufkochen lassen. Dann mit dem Weißwein, Sherry, Salz und Pfeffer würzen und den Kerbel einrühren. Sofort servieren.

Saft Dieser frisch gepresste Kerbelsaft empfiehlt sich für Frühjahrskuren. Eine Schüssel Kerbelblätter waschen und verlesen. In einen Entsafter geben und den gewonnenen Saft mit Mineralwasser anreichern.

Kieselerde
Silicea

Kieselerde ist Bestandteil von Felsgestein. Menschen brauchen sie für kräftige, feste Zähne, Haare und Fingernägel. Kieselerde (auch als Kieselsäure, Bergkristall, Quarz oder Siliciumdioxid bekannt) verdankt seinen Namen dem lateinischen *silex* = »Kiesel«.

Paracelcus gab dem Mineral aufgrund seines Aussehens den Namen Bergkristall, dies ist vom griechischen *krystallos* = »Eis« abgeleitet.

Die Tibeter benutzen den Bergkristall zur Wundheilung. Das Auflegen eines Bergkristalls auf das Brustbein, mit der Spitze zum Kopf gerichtet, wird bei Magen- und Herzbeschwerden sowie bei Durchblutungsstörungen mit kalten Gliedmaßen eingesetzt. Dabei sollten Frauen einen »männlichen« (punktförmige Spitze) und Männer einen »weiblichen« (breite Spitze) Bergkristall verwenden. Das Trinken aus Gefäßen mit Bergkristallen linderte angeblich Zahnschmerzen, ein Bergkristall im Mund hilft gegen Durst.

Silicium wurde 1823 von Berzelius als Element isoliert. Der Bergkristall war jedoch bereits um 2000 v. Chr. auf Kreta bekannt. Im alten Ägypten wurden in großer Menge geschliffene Gefäße aus Bergkristall hergestellt und mit Ranken, Tieren und Inschriften verziert. Im antiken Griechenland schätzte man den Bergkristall wegen seiner Klarheit und Reinheit und fertigte Siegelsteine, Becher und Weinkrüge daraus. In europäischen Kirchen finden sich oft Gefäße aus Bergkristall zur Aufbewahrung von Reliquien.

Herkunft

Reines Silicium bildet dunkelgraue, glänzende, harte und spröde Kristalle. In dünnen Schichten ist es durchsichtig, in fein verteilter Form bildet es ein mikrokristallines braunes Pulver. Silicium wird aus Quarzen gewonnen. Siliciumdioxid kommt in der Natur im Wesentlichen als Kristallin in Form von Quarzen wie Bergkristall, Citrin, Rauchquarz, Rosenquarz, Amethyst, Achat, Chalcedon, Holzstein und Karneol vor. Silicium ist ein chemisches Element der vierten Hauptgruppe des Periodensystems. Es ist nach dem Sauerstoff das zweithäufigste Element der Erdkruste.

Wie der Kohlenstoff das zentrale Element der Organismen und der organischen Chemie ist, ist Silicium das Hauptelement der mineralischen Welt und der anorganischen Chemie. Das Atomgitter des Siliciums hat dieselbe Struktur wie die eines Diamanten.

Reines Silicium kommt in der Natur nicht vor. Es verbindet sich erst bei starkem Erhitzen mit zahlreichen anderen Elementen. Es ist wenig reaktionsfähig und wird von Säuren nicht angegriffen; mit Alkalilaugen entstehen unter Wasserstoffbildung die Silikate. Silicium ist ein elektrischer Halbleiter, dessen Leitfähigkeit durch geringe Zusätze aus Elementen der dritten und fünften Hauptgruppe des Periodensystems stark erhöht wird. Geschmolzen hat es weitgehend metallische Eigenschaften und leitet Elektronen besser.

Heilwirkung

Kieselsäure ist im Körper bei der Bildung von Eiweißsubstanzen (den Kollagenen) beteiligt, die für Knorpel, Sehnen, Bindegewebe und Knochen benötigt werden. Zudem sorgt sie für Festigkeit und Elastizität von Haaren und Nägeln. Silicium wird in der Homöopathie eingesetzt und ist das zwölfte Heilsalz von Dr. Schüßler, der es innerlich und äußerlich gebrauchte.

Anwendung

Quarzsand wird als Rohstoff für die Glas- und Keramikindustrie, für die Herstellung von feuerfesten Steinen, Putz- und Schleifmitteln, von Zement oder Beton und für die Gewinnung von Silikaten verwendet. Quarzkristalle dienen wegen ihrer optischen und elektrischen Eigenschaften als Bauelemente in der Elektronik und Nachrichtentechnik.

Viele Formen der Quarze finden als Schmucksteine Verwendung. Kieselgur besteht aus den Kieselsäureschalen fossiler Kieselalgen und bindet viele Stoffe an seiner Oberfläche.

Kieselalgen zählen zum pflanzlichen Meeresplankton und verfügen über eine Schale aus Kieselsäure, die die Zelle umgibt.

Neben der medizinischen Verwendung von Kieselgur ist am bekanntesten sein Einsatz als Bindemittel für das Nitrogylcerin im Sprengstoff Dynamit.

In der Homöopathie Für die homöopathische Zubereitung werden Bergkristall, Kiesel oder Quarzsand mit Milchzucker verrieben. *Silicea* wurde von Hahnemann aus einem Bergkristall hergestellt und 1828 geprüft.

Zentrales homöopathisches Thema des Mittels ist ein Mangel an Stärke und Stabilität. Daraus entstehen Schwierigkeiten, sich abzugrenzen, Nachgiebigkeit, Zaghaftigkeit sowie ein Mangel an Lebendigkeit und an Selbstbewusstsein.

Häufig dient Sturheit in diesen Fällen als Kompensation, und im kranken Zustand können *Silicea*-Menschen noch unsicherer werden.

Kirsche
Prunus avium

Die Kirsche stammt vermutlich aus Kleinasien, wird aber schon seit mehreren tausend Jahren in Europa kultiviert. Man weiß, dass die alten Römer begeisterte Anhänger dieser Frucht waren. Im ersten Jahrhundert der christlichen Zeitrechnung gibt es dann die ersten Belege dafür, dass die Kirsche auch in Deutschland, Frankreich und England gepflanzt und kultiviert wurde. Für die Verbreitung sorgte aber nicht nur der Mensch: Der ärgste Kirschenräuber (neben dem Menschen) sind Vögel, die die saftigen süßen Früchte nicht minder lieben, sie allerdings komplett verzehren und die Samen durch ihren Kot verbreiten.

Botanik

Dieses Steinobst ist ein Mitglied aus der Familie der Rosengewächse *(Rosaceae)*; es begeistert im Frühjahr durch seine wolkige weiße Blütenpracht und in den Monaten Mai und Juni durch aromatische Früchte.

Es wird zwischen Süß- und Sauerkirschen unterschieden. Zur Saftgewinnung eignen sich besonders gut die dunklen, sauren Schattenmorellen.

Heilwirkung

Kirschen enthalten Vitamin A und C sowie Mineralstoffe wie Eisen, Magnesium, Kalium; der ebenfalls enthaltene »Anti-Cellulite-Stoff« → Kieselsäure sorgt für festes Bindegewebe und der Phosphor für gute Nerven. Kirschen unterstützen die Nierenfunktionen und wirken darüber hinaus darmregulierend und blutreinigend.

In der Volksheilkunde werden besonders die Fruchtstängel als harntreibendes und schleimlösendes Mittel verwendet. Die Stängel senken den Harnsäurespiegel. Die getrockneten und zerkleinerten Früchte schmecken gut als Beigabe in verschiedenen Früchte- und Hausteemischungen, aber auch aus ihnen allein kann man einen aromatischen Früchtetee bereiten.

Anwendung

Saft Kirschsaft allein ist ein sehr vitalisierendes und wohlschmeckendes Getränk. Er lässt sich aber auch gut mit Melonensaft, Feigensaft und allen Beerensäften mischen. Die Kirschen müssen vor dem Entsaften entsteint werden.

Tee In den meisten im Handel erhältlichen Früchtetees kommen nur die Aromen zur Anwendung, seltener die getrockneten Früchte.

Knoblauch
Allium sativum

Der Knoblauch gehört zu den ältesten Heilpflanzen der Welt. Zu kaum einem anderen Gewächs finden sich so viele Anmerkungen über seinen medizinischen Wert.

Heilkundige aller Epochen und Kulturen schätzten und verordneten Knoblauch bei Erkältungen, Kopfschmerzen, Magen-Darm-Störungen, Appetitlosigkeit, rheumatischen Beschwerden, Herzleiden, gegen hohen Blutdruck oder ganz einfach zur Gesunderhaltung. In der altindischen Medizin galt er als Kräftigungsmittel, die altägyptischen Arbeiter beim Bau der Cheopspyramide bekamen reichlich Knoblauch zu essen, um sich bei Kräften zu halten, und auch die Athleten bei der ersten Olympiade der Antike stärkten sich vor den Wettkämpfen mit Knoblauch.

Louis Pasteur fand im Jahr 1858 heraus, dass Knoblauch auch antibiotisch wirkt. So unterdrückt er selbst in niedrigen Konzentrationen das Wachstum von zahlreichen Bakterien, Pilzen und Hefen. Heute gelten die gesundheitlichen Vorzüge des Knoblauchs als wissenschaftlich erwiesen, vor allem seine Wirkungen auf das Herz-Kreislauf-System sowie bei Infektionen.

Botanik

Dieses Zwiebelgewächs *(Alliaceae/Liliaceae)* ist ein enger Verwandter des → Bärlauchs. Seine längliche ovale Hauptzwiebel wird von zahlreichen Nebenzwiebeln, den Knoblauchzehen, umgeben. Im Frühjahr treibt die Zwiebel einen bis zu 60 Zentimeter langen Stängel aus, der im Erdreich durch röhrenförmig angeordnete Blattscheiden verstärkt wird; aus ihnen wiederum gehen die einzelnen Blätter hervor. Der Stängel bildet im Sommer einen Blütenstern mit vielen kleinen hellrosa Blütenköpfen. Aus diesen gehen die sogenannten Brutzwiebeln hervor, über die sich der Knoblauch vermehren kann. Knoblauch ist im

Garten ganz leicht anzubauen. Man teilt einfach eine Knolle in die einzelnen Zehen auf und steckt diese im Herbst ins Beet. Im folgenden Jahr kann man von Mai bis September köstliche Knoblauchknollen ernten. Knoblauch gedeiht gut zwischen Salat und Erdbeeren, kann aber auch als Lückenfüller ins Blumenbeet gepflanzt werden.

Heilwirkung

Neben Pflanzenwirkstoffen wie Terpenen, Saponinen, Polyphenolen und Karotinoiden – um nur einige zu nennen – sind die wichtigsten Heilstoffe des Knoblauchs die Sulfide. Sie hemmen zahlreiche Enzyme, die sonst den Blutfettspiegel nach oben treiben würden. Auch schleichen sich die Schwefelverbindungen wie ein heimlicher Spion in die Stoffwechselvorgänge ein, sodass es erst gar nicht zur Bildung der schädlichen Cholesterine kommen kann. Auf diese Weise wird Herz-Kreislauf-Erkrankungen vorgebeugt.

Auch die durch den Wirkstoff Allizin bedingten antibakteriellen und abwehrsteigernden Eigenschaften des Knoblauchs sind inzwischen bewiesen. Daneben wurden im Knoblauch auch Substanzen gefunden, die Krebs vorbeugen.

Anwendung

Die in der Antike als »stinkende Rose« titulierte Knolle umfasst ein Geschmacksspektrum von mild-würzig bis scharf-beißend – die geschmacklichen Abstufungen variieren je nach Sorte und Alter der Knoblauchpflanze. Um seinen intensiven Geruch etwas abzumildern, kann man Knoblauch in Milch kochen oder in Öl einlegen. Auch das Entfernen des Keimlings reduziert den Geruch. Damit Knoblauch seine medizinischen Wirkungen (beispielsweise bei Bluthochdruck, Bauchschmerzen oder Darmproblemen) entfalten kann, muss er täglich in Mengen von etwa vier Gramm verzehrt werden. Das entspricht ein bis zwei Knoblauchzehen. Hier helfen auch Fertigpräparate aus der Apotheke. Vorbeugend gegen Arteriosklerose kann man täglich fünf Tropfen Knoblauchtinktur mit einem Esslöffel Wasser gemischt oder ein Schnapsglas voll Knoblauchtonikum einnehmen.

Bad bei Arthrosebeschwerden Bei schmerzenden und entzündeten Gelenken hilft ein warmes Voll- oder Teilbad (maximal 38 °C) mit einer Tasse Knoblauchtee (Zubereitung siehe unten) als Badezusatz.

Bad bei Bronchial- und Wechseljahresbeschwerden Jeweils eine Tasse Knoblauchöl und Thymiantee in ein Vollbad geben. Die Badedauer sollte 15 Minuten nicht übersteigen. Das Bad wirkt wärmend, auswurffördernd und regt allgemein die Ausscheidung von überflüssigen und schädlichen Stoffwechselprodukten an.

Knoblauchessig bei Gicht, Hautbeschwerden oder Gelenkknirschen Eine Knoblauchzehe klein hacken, in einen Glasbehälter geben und mit einer Tasse (200 Milliliter) Obst- oder Weinessig übergießen und zwei bis drei Wochen gut verschlossen ziehen lassen. Dann den Knoblauch abseihen. Den fertigen Knoblauchessig in eine dunkle Flasche umfüllen und kühl lagern. Entzündete Hautpartien, wie sie beispielsweise bei Akne auftreten, damit betupfen. Bei Gicht und Gelenkknirschen einen Esslöffel Knoblauchessig mit einem Glas Wasser (200 Milliliter) mischen; dreimal täglich ein Glas trinken.

Knoblauchhonig bei Hautbeschwerden Eine zerdrückte Knoblauchzehe mit einem Esslöffel Honig vermischen; diese Paste behutsam auf die entzündeten Stellen auftragen, anschließend gründlich abwaschen.

Knoblauchsirup bei Asthma Mehrere Knoblauchzehen abziehen, in dünne Scheiben schneiden und in eine Schüssel geben; mit Ahornsirup bedecken und fünf Stunden ziehen lassen. Anschließend den Sirup in ein verschließbares Glas umfüllen und im Kühlschrank aufbewahren. Bei Bedarf einen Teelöffel davon einnehmen.

Knoblauchöl bei trockener Haut und Hämorriden Die Zehen einer mittelgroßen Knolle abziehen und längs halbieren. In eine dunkle Flasche geben und mit einem Liter kaltgepresstem Pflanzenöl, zum Beispiel Olivenöl, auffüllen; die Flasche gut verschließen und einige Tage ziehen lassen. Bei Bedarf die trockene Haut damit einmassieren. Bei Hämorridenleiden nach jedem Stuhlgang den Darmausgang sanft mit dem Öl einreiben.

Knoblauchsaft bei Husten
→ Knoblauch- und Zwiebelsaft (in Apotheken erhältlich) zu gleichen Teilen vermischen und nach den Mahlzei-

ten schluckweise je ein Glas (200 Milliliter) trinken. Knoblauch- und Zwiebelsaft nicht auf nüchternen Magen trinken!

→ Einreibung mit Knoblauchsaft: Zwei Teile Soja- oder Sonnenblumenöl mit einem Teil Knoblauchsaft verrühren und auf Brust und Rücken einmassieren.

→ Saft selbst gemacht: Zehen mehrerer Knoblauchknollen abziehen und in einem Entsafter auspressen. Den Saft maximal zwei bis drei Tage im Kühlschrank aufbewahren.

Knoblauch-Zwiebel-Mus gegen Arteriosklerose Zehen einer halben Knoblauchknolle abziehen und zusammen mit einer großen Gemüsezwiebel fein hacken. Mit wenig Wasser zu einem Mus einkochen; mit einem Esslöffel Honig und etwas (Apfel-)Essig abschmecken; abkühlen lassen. Dreimal täglich je einen Esslöffel zwischen den Mahlzeiten.

Knoblauchkur Wer die unangenehmen Knoblauchdünste während der Woche vermeiden muss, kann am Wochenende diese Knoblauchkur durchführen: Am Freitagabend zwei Knoblauchzehen essen, die Dosis am Samstag verdoppeln und die Kur am Sonntag mit einer Zehe ausklingen lassen. Nach etwa 20 Stunden sind die Gerüche verflogen. Diese Kur kann öfter wiederholt werden.

In der Küche
→ Knoblauch schmeckt scharf und sehr intensiv, und immer noch ist hierzulande umstritten, ob der durch ihn verströmte Atem- und Körpergeruch akzeptabel ist

oder nicht. Tatsache ist, dass er in den führenden Küchen der Welt – der französischen, italienischen und chinesischen – eine zentrale Rolle spielt. Außerdem lässt der Geruch immer weiter nach, je regelmäßiger man frischen Knoblauch isst. Die Zehen passen zu Fisch, Geflügel, Schaltieren aller Art, Wurst, Saucen und vor allem zu Lammgerichten.

→ Frisches Obst verdirbt nicht so schnell, wenn man einige frische Knoblauchzehen in die Obstschale legt.

→ Zaziki: Zwei Knoblauchzehen abziehen, fein hacken und mit einer fein gehobelten Salatgurke und 250 Gramm (Mager-)Joghurt vermischen; mit wenig Salz und Pfeffer abschmecken.

Tee bei Gicht Eine rohe Knoblauchzehe zerdrücken, in ein Porzellangefäß geben und mit einer Tasse (200 Milliliter) kochend heißem Wasser übergießen, 15 Minuten zugedeckt ziehen lassen und dann durch ein Sieb abgießen.

Teemischung bei Durchblutungsstörungen Jeweils 20 Gramm Weißdornblüten, Mistelstängel, Schachtelhalmkraut, Brennnesselblätter und gemahlenen Knoblauch vermischen. Einen Teelöffel der Mischung mit einer Tasse (200 Milliliter) kochend heißem Wasser übergießen, fünf Minuten zugedeckt ziehen lassen und dann durch ein Sieb abgießen; den Tee heiß und schluckweise trinken. Zwei bis drei Tassen täglich.

Tinktur Die Zehen einer halben Knoblauchknolle abziehen, in Scheiben schneiden, in ein Glasgefäß geben und mit einem Liter 45-prozentigem Alkohol übergießen. Das

Glas luftdicht verschließen und zwei Wochen an einen warmen Ort stellen; gelegentlich schütteln. Danach den Knoblauch abfiltern und die Tinktur in dunkle Flaschen füllen.

Bei Hautbeschwerden können statt der frischen Zehen auch 20 Tropfen Knoblauchtinktur verwendet werden.

Tonikum Eine Handvoll Knoblauchzehen abziehen, fein hacken, in einen Tonkrug geben und mit einem Liter Rot- oder Weißwein übergießen; den Krug gut verschließen und an einem kühlen Ort zwei Wochen ziehen lassen.

Zitronen-Knoblauch-Drink Dieses Getränk hilft gegen grippale Infekte und akute Bronchitis. Dazu eine halbe Zitrone auspressen und den Saft mit 150 Milliliter heißem – nicht kochendem! – Wasser übergießen. Eine Knoblauchzehe abziehen und hineinpressen. Einen Teelöffel Honig zugeben und alles gut miteinander verrühren.

Vorsicht!

Manche Menschen reagieren empfindlich auf große Mengen von Knoblauch – leichte Magen-Darm-Reizungen oder auch Schlafstörungen können die Folge dieser Überempfindlichkeit sein.

Extra: Zweifelhafte Präparate

In den Apotheken gibt es mittlerweile zahlreiche, zum Teil geruchlose Knoblauchpräparate. Ihre medizinische Wirkung muss leider in vielen (nicht in allen!) Fällen angezweifelt werden, vor allem dann, wenn der Knoblauch – ohne wissenschaftlich nachvollziehbaren Anlass – mit anderen Heilpflanzen zur Stärkung des Herz-Kreislauf-Systems (wie beispielsweise Weißdorn, Johanniskraut oder Mistel) vermischt wird. Salze, Granulate und Pulver aus Knoblauch sind sowohl medizinisch als auch kulinarisch ohne Bedeutung. Der erwünschten Wirkung sicher sein kann man sich nur bei frischen Knollen aus dem Gemüseladen oder dem eigenen Garten.

Kochsalz
Natrium muriaticum

Natrium chloratum ist eine weitere Bezeichnung für dieses Mittel, bei dem es sich im Grunde um schlichtes Kochsalz handelt. Natrium wurde 1807 von Davy dargestellt, Chlor wurde erstmals 1774 gewonnen.

Salz war bis ins Mittelalter eine wichtige Handelsware, um die sogar Kriege geführt wurden. Den römischen Beamten und Soldaten wurde ein Teil ihrer Bezüge als Salzration gezahlt. In vielen Kulturen ist Salz auch heute noch Gegenstand der Verehrung. Der biblische Ausspruch vom »Salz der Erde« ist dafür ebenso ein Beispiel wie der Brauch, zum Einzug Salz und Brot zu schenken.

Seine Namen verdankt es einer ganzen Reihe von Ableitungen. Aus dem Ägyptischen kam die Anleihe von *natrun* – so wurde das in der Natur vorkommende Mineral Soda oder Natriumkarbonat genannt, das über »Natron« (als Name für Natriumhydrogenkarbonat) zu »Natrium«

(der Bezeichnung für das Metall) wurde. *Muriaticum* geht zurück auf das lateinische Wort *muria* = »Salzlake«. Der Beiname *chloratum* leitete sich vom griechischen *chloros* = »gelblich grün« ab. Und »Halit« geht auf das griechische Wort *halos* = »Salz« zurück. Das deutsche Wort »Salz« kommt vom lateinischen *sal* = »Salz«.

Herkunft

Natrium ist ein silberweißes Leichtmetall, Chlor ist ein bei Normaltemperatur gelbgrünes Gas, und Kochsalz ist eine weiße, grob- oder feinkörnige kristalline Substanz. Halit ist ein farbloses, durch Verunreinigungen rötliches, gelbes, graues oder bläuliches, würfelförmiges, selten auch faseriges Mineral. Natrium ist ein Element der ersten Hauptgruppe des Periodensystems, der Alkalimetalle. Es ist ein sehr weiches, leicht schneid- und pressbares, silberweißes Metall, das elektrischen Strom und Wärme gut leitet und sehr reaktionsfreudig ist. An feuchter Luft überzieht es sich rasch mit einer graubraunen Natriumhydroxid-Schicht. Beim Erhitzen an der Luft verbrennt es mit gelber Flamme. Chlor ist ein Element der siebten Hauptgruppe des Periodensystems, der Halogene, nach Fluor und vor Brom. Es ist ein stechend riechendes Gas, das sich unter Druck leicht verflüssigen lässt. Es löst sich leicht in Wasser und setzt sich dabei in Salzsäure (HCl) und hypochlorige Säure (HOCl) um. Es gehört nach dem Fluor zu den reaktionsfähigsten Elementen und setzt sich mit fast allen anderen Elementen, vor allem aber mit Metallen, oft unter starker Wärmeentwicklung oxidierend um.

Kochsalz besitzt einen salzigen Geschmack und ist nur

wegen seiner Beimengungen von Kalzium- und Magnesiumchlorid feuchtigkeitsanziehend. Daneben enthält es je nach Raffinationsgrad verschiedene Spurenelemente. Es bildet farblose, in Wasser sehr leicht lösliche Kristalle.

Natrium kommt in der Natur in mineralischen Verbindungen vor, als Silikat, Chlorid, Karbonat, Nitrat, Sulfat und in Borax, außerdem im Meerwasser. In der Häufigkeit der Elemente der Erdkruste liegt es an sechster Stelle. Chlor kommt in großem Umfang in Form von Chloriden vor, in mächtigen Lagerstätten und auch im Meerwasser. Kochsalz kommt in der Natur als Steinsalz, in Solen, Salzseen und im Meerwasser vor. Steinsalz tritt in Form von Salzstöcken in ausgedehnten Lagerstätten fast aller geologischen Systeme auf, zum Beispiel in Oberbayern, Niedersachsen, Sachsen-Anhalt, Österreich, Frankreich, Polen und in den USA.

Heilwirkung

Kochsalz ist im menschlichen Körper notwendig für das allgemeine Funktionieren von Nerven und Muskeln; zudem unterstützt es Stoffwechselreaktionen aller Art. Auch als Regulator des Wasserhaushaltes spielt es eine wichtige Rolle, weshalb Anwendungen mit Kochsalz bei Schleimhautstörungen und Schwellungen eine maßgebliche Rolle spielen.

In der Volksheilkunde werden Auflagen mit angefeuchtetem Salz bei Entzündungen im Kopf-, Hals- und Gelenkbereich verwendet. Kochsalzlösungen dienen zur Pflege der Nasenschleimhäute und zur Behandlung von Nebenhöhlenentzündungen, Salzbäder werden zur Ausleitung und zur Umstimmung bei Hauterkrankungen eingesetzt.

In der Naturmedizin wird die Verwendung von Stein- oder Kristallsalz dem fast reinen Tafelsalz vorgezogen. Stein- oder Kristallsalz enthält zahlreiche Spurenelemente, wodurch es für den menschlichen Organismus wertvoller ist, außerdem wirkt es weniger aggressiv als das Tafelsalz.

Anwendung

Natrium dient als Ausgangsmaterial zur Herstellung vieler technisch wichtiger Verbindungen. Es wird als Katalysator verwendet, außerdem in der Metallurgie zur Reindarstellung schwer reduzierbarer Metalle, für Natriumdampflampen und als Kühlmittel. Chlor findet Verwendung in der Herstellung zahlreicher anorganischer und organischer Chlorverbindungen wie Lösungsmittel, polychlorierte Biphenyle, Kunststoffe (PVC), Insektizide, Desinfektionsmittel, Kampfstoffe und Arzneimittel. Isotonische Kochsalzlösungen werden von der pharmazeutischen Industrie als Infusionen bei Flüssigkeitsverlusten und als Grundlage für Augentropfen und Injektionslösungen eingesetzt. Koch- und Steinsalz verwendet man zum Salzen und Konservieren von Speisen und als Viehsalz sowie in der chemischen Industrie als Rohstoff zur Gewinnung von Natrium- und Chlorverbindungen.

Für die homöopathische Zubereitung wird Steinsalz in kochendem Wasser gelöst, abfiltriert und verdunstet. Der Rückstand wird entweder in Wasser gelöst und potenziert oder mit Milchzucker verrieben. *Natrium muriaticum* wurde von Hahnemann geprüft. Themen des Mittels sind Enttäuschung, Trauer, Leid, Unglück, Demütigung, Zurückweisung, schließlich Resignation und Rückzug. Ursache ist das Verbot, seine Gefühle zu zeigen, wodurch sie auch nicht verarbeitet werden. Die Einnahme homöopathischer Kochsalzzubereitungen hat sich als besonders wirksam gegen Gesichtsherpes erwiesen.

Gurgellösung bei Rachenentzündung Einen Teelöffel Salz in 500 Milliliter lauwarmem Wasser auflösen und stündlich damit gurgeln. Für diese Anwendung kann auch Emser Salz verwendet werden. Diese Lösung eignet sich auch gut als Nasenspülung.

Nasenspülung bei Heuschnupfen In das Waschbecken kaltes Wasser einlaufen lassen, Salz zugeben (man rechnet zwei Teelöffel Salz auf einen Liter Wasser) und darin auflösen. Ein Nasenloch zuhalten und mit dem anderen Wasser aufschnupfen. Anschließend den Vorgang mit dem anderen Nasenloch wiederholen.

Salz-Zitronen-Spülung bei Schnupfen Eine aus Rumänien stammende Methode gegen tropfende Nasen und gereizte Schleimhäute. Dazu eine halbe Zitrone in einen Eierbecher auspressen, den Saft mit einem Teelöffel Salz vermischen und dann den Eierbecher bis zum Rand mit Wasser auffüllen. Die Flüssigkeit durch die Nase einsaugen. Die übersalzene Lösung entzieht den geschwollenen Nasenschleimhäuten das Wasser, und das Vitamin C aus der Zitrone dichtet gleichzeitig die kleinen Blutgefäße ab, wodurch es zu einer Linderung der Entzündung kommt.

Kohlensaurer Kalk
Calcium carbonicum

Das homöopathische *Calcium carbonicum* wird aus Austern gewonnen. Seine Namen »kohlensaurer Kalk« oder »Austernschalenkalk« leiten sich aus dem lateinischen Begriff *calx* ab, er bedeutet »Kalkstein, Kalk«; *carbo* hingegen heißt »Kohle«. Austern waren bereits vor 7000 Jahren in steinzeitlichen Siedlungen entlang der Nord- und Ostseeküste ein wichtiges Nahrungsmittel. Die Europäische oder Tafel-Auster *(Ostrea edulis)* wird seit der Römerzeit kultiviert. Unter den heute üblichen Produktionsbedingungen benötigt eine gezüchtete Auster bis zur Marktreife zweieinhalb bis vier Jahre.

Herkunft

Kalziumkarbonat kommt in der Natur auch in Marmor, Korallen, Kreide, Eierschalen sowie in den Panzern anderer Schal- und Krustentiere vor. Kalzium steht in der zweiten Gruppe des Periodensystems nach Magnesium und vor Strontium. Es ist ein silberglänzendes, weiches, sehr reaktionsfähiges Erdalkalimetall. Kalzium ist bei Normaltemperatur in trockener Luft beständig, in feuchter Luft überzieht es sich rasch mit einer grauweißen Oxidschicht.

Heilwirkung

Kalzium besitzt im menschlichen Organismus vielfältige Funktionen. Es ist wichtig für die Stabilität von Knochen und Zähnen. Als Gerinnungsfaktor bei der Blutgerinnung ist es in ionisierter Form Gegenspieler zu Natrium und Kalium auf der einen und Magnesium auf der anderen Seite. Kolloidale Systeme wie Blut, Eiweiß und Lymphe werden durch dieses Wechselspiel in ihrer Form erhalten, womit die Durchlässigkeit der Zellmembranen für Wasser, Ionen, Nahrungs- und Giftstoffe gewährleistet wird.

Anwendung

Als homöopathische Zubereitung wird *Calcium carbonicum Hahnemanni* aus der mittleren Schicht der Austernschale, dem ausgekratzten und fein gemahlenen Perlmutt, durch Verreiben mit Milchzucker gewonnen. Es wird als Ergänzungssalz zu den zwölf Schüßlersalzen angesehen. Das Bild der verschlossenen Auster mit harter Schale und weichem Kern findet sich bei den Themen des Mittels wieder: Geborgenheit, Stabilität, Sicherheit, Ausdauer, Weichheit, Abgrenzung. Jedoch sind bei fehlendem Urvertrauen die Ängste der betreffenden Patienten sehr groß.

Koriander
Coriandrum sativum

Die ursprüngliche Heimat des Korianders liegt in Südostasien, wo er bereits in der indischen Sanskrit-Literatur besprochen wird. Doch auch die Bibel erwähnt ihn: »Und Manna war wie weißer Koriandersamen.« Hippokrates verordnete ihn als Medikament gegen Kopfschmerzen und Verdauungsstörungen.

Der Geruch des frischen Korianderkrauts und seiner Samen verschaffte der Pflanze den unrühmlichen Zweitnamen »Wanzendill«. Auch der griechische Wortstamm von »Koriander« (*koris* = »Wanze«) verweist auf sein Aroma, das an den alten Küchenparasiten erinnert. Doch im reifen Samen ist nichts mehr davon zu spüren.

Neben den Samen sind auch die Blätter des Korianders zum Verzehr geeignet. Ihr Gehalt an ätherischen Ölen ist allerdings etwas geringer, sodass sie weniger als Heilmittel eingesetzt werden, sondern vor allem als Küchenkraut.

Heute wird Koriander weltweit angebaut, zu den führenden Produzenten gehören Russland, Indien sowie Mittel- und Südamerika. Die positive Wirkung der ätherischen Öle auf Migräne und andere Kopfschmerzen ist unter Wissenschaftlern umstritten, in der Volksmedizin wird Koriander jedoch schon lange eingesetzt.

Botanik

Das zur Familie der Doldenblütler (*Apiaceae/Umbelliferae*) gehörende Korianderkraut wird bis zu 60 Zentimeter hoch. Das zierliche Kraut hat fiederteilige Blätter und bringt im Sommer weiße bis malvenfarbene Blüten hervor. Diesen folgen im August die kugeligen Früchte, die etwas größer als Kümmelsamen werden.

Koriander wächst sowohl wild als auch im Garten. Er bevorzugt ein kühles, feuchtes Frühjahr, gefolgt von einem trockenen Sommer. Möchte man eher die Blätter ernten, dann setzt man die Pflanze in den Halbschatten; für den Gewinn der Samen benötigt sie einen vollsonnigen Standort.

Heilwirkung

Koriander enthält zahlreiche ätherische Öle, die nicht nur zu seinem typischen Geschmack beitragen, sondern auch seine medizinischen Wirkungen bestimmen: Linalol, Pinene, Camphen, Phellandren, Estragol, Anissäure und viele andere.

Die Öle verbessern die Verdauungstätigkeit und den Appetit, und sie helfen bei Blähungen, da sie die Darmperistaltik anregen. Einige der ätherischen Korianderöle erhöhen in Leber und Darm die Aktivität von Entgiftungsenzymen, dadurch eignet sich Koriander zur Therapie der Nachwirkungen von übermäßigem Alkoholgenuss. Dieser Effekt wird durch seine den Magen besänftigenden Eigenschaften verstärkt. Auch bei Völlegefühl hilft das Kauen einiger Koriandersamen.

Anwendung

Extrakte Korianderextrakt ist in zahlreichen Präparaten gegen Magen- und Darmstörungen enthalten. Er wird gerne mit Weißdorn kombiniert, wenn sich Magenstörungen in Form von Angina-pectoris-Anfällen, Herzrhythmusstörungen oder Beklemmungen auf das Herz niederschlagen.

In der Küche Die ausgereiften Samen besitzen ein süßes, würzig-holziges Aroma mit einem Hauch von Pfeffer und Balsam, sie schmecken mild und süß, an Lavendel erinnernd, bei längerer Einwirkung ein wenig beißend. Koriander eignet sich für salzige genauso wie für süße Gerichte. Er gehört zu den Standardbestandteilen von Currypulver und wird daher in Indien und China zur Würzung von Gemüse- und Fleischgerichten eingesetzt. Auch im Nahen Osten, in Spanien sowie Mittel- und Südamerika wird er den unterschiedlichsten Speisen zur Abrundung beigegeben, in Frankreich verarbeitet man ihn in Gemüsesuppen *à la grecque,* also »auf griechische Art«. Sehr pikant schmeckt er zu Teerezepten. Im Handel bekommt man den indischen Koriandersamen *C. vulgaris* sowie die russische Sorte *C. microcarpum.* Die russischen Koriandersamen sind kleiner, dafür aber sehr viel ergiebiger an ätherischem Öl.

Köstlich sind auch die frischen Korianderblätter als Zugabe zu Suppen und asiatischen Gerichten sowie zu Fleisch und Fisch. Allerdings ist der ungewohnte Geschmack nicht jedermanns Sache.

Tee bei Reizmagen mit Sodbrennen Zwei Teelöffel gemahlene Korianderfrüchte mit einer Tasse (200 Milliliter) kochend heißem Wasser übergießen, zehn Minuten zugedeckt ziehen lassen und dann durch ein Sieb abgießen. Drei bis vier Tassen täglich, bei Bedarf können auch mehr getrunken werden. Der Tee hilft auch gegen Blähungen.

Kresse
Nasturtium officinale, Tropaeolum majus

Die bei uns bekanntesten Kressearten sind die Brunnen- und die Kapuzinerkresse, wobei Erstere wohl auch am häufigsten Verwendung findet.

Einige Ärzte verwendeten → Brunnenkresse *(Nasturtium officinale)* in früheren Jahrhunderten als Haarwuchsmittel – wahrscheinlich deshalb, weil ihre scharfen Senföle uns »die Haare zu Berge stehen lassen«. In der Antike sah man die scharf schmeckende Brunnenkresse als »Hirnnahrung«. Sogar als Heilmittel für geistesgestörte Menschen wurde sie, in Kombination mit Essig, verwendet. Ihre erfrischende Wirkung war ausschlaggebend für die ersten Anbauversuche, die man im 16. Jahrhundert in Frankreich mit ihr betrieb.

Die Kapuzinerkresse *(Tropaeolum majus)*, auch Indianerkresse genannt, stammt aus Peru, ist aber mittlerweile auch in den gemäßigten Zonen Europas zu finden. Sie hat in den letzten Jahren wieder Einzug in die Küchen gehalten, nachdem sie lange regelrecht in Vergessenheit geraten war. Heute werden die farbenfrohen Blüten dieser schmackhaften Pflanze nicht nur als dekorative Zutat auf dem Teller geschätzt. Auch der ebenfalls pfeffrige, leicht an Senf erinnernde Geschmack der Blätter kommt wieder zu Ehren. Zudem schätzt man beide Kressesorten wegen ihrer antibiotischen Wirkungen.

Botanik

Die Brunnenkresse ist ein Kreuzblütlergewächs *(Brassicaceae/Cruciferae)* und eine Verwandte der Kohlsorten (→ Weißkohl). Sie benötigt feuchte Standorte und gedeiht daher am besten an Uferböschungen von Bachläufen, an denen sie beständig mit frischem Wasser versorgt ist. In der Blütezeit treibt sie ungefähr 30 Zentimeter hohe Stängel aus, an denen die gefiederten Blättchen wachsen. Von

Mai bis August bringt sie weiße Blüten hervor. Geerntet werden die frisch ausgetriebenen Blättchen; sie schmecken am besten, wenn sie im Frühjahr geerntet werden.

Die einjährige Kapuzinerkresse hat zwar den Beinamen Kresse, gehört jedoch zu den Kapuzinerkressegewächsen. Nicht nur als hübsch anzusehende Gartenpflanze, die kaum Ansprüche an Boden und Standort stellt, auch als Heil- und Küchenpflanze hat sie Europa erobert. Zwischen Mai und September bringt die bis zu 50 Zentimeter hoch wachsende Pflanze leuchtend rote oder orange- bis gelbfarbene Blüten hervor.

Beide Kressearten sind im heimischen Garten leicht selbst anzubauen.

Heilwirkung

Das Senföl (Senfölglykosid) ist der Hautpwirkstoff beider Kressen. Daneben haben sie auch noch einen hohen Vitamin- und Gerbstoffgehalt.

Das Senföl besitzt eine starke antibiotische Kraft. Der Verzehr von zehn Gramm Kapuzinerkresse ist gleichbedeutend mit der Aufnahme von 20 Milligramm antibiotischen Inhaltsstoffen – eine bemerkenswerte Konzentration, die sich im menschlichen Organismus vor allem auf die Harn- und Atemwege auswirkt. Ein großer Vorteil des Senföls besteht darin, dass es – im Unterschied zu den synthetischen Antibiotika – die Nutzbakterien des menschlichen Darms unbehelligt lässt, die schädlichen Bakterien jedoch angreift. Dadurch wird gerade die Brunnenkresse zu einem wichtigen Garant einer gesunden Verdauung.

Nicht unerwähnt bleiben sollte der hohe Kalziumanteil der beiden Kressearten. Das Mineral wird vor allem für den Aufbau von Zähnen und Knochen benötigt. Als Kalziumversorger erhält die Kresse jedoch nur dann Bedeutung, wenn sie nicht nur als Gewürz, sondern in größeren Mengen als Salat verzehrt wird.

Anwendung

Brunnenkresse kann man leicht selbst anbauen und ernten. Zum Trocknen werden die Blätter und Blüten der Kresse auf einem Siebgitter in einem trockenen, schattigen und staubfreien Raum ausgebreitet. Nach dem Austrocknen kommt die Droge in einen sauberen und geruchlosen Behälter (kein Plastik!), dort hält sie sich mehrere Monate lang. Zum Würzen ist allerdings das frische Kraut besser geeignet.

In der Küche Kresse schmeckt und wirkt am besten frisch. Getrocknete und tiefgekühlte Ware kommt an das frische Kraut nicht heran. Das gilt für beide Kressearten.

Leider wird die Brunnenkresse in Deutschlands Küchen nur wenig beachtet, während sie in Frankreich unentbehrlich ist. Dort isst man sie als Salat und, mit Zitronensaft beträufelt, als rohes Gemüse zu Braten, Steaks und Schnitzeln. Ferner eignet sie sich als Gewürz zu Butterbrot, weißem Käse, Quark, Tomaten und hart gekochten Eiern.

Größere Mengen des Krauts erhalten ein pikanteres Aroma, wenn man sie mit Zitronensaft beträufelt. Zu den echten Delikatessen gehört Brunnenkresse, die zusam-

men mit frischem Ingwer zubereitet wird. Diese Kombination ist außerdem angezeigt zur Therapie von Darminfektionen.

Kressesauce mit Kartoffeln

Für 2 Personen   *500 g Kartoffeln • 100 g Magerquark
150 ml Joghurt • 2 EL Kresse • 1 Knoblauchzehe
30 g Butter • Salz*

---

1 Die Kartoffeln waschen und in der Schale in wenig
Wasser dämpfen.

2 Quark und Joghurt glatt verrühren. Kresse und Knoblauch zugeben.

3 Butter schaumig rühren, langsam unter Sauce mischen.
Mit Salz abschmecken. Gepellte Kartoffeln und Sauce getrennt auftragen.

Tipp Die Blüten der Kapuzinerkresse eignen sich vorzüglich als Beigabe und Dekoration von Salaten, pikanten
Quark- und Joghurtsaucen und Gemüsesuppen. Einfach
die Blüten vorsichtig abzupfen und waschen. Danach auf
Küchenpapier abtrocknen lassen und zum Gericht geben.

Saft Eine Schüssel frische Kresseblätter waschen und
verlesen. In einen Entsafter geben. Den Frischsaft mit etwas Mineralwasser verdünnen und nach Belieben mit Zitronensaft verfeinern. Dieser Saft eignet sich für eine
Frühjahrskur.

Tee Einen gehäuften Teelöffel Kresse mit einer Tasse (200 Milliliter) kochend heißem Wasser übergießen, zehn Minuten zugedeckt ziehen lassen und dann durch ein Sieb abgießen. Zwei bis drei Tassen täglich. Der Kapuzinerkressentee eignet sich vor allem bei Husten.

Küchenschelle

Pulsatilla vulgaris

Nach der griechischen Sage ist die *Pulsatilla* aus den Tränen der Venus entstanden, mit denen sie den schönen Jüngling Adonis beweinte. Ihre Namen – Küchenschelle, Wiesenküchenschelle, Kuhschelle, Haberblume, Heura-Schlaufa, Kuhschellenkraut, Merzeglogge, Osterblume, Osterglocka, Schlafblume, Tagschläferle, Windblume oder Wolfspfote – leiten sich weitgehend von ihrer an eine Kuhglocke erinnernden Blütenform ab. Der lateinische Gattungsname *Pulsatilla* rührt vom Wort *pulsare* = »schlagen« her, da die nickenden Blüten im Wind hin- und hergeschlagen werden.

Hippokrates verwendete die Küchenschelle bei spärlicher Menstruation und hysterischen Zuständen mit häufigem Weinen, Dioskurides gab sie bei Augenbeschwerden. In den Kräuterbüchern des 16. Jahrhunderts wurde insbesondere die Verwendung der Wurzel gegen die Pest, gegen Gift und gegen die Bisse giftiger Tiere gepriesen. In der Volksheilkunde wurde die Küchenschelle zur Behandlung von Schnupfen, Linsentrübungen, Geschwüren, Zahnkaries und Depressionen eingesetzt. Heute wird die

Küchenschelle in der Volksmedizin nicht mehr verwendet, da mittlerweile feststeht, dass sie im höchsten Maß giftig ist, woraus sich enorme Risiken bei der Handhabung und Dosierung ergeben. Die potenzierte Anwendung im Rahmen der Homöopathie ist dagegen immer noch üblich.

Botanik

Dieses Hahnenfußgewächs *(Ranunculaceae)* kommt auf trockenen, sonnigen Gras- und Wiesenflächen, beispielsweise auf Steppenheiden, an Hängen, in lichten Wäldern und auf kalkhaltigen Böden, vor. Die mehrjährige Pflanze hat einen derben, senkrecht im Boden stehenden, vielköpfigen Wurzelstock, der eine Pfahlwurzel in tiefere Erdschichten treibt. Aus ihm treiben zeitig im Frühjahr eine Blattrosette und ein bis mehrere aufrechte Blütenstängel von 20 bis 40 Zentimeter Länge. Die Laubblätter haben lange Stiele, sind vierteilig gefiedert mit unregelmäßig tiefen Einschnitten und in der Jugend stark behaart. Am Ende des silberweiß behaarten Stängels steht eine große, seidig behaarte, dunkel- oder hellviolette glockenförmige Blüte mit drei sitzenden Hüllblättern und zahlreichen gelben Staubgefäßen. Sie erscheinen von März bis Mai in den Tälern, im Frühsommer in den Bergen. Die zahlreichen Fruchtknoten mit ihren langen, fadenförmigen Griffeln bilden kugelige Köpfchen, die sich zu geschwänzten Nussfrüchtchen verlängern und durch den Wind fortgetragen werden.

Die Küchenschelle steht unter Naturschutz und darf nicht gesammelt werden.

Heilwirkung

Die Hauptinhaltsstoffe Anemonin, Protoanemonin und Pulsatillakampfer wirken giftig; weitere Inhaltsstoffe wie Saponine, Glykoside, Gerbstoffe und Harze sprachen früher für die Heilwirkungen des Krauts.

Bereits nach einem kurzen Hautkontakt mit der Pflanze können allergische Reizungen auftreten, beim Zerschneiden entweicht ein beißender Dunst, der Augen, Nase, Mund und Lippen reizt. Bei der Einnahme treten brennende Zungen- und Halsschmerzen auf, außerdem kann es zu Durchfall, kolikartigen Leibschmerzen, Schwindel, Ohnmacht, Entzündungen von Haut, Augen- und Nasenschleimhäuten sowie schließlich zu Kollapszuständen kommen.

Wird die Pflanze getrocknet, verliert sie ihre Giftigkeit, da sich die giftigen Inhaltsstoffe zersetzen. Erst dann kommt ihr Charakter als Heilpflanze zur Geltung.

Anwendung

Die hochgiftige Küchenschelle darf man schon aus Naturschutzgründen nicht selbst sammeln und anwenden.

In der Homöopathie werden frische, blühende Pflanzen mitsamt dem Wurzelstock zerkleinert, in Alkohol extrahiert, verdünnt und verschüttelt. *Pulsatilla* wurde 1805 von Samuel Hahnemann persönlich geprüft, zählt also zu den ersten homöopathischen Pflanzen überhaupt. Zentrale homöopathische Themen der zarten Pflanze sind Zärtlichkeit, Hingabe sowie ein starkes Bedürfnis nach Aufmerksamkeit und Nähe bis hin zu Abhängigkeit und Selbstaufgabe.

Kümmel
Carum carvi

Die ältesten Kümmelsamen sind 5000 Jahre alt und wurden in südeuropäischen Ausgrabungen von frühen Pfahlbauten gefunden. Den antiken Griechen und Römern waren die Samen des Kümmels jedoch als Arzneimittel nicht bekannt, sie verwendeten ihn ausschließlich als Gewürz. Er zählt zu den Dauerbrennern der Pflanzenheilkunde. Die ersten schriftlichen Aufzeichnungen über seine heilkundliche Wirkweise stammen aus dem *Capitulare* Karls des Großen. Im Mittelalter fand der Kümmel immer häufiger Verwendung als Heilpflanze bei Verdauungsbeschwerden. In dieser Funktion konnte er sich die folgenden Jahrhunderte über bis heute als Hausmittel halten.

Botanik

Der Kümmel ist ein Doldenblütler *(Apiaceae/Umbelliferae)*, der an Wegrändern, auf Wiesen und Böschungen wächst. Die Pflanze mag es trocken und sonnig, dann wird sie bis zu einem Meter hoch. An den hohlen Stielen bilden sich feingliedrige, farnartige Blätter. Die Doldenblüten tragen weiße bis rosafarbene Blütenköpfchen, aus denen ellipsenförmige Samen hervorgehen. Gesammelt werden die Früchte.

Heilwirkung

Unter den Wirkstoffen des Kümmels dominieren die beiden ätherischen Öle Carvon und Limonen. Interessant ist vor allem ihre Wirkung auf den Verdauungstrakt: Sie regen den Magen an, wirken aber beruhigend und krampflösend auf den Darm. Außerdem stabilisieren sie die Darmflora, nützliche Mikroorganismen werden gefördert, schädliche in ihrem Wachstum gehemmt. Naturärzte betonen immer wieder die positive Wirkung der Öle auf Störungen im Leber-Gallenblasen-Bereich und auf die Fettverdauung.

Der Tee wird – oft auch gemischt mit Kamille, Pfefferminze und Tausendgüldenkraut – bei Verdauungsstörungen, kolikartigen Magen-Darm-Störungen, bei Blähungen und Völlegefühl, bei nervösen Herz- und Magenbeschwerden sowie zur Anregung der Leber-Galle-Funktion und der Milchbildung bei stillenden Müttern eingesetzt. Kümmeltee ist auch ein besonders gutes Mittel zur Linderung von Verdauungsbeschwerden bei Säuglingen und Kleinkindern.

Jüngere Untersuchungen zeigen, dass Limonen und Carvon eine antikanzerogene Wirkung besitzen, also das Wachstum von Krebsgeschwüren hemmen können. Dazu muss man allerdings den Kümmel täglich in großen Mengen verzehren.

Anwendung

Auflage Eine Handvoll Kümmelsamen in ein Leinensäckchen geben und in heißem Wasser erwärmen. Das Säckchen für einige Minuten auf den Bauch legen.

Die Kümmelauflage hat sich vor allem bei Koliken von Babys bewährt, sie sollte mehrmals täglich wiederholt werden.

In der Küche Kümmel hat ein unverwechselbares Aroma, das warm und ein wenig bitter ist. Eine alte Faustregel lautet: Kümmel eignet sich für alle Speisen, die wie er mit dem Buchstaben »K« anfangen, also für Käse, Kringel, Krapfen, Kohl, Kochfisch, Kartoffeln, Krautsalat und Kutteln. Doch das hieße, seine wahren Möglichkeiten zu unterschätzen.

So berichtet Apicius in seinem römischen Kochbuch von Würzkombinationen des Kümmels mit Gemüse und Fisch; legendär ist die Fischsauce, die als Würze Kümmel, Oregano, Minze, Honig, Öl, Essig und Wein enthält. Im Mittelalter etablierte sich Kümmel in Suppen sowie in Kohl- und Bohnengerichten, deren Verdaulichkeit durch ihn deutlich verbessert wurde – eine Anwendung, die bis heute üblich ist. Daneben wird Kümmel bei Bratäpfeln ebenso eingesetzt wie bei Gebäck und Fleisch. Im Unterschied zur weit verbreiteten Meinung lässt er sich ausgezeichnet kombinieren, beispielsweise mit Koriander, Knoblauch und Pfeffer.

Tee gegen Bauchschmerzen, Blähungen und Völlegefühl Einen Esslöffel Kümmelsamen mit einer Tasse (200 Milliliter) kochend heißem Wasser übergießen, zwölf bis 15 Minuten ziehen lassen und dann durch ein Sieb abgießen. Eine Tasse zu jeder Mahlzeit trinken.

Teemischung bei Verdauungsbeschwerden
→ Anis, → Fenchel
Jeweils zehn Gramm Kümmel- und Dillfrüchte mit 30 Gramm Kamillenblüten vermischen. Zwei Teelöffel der Mischung mit einer Tasse (200 Milliliter) kochend heißem

Wasser übergießen, zehn Minuten zugedeckt ziehen lassen und dann durch ein Sieb abgießen; den Tee heiß und schluckweise trinken. Zwei bis drei Tassen täglich.

Tipp Am besten kauft man Kümmel im ungemahlenen Zustand, auf diese Weise behält er auch bei längerer Lagerung sein Aroma. Kurz vor der Verwendung wird er dann im Mörser zerstoßen. Nebenwirkungen sind nicht bekannt.

Kupfer
Cuprum metallicum

Kupfer ist ein flexibles Metall, das durch Legierungen gehärtet wird. Das Wort »Kupfer« leitet sich vom lateinischen *aes cyprium* = »das aus Zypern stammende Erz« ab; der Begriff wandelte sich im Spätlateinischen zu *cuprum* und wurde zum althochdeutschen *kupfar*.

Kupfer wird als das erste Gebrauchsmetall der Menschheit angesehen: Schon um etwa 7000 v. Chr. wurde gediegenes Kupfer in Anatolien und im Iran durch Hämmern zu Schmuck verarbeitet. Die Schmelzbarkeit des Kupfers wurde etwa 2000 Jahre später bemerkt. Zwischen 3100 und 2700 v. Chr. waren in Ägypten alle wichtigen Gebrauchsgegenstände aus Kupfer. Das erste Kupferbergwerk wurde etwa 3000 v. Chr. im Iran betrieben. In Mittel- und Nordeuropa sowie in Nordamerika begann die Gewinnung und Verarbeitung von Kupfer zwischen 2000 und 1500 v. Chr. Später wurde es immer mehr durch Eisen ersetzt, es wurde aber noch im künstlerischen Bereich, für Schmuck und als Münzmetall verwendet. Mit Entdeckung der Elektrizität gewann Kupfer wieder an Bedeutung. Strom- und Telefonkabel sowie die Spulen von Trafos und Elektromotoren bestehen aus Kupfer.

Herkunft

Kupfer ist ein hellrotes, glänzendes Metall. Es ist das führende Element der ersten Nebengruppe des Periodensystems vor Silber und Gold. Es ist ein verhältnismäßig weiches, sehr zähes, dehnbares Schwermetall. Es lässt sich zu feinsten Drähten ausziehen und in sehr dünne, grün durchscheinende Blättchen ausschlagen. Um Härte und Festigkeit zu steigern, werden seit Jahrhunderten Legierungen hergestellt: mit Zinn zu Bronze, mit Zink zu Messing. Kupfer besitzt eine gute Wärmeleitfähigkeit und nach Silber die beste elektrische Leitfähigkeit. Unter Abwesenheit von Sauerstoff ist es beständig gegen Salzsäure, in konzentrierter Schwefel- und Salpetersäure löst es sich unter Bildung entsprechender Salze auf. Reines Kupfer oxidiert langsam an der Luft zu rotem Kupfer(I)-oxid. Salze, Erze und Dampf des Kupfers zeichnen sich durch große Farbigkeit aus.

Kupfer gehört zu den relativ seltenen Elementen. Es kommt weltweit in Felsgestein vor, aber nur in geringen Mengen gediegen. Die wichtigsten Kupfererze sind Schwefelverbindungen. Sie finden sich in den quarzarmen tiefen Schichten der Erdoberfläche.

Das wichtigste Vorkommen in der griechischen Antike befand sich auf Zypern, die Römer deckten ihren Bedarf ebenfalls dort sowie in Spanien. Im 15. und 16. Jahrhundert errichteten die Fugger mit ihren Minen in Tirol, Ungarn und Spanien nahezu ein Monopol. Heute sind die bedeutendsten Kupferproduzenten Chile, USA, Russland, Kanada, die Demokratische Republik Kongo, Sambia, Südafrika und Mexiko.

Heilwirkung

Für den pflanzlichen und tierischen Organismus ist Kupfer ein wichtiges Spurenelement. Es ist an Elektronenübertragungsprozessen in den Zellmembranen und an der Synthese von Chlorophyll, Hämoglobin und Melanin beteiligt. Es stellt zudem das Zentralatom im Hämocyanin, dem bläulichen Blutfarbstoff der im Wasser lebenden Krusten- und Weichtiere (Muscheln). Diese werden daher auch Kupferatmer genannt.

Anwendung

Reines Kupfer wird in Form von Draht und Stangen in der Elektroindustrie verwendet, in Form von Blechen und Rohren in der Apparate- und Maschinenbauindustrie, für Dachrinnen und Dachbleche im Bauwesen sowie wegen seiner guten Wärmeleitfähigkeit für Heiz- und Kühlschlangen, Braukessel und Siedpfannen.

Kupfer wird auch zur Münzherstellung, für Beschläge, in Katalysatoren und zur Verkupferung in der Galvanotechnik benötigt. Wegen der grünen Flammenfärbung wird es in Feuerwerkskörpern und wegen seiner fungiziden Wirkung zur Imprägnierung von Holz und Geweben und als Pflanzenschutzmittel verwendet. Als Farbpigmente dienen die Kupferverbindungen Ägyptischblau, Azurblau, Grünspan, Scheeles Grün und Schweinfurter Grün.

Kupfer besitzt eine keimtötende Wirkung. Kupfervitriol wird im Weinbau als Spritzmittel gegen den Pilz Peronospera eingesetzt. Ein Kupferpfennig in einer Blumenvase vermindert das Wachstum von Bakterien im Blumenwasser. Kupfertürklinken werden dort eingebaut, wo man eine bakterienabtötende Wirkung erzielen möchte. Bis ins 19. Jahrhundert wurden Kupfersalben in der Medizin zur Wundbehandlung verwendet, heute werden Spiralen, die Kupferionen freigeben, zur Empfängnisverhütung eingesetzt.

Symptome des Kupfermangels sind Nervenerkrankungen, Entzündungen, plötzliche Knochenbrüche und Herzrhythmusstörungen. Akute Vergiftungen sind selten, weil die fälschliche Einnahme Erbrechen und Durchfall bewirkt und damit die Kupferverbindungen rasch ausgeschieden werden. Merkmale sind Ätz- und Reizwirkungen, Koliken in den Verdauungsorganen, Kreislaufschwäche, die Auflösung roter Blutkörperchen und Blutarmut.

Chronische Kupfervergiftungen zeigen sich als Husten, krampfartige Schmerzen, Schwindel, Blaufärbung der Haut, Probleme in der Nahrungsverwertung und Verdauungsstörungen. Hohe Dosen führen über Krämpfe und Lähmungen bis zum Tod.

Für die homöopathische Aufbereitung wird das gereinigte metallische Kupfer fein vermahlen und mit Milchzucker verrieben. *Cuprum metallicum* wurde 1834 von Hahnemann geprüft.

Zentrales Thema des Mittels ist Verkrampfung in körperlicher, seelischer und geistiger Hinsicht. Werden Gefühle und Bedürfnisse ständig unterdrückt, äußert sich dies schließlich in Muskelkrämpfen oder Krampfanfällen. Sie können mit *Cuprum metallicum* behandelt werden.

Kürbis
Cucurbita pepo

Die Indianer kannten den Kürbis schon lange, bevor Portugiesen und Spanier den Dickkopf unter den Gemüsepflanzen nach Europa schafften. Die amerikanischen Ureinwohner waren überzeugt, dass der Verzehr des schmackhaften Fruchtfleisches und der ölhaltigen Samenkörner ein langes Leben garantiere. Man setzte den Kürbis in Amerika lange als Gegengift bei Rauschmittelvergiftungen ein, außerdem half er beim Verjagen böser Geister, wovon noch der heutige Brauch des »Halloween« zeugt.

Kolumbus und seine Nachfolger brachten den Gartenkürbis mit nach Europa, wobei bis heute ungeklärt ist, ob der Export mit Absicht oder eher unfreiwillig geschah. Nichtsdestoweniger überzeugte er in unseren Breiten wegen seiner einfachen Aufzucht, seiner langen Lagerfähigkeit und der in ihm schlummernden gesundheitlichen Kräfte.

Botanik

Die Familie der Kürbisgewächse *(Cucurbitaceae)* umfasst über 800 Arten. Allen gemein ist, dass sie rankende oder kriechende Gewächse sind. Am auffallendsten dürfte aber ihr unglaublich schnelles Wachstum sein. Jeder Gärtner wird bestätigen, dass nur Unkraut genauso schnell wächst wie ein Kürbisgewächs.

Voraussetzung dafür aber ist, dass die Pflanze einen humusreichen Boden hat und mit ausreichend Wasser versorgt ist – immerhin bestehen die Beerenfrüchte zu maximal 80 Prozent aus Wasser. Die lindgrünen Stängel, Ranken, Blätter und Blüten sind dicht behaart; aus den goldgelben Blüten entstehen die riesigen Früchte, die botanisch gesehen Beerenfrüchte sind. In ihnen lagern, umgeben vom dickfleischigen, mit einem hohen Wassergehalt versehenen Fruchtfleisch, die ölhaltigen Kerne.

Heilwirkung

Kürbisfleisch Ein Gartenkürbis enthält erhebliche Mengen des Provitamins A sowie Kohlenhydrate und Fette. Auch Folsäure, Eisen und → Pottasche kommen in erwähnenswerten Mengen vor. Außerdem enthält er reichlich Karotinoide: 100 Gramm Kürbis enthalten 3800 Mikrogramm Alphakarotin, 3100 Mikrogramm Betakarotin sowie 1500 Mikrogramm Lutein und Zeaxanthin. Damit ist er nicht nur eine besonders wirksame Pflanze, die das Immunsystem unterstützt, er gilt auch als wirksamer Hautschutz.

Kürbiskerne Kürbiskerne gelten in der Medizin als bewährtes Heilmittel bei Bandwürmern, denn sie enthalten eine Substanz, die die Haftfähigkeit des Bandwurmkopfs einschränkt. Die Würmer können dadurch leichter mit dem Stuhl abtransportiert werden. Außerdem enthalten Kürbiskerne den Wirkstiff Sitosterin, der die Prostata abschwellen lässt. Um bei Erkrankungen der Prostata diesen Effekt nutzen zu können, muss der Patient allerdings mindestens 20 Kerne pro Tag verzehren. Vergleichbare Wirkung erzielt man auch mit Kürbiskernöl, das sich sehr gut für viele (Blatt-)Salate eignet. Beim Kauf sollte man ausdrücklich darauf achten, dass man nur hochwertiges Öl mit hohem Reinheitsgrad erhält.

Anwendung

Kleine Kürbisse kauft man stückweise, möglichst mit fleckenloser Schale, große Exemplare hingegen aufgeschnitten. In Folie gehüllt, halten sich die Kürbisstücke im Kühlschrank etwa drei Tage. Kürbiskerne und Kürbiskernöl bekommt man in gut sortierten Supermärkten, Reformhäusern oder Naturkostläden. Beide sollten im Idealfall regelmäßig auf dem Speisezettel stehen. Es gibt für die Produkte aber so viele Verwendungsmöglichkeiten, dass die regelmäßige Verwendung nicht schwerfallen dürfte.

In der Küche Das gelbe oder orangefarbene Kürbisfleisch ist vielseitig einsetzbar. Es wird süßsauer eingelegt, eignet sich aber auch für Suppen und als Gemüsebeilage.

Die Kürbiskerne sind eine ideale Knabberei. Das Kürbiskernöl ist eine raffinierte Zutat in Salatsaucen. In der Volksmedizin werden Kürbissamen und Kürbiskernöl außerdem zur Therapie von Blasen- und Prostatabeschwerden eingesetzt – die Wirksamkeit dieser Behandlung wurde mittlerweile durch klinische Untersuchungen belegt.

Kürbissuppe mit Muskat und Zimt

Für 4 Personen *2 kleine Zwiebeln • 1 kleiner Kürbis*
750 ml Hühnerbrühe • 3 EL Langkornreis
1 gestr. TL geriebene Muskatnuss • 1 Msp. gemahlener Zimt
1 Msp. gemahlener Kreuzkümmel • Salz • 1 EL Zitronensaft

Die Zwiebeln abziehen und in Ringe schneiden. Den Kürbis aufschneiden und von Kernen und faserigem Gewebe befreien. Kürbisfleisch mit einem Löffel herausschaben und zusammen mit der Brühe, den Zwiebelringen, dem Reis sowie Muskat, Zimt und Kreuzkümmel in einen Topf geben. Das Ganze aufkochen und bei mittlerer Hitze so lange köcheln, bis Kürbisfleisch und Reis gar sind. Mit Salz und Zitronensaft abschmecken.

Tipp Reines Kürbiskernöl erkennt man daran, dass ein kleiner Tropfen davon auf dem Teller in der ursprünglichen Tropfenform liegen bleibt. Gepanschtes Öl neigt hingegen dazu, zu verlaufen.

Kurkuma
Curcuma zanthorrhiza

Kurkuma, auch Gelb- oder Safranwurz genannt, zählt zu den beliebtesten Gewürzen, Farbstoffen und Heilmitteln Asiens. Die Gelbwurz kam erst spät nach Europa, wahrscheinlich durch Marco Polo, der ihren Geschmack mit dem des Safrans verglich und Kurkuma als billigeren Ersatz für den teuren Safran etablierte. Ihren Namen erhielt die Pflanze denn auch von dem arabischen Wort *kurkum,* das »Safran« bedeutet. Tatsache ist jedoch, dass die Kurkuma den edlen Safranfäden kulinarisch nicht das Wasser reichen kann. Medizinisch ist sie aber weit bedeutender.

Botanik

Das Ingwergewächs *(Zingiberaceae)* ist in den indischen Teakholzwäldern heimisch und kann einen Meter hoch werden. Die empfindliche Pflanze mag es warm – bei Temperaturen unter 15 °C rollt sie die Blätter ein. Auch eine hohe Luftfeuchtigkeit benötigt sie für ihre großen, funkiengleichen Hochblätter. Kurkuma bildet eine lange Rhizomwurzel.

Heilwirkungen

Die Gelbwurzfarbstoffe Kurkumin, Mono- und Bisdesmethoxykurkumin sind in jüngerer Zeit von Wissenschaftlern ausführlich untersucht worden. Den Untersuchungen zufolge regen sie die Entleerung der Gallenblase an, außerdem schützen sie die in unserem Organismus kursierenden Fette vor dem Angriff aggressiver Sauerstoffmoleküle. All diese Effekte unterstützen nicht nur die Heilung von Gallenblasenentzündungen, sie schützen auch die Arterien vor schädlichen Fettablagerungen. Kurkuma bietet also eine wirksame Vorbeugung gegen Arteriosklerose und ihre Folgeerkrankungen (Herzinfarkt, Schlaganfall).

Ein Extrakt der Kurkumawurzel unterdrückt laut einer Studie von Hautärzten der Universität Frankfurt die

Freisetzung von Zytokinen, die als Hauptauslöser der Schuppenflechte gelten. Die alte indische Heil- und Gewürzpflanze zeigte dabei – mit deutlich weniger Nebenwirkungen – eine ähnliche Effektivität wie Kortison.

Bei der Erbkrankheit Mukoviszidose (zystische Fibrose) verdicken sich die Drüsensekrete, in der Folge kommt es zu Entzündungen der Atemwege sowie zu Wucherungen an Organen und Bindegewebe. In einem Laborexperiment der amerikanischen Yale-Universität zeigte jedoch die Kurkuma, dass sie die Drüsensekrete verdünnt und dadurch auch die Symptome der Mukoviszidose lindern kann.

Anwendung

Kurkumapulver färbt stark – auch die Haut. Die Verfärbungen lassen sich zwar zum Teil abwaschen und verblassen nach kurzer Zeit, trotzdem sollte man vorsichtig mit dem Pulver umgehen.

Kaltauszug Einen Teelöffel Kurkumawurzelstücke zwei Stunden lang in kaltem Wasser stehen lassen. Dieser Auszug eignet sich vor allem zur äußerlichen Anwendung bei Fußpilz. Ein Leinentuch in dem Kurkumasud tränken, leicht auswringen und für 15 Minuten um die Füße wickeln. Oder den Kaltauszug in größeren Mengen zubereiten, um darin ein Fußbad zu nehmen.

In der Küche Kurkuma ist aus der indischen Küche nicht wegzudenken. Es ist wichtiger Bestandteil aller Currymischungen und verleiht diesen die typische gelbe Farbe.

Gekochter Reis zu asiatischen Currys erhält durch Beigabe von Kurkumapulver die sattgelbe Farbe und den sanftwürzigen Geschmack. Kurkumapulver und Kurkumawurzeln sind in gut sortierten Asia-Läden erhältlich.

Öl Kurkumaöl hilft gegen entzündliche Hauterkrankungen wie etwa Schuppenflechte. Einen Esslöffel kaltgepresstes Mandelöl mit einem Teelöffel zerriebener Kurkuma vermischen. Mit der daraus entstehenden gelben Masse die betroffenen Hautstellen einölen, nach 15 Minuten mit warmem Wasser abwaschen. Dreimal pro Tag wiederholen.

Tee Einen halben Teelöffel Kurkumapulver mit einer Tasse (200 Milliliter) kochendem Wasser übergießen, fünf Minuten zugedeckt ziehen lassen; dann durch ein Sieb abgießen. Zwei bis drei Tassen täglich.

Lavendel
Lavandula angustifolia

Obwohl Lavendel aus dem Mittelmeerraum stammt, kommt er in den klassischen Werken der antiken griechischen und römischen Medizin nur vereinzelt vor. Er wurde mehr seiner Blüten und des Duftes wegen geschätzt, aus denen Öle für Parfüms hergestellt wurden.

Der Durchbruch als Heilpflanze gelang dem Halbstrauch mit seinen blauvioletten Blüten in Mitteleuropa erst durch Hildegard von Bingen im 12. Jahrhundert. Öle, Essenzen, Blüten und Blätter kamen vermehrt zur medizinischen Anwendung. So wurde in der Volksmedizin Lavendeltee bei Magenschmerzen sowie Migräne, Krämpfen, Schwindel und Schlaflosigkeit getrunken. Getrocknete Lavendelsträuße hielten Einzug in die Schränke und Kästen für Kleidung und Wäsche, um unliebsames Getier, speziell Motten, fernzuhalten.

Botanik

Lavendel gehört zur Familie der Lippenblütler *(Lamiaceae)* und gedeiht auf mageren, steinigen Böden, am liebsten in voller Sonne. Er wird, je nach Lage, bis zu 60 Zentimeter hoch. Mithilfe seiner tief in den Boden hineinragenden Pfahlwurzel übersteht er auch lange Trockenheit. Seine ältesten Äste verholzen; die jungen Triebe sind graugrün und vierkantig. Aus ihnen sprießen die nadelförmigen, länglichen silbrigen Blätter. Von Juli bis September erscheinen dann an den langen Stängeln die blauen und lilafarbenen, stark duftenden Blütenähren. An sonnigen, trockenen Plätzen wächst er auch in unseren Breiten, wo er in den letzten Jahren als Terrassenschmuckpflanze sehr beliebt geworden ist. Besonders bewährt hat er sich in Arrangements mit Rosen. Für den Heiltee sammelt man die Blüten.

Heilwirkung

Das hauptsächlich in den Blüten vorkommende, intensiv duftende ätherische Lavendelöl hat als Hauptinhaltsstoffe Linalylacetat und Linalool. Zudem sind im Lavendel Harze, Gerb- und Bitterstoffe sowie Saponine enthalten. Lavendel hat auf den Menschen einen beruhigenden Effekt; bereits ein wenig direkt aus den Blüten eingeatmeter oder über konzentriertes Öl auf die Haut aufgetragener Duft sorgt schon für Entspannung und Wohlbefinden, ohne Schläfrigkeit hervorzurufen. Er hilft bei Ängsten und Spannungen, aber auch bei Krämpfen des Verdauungsapparates und nervösen Kopfschmerzen. Zudem regt Lavendel den Gallefluss an, unterstützt den Blutkreislauf, besonders die Durchblutung der Kopfhaut, und wirkt lindernd und beruhigend bei Husten. Selbst gegen nervöse Herzbeschwerden lohnt sich ein Versuch mit dem Blütentee.

In breit angelegten Studien zeigte sich, dass Lavendelöl auf die Blutzuckerbereitstellung der Leber wirkt. Ein bis zwei Tropfen des Öls, 15 Minuten vor dem Essen eingenommen, reduzieren spürbar den Appetit, vor allem den Hunger auf Süßes. Darüber hinaus gehen von der Blutzuckerstabilisierung auch positive Effekte auf die geistige Tätigkeit aus, denn kein Organ benötigt so viel Zucker wie das Gehirn. Das Öl wirkt zudem antibakteriell. Es tötet Diphterie- und Typhusbakterien ebenso wie Pneumo- und Streptokokken.

Lavendel wirkt beruhigend und galletreibend und lindert Blähungen. Der Tee wird innerlich bei Verdauungsstörungen, nervösem Reizmagen, nervösen Darmbeschwerden, Blähungen, Einschlafstörungen, Unruhe und Nervosität angewendet.

Bei äußerlicher Anwendung sind Umschläge mit dem Aufguss zu empfehlen, sie helfen bei Verbrennungen und Insektenstichen. Außerdem wird Lavendel zur Reinigung bei Akne oder unreiner Haut verwendet. Eine Spülung mit dem Aufguss erfrischt den Atem und reinigt die Mundhöhle. Meistens findet man Lavendel in Teemischungen zur Beruhigung oder Schlafförderung. Der Sud im Badewasser beruhigt, löst Krämpfe und erfrischt gleichzeitig. Rheumatische und neuralgische Schmerzen kann man lindern, indem man einige Tropfen Lavendelöl in ein Massageöl gibt und die schmerzenden Stellen damit einreibt.

Anwendung

Ätherisches Lavendelöl und getrocknete Lavendelblüten sind in Apotheken, Reformhäusern und Drogerien erhältlich. Die stärksten Effekte gehen vom ätherischen Lavendelöl aus.

Ätherisches Lavendelöl Die Anwendung des Öls ist sicherlich die effektivste Form der Lavendeltherapie, da die Hauptwirkstoffe des ätherischen Öls sehr gut über Haut und Atmung aufgenommen werden.

→ In akuten und besonders hartnäckigen Fällen von geistiger Erschöpfung massiert man einige Tropfen des Öls oberhalb der Schläfen ein oder gibt etwas Öl auf Duftsteine.

→ Eine andere Möglichkeit besteht darin, zwei bis vier Tropfen des Öls auf ein Stück Würfelzucker zu träufeln und im Mund zergehen zu lassen. Die Dosis von zehn Tropfen pro Tag sollte bei innerlicher Anwendung allerdings nicht überschritten werden.

→ Als Einschlafhilfen eignen sich abendliche Vollbäder mit Lavendelöl. Man rechnet 20 Milliliter zehnprozentiges Öl auf 100 Liter Badewasser bei einer Temperatur von 37 bis 39 °C. Das Bad sollte mindestens zehn, aber nicht länger als 15 Minuten dauern.

→ Lavendelöl gehört zu den Stützpfeilern der Aromatherapie. Viele Duftölmischungen riechen harmonischer, wenn man ihnen etwas Lavendelöl beigibt.

Hautpflege bei Akne Fünf Tropfen ätherisches Lavendelöl (erhältlich in Apotheken und Reformhäusern) mit zwei Esslöffel Oliven- oder Mandelöl vermischen. Das Öl zweimal täglich mit einem Wattebausch auf die entzündeten Hautstellen auftupfen.

Inhalation bei Heuschnupfen Zehn Gramm Lavendelblüten in einem Liter Wasser aufkochen, zehn Minuten zugedeckt ziehen lassen und dann zehn Minuten inhalieren. Man kann die Inhalation noch intensivieren, wenn man den Kopf und das Gefäß mit einem kleineren Handtuch abdeckt. Dann heißt es allerdings aufpassen: Die Abdeckung darf nicht zu dicht sein. Es besteht die Gefahr von Verbrühung oder Herz-Kreislauf-Problemen, vor allem bei Kindern und älteren Menschen.

Lavendelkissen Deponieren Sie einige Leinensäckchen mit getrockneten Lavendelblüten in der Füllung Ihres Kopfkissens. Nach etwa einem Jahr muss man die Blüten austauschen. Es gibt mittlerweile aber auch schon fertig abgefüllte Lavendelkissen im Handel. Es ist jedoch nicht schwierig und auf Dauer wesentlich preiswerter, selbst ein Kissen mit Lavendel zu füllen.

Teemischung bei Asthma → Johanniskraut

Tee bei Kopfschmerzen und Reizmagen infolge von Nervosität Zwei gestrichene Teelöffel getrocknete Lavendelblüten mit einer Tasse (200 Milliliter) kochend heißem Wasser übergießen, zehn Minuten zugedeckt ziehen lassen und dann durch ein Sieb abgießen. Drei Tassen täglich.

Nebenwirkungen des Tees sind nicht bekannt. Ideal ist die Mischung mit Baldrian und Hopfen, um die beruhigende Wirkung noch zusätzlich zu steigern.

Teemischung bei Magen-Darm-Beschwerden 40 Gramm Thymiankraut, 30 Gramm Lavendelblüten und 20 Gramm Pfefferminzblätter vermischen. Einen bis zwei Teelöffel der Mischung mit einer Tasse (200 Milliliter) kochend heißem Wasser übergießen, zehn Minuten zugedeckt ziehen lassen und dann durch ein Sieb abgießen; den Tee heiß und schluckweise trinken. Zwei bis drei Tassen täglich einnehmen.

Vorsicht!

Innerlich eingenommenes Lavendelöl kann bei höherer Dosierung (mehr als ein Gramm) zu Benommenheit führen. Zu reichlicher Gebrauch von Lavendelkissen im Schlafzimmer kann durchaus zu Kopfschmerzen führen.

Lebensbaum
Thuja occidentalis

Der abendländische Lebensbaum wurde 1550 als *arbor vitae* (= »Lebensbaum«) aus Nordamerika nach Europa mitgebracht. Die Indianer machten aus dem Holz dieses würzig duftenden Baums Boote, Pfeil und Bogen sowie Hausdächer. Seine zusätzlichen Namen weisen zum Teil darauf hin: Amerikanischer Lebensbaum, Atlantischer Lebensbaum, Nordlebensbaum, Sumpfzeder, Totenbaum oder weiße Zeder – um nur einige zu nennen. Aber auch zu medizinischen Zwecken setzen sie den Lebensbaum ein; er war ein wirkungsvolles Mittel zur innerlichen wie äußerlichen Anwendung bei Menstruationsbeschwerden, Kopfschmerzen, Herzkrankheiten, rheumatischen Beschwerden und Malaria.

Europäische Botaniker gaben ihm den Gattungsnamen *Thuja*, abgeleitet vom griechischen Wort *thyo* = »opfern«, was darauf verweist, dass das wohlriechende Holz dieser Pflanzen wohl auch bei Opferritualen verbrannt wurde. Der lateinische Beiname *occidentalis* = »untergehend« bezeichnet die westliche Hemisphäre, wo die Sonne untergeht: das Abendland. Die deutsche Bezeichnung »Lebensbaum« bringt die immense Lebenskraft dieser zähen und immergrünen Pflanze zum Ausdruck.

Unter der Regierung von König Friedrich Wilhelm I. wurde der Lebensbaum weitgehend ausgerottet, da er häufig für die von Frauen durchgeführten Abtreibungen verwendet wurde, die damit erschwert werden sollten. Dabei kam es immer wieder zu schweren Vergiftungen, zuweilen mit tödlichem Ausgang: Erhöhter Blutdruck, Durchfall, Einlagerung von Wasser in die Lungen, Krämpfe, schwerste Nieren- und Leberschädigungen, Magenblutungen und Störungen des Zentralnervensystems sind die Symptome einer schweren akuten Thuja-Vergiftung.

Botanik

Der Lebensbaum, ein Mitglied der Familie der Zypressengewächse *(Cupressaceae)*, hat seine Heimat in den ausgedehnten Sumpfgebieten Nordamerikas. Der immergrüne Baum wird bis zu 20 Meter hoch und kann einen Stammdurchmesser von bis zu 120 Zentimetern erreichen. Die Rinde ist rötlich braun gefärbt und meist in schmale Streifen gespalten. Die horizontal verlaufenden Äste sind stark verzweigt, flach und zusammengedrückt, auf der Oberseite dunkel-, auf der Unterseite blassgrün; sie bilden eine pyramidenförmige Krone.

Die Haupttriebe tragen bis zu vier Millimeter lange, zugespitzte, schuppenförmige, in weitem Abstand stehende Blätter; die Seitentriebe tragen etwa zwei Millimeter lange, eirunde Blätter, die im Gegensatz zu der Haupttriebsbelaubung dicht nebeneinanderstehen. Auf der Rückseite besitzen die Flächenblätter ovale Drüsen.

Die Thuja bringt im April und Mai kugelige männliche und eiförmige weibliche Blüten hervor. Die etwa acht Millimeter langen weiblichen Blüten stehen anfangs in grüner Farbe aufrecht, später sind sie hellbraun und nickend, im Verlauf des Jahres bilden sich schuppige, hellgrüne, später zimthellbraune, dachziegelartige Zapfen mit einem kleinen spitzen Fortsatz.

Heilwirkung

Der Lebensbaum enthält die ätherischen Öle Thujon, Pinen und Fenchon; außerdem sind in ihm Gerbstoffe, Harze, Glykoside wie Pinipikrin und giftige Verbindungen wie Thujin und Thujugin zu finden. Diese Wirkstoffe wirken anregend auf die Gebärmutter, das Herz und das Nervensystem; außerdem sind sie antibiotisch, entzündungshemmend und schweißtreibend.

In der europäischen Volksheilkunde stellte man aus den Triebspitzen Einreibungen gegen rheumatische Beschwerden und Tee zum Entwässern her. Die Tinktur wird vorsichtig dosiert zur Steigerung des Immunsystems, zur Behandlung von Infektionskrankheiten und Fieberbläschen eingesetzt. Die alkoholische Tinktur verwendet man äußerlich bei den verschiedenen Warzenformen. Die Aromatherapie empfiehlt das ätherische Öl bei Haarausfall und Akne.

Anwendung

Der Duft des Lebensbaumes ist bestimmt von seinen Bitterstoffen, aber auch von einer leichten Kampfernote, die für Frische sorgt. Tees und Tinkturen gibt es in Apotheken zu kaufen; von einer Eigenzusammenstellung wird aufgrund des hohen Giftgehaltes der Pflanze unbedingt abgeraten.

Für die homöopathische Zubereitung wird die Urtinktur aus den frischen Blättern und Zweigspitzen gewonnen. Thuja wurde von Hahnemann geprüft. Themen der Thuja sind Geheimnisse, Schuldgefühle, Hässlichkeit und Hinterhältigkeit. Wichtig ist eine gut gepflegte Fassade, die all diese Schattenseiten verbirgt, denn die Angst, dass die abstoßende Hässlichkeit dahinter zum Vorschein kommt, ist groß.

Lein
Linum usitatissimum

Der Lein oder Flachs zählt zu den ältesten Kulturpflanzen überhaupt. Seine Fasern wurden von den Ägyptern schon vor über 3000 Jahren zu Gewebe verarbeitet. Zum Vergleich: Die Faserstoffe des → Hanfs sind in China ebenso lange bekannt.

War er anfänglich hauptsächlich als Stofflieferant bekannt, so gewannen später die Samen der Pflanze zunehmend Bedeutung als Heil- und Nahrungsmittel.

Die heilige Hildegard rühmte die entzündungshemmende, erweichende und schmerzstillende Kraft der Leinenpflanze. Der Leinsamen wird bis heute in der Volksmedizin zur Behandlung von Verstopfungen, Harnsteinen und Darmentzündungen eingesetzt.

Botanik

Lein (*Linum usitatissimum*) oder Flachs aus der Familie der Leingewächse *(Linaceae)* stellt geringe Ansprüche an den Boden, benötigt dafür aber beträchtliche Wassermengen. Die wichtigsten Anbaugebiete sind Europa, Russland, China, Indien, Nordamerika und Argentinien. Stammform ist die schmalblättrige, ausdauernde Wildart *Linum angustifolium* mit aufspringenden Kapseln, die vom Mittelmeerraum bis Südwestasien vorkommt. Durch Auslese sind Ölleine mit geschlossen bleibender Kapsel, Faserleine sowie – als Kombinationstypen – Ölfaserleine entstanden. Diese verschiedenen Formenkreise lassen sich bereits in den ältesten Kulturen nachweisen. Die meist einjährige Pflanze kann einen Meter hoch werden. An den langen aufrechten Stängeln sitzen lanzettliche, wechselständige blaugrüne Blätter. Die Blüten sind himmelblau und erscheinen in lockeren Dolden. Aus ihnen gehen kugelige Kapseln hervor, in denen sich die flachen, elliptischen braunen Samen befinden.

Heilwirkung

Leinsamen enthalten viele wichtige Mineralien und Vitamine. Unter den Mineralien dominieren Fluor, Jod, Kalium, Kalzium, Magnesium und Eisen, unter den Vitaminen Pyridoxin und Vitamin E. Hauptwirkstoffe sind jedoch das Leinöl (38 bis 45 Prozent), Eiweiß (mit einem Anteil von 20 Prozent), Linol- und Linolensäure sowie Schleimstoffe. Diese sind für die Stuhlregulation verantwortlich.

Leinsamen fungiert im Darm nicht nur als Gleit- und Quellmittel, sondern wirkt sich auch positiv auf Darmwand und Darmflora aus. Die Fäulnis- und Gärungsprozesse werden normalisiert, der Stuhl verliert seinen unangenehmen Geruch, Blähungen und Verstopfungen gehen zurück. In vielen Fällen verschwinden sie sogar ganz. Seine günstigen Einflüsse auf die Nutzbakterien des Darms sind vor allem bei einer Behandlung mit Antibiotika von Nutzen, die die Darmflora schwächen. Darüber hinaus enthalten 100 Gramm Leinsamen 36 Gramm Ballaststoffe. Damit zählen sie zu den wirksamen Mitteln gegen Verstopfung. Die Ballaststoffe des Leinsamens sind außerdem reich an Lignanen, die krebshemmend wirken können.

Leinsamen enthalten geringe Mengen an Blausäure. Um jedoch eine Vergiftung zu riskieren, müsste man 500 Gramm auf einmal verzehren. Davor schützen jedoch allein schon die ölig-körnige Konsistenz und der herbe Geschmack der Leinsaat.

Anwendung

Leider werden bei Leinsamen immer wieder relativ hohe Schadstoffrückstände, vor allem Schwermetalle, gefunden. Daher empfiehlt es sich, nur Leinsamen aus kontrolliertem Anbau zu kaufen.

In der Küche

→ Leinsamen eignen sich als Zugabe zu Müslis und fruchtigen Joghurt- und Quarkspeisen sowie als Körnerbeimischung oder Auflage von dunklen Brot- und Brötchensorten. Man kann die Samen aber auch tee- oder esslöffelweise pur zu sich nehmen und danach reichlich

Flüssigkeit trinken. Die optimale Tagesdosis liegt bei zwei bis drei Esslöffel Leinsamen pro Tag.

→ Leinsamenkrokant ist eine besonders leckere Verwendungsmöglichkeit für die öligen Samen. Auch diese Süßigkeit bringt die Verdauung auf Trab.

Leinsamenkrokant

50 g Sonnenblumenkerne • 50 g Sesam
50 g Kürbiskerne • 50 g Leinsamen
300 g Isomalt

---

1 Kerne und Samen in einer beschichteten Pfanne ohne Fettzugabe goldbraun rösten. Dann in eine Schüssel geben.

2 Das Isomalt in der leeren Pfanne schmelzen. Sobald die Masse zartbraun wird, die Pfanne vom Herd nehmen und die Körner unterrühren. Die Mischung auf ein mit Öl bepinseltes Backblech streichen und auskühlen lassen. Die erstarrte Masse wie Krokant zerbrechen.

Die Krokantscheiben sind eine Leckerei für zwischendurch oder eine Zugabe für das Müsli.

Packung Leinsamen zu einem Drittel in einen Leinenbeutel füllen, den Beutel gut verschließen (am besten zunähen) und kurz in kochendes Wasser geben; so lange darin ziehen lassen, bis die Masse aufgequollen ist. Die heiße Masse herausdrücken und auf ein sauberes Leinentuch aufstreichen, das Tuch einschlagen und so heiß auf die betreffende Stelle auflegen, wie man es ertragen kann.

Leinsamenpackungen helfen bei Entzündungen, Akne, Furunkeln, Gallenleiden, Ischias, Leberbeschwerden, Magen-Darm-Krämpfen und Menstruationsbeschwerden.

Pflaster bei Abszessen und Furunkeln Einen Esslöffel Leinsamen mit einem Teelöffel Olivenöl und einem Esslöffel Honig verrühren. Die Paste auf ein Heftpflaster streichen und auf dem Abszess fixieren. Das Pflaster den ganzen Tag einwirken lassen. Das Leinsamenpflaster fördert die Reifung des Abszesses und lindert die Schmerzen. *Tipp*: Je hochwertiger der Honig, desto erfolgreicher die Behandlung.

Tee Einen Teelöffel Leinsamen mit 250 Milliliter Wasser übergießen und über Nacht zugedeckt ziehen lassen. Am nächsten Tag den gequollenen Samen im Wasser aufkochen und schluckweise trinken.

Liebstöckel
Levisticum officinale

Die Römer brachten einst den Liebstöckel von Persien nach Europa, wo er allerdings zunächst nur auf wenig Gegenliebe stieß. Nur zögerlich fand das Kraut Verbreitung in der Küche und im medizinischen Bereich. Mönche kultivierten es in Klöstern. Sein Name hat weniger mit einem Liebesmittel zu tun; man vermutet, dass das Wort »Liebstöckel« auf eine Verballhornung seines Hauptverbreitungsgebietes Ligurien zurückgeht.

Im Verlauf der Jahrhunderte gewann die Pflanze dann an Bedeutung als harntreibendes Mittel und wurde bei Magenkrämpfen und -schmerzen angewendet. Die hohlen Stängel benutzte man noch bis weit ins 20. Jahrhundert hinein als Trinkhalme bei Halsweh und Heiserkeit. Warme Milch, die durch einen Liebstöckelstängel getrunken wird, schafft schnelle Abhilfe.

Zwischen dem auch »Maggikraut« genannten Liebstöckel und der traditionsreichen Suppenwürze bestehen wohl geschmackliche Parallelen, doch ist in der Maggiwürze gar kein Liebstöckel enthalten.

Botanik

Liebstöckel ist ein Doldenblütler *(Apiaceae/Umbelliferae)*. Die robuste Pflanze verfügt über einen verzweigten Wurzelstock, der tief in den Boden hineinragt. Die aufrechten Stängel können bei optimalen Bedingungen sogar bis zu zwei Meter hoch werden. Die Pflanze bringt glänzend grüne, leicht derbe Blätter hervor, die in Fiederblättchen aufgeteilt sind. Von Juni bis August erscheinen die gelblich grünen Blüten in Dolden angeordnet. Die daraus entstehenden Früchte fallen bei Reife in zwei Teile auseinander. Geerntet werden Blätter und Wurzeln, wobei zu Heilzwecken eher auf die Wurzeln zurückgegriffen wird und in der Küche die Blätter zum Einsatz kommen.

Heilwirkung

In den Liebstöckelwurzeln findet man ätherische Öle, Kumarine und Polyide. Sie lassen die Pflanze harntreibend wirken, was ihren vorbeugenden und therapieunterstützenden Einsatz in Bezug auf Wassersucht, Gicht und Harnsteinerkrankungen ermöglicht. Liebstöckelwurzeln sind deswegen Bestandteil von Blasen- und Nierentees.

Die Blätter des Liebstöckels enthalten überdurchschnittlich viele Karotinoide und Vitamin E. Außerdem sind sie reich an Mangan, Kalium, Kalzium, Eisen, Zink, Fluor und Jod.

Anwendung

Die Blätter verwendet man am besten frisch, die Wurzel wiederum getrocknet oder als frische Zutat, zum Beispiel in einer Suppe. Liebstöckelwurzeln für einen Teeaufguss lassen sich sehr gut mit anderen harntreibenden Heilpflanzen kombinieren – zum Beispiel mit Brennnessel-, Löwenzahn- und Petersilienwurzeln sowie Birkenblättern und Schachtelhalmsprossen. Aroma und Geschmack der Liebstöckelwurzeln bilden eine willkommene Alternative zu den meisten anderen dieser Pflanzen, die in der Regel geschmacklich nur wenig überzeugen können. Tees mit Liebstöckel dürfen bei Nierenerkrankungen und Schwangerschaften nicht eingenommen werden!

In der Küche Das Aroma des Liebstöckels ist außerordentlich intensiv und erinnert an Sellerie. Der Geschmack ist pikant, aber nicht dominant. Liebstöckel ist ein Geschmacksverstärker, das heißt, dass es den Speisen weniger seinen eigenen Stempel aufzwingt, als dass es den Charakter der Nahrungsmittel – vor allem den von Fleisch – betont. Das Anwendungsspektrum von Liebstöckelblättern ist groß. Sie passen zu deftiger Hausmannskost wie Bohnensuppe, Linseneintopf, Kartoffelsuppe und Fleischsoße genauso wie zu leichteren Speisen, etwa Tofu, Quark, Joghurt, Salaten und Fisch.

Champignons in saurer Liebstöckelmarinade

Für 2–5 Gläser   *500 g Steinpilzchampignons*
3 Knoblauchzehen • 5 Schalotten • Salz
150 ml Essig • 3 TL Zucker • 1 TL Pfefferkörner
1 kleiner Zweig Liebstöckel • 2 Zweige Thymian
1 Bund Estragon • 1 Lorbeerblatt
2 Wacholderbeeren

---

1 Die Champignons putzen, den unteren Stielabschnitt abschneiden. Die Knoblauchzehen abziehen. Die Schalotten abziehen und vierteln.

2 500 Milliliter Salzwasser aufkochen, Champignons zugeben, 6 Minuten kochen, abschütten, dabei den Sud auffangen und beiseitestellen.

3 Knoblauch, Schalotten, Essig, Salz, Zucker, Kräuter und Gewürze mit 300 Milliliter Champignonbrühe aufgießen, zum Kochen bringen.

4 Champignons hinzufügen, noch einmal aufkochen. Pilze im Sud erkalten lassen, in Gläser abfüllen.

Tipp Saure Champignons passen gut zu einer gemischten Vorspeisenplatte.

Rahmchampignons mit Liebstöckelaroma

Für 4 Personen   *500 g frische Champignons • 2 Zwiebeln*
40 g Butter • 50 ml Weißwein • 200 ml Sahne
1 kleiner Stängel Liebstöckel • 1 EL frisch gehackte Petersilie
1 EL frisch gehackte Zitronenmelisse • Salz, Pfeffer

---

1 Champignons putzen, vierteln. Zwiebeln abziehen, fein würfeln.

2 Die Butter schmelzen und die Zwiebeln darin glasig anschwitzen, dann die Champignons zugeben und etwa 4 Minuten mitdünsten. Mit Weißwein ablöschen und die Flüssigkeit etwas einkochen lassen.

3 Dann Sahne, Liebstöckel, Petersilie und Zitronenmelisse zugeben und alles kurz aufkochen. Mit Salz und Pfeffer abschmecken. Den Liebstöckel entfernen und die Champignons auf Tellern, zum Beispiel zu Semmelknödeln, anrichten.

Tee Zwei gestrichene Teelöffel Liebstöckelwurzel mit einer Tasse (200 Milliliter) kaltem Wasser übergießen, aufkochen und dann gleich durch ein Sieb abgießen; den Tee heiß und schluckweise trinken. Zwei Tassen täglich.

Teemischung gegen Wassersucht, Harnsteine, Gicht und Prostatabeschwerden Einen Teelöffel Liebstöckelwurzeln und einen Teelöffel Brennnesselwurzeln mit einer Tasse (200 Milliliter) kaltem Wasser in einen Topf geben, aufkochen, eine Minute kochen, weitere zehn Minuten zugedeckt ziehen lassen und dann durch ein Sieb abgießen. Zwei bis drei Tassen täglich, am besten zwischen den Mahlzeiten. Die letzte Tasse sollte nicht weniger als drei Stunden vor dem Schlafengehen getrunken werden, ansonsten besteht das Risiko, vom starken nächtlichen Harndrang, der ja erwünscht ist, aus dem Schlaf gerissen zu werden. Die dadurch entstehende Beeinträchtigung der Nachtruhe sollte im Interesse des allgemeinen Gesundheitszustandes eher vermieden werden.

Tipp Liebstöckel ist ein ausgezeichneter Salzersatz für Menschen, die aufgrund einer Diät (beispielsweise wegen Bluthochdruck oder einer Nierenerkrankung) ihren Kochsalzkonsum reduzieren müssen.

Linde
Tilia cordata, Tilia platyphyllos

Der Mensch hatte schon immer eine besondere Beziehung zu Lindenbäumen. Ihre Nähe wurde von alters her gesucht. So findet sich in vielen Dorfzentren eine große alte Linde, unter der sich die Menschen bis heute treffen. Sie galt als soziales Zentrum, wo der Nachrichtenaustausch ebenso stattfand wie die Brautschau. Aber auch das Dorfgericht wurde zumeist unter der Linde abgehalten, was ihr den Namen »Gerichtsbaum« einbrachte. Da sie aber, im Gegensatz zur männlichen Eiche, als ein weiblicher Baum angesehen wurde, fielen die Urteile unter dem Lindenbaum meist eher »lind« aus.

Ihr Holz wurde, da es weich und leicht ist, gerne für Schnitzarbeiten und zum Bau von Musikinstrumenten verwendet.

Der Tee aus den duftenden Blüten der Linde ist vielen Menschen bekannt, woraus man schließen könnte, dass er ein altes und schon lange verwendetes Hausmittel ist. Doch wird er weder in antiken Schriften noch in den Kräuterbüchern des Mittelalters erwähnt. Die damaligen Kräuterexperten bevorzugten Rinde und Holzkohle der Linde für ihre therapeutische Arbeit. Erst im 18. Jahrhundert trat mehr und mehr der Lindenblütentee in den Vordergrund. Heute gilt er als »Klassiker« der Anwendungen gegen fiebrige Infekte der oberen Atemwege, wobei sich seine Wirksamkeit allerdings in Kombinationen mit Holunder- und Kamillenblüten noch erheblich verstärkt.

Botanik

Die Linde, ein Mitglied der Familie der Lindengewächse *(Tiliaceae)*, ist ausschließlich auf der Nordhalbkugel beheimatet. Der Baum wird bis zu 30 Meter hoch. Während die Borke schwärzlich grau erscheint, ist das darunterliegende Holz hell und leicht. Die herzförmigen Blätter sind am Rand gesägt. Die Blüten stehen in Trugdolden, ihre Kronblätter sind gelblich weiß und duften sehr aromatisch intensiv. Blütezeit ist von Juni bis August.

Man unterscheidet die etwas kleinere und später blühende Winterlinde *(Tilia cordata)* und die größere Sommerlinde *(Tilia platyphyllos)*. Die Blätter der Sommerlinde sind etwas größer als die der Winterlinde. Für die Verwendung der Blüten als Heiltee sind beide Bäume gleichermaßen geeignet, wenn auch die der Winterlinde bevorzugt werden.

Heilwirkung

Lindenblüten besitzen eine Reihe von Inhaltsstoffen: ätherisches Öl, Flavonoide, Saponine sowie Gerb- und Schleimstoffe.

Die Flavonoide der Linde wirken antibiotisch und erhöhen über ihren Einfluss auf das Wärmeregulationszentrum im Gehirn die Aktivität der Schweißdrüsen und des Immunsystems. Durch das vermehrte Schwitzen entsteht die sogenannte Verdunstungskälte, die sich günstig auf die Heilung von fiebrigen Erkältungskrankheiten auswirkt.

Darüber hinaus dichten die Lindenflavonoide »Lecks« an den feinen Blutgefäßen ab. Diesen Effekt bemerkt der Schnupfenpatient in seiner Nase. Die Reizungen der Nasenschleimhaut gehen zurück, und damit verschwinden auch schon bald die lästigen Symptome wie laufende Nase und ständiger Niesreiz.

Lindenblütentee wirkt schweißtreibend und reizlindernd. Er wird im Rahmen von Schwitzkuren zur Bekämpfung von Fieber sowie zur Aktivierung der körpereigenen Abwehrkräfte eingesetzt und ist daher zur Vorbeugung geeignet, doch auch bei akutem Katarrh der oberen Atemwege und bei Reizhusten hat er sich sehr gut bewährt.

Der Tee entspannt und beruhigt das Nervensystem. Lindenblüten erweitern die Gefäße und stehen im Ruf, hohen Blutdruck günstig zu beeinflussen.

Anwendung

Geerntet werden die Blüten einen bis vier Tage nach dem Aufblühen, zu dieser Zeit ist ihr Wirkstoffgehalt am höchsten. Danach sollten sie an einem luftigen und schattigen Ort getrocknet werden, zum Beispiel auf einem feinmaschigen Netz, das auf dem Dachboden aufgespannt wird. Nach dem Trocknen werden die Blüten in luftdichten Behältern aufbewahrt, die unbedingt trocken und lichtundurchlässig sein müssen. Lindenblüten werden überwiegend als Tee verwendet. Bei Einhalten der täglichen Dosis von sechs bis zehn Gramm sind keine Nebenwirkungen durch Lindenblüten zu befürchten. Starke Überdosierungen belasten über ihren Einfluss auf das Wärmeregulationszentrum aber das Herz. Als ständiges Alltagsgetränk ist Lindenblütentee – auch wenn er recht gut schmeckt – nicht geeignet!

Bad bei Gicht (nach Kneipp) Eine Handvoll Lindenblüten und -blätter in 500 Milliliter Wasser etwa 15 Minuten zugedeckt köcheln lassen; dann durch ein Sieb abgießen und in das heiße Badewasser geben. Maximal 20 Minuten darin baden.

Kompressen In höherer Dosierung (drei Teelöffel auf eine Tasse Wasser) eignet sich Lindenblütentee für Gesichtskompressen bei müder und »schattiger« Haut, die zu tiefen Falten neigt.

Tee Zwei Teelöffel Lindenblüten mit einer Tasse (200 Milliliter) kochend heißem Wasser übergießen, zehn Minuten ziehen lassen und dann durch ein Sieb abgießen. Drei Tassen täglich, die erste Tasse aber nicht vor zwei Uhr nachmittags.

Der schweißtreibende Effekt des Lindenblütentees kommt am besten am Nachmittag und am Abend zum Tragen. Lindenblütentee hilft zur Beschleunigung der Genesung bei fiebrigen Erkältungskrankheiten, er wirkt beruhigend, schlaffördernd und blutdrucksenkend.

Teemischung bei Erkältung Lindenblüten und Holunder zu gleichen Teilen vermischen. Einen bis zwei Teelöffel der Mischung mit einer Tasse (200 Milliliter) kochend heißem Wasser übergießen, zehn Minuten zugedeckt ziehen lassen und dann durch ein Sieb abgießen; den Tee heiß und schluckweise trinken. Zwei bis drei Tassen täglich.

Teemischung bei Fieber Jeweils 30 Gramm Linden- und Holunderblüten und je 20 Gramm Mädesüßblüten und Hagebuttenschalen vermischen. Einen Teelöffel der Mischung mit einer Tasse (200 Milliliter) kochend heißem Wasser übergießen, zehn Minuten zugedeckt ziehen lassen und dann durch ein Sieb abgießen; den Tee heiß und schluckweise trinken. Zwei bis drei Tassen täglich.

Teemischung bei Husten Jeweils 15 Gramm Linden-, Holunder- und Malvenblüten und Isländisch Moos und je zehn Gramm Spitzwegerich- und Thymiankraut vermischen. Zwei Teelöffel der Mischung mit einer Tasse (200 Milliliter) kochend heißem Wasser übergießen, zehn Minuten zugedeckt ziehen lassen und dann durch ein Sieb abgießen; den Tee heiß und schluckweise trinken. Zwei bis drei Tassen täglich.

Lorbeerbaum
Laurus nobilis

Der Lorbeer hat sich, aus Vorderasien kommend, über den Mittelmeerraum verbreitet. Die Herkunft des lateinischen Namens für den Baum *(laurus)* ist unbekannt, dagegen erinnern die altgriechische Bezeichnung *daphne* und das hebräische *aley daphna* (= »Blätter der Daphne«) daran, dass sich die Nymphe Daphne in einen Lorbeerstrauch verwandelte, um den Nachstellungen Apolls zu entgehen. Dieser trug als Zeichen seines Kummers über die nicht erwiderte Liebe der Schönen einen Kranz aus Lorbeerzweigen.

Die römischen Kaiser trugen ebenfalls einen Lorbeerkranz – allerdings aus anderen Motiven als der griechische Gott. Der Kranz galt als eine besondere Auszeichnung. Nur würdige Personen durften ihn tragen, so auch die Sieger bei sportlichen Spielen. Er gilt bis heute als Symbol von Ruhm, Sieg und Frieden.

Da Lorbeer, wenn er in größeren Mengen genossen wird, zu Trance und Bewusstseinsstörungen führt, glaubt man, dass die Visionen der Priesterinnen des Orakels von Delphi durch den Genuss von Lorbeer beeinflusst waren. Im Mittelalter galt Lorbeer als Heilmittel gegen die Pest. Außerdem stand Lorbeer im Ruf, vor Zauber und Feuer zu schützen. Die Früchte wurden früher als Antiparasitikum verwendet, zum Beispiel gegen Läuse und Krätzmilben; auch bei Eutererkrankungen des Milchviehs kamen sie zum Einsatz. Diese Verwendung ist heute nicht mehr gebräuchlich, da sie zur häufig auftretenden allergischen Kontaktdermatitis führt.

Botanik

Das immergrüne Strauch- oder Laubgewächs gehört zur Familie der Lorbeergewächse *(Lauraceae)* und kann bis zu zehn Meter hoch werden. Lorbeer benötigt warme, sonnige Standorte – da er nicht frosthart ist, wird er in mitteleuropäischen Breiten in Töpfen gezogen.

Seine ledrigen, oberseits glänzenden Blätter duften aromatisch. Die kleinen grüngelben Blütendolden bringen glänzende blauschwarze Beeren hervor.

Heilwirkung

In der Frucht kommt ätherisches und fettes Öl vor. Werden die Früchte gepresst und ausgekocht, so ergibt sich ein Gemenge, das als *Oleum Lauri* bekannt ist. Dieses ist durch Chlorophyll grün gefärbt und stellt eine salbenartige Masse dar. Im Einzelnen enthält die Frucht bis zu 30 Prozent fettes Öl und ein Prozent ätherische Öle (unter anderem Terpene, Sesquiterpene, Alkohole und Ketone). Die Blätter enthalten 1,3 Prozent ätherische Öle (darunter 45 Prozent Cineol, zwölf Prozent Terpene und im Weiteren Linalool, Geraniol und Terpineol). Die Inhaltsstoffe sind bitter, wirken stellenweise antiseptisch sowie verdauungsfördernd und appetitanregend.

Anwendung

Lorbeer wird als Gewürzpflanze verwendet. Die aromatischen Blätter des Lorbeerbaums passen zu Suppen, Eintöpfen, Fleischspeisen, aber auch zu Fisch. Sie dienen zur Würzung von eingelegten Gurken und Heringen, für Sülzen und zur Essigaromatisierung. Lorbeer ist ein wichtiger Bestandteil des französischen Kräutersträußchens »Bouquet garni«.

Öl Das Öl des Lorbeers findet heute Anwendung als Duftkomponente in der Parfümerie. Destilliertes Lorbeeröl dient in der Medizin zum Einreiben. Es hilft bei Prellungen, Verstauchungen und Rheuma.

Löwenzahn
Taraxacum officinale

Sein lateinischer Namen leitet sich von der Tatsache ab, dass Löwenzahn früher bei Augenentzündungen eingesetzt wurde. *Taraxacum* stammt aus dem Griechischen: *taraxis* heißt »Augenentzündung«, und *akeomai* bedeutet »ich heile«.

Seinen deutschen Namen hat der Löwenzahn seinen gezahnten Blätterrändern zu verdanken. Weitere Namen wie Augenblume, Melkdistel, Milchdistel oder Pusteblume verweisen auch auf den weißen milchigen Saft, der beim Abbrechen des Stängels austritt, sowie auf die fallschirmartigen Samen, die leicht mit dem Wind weggeweht werden können.

In den mittelalterlichen Apothekenschriften wird der Löwenzahn als »gebenedeyte Artzney« bezeichnet. Er kam kurmäßig bei Gicht und rheumatischen Beschwerden zur Anwendung.

Es ist berichtet, dass während des deutsch-französischen Krieges von 1870/71 ein Bataillonsarzt folgende Entdeckung machte: Eine Brigade erkrankte an Gelbsucht, während eine andere völlig verschont davon blieb. Als Erklärung fand der Arzt, dass die gesunde Brigade ihre Kost aus der Gulaschkanone mit Löwenzahnblättern garnierte.

Heutige Naturärzte schätzen den Löwenzahn eher als Heilmittel bei Gelenkentzündungen (Arthritis) und Wassereinlagerungen (Ödemen). Eine Renaissance haben die Blätter in der Küche erlebt: Löwenzahn ist wieder ein gefragter Salat.

Botanik

Löwenzahn ist ein Mitglied der Korbblütler (Asteraceae/Compositae) und mit den Zichoriengewächsen verwandt. Er wird bis zu 20 Zentimeter hoch und wächst auf so gut wie allen Böden. Seine lange Pfahlwurzel ist, wie bei Zichorien auch, fleischig dick und enthält einen milchigen Saft.

Die in einer Rosette angeordneten Blätter sind länglich und gezahnt. Der hohle Stängel trägt zur Blütezeit im Mai und Juni einen leuchtend gelben, dicken Blütenkopf, aus dem die gefiederten Samen hervorgehen, die mit »Mini-Gleitschirmen« ausgerüstet sind – der Löwenzahn wird zur »Pusteblume«.

Verwendet werden die frischen jungen Blätter und die Wurzeln: Die Blätter sammelt man unmittelbar vor der Blüte (Mai, Juni), die Wurzeln im Herbst (September, Oktober).

Der Löwenzahn wächst beinahe überall. Die Sammelstandorte sollten allerdings frei von Dünger sein und sich nicht in chemisch belasteten Gebieten befinden.

Wer Wildwiesen in seinem Garten hat, braucht den Löwenzahn nicht extra anzubauen. Er wird sich dort binnen kürzester Zeit von selbst ansiedeln und ausbreiten.

Heilwirkung

Die meisten Löwenzahnwirkstoffe schmecken bitter und wirken dadurch appetitanregend. Das hauptsächlich in den Wurzeln enthaltene Inulin sorgt für einen stabilen Blutzuckerspiegel. Der hohe Kaliumanteil in den Blättern wirkt harntreibend.

Löwenzahn regt den Stoffwechsel an. Der Tee wird bei Leber- und Gallebeschwerden, bei Gicht und rheumatischen Beschwerden, Nierenleiden, allgemeiner Altersschwäche und zur Blutreinigung getrunken. Machen Sie einmal im Jahr eine Entschlackungskur mit Löwenzahn.

Anwendung

Die Wurzeln reinigt und wäscht man sofort nach dem Ausgraben. Danach werden sie der Länge nach halbiert, in Scheiben geschnitten und bei 45 °C getrocknet. Die Blätter verwendet man für Salate frisch. Für einen Tee lässt man sie ebenfalls trocknen.

In der Küche Für einen Löwenzahnsalat verwendet man die jungen frischen Blätter. Sie schmecken besonders pikant mit einer süßsauren Essigsauce, kombiniert mit Zwiebeln und kleinen Käsestückchen.

Wiesensalat mit Löwenzahn und Co.

Für 4 Personen *2 Salatherzen (geputzt)*
1 Handvoll junge Löwenzahnblätter, Sauerampfer, Feldsalat
1 Bund frische Kräuter aus Zitronenmelisse, Kerbel, Petersilie,
Borretsch • 1 Zweig Minze • 1 TL Haselnussöl
5 EL Sonnenblumenöl • 4 EL Kräuteressig • 1 TL Senf
Salz, schwarzer Pfeffer • Etwas Zucker
1 TL fein gehackter Dill • 50 g Mandelstifte
Einige Kapuzinerkresseblüten

---

1 Salatherzen putzen, waschen, in mundgerechte Stücke zerpflücken. Sämtliche Kräuter putzen, von den harten Stielen befreien, waschen, trocken tupfen und zerpflücken.

2 Haselnussöl, Sonnenblumenöl, Essig, Senf, Salz, Pfeffer, Zucker und Dill zu einer sämigen Sauce verrühren. Anschließend Mandelstifte in einer beschichteten Pfanne ohne Zugabe von Fett goldbraun rösten.

3 Salat und Salatkräuter mit der Sauce übergießen und alles gut miteinander vermischen; mit den Mandelstiften bestreuen und mit Kapuzinerkresseblüten garniert servieren.

Tipp Schmeckt auch sehr gut in einer Variation mit Kürbiskernöl und gerösteten Kürbiskernen statt Haselnussöl und Mandelstiften.

Kompressen Drei Esslöffel frische Löwenzahnblätter oder Löwenzahnwurzel mit zwei Tassen (400 Milliliter) kochend heißem Wasser übergießen, fünf Minuten ziehen lassen und dann durch ein Sieb abgießen.

Mit dem Tee ein Leinentuch tränken, das für zehn Minuten auf das Gesicht gelegt wird, am besten am Abend. Danach das Gesicht kurz mit kaltem Wasser abspülen. Äußerliche Löwenzahnanwendungen helfen bei zu blasser Gesichtshaut, indem sie die Durchblutung anregen. Bei rheumatischen Erkrankungen können die Kompressen, die mit Tee aus getrockneten Wurzeln getränkt wurden, auf die schmerzenden Gelenke gelegt werden.

Tee Einen Esslöffel getrocknete Löwenzahnwurzeln mit einer Tasse (200 Milliliter) kaltem Wasser aufgießen, aufkochen, eine Minute bei geringer Hitze köcheln lassen und dann durch ein Sieb abgießen. Anschließend 15 Minuten lang ziehen lassen. Zwei Tassen täglich.

Längerfristige Kuren mit Löwenzahntee, der nach diesem Rezept zubereitet wurde, fördern ganz allgemein die Konzentration und die Entschlackung. In besonderer Weise sind sie jedoch zur Förderung des Heilungsprozesses im Fall von rheumatischen Erkrankungen und Gallenleiden angezeigt.

Teemischung bei Abszessen Jeweils einen Teelöffel Löwenzahn und Birkenblätter vermischen. Die Mischung mit einer Tasse (200 Milliliter) kochend heißem Wasser übergießen, fünf Minuten zugedeckt ziehen lassen und dann durch ein Sieb abgießen; den Tee heiß und schluckweise trinken. Zwei bis drei Tassen täglich.

Teemischung bei Gicht → Hauhechel

Teemischung bei Ischiasbeschwerden Löwenzahnkraut, Birkenblätter, Brennnesselkraut, Hagebutten und Ackerschachtelhalm zu gleichen Teilen vermischen. Einen bis zwei Teelöffel der Mischung mit einer Tasse (200 Milliliter) kochend heißem Wasser übergießen, zehn Minuten zugedeckt ziehen lassen und dann durch ein Sieb abgießen; den Tee heiß und schluckweise trinken. Drei Tassen täglich über sechs Wochen hinweg trinken.

Teemischung bei Leberbeschwerden Jeweils 20 Gramm Löwenzahnwurzel und -kraut, Brennnessel- und Birkenblätter vermischen. Zwei Teelöffel mit einer Tasse (200 Milliliter) kochend heißem Wasser übergießen, zehn Minuten zugedeckt ziehen lassen und dann durch ein Sieb abgießen; den Tee heiß und schluckweise trinken, vier bis sechs Wochen lang zwei bis drei Tassen täglich.

Mädesüß
Filipendula ulmaria

Mädesüß ist eines der heiligen Kräuter der Druiden. Die anderen sind die → Mispel *(Mespilus germanica),* die Wasserminze *(Mentha aquatica)* und das → Eisenkraut *(Verbena officinalis).* Als eine der wirksamsten Heilpflanzen fand Mädesüß bei Fieber, aber auch bei Gallenleiden seine Verwendung.

Sein Name hat nichts mit Mädchen zu tun, sondern leitet sich von dem englischen *meadow-sweet* = »Wiesensüß« ab. Auch die Erklärung, dass es von der »Metsüße« kommt, da es Metgetränken zugegeben wurde, ist denkbar.

Aus diesem Kraut gewann man 1838 erstmals die sogenannte Salicylsäure, die bis zu ihrer künstlichen Herstellung ein wichtiger Rohstoff für das Aspirin war. Aufgrund seines angenehmen süßen Duftes war Mädesüß einst ein beliebtes Streukraut: Morgens bestreute man damit den Holzfußboden, abends kehrte man die vertrockneten und duftlos gewordenen Blätter und Stängel wieder zur Tür hinaus.

Botanik

Echtes Mädesüß gehört zu den Rosengewächsen *(Rosaceae).* Es ist an feuchten Standorten in fast ganz Europa zu finden, wo die Staude bis zu 1,5 Meter hoch wird. Die Blätter sind dunkelgrün gefiedert und stark geadert. Gesammelt werden die kleinen rispenförmigen, stark duftenden Blüten von Juni bis August.

Heilwirkung

Mädesüß beinhaltet als Wirkstoffe Salicylate, Flavonoide, Gerbsäuren, ätherisches Öl, Zitronensäure und Schleim. Dadurch wirkt es harn- und schweißtreibend. Der Tee wird bei rheumatischen Beschwerden, fiebrigen Erkältungskrankheiten, zur Schwitzkur und zur Unterstützung der Blutreinigung getrunken. Da es auch Salicylsäure enthält, hilft es auch gegen leichtere Schmerzen.

Mädesüß ist in vielen Grippe- und Rheumatees enthalten und entfaltet seine schweißtreibende Wirkung auch gut in einer ausgewogenen Kombination mit Linden- oder Holunderblüten.

Anwendung

Der englische Heilpflanzenkundler Andrew Chevallier empfiehlt Mädesüß gegen saures Aufstoßen. Wissenschaftlich gesichert ist, dass bestimmte Inhaltsstoffe der Pflanze Schleimhautentzündungen und die Ausschüttung von Magensäure hemmen. Eine Überdosierung kann bei empfindlichen Personen unter Umständen Übelkeit und Magenbeschwerden hervorrufen.

Auflage gegen Bauchschmerzen Einen konzentrierten Sud zubereiten (→ *Tee*), aber mit drei Teelöffeln auf eine Tasse. Ein Baumwoll- oder Leinentuch mit dem warmen Tee tränken und auf den Bauch auflegen.

Tee Einen bis zwei Teelöffel des Krauts mit einer Tasse (200 Milliliter) kochend heißem Wasser übergießen, zehn Minuten zugedeckt ziehen lassen und dann durch ein

Sieb abgießen; den Tee heiß und schluckweise trinken. Zwei bis drei Tassen täglich zu den Mahlzeiten.

Mais
Zea mays

Dieses Getreide ist ein Mitbringsel von Kolumbus aus der Neuen Welt: Der Mais stammt ursprünglich aus Peru. Dieses vielseitige und gesunde Nahrungsmittel hat Europa den Mayas zu verdanken, die es bereits vor 4600 Jahren im Tiefland des heutigen Guatemala züchteten. Maismehl und Maisschrot spielten in diesem Erdteil die gleiche wichtige Rolle wie in Europa und Nordamerika Roggen- und Weizenmehl. Neben den Körnern, die das Hauptnahrungsmittel waren, wurden auch Stängel und Blätter verwendet, aus denen Dächer oder Körbe geflochten wurden.

Natürlich erhielt eine solch wichtige Pflanze auch einen gebührenden Platz in der Mythologie: Den Göttern gelang es erst, den Menschen zu schaffen, nachdem sie der Modelliermasse Maismehl beigefügt hatten – so ist es im *Popol Vuh*, dem heiligen Buch der Mayas, notiert. Selbst die Christianisierung hielt die Indios nicht davon ab, zum Maisgott Cinteotl zu beten, was von der großen Bedeutung des Getreides zeugt.

Heute nutzt man vor allem Maisstärke, Maisflocken und das aus den Maiskeimen gepresste Maiskeimöl, dem durch seinen hohen Gehalt an wichtigen Vitaminen, Spurenelementen und ungesättigten Fettsäuren ein wichtiger

Platz in der gesunden Küche zukommt. Die Fasern der Kolbenspitze sind, roh gegessen, bei Nervenleiden hilfreich, während sie gekocht bei Bluthochdruck verwendet werden. Als Tee eingenommen lindern die gesunden Fasern rheumatische und arthritische Schmerzen sowie Nierenbeschwerden.

Botanik

Dieses Getreide gehört wie seine Verwandtschaft zu den Süßgräsern *(Poaceae/Gramineae)* und kommt ursprünglich aus den tropischen und subtropischen Regionen der Erde. Mittels Züchtungen sind aber Sorten gelungen, die auch in den gemäßigten Breiten gut gedeihen.

Die einjährige Pflanze kann eine Höhe von bis zu 2,5 Meter erreichen. Eine Besonderheit ist die Getrenntgeschlechtlichkeit: Mais ist einhäusig, das heißt, männliche und weibliche Blütenstände sind räumlich voneinander getrennt. Die männlichen Blüten stehen in Rispenform an der Spitze des Haupttriebes, die weiblichen Blüten in Kolbenform in den Blattachseln; aus ihnen gehen dann die Kolben hervor.

Heilwirkung

Mais enthält hauptsächlich Eiweiß, Stärke und Fette; aber auch die Vitamin- und Mineralstoffbilanz kann sich sehen lassen: Vitamin B und E, Eisen, Zink, Magnesium und Kieselsäure sind in erwähnenswerten Mengen vorhanden. Ihre gelbe Färbung verdanken die Körner dem Karotinoid Zeaxanthin.

Mais kräftigt und vitalisiert, regt die Blutbildung und das Immunsystem an. Aus den Körnern wird Maisgrieß, -grütze und -mehl, aus den Keimlingen der Körner Keimöl gewonnen.

Mais hat eine harmonisierende Wirkung und hilft daher bei Magenleiden, innerer Unruhe und hohem Cholesterinspiegel. Besonders heilkräftig sind die Maisgriffel, das sind Fäden, die zur Blütezeit aus den Blattscheiden heraushängen. Sie enthalten fettes und ätherisches Öl, Gerb- und Bitterstoffe, Saponine, Alkaloide, etwas Vitamin C und Mineralstoffe.

Die Fäden wirken harntreibend, unterstützen die Entschlackung und haben antiseptische Eigenschaften. Sie nehmen überschüssige Hitze weg, entspannen und harmonisieren.

Da Mais im Gegensatz zu anderen Getreidearten kein Klebereiweiß (Gluten) enthält, eignet er sich zur Diät bei Sprue (Glutenunverträglichkeit).

Anwendung

Maiseiweiß enthält sehr wenig Lysin und Tryptophan. Beide sind Aminosäuren, die der Mensch mit der Nahrung aufnehmen muss. Die Indios ahnten davon offenbar bereits etwas. Sie aßen Mais zusammen mit Bohnen, eine Kombination, in der sich die Eiweiße ernährungsphysiologisch ideal ergänzen. Sie bereiteten Mais mit einer Prise Holzasche zu. Das in der Asche enthaltene Alkali löst das Niacin sowie das in geringem Maß enthaltene Lysin aus den Maiskörnern und macht sie für den Körper aufnahmebereit.

Mais-Bohnen-Salat mit Avocado

Für 4 Personen *200 g Maiskörner vom Kolben (gekocht)*
oder aus dem Glas • 200 g Kidneybohnen (aus der Dose)
1 kleines Bund Rucola • 1 Zwiebel
2 Avocados (300 g) • Saft von 1 Zitrone
3 EL Olivenöl • 3 EL Essig • Salz, schwarzer Pfeffer

---

1 Mais und Bohnen in einem Sieb abtropfen lassen, dann in eine Schüssel geben. Den Rucola waschen, trocken schütteln, klein zupfen und untermischen. Die Zwiebel abziehen, fein hacken und dazugeben. Die Avocados schälen und halbieren, den Stein entfernen, klein schneiden und auf die anderen Zutaten geben; sofort mit dem Zitronensaft beträufeln, um sie möglichst frisch zu halten.

2 Öl, Essig, Salz und Pfeffer mit einer Gabel zu einer sämigen Soße verschlagen und über den Salat gießen. Vorsichtig vermischen und servieren.

Majoran
Origanum majorana oder Majorana hortensis

In der Antike war Majoran der griechischen Göttin der Schönheit und Liebe, Aphrodite, geweiht, und man versetzte Wein mit Majoran, um das Verlangen der oder des Angebeteten zu erwecken. Doch nicht nur amouröser Zwecke wegen genoss das Kraut große Wertschätzung. Majoran lässt auch Geschwüre leichter abheilen, lindert

Nervenschmerzen und den Schmerz bei Verstauchungen, wirkt antiseptisch, hilft bei Magen-Darm-Beschwerden und fördert die Verdauung. Seinen Weg über die Alpen fand der Majoran allerdings erst im 16. Jahrhundert. Dort wurde Majoran hauptsächlich als Gewürzkraut in der Küche verwendet, wo er der besseren Bekömmlichkeit von deftigen Eintöpfen oder üppiger Wurst diente – daher sein Beiname »Wurstkraut«.

Botanik

Majoran ist ein Lippenblütler *(Lamiaceae)*, der – obwohl ein Mittelmeergewürz – auch gut in mitteleuropäischen Breiten gedeiht, sofern er einen sonnigen Standort hat. Die bis zu 40 Zentimeter hohe Pflanze bringt vierkantige graugrüne Stängel hervor, die leicht behaart sind. An ihnen wachsen die graufilzigen, eiförmigen Blättchen, die mit vielen Drüsen besetzt sind. Die kleinen Blüten erscheinen von Juni bis in den September hinein an den Stängelspitzen und sind weißlich, rosa- oder lilafarben. Geerntet werden hauptsächlich die frischen Triebspitzen.

Heilwirkung

Majoran enthält ätherische Öle wie Kampfer und Borneol; außerdem Öle, Gerb- und Bitterstoffe. Sie helfen bei leichteren Magen-Darm-Beschwerden, bei Blähungen und Appetitlosigkeit. Auch als krampflösendes Mittel zur äußeren Behandlung hat sich Majoransalbe bewährt. Sie hilft besonders Babys, wenn man ihnen damit den Bauch einreibt.

Anwendung

Vom Geschmack her ähnelt Majoran eher dem → Thymian als dem direkten Verwandten → Oregano, ist jedoch
feiner und lieblicher. Majoran wird frisch oder getrocknet
verwendet. Für einen Tee empfiehlt sich das getrocknete
Kraut. Er wirkt allgemein belebend und unterstützt die
Lebertätigkeit. Für die Küche ist das frische Kraut geeig-
neter, aber auch das getrocknete erfüllt seine Dienste.

In der Küche

Majoran-Calzonette

12 bis 16 Stück **Für den Teig** *25 g Hefe • 1 TL Zucker*
200 g Weizenmehl und Mehl zum Ausrollen • 10 g Salz
Für den Belag *4 EL Olivenöl • 1 Zwiebel*
100 ml Tomatenmark • 1 TL gehackte Kräuter der Provence
(Majoran, Rosmarin, Thymian) • ½ TL Zucker
3 EL geriebener Parmesan • Salz, schwarzer Pfeffer • 1 Ei

---

1 Die Hefe in eine Schüssel bröckeln, mit etwa 100 Milliliter lauwarmem Wasser und dem Zucker verrühren und
100 Gramm Mehl hinzufügen. Alles gut vermischen und
den Vorteig etwa 30 Minuten zugedeckt stehen lassen.
Dann das restliche Mehl mit dem Salz vermengen, eine
Mulde eindrücken und den Vorteig hineingeben. Das
Mehl mit dem Vorteig verkneten und nach und nach weitere 150 Milliliter lauwarmes Wasser hinzufügen. Den Teig
glatt verkneten und dann zugedeckt an einem warmen
Ort 1½ bis 2 Stunden auf etwa das doppelte Volumen aufgehen lassen.

2 Den Pizzateig auf einer bemehlten Arbeitsfläche ausrollen und mit einem runden Förmchen Teigplatten ausstechen. Den Backofen unterdessen auf 250 °C (220 °C Umluft) vorheizen. Die Zwiebel abziehen und sehr fein hacken.

3 Das Olivenöl in einer kleinen Pfanne erhitzen und die Zwiebeln darin glasig dünsten. Tomatenmark, Kräuter der Provence und Zucker kurz mitschmoren. Vom Herd nehmen, anschließend den Parmesan untermischen sowie salzen und pfeffern.

4 Das Ei und 2 Esslöffel Wasser verrühren, den Rand der Teigkreise rundherum damit einpinseln. Auf die untere Hälfte der Teigkreise je einen Teelöffel der Paste geben, die Teigkreise zuklappen und den Rand gut andrücken. In 10 Minuten goldbraun backen.

Provenzalisches Grillgemüse mit Majoran und Co.

Für 4 Personen   *4 Riesenchampignons • 4 Zucchini*
2 Auberginen • 200 ml Olivenöl
4–5 EL fein gehackte Kräuter der Provence
(Majoran, Rosmarin, Thymian) • Je 1 Prise Salz
und schwarzer Pfeffer

———————————

1 Die Champignons waschen, putzen und in etwa 1,5 Zentimeter dicke Scheiben schneiden. Die Zucchini und Auberginen ebenfalls küchenfertig vorbereiten und in Scheiben schneiden.

2 Olivenöl und Kräuter mischen, in einen Suppenteller oder eine flache Schüssel geben und die Gemüsescheiben in der Kräuter-Öl-Marinade wälzen; dann in Frischhaltedosen schichten und für 1 bis 2 Stunden im Kühlschrank ziehen lassen.

3 Auf dem Grill goldbraun garen, mit Salz und Pfeffer bestreuen und sofort servieren.

Cajun-Gewürz mit Majoran

2 TL Majoran • 2 TL Thymian • 1 TL Kreuzkümmel
2 EL Salz • 1 EL Knoblauchpulver
1 EL Zwiebelpulver • 2 TL weißer Pfeffer
2 TL Cayennepfeffer

Majoran, Thymian und Kreuzkümmel in einem Mörser kräftig vermahlen. Zusammen mit den anderen Zutaten gut vermischen und in einem luftdicht verschließbaren Gefäß lagern.

Tipp Das Cajun-Gewürz passt hervorragend zu gegrilltem Fisch, Fleisch und Gemüse sowie zu deftigen Eintöpfen, Schalen- und Krustentieren.

Tee Einen Teelöffel des getrockneten Krauts mit einer Tasse (200 Milliliter) kochend heißem Wasser übergießen, zehn Minuten zugedeckt ziehen lassen und dann durch ein Sieb abgießen; den ungesüßten Tee heiß und schluckweise trinken. Zwei bis drei Tassen täglich von dem Tee einnehmen.

Malve

Malva sylvestris

Die einheimische Malve ist ein enger Verwandter des → Eibischs und nicht zu verwechseln mit der roten Malve (→ Hibiskus). Die Blüten der Malve werden häufig zur Verschönerung von Früchtetees gebraucht. Malvenarten sind in ganz Europa verbreitet. Als Heilpflanzen wurden sie in China schon vor 5000 Jahren verwendet.

Botanik

Die Wilde Malve ist ein Mitglied der Familie der Malvengewächse *(Malvaceae)*. Außer in Europa wächst sie auch in Asien und Nordafrika an Wegrändern und an sonnigen Hängen und Mauern. Sie kann eine Wuchshöhe zwischen 30 und 120 Zentimetern haben. Ihre Pfahlwurzel reicht tief in den Boden hinein. Die verzweigten Stängel wie auch die langstieligen, rundlichen Blätter sind behaart. Aus den Blattachseln kommen dann die wunderschönen rosa- oder lilafarbigen, dunkel gestreiften Blüten hervor. Diese werden zu rundlichen Früchten, die an Käselaibchen erinnern, daher auch ihre Volksnamen Käsepappel, Schafkas, Ziegerli oder Käslikraut. Die Wilde Malve wird auch kultiviert. Gesammelt werden Blätter und Blüten.

Heilwirkung

Die Wilde Malve ist reich an Schleimstoffen; außerdem verfügt sie über Gerbstoffe und ätherische Öle. Die Blüten enthalten den Wirkstoff Malvin.

Malventee wirkt reizmildernd, entzündungshemmend und zusammenziehend. Er wird bei Husten, Katarrh der oberen Atemwege und bei Schleimhautentzündungen im Bereich des Mund- und Rachenraums getrunken, aber auch bei Durchfall. Bei Entzündungen im Hals-Rachen-Raum kann man mit dem Tee auch gurgeln. Kompressen, die mit dem Tee getränkt werden, helfen bei der Wundheilung.

Anwendung

Malve muss auf kaltem Wege ausgezogen werden, da sonst die Schleimstoffe zerstört werden. Der Tee kann auch äußerlich angewendet werden.

Auflage bei Abszessen Einen gehäuften Teelöffel Malvenblüten oder -blätter mit einer Tasse (200 Milliliter) lauwarmem Wasser übergießen, acht Stunden zugedeckt ziehen lassen, dabei gelegentlich umrühren und dann durch ein Sieb abgießen. Ein Leinentuch mit der entstandenen Flüssigkeit tränken, auswringen und auf die entzündete Stelle auflegen.

Die Malve hilft auch in der Wundbehandlung. Die Anwendung ist allerdings für Laien nicht ratsam, da sie bei unsachgemäßem Umgang die Gefahr einer Zweitinfektion birgt.

Tee Zwei Teelöffel der Blüten, Blätter oder einer Mischung aus beidem mit einer Tasse (200 Milliliter) lauwarmem Wasser übergießen, acht Stunden zugedeckt ziehen lassen, dabei gelegentlich umrühren und dann durch ein

Sieb abgießen. Den Tee erwärmen (nicht kochen!). Mehrere Tassen täglich.

Teemischung bei Halsweh für Kinder Jeweils 30 Gramm Malvenblüten oder -blätter und Schlüsselblumenwurzel vermischen. Ein bis zwei Teelöffel der Mischung mit einer Tasse (200 Milliliter) lauwarmem Wasser übergießen, acht Stunden zugedeckt ziehen lassen, dabei gelegentlich umrühren und dann durch ein Sieb abgießen. Den Tee erwärmen (nicht kochen!), mehrere Tassen täglich.

Meerrettich
Armoracia rusticana

Vom Namen her hat der Meerrettich seinen Ursprung wohl weniger im Meer als in der Mähre, dem Pferd. Woher dieser Bezug kommt, bleibt allerdings im Dunkeln, denn die scharf schmeckende Wurzel gehört nicht unbedingt zu den Leibspeisen der Huftiere. Die Heimat der Meerrettichwurzel ist die Steppe der Mongolei. Nach Deutschland kam sie Ende des 12. Jahrhunderts, in jüngerer Zeit wurde sie aufgrund ihrer antibiotischen Wirkstoffe wieder als Heilmittel entdeckt.

Botanik
Der zur Familie der Kreuzblütler *(Brassicaceae)* gehörende Meerrettich braucht viel Platz, um sich entfalten zu können. Er entwickelt eine dicke, stangenförmige Hauptwur-

zel, die außen braun und innen strahlend weiß ist. Die vielen dünnen Seitenwurzeln werden zur Vermehrung abgetrennt. Im ersten Jahr entwickelt die Pflanze derbe, lange Blätter mit eingekerbten Rändern. Im zweiten Jahr erscheint dann ein bis zu 1,2 Meter hoher Blütenstiel, an dem sich eine Traube duftend weißer Blüten entwickelt.

Heilwirkung

Der Meerrettich oder Kren zählt ebenso wie → Knoblauch und → Zwiebeln zu den Antibiotika aus der Küche. Seine bakterienfeindliche Wirkung und seine Schärfe verdankt er dem Senföl. Dieses Öl lindert auch Bronchitis und Husten, denn es löst Schleim aus den Atemwegen und schwächt den Hustenreiz. Der Verzehr von zehn Gramm Meerrettichwurzeln ist gleichbedeutend mit der Aufnahme von 20 Milligramm antibiotischen Inhaltsstoffen. In Experimenten konnte nachgewiesen werden, dass die Senföle aus Meerrettich schädliche Bakterien nicht etwa direkt angreifen, sondern sich in deren Stoffwechsel einschalten und dadurch deren Vermehrung unterbinden. Ein bemerkenswerter Trick der Natur, der für uns Menschen den entscheidenden Vorteil besitzt, dass sich unser Immunsystem nicht über Gebühr mit dem Abtransport von zerstörten Zellen beschäftigen muss. Mit anderen Worten: Die Senföle des Meerrettichs wirken antibiotisch, ohne dass unser Körper durch eine übermäßige Schleim- oder Eiterbildung belastet würde.

Da Meerrettich viel Vitamin C enthält – da das wichtige Immunvitamin unterirdisch in den Wurzeln gespeichert wird, ist es vor den zerstörerischen Kräften des Sonnenlichts geschützt –, stärkt er auch die Abwehrkräfte. Mit 119 Milligramm Vitamin C auf 100 Gramm schlägt Meerrettich sogar anerkannte Vitamin-C-Lieferanten wie Tomaten, Paprika, Erdbeeren, Grapefruits, Orangen und Kiwis. Vitamin C ist bekanntermaßen ein unentbehrlicher Biostoff für unser Immunsystem. Meerrettich enthält auch B-Vitamine sowie viel Kalium und Kalzium. Wie alle senfölhaltigen Pflanzen wirkt er harntreibend, stärkt die Abwehrkräfte, bringt den Stoffwechsel auf Trab, schwemmt Harnsäure aus und reinigt und entwässert den Körper.

Bei rheumatischen Beschwerden und Gicht empfiehlt sich also eine Meerrettich-Kur: Zwei- bis dreimal täglich rohen Meerrettich in verschiedensten Zubereitungsformen, beispielsweise mit einem geriebenen Apfel oder einer Prise Zucker und Salz essen.

Anwendung

Erntezeit für den Meerrettich ist in unseren Breiten der Herbst, zu dieser Zeit erhält man auch die Wurzeln mit dem höchsten Gehalt an Vitamin C. Meerrettich im Glas enthält allerdings nur noch wenig Vitamin C, und ist ein Glas erst einmal geöffnet, verflüchtigen sich auch die anderen Inhaltsstoffe. Um die hervorragende gesundheitsfördernde Wirkung des Meerrettichs auszunutzen, sollte man daher nach Möglichkeit stets nur die frischen Wurzeln verwenden.

Auflage

→ Meerrettichauflage bei Kopfschmerzen: ein Stück (etwa 15 Zentimeter) frischen Meerrettich ungeschält reiben;

gegebenenfalls mit etwas Wasser verrühren. Die Paste sollte man fingerdick auf ein Leinentuch aufstreichen und dieses für etwa zehn Minuten auf den Nacken legen, damit die Inhaltsstoffe in die Haut einziehen.

→ Quark-Meerrettich-Auflage bei Entzündung der Stirnhöhlen: 200 Gramm Quark mit einem Esslöffel frisch geriebenem Meerrettich vermischen. Die Paste fingerdick auf ein Leinentuch aufstreichen und dieses für zehn bis 15 Minuten auf den Stirnhöhlenbereich auflegen.

Drink bei Halsschmerzen Einen Esslöffel frisch geriebenen Meerrettich mit je einem Teelöffel Honig und Gewürznelken in einem Glas warmem Wasser (200 Milliliter) verrühren. Langsam und in kleinen Schlucken trinken oder auch gurgeln. Ein Glas täglich.

In der Küche Die frische Meerrettichwurzel schälen und mit einer Raspel zerreiben. Nur so viel verarbeiten, wie man benötigt – kleine Meerrettichstückchen lohnen die Aufbewahrung nicht, weil sie schon nach wenigen Stunden fast alle wichtigen Biostoffe verloren haben.

Meerrettich kann zu den unterschiedlichsten Salaten und Saucen verarbeitet oder auch pur verzehrt werden.

Kräuterjoghurt gegen Schnupfen und Husten

Für 2 Personen *2 EL gehackte Kresse*
2 TL gehackte Petersilie • 2 TL gehackter Dill
1 durchgepresste Knoblauchzehe
1 TL geriebener Meerrettich • 1 EL Zitronensaft
500 g Joghurt, Vollfettstufe • Salz, schwarzer Pfeffer

Alle Zutaten miteinander vermischen, mit Salz und Pfeffer abschmecken. Mindestens zwei Gläser pro Tag, und der Schnupfen ist bald vorbei. Gegen die geballte antibiotische Kraft von Joghurt, Knoblauch und Meerrettich hat er keine Chance. Schmeckt auch zu Grillfleisch oder Pellkartoffeln.

Tipp Komplette Meerrettichwurzeln lagert man in Sandkisten oder aber – gut in Alufolie verpackt – im Kühlschrank. So bleiben die wichtigen Inhaltsstoffe am besten erhalten.

Merrettichmus bei Asthma Frisch geriebenen Meerrettich mit etwas Honig süßen und zu einem sämigen Mus verrühren. Einen Teelöffel täglich vor dem Schlafengehen einnehmen.

Saft Rettich in einem Entsafter auspressen. Bewährt hat sich Rettichsaft, mit drei Esslöffel Honig gesüßt, bei Husten.

Saftkur für die Haut und das Immunsystem Eine halbe mittelgroße Rote Bete und einen Apfel in einem Entsafter auspressen. In den Saft eine Messerspitze frisch geriebenen Meerrettich einrühren. Ein Glas täglich.

Tee bei Gicht 15 Gramm frisch geriebenen Meerrettich mit 500 Milliliter kaltem Wasser übergießen, aufkochen und dann sofort durch ein Sieb abgießen. Eine Woche lang täglich eine kleine Tasse (Espressotasse) auf nüchternen Magen trinken.

Meerrettichwasser gegen Schuppen Einen ganzen Meerrettich grob zerteilen, mit 500 Milliliter Wasser aufkochen und 30 Minuten zugedeckt bei geringer Hitze köcheln lassen. Den Sud durch ein Sieb abgießen und in eine saubere Flasche füllen. Die Kopfhaut jeden zweiten Tag damit massieren.

Melisse
Melissa officinalis

Eine Heilpflanze mit Tradition: Aus dem vorderen Orient kommend, war die Melisse schon seit Jahrtausenden dank ihrer Heilkraft bekannt. Natürlich schätzten sie auch die antiken Griechen und Römer. Sie verwendeten das Kraut gegen hysterische und hypochondrische Verstimmungen; so bezeichnet Plinius (23–79 n. Chr.) in seiner *Naturalis historia* die Melisse als Mittel gegen Hysterie. Arabische Ärzte verwendeten sie bei Angstzuständen, nervös bedingten Kopfschmerzen und Herzproblemen. Die Araber waren es auch, die die Pflanze nach Spanien brachten. Von dort fand die Melisse Einzug in die Klostergärten: Auf höchsten kaiserlichen Befehl von Karl dem Großen wurde sie ab 810 in den mittelalterlichen Klostergärten angebaut und kultiviert, wo sich natürlich auch die berühmte Hildegard von Bingen (1098–1179) mit ihr befasste. So rät die berühmte Ordensfrau, eine Tasse Melissentee, vor dem Schlafengehen getrunken, bringe gute Träume. Paracelsus (1493 oder 1494–1541) rühmte die Melisse als »das beste Kräutlein für das Herz«, und der berühmte Melissengeist wurde im 16.

Jahrhundert entwickelt. Die Klosterfrau Maria Clementine Martin (1775–1843) setzte ihn erstmals zur Linderung von Herz- und Nervenleiden ein. In dieser Funktion ist der Melissengeist auch heute noch im Handel.

Ihr Name kommt übrigens von dem griechischen *melissa*, Honigbiene, da die weiß bis weißgelblich blühende Pflanze auch von den Bienen sehr geschätzt wird. Die Namen »Frauenkraut« und »Mutterkraut« verweisen auf die volksmedizinische Anwendung der Melisse als Heilmittel bei Frauenleiden. Ihre Wirkung als Herz- und Kreislaufmittel kommt in Namen wie »Herzkraut« und »Herztrost« zum Ausdruck. Auch der Aberglaube setzte hier an: Melissenblätter, aufs Herz gebunden, sollen Liebeskummer heilen können.

Ihrem starken Zitronengeruch hat die Melisse ihren bekanntesten Zweitnamen »Zitronenmelisse« zu verdanken.

Botanik

Die Melisse ist ein Lippenblütler *(Lamiaceae)* aus dem Mittelmeerraum, der aber mittlerweile in wärmeren Regionen Europas und Nordafrikas stark verwildert ist; man kann sie daher auch wild sammeln. Sie kann zwischen 30 und 90 Zentimeter hoch werden. Aus dem weit verzweigten Wurzelstock treiben die vierkantigen, behaarten, verästelten Stängel heraus. Die gegenständigen, eiförmigen Blätter sind an den Rändern gezähnt. In den Blattachseln erscheinen drei bis sechs glockenförmige weiße Blüten in den Monaten Juli und August.

Die Melisse ist robust, ihr Anbau im eigenen Garten ist

daher kein Problem. Die Auspflanzung erfolgt Ende März oder Anfang April in Abständen von 35 Zentimeter. Die ursprünglich in den Ländern um das Mittelmeer beheimatete Pflanze liebt humusreiche Böden oder lehmigen Sand mit viel Sonne und wenig Wind. Im Winter sollte sie mit einer Reisigdecke vor Frost geschützt werden.

Gesammelt werden die Blätter im Mai und Juni. In diesen Monaten ist ihr Anteil an ätherischen Ölen besonders hoch.

Heilwirkung

Melisse gehört zu den Pflanzen mit besonders hohem Gehalt an ätherischen Ölen; diese sind unter anderem Citral, Citronellal, Geraniol und Linalool. Außerdem sind Gerb- und Bitterstoffe zu finden sowie ein hoher Anteil an Vitamin C in den frischen Blättern.

Melisse wirkt krampflösend und entspannend. Man trinkt den Tee bei Schlaflosigkeit und Nervosität sowie bei allen körperlichen Beschwerden, die durch nervliche Belastungen hervorgerufen werden. Besonders geeignet ist sie für Menschen mit nervöser Natur, denen eine schlechte Nachricht schnell auf den Magen oder das Herz schlägt.

Pflanzenheilkundler schreiben ihr aufgrund ihrer Wirkstoffzusammensetzung auch eine Kopfschmerzen lindernde Wirkung zu. In Experimenten bewährte sich das Kraut als wachstumshemmend auf Pilze und Viren. Die Gerbstoffe der Melisse gelten als herzstärkend.

Äußerlich kann man Melisse auch bei Lippenbläschen anwenden. Dazu werden diese mit Tee betupft und auf diese Weise wirksam gelindert.

Melisse wird in vielen Mischungen eingesetzt, oft in Kombination mit Pfefferminze in Magen-, Gallen- oder Lebertees, oder mit Baldrian und Hopfen in Entspannungs- und Beruhigungstees. Der alkoholische Auszug, jedem bekannt als Melissengeist, wird eingenommen bei Müdigkeit und Abgespanntheit.

Anwendung

Die Blätter werden in einem kühlen, trockenen und dunklen Raum zum Trocknen ausgelegt. Man kann sie auch in Essig oder Alkohol einlegen. Aber natürlich geht nichts über eine Verwendung des frischen Krauts. So sind zum Beispiel Erdbeeren mit frischer Melisse ein kulinarischer Hochgenuss. Als Gewürz ist das Aroma der Zitronenmelisse besonders intensiv, wenn die Blätter im Mörser zerrieben werden. Sie können zu allen Süßspeisen verwendet werden, die man auch mit Zitrone aromatisieren würde. Als Tee hat sich die Melisse ihren Platz in der Hausapotheke erobert. So hilft zum Beispiel eine Melissenteekur bei Herzbeschwerden sowie bei Nervosität und Appetitmangel. Da die feinen Blatthärchen, die sich beim Teebrühen gelegentlich lösen, mitunter als störend empfunden werden, empfiehlt es sich, den Tee zu filtern.

Auflage bei Gelenkschmerzen Einen Esslöffel Melissengeist (aus der Apotheke) mit 500 Milliliter heißem oder kaltem Wasser vermischen. Ein Baumwoll- oder Leinentuch damit tränken und auf die schmerzende Stelle auflegen. Heißes Wasser bei nicht entzündlichen Schmerzen verwenden, kaltes bei entzündlichen Schmerzen.

Bad Bäder mit Melisse wirken laut wissenschaftlichen Studien überaus beruhigend – noch besser als Bäder mit Baldrian und Lavendel.

→ Eine Handvoll Melissenblätter in ein kleines Leinensäckchen füllen und in das heiße Badewasser geben. Oder ein Likörglas Melissentinktur in das heiße Badewasser gießen. Die Dauer des Bades sollte bei ungefähr 15 Minuten liegen. Wichtig: Nach dem Bad sollten noch mindestens 90 Minuten bis zum Schlafengehen verstreichen. Denn der Beruhigungseffekt des Melissenbads liegt darin, den Organismus erst anzuregen, um ihn danach wohlig zu entspannen.

→ Bad bei Hautreizungen: Eine Handvoll Melissenblätter und eine Handvoll Ringelblumenblüten in ein Leinensäckchen füllen, das Säckchen gut zubinden und in die trockene Badewanne legen. Dann die Wanne vollaufen lassen. Vor dem Baden das Säckchen herausnehmen und kräftig ausdrücken.

In der Küche Siehe auch Rezepte bei → Anis und → Erdbeeren

Champignon-Lauch-Auflauf
mit feinem Melissenaroma

Für 2–3 Personen *500 g Champignons • 300 g Lauch*
40 ml Olivenöl • 1 EL Mehl • 150 ml Gemüsebrühe
125 ml Crème fraîche • Etwas Muskatnuss
1 TL fein gehackte Melisse • ½ TL fein gehackter Rosmarin
Je 1 Prise Salz und schwarzer Pfeffer
125 g geriebener Emmentaler

———————————

1 Die Champignons waschen, putzen und in Scheiben schneiden; den Lauch putzen, waschen und in Ringe schneiden.

2 Das Öl erhitzen und beide Zutaten darin andünsten. Das Mehl in der kalten Brühe glatt verrühren und zum Gemüse dazugeben; unter ständigem Rühren 5 Minuten kochen.

3 Crème fraîche, Muskat und die fein gehackten Kräuter untermischen und mit Pfeffer und Salz pikant abschmecken.

4 Die Masse in eine gefettete Auflaufform geben und mit dem Emmentaler bestreuen. Den Auflauf bei 220 °C (200 °C Umluft) im vorgeheizten Backofen in etwa 15 Minuten goldbraun backen.

Obstsalat mit Melisse und Minze

Für 4 Personen   *4 Orangen • 500 g Erdbeeren*
1 Apfel • 1 Banane • Je 1 EL frisch gehackte Melissen- und Minzeblätter • 2 EL Honig • 3 EL Sherry

---

1 Sämtliche Früchte küchenfertig vorbereiten, klein schneiden und in eine Schüssel geben. Die Kräuter darüber streuen.

2 Honig in Sherry durch Rühren auflösen und über das Obst gießen. Alles gut miteinander vermischen und ca. 1 Stunde ziehen lassen.

Tee bei Blähungen, Kater, allgemeinen Kopfschmerzen, Sodbrennen Zwei Teelöffel Melissenblätter mit einer Tasse (200 Milliliter) heißem, aber nicht kochendem Wasser übergießen, zehn Minuten zugedeckt ziehen lassen und dann durch ein Sieb abgießen. Drei Tassen täglich einnehmen.

Teemischung bei Bauchschmerzen Melisse, Kamille und Pfefferminze zu gleichen Teilen vermischen. Einen Teelöffel der Mischung mit einer Tasse (200 Milliliter) kochend heißem Wasser übergießen, zehn Minuten zugedeckt ziehen lassen und dann durch ein Sieb abgießen; den ungesüßten Tee heiß und schluckweise trinken. Zwei bis drei Tassen täglich.

Teemischung bei Kopfschmerzen und Kreislaufproblemen Jeweils einen Teelöffel Melisse und Rosmarin vermischen. Die Mischung mit einer Tasse (200 Milliliter) kochend heißem Wasser übergießen, zehn Minuten zugedeckt ziehen lassen und dann durch ein Sieb abgießen; den ungesüßten Tee heiß und schluckweise trinken. Zwei bis drei Tassen täglich.

Teemischung bei Kreislaufstörungen Jeweils 40 Gramm Melissenblüten, Herzgespannkraut und Passionsblume mit je 30 Gramm Besenginster, 20 Gramm Arnika und zehn Gramm Pfefferminze vermischen. Zwei Teelöffel der Mischung mit einer Tasse (200 Milliliter) kochend heißem Wasser übergießen, fünf Minuten zugedeckt ziehen lassen und dann durch ein Sieb abgießen; den ungesüßten Tee heiß und schluckweise trinken. Drei Tassen täglich.

Teemischung bei Kreislaufstörung und Schwindel Jeweils 15 Gramm Melissen- und Weißdornblüten und Mistelblätter, je zehn Gramm Rautenkraut und Baldrianwurzel sowie fünf Gramm zerstoßene Kümmelfrüchte vermischen. Zwei gehäufte Teelöffel der Mischung mit einer Tasse (200 Milliliter) warmem (nicht heißem) Wasser übergießen, zehn Stunden zugedeckt ziehen lassen und dann durch ein Sieb abgießen. Den Tee erwärmen – nicht kochen. Zwei bis drei Tassen täglich.

Teemischung bei Magendruck Jeweils 25 Gramm Melissenblätter, Engelwurzel, Gänsefingerkraut und Kamillenblüten vermischen. Einen Teelöffel der Mischung mit einer Tasse (200 Milliliter) kochend heißem Wasser übergießen, zehn Minuten zugedeckt ziehen lassen und dann durch ein Sieb abgießen; den ungesüßten Tee heiß und schluckweise trinken. Drei Tassen täglich nach den Mahlzeiten.

Teemischung bei Wechseljahresbeschwerden Jeweils 20 Gramm Melissen- und Salbeiblätter, Frauenmantel- und Johanniskraut sowie Hopfenzapfen vermischen. Einen Esslöffel mit einer Tasse (200 Milliliter) kochend heißem Wasser übergießen, zehn Minuten zugedeckt ziehen lassen und durch ein Sieb abgießen; heiß und schluckweise trinken. Drei Tassen täglich nach den Mahlzeiten.

Tinktur 20 Gramm Melissenblätter in ein Glasgefäß geben und mit 100 Milliliter 70-prozentigem Alkohol übergießen. Zehn Tage an einem warmen Platz ohne direkte Sonneneinstrahlung ziehen lassen. Anschließend durch ein Sieb abgießen und in eine Tröpfchenzählflasche füllen.

Bei Herz- und Kreislaufbeschwerden zweimal täglich 15 Tropfen einnehmen. Äußerlich mit einem Wattebausch angewendet, hilft Melissentinktur bei Lippenherpes und einigen Fußpilzarten.

Extra: Melissenöl

Therapeutische Bedeutung hat auch das ätherische Öl der Melisse, das sich an der Oberfläche der Blätter befindet. Diese müssen vor der Blütezeit geerntet und schonend getrocknet werden, bevor man durch Wasserdampfdestillation das farblose, leicht nach Zitronen duftende Öl extrahiert. Die Ausbeute an Öl ist jedoch gering, was im Zusammenhang mit der aufwendigen Trocknung und Herstellung dazu geführt hat, dass Melissenöl oft verfälscht im Handel angeboten wird.

Mispel
Mespilus germanica

Eine alte Heilpflanze, die heute leider nicht mehr sehr oft verwendet wird. Ihre ursprüngliche Heimat ist Japan, aber mittlerweile hat sie sich auch schon in den gemäßigten Breiten Europas etabliert.

Botanik

Die Mispel gehört zu den Rosengewächsen *(Rosaceae)*. Der Strauch oder Kleinbaum kann zwischen vier und sechs Meter hoch werden. Seine Blätter sind gegenständig und haben leicht gezähnte Ränder. Aus den weißen Blüten, die im Mai und Juni erscheinen, entstehen die braunen Früchte. Verwendet werden Blätter und Früchte.

Heilwirkung

Die Mispel ist reich an Vitaminen der B-Gruppe, vor allem an Beta-Karotin. Dieses Vitamin sorgt für einen wirksamen Hautschutz bei äußerlichen Anwendungen mit Mispelextrakten. Diese beugen beispielsweise auch der Entstehung von Pigmentflecken vor.

Die Samenkörner der Mispelfrucht enthalten wertvolle Glukoside, die beim Fettabbau hilfreich sind und sich damit auch positiv auf den Cholesterinhaushalt auswirken. Zudem sind die Bitter- und Gerbstoffe adstringierend (zusammenziehend) und leicht harntreibend. Daher unterstützen sie den Körper bei leichten Durchfällen, Magenverstimmungen, aber auch Hautentzündungen.

Anwendung

Mispelfrüchte und -blätter finden Anwendung in Tee, Umschlägen, Gurgelwasser und in diätetischen Nahrungsmitteln.

Tee Einen gehäuften Teelöffel Mispelfrüchte mit einer Tasse (200 Milliliter) kochend heißem Wasser übergießen, zehn Minuten zugedeckt ziehen lassen und dann durch ein Sieb abgießen; den Tee heiß und schluckweise trinken. Zwei bis drei Tassen täglich.

Mistel
Viscum album

Die Mistel ist seit vorchristlicher Zeit in der Volksheilkunde bekannt. Ihr eigenartiges Wachstum gab genügend Anlass zu Spekulationen, weshalb man ihr kurzerhand Zauberkräfte zuschrieb, die die Druiden, die Hohepriester der keltischen Religion, sich zunutze machten. Da die Mistel als Zeichen der Götter angesehen wurde, das dem Menschen mitteilte, dass sie selbst im Baum anwesend seien, durfte die Pflanze nur im Rahmen religiöser Riten mit einer goldenen Sichel geschnitten werden. Aus ihr wurden Tränke zubereitet, denen man zauberhafte Heilkräfte zuschrieb.

Als Glücksbringer verteilten Druiden die Mistelzweige zum Schutz gegen böse Geister und Feuer und hängten sie über den Haustüren auf.

Die volkstümlichen Namen der Mistel zeugen teilweise heute noch davon. Als Bocksfutter, Donnerbesen, Donnerkraut, Druidenfuß, Geißkraut, Hexenbesen, Hexenkraut, Leimmistel, Nistel, Vogelmistel oder Wintergrün ist sie im Volksmund bekannt.

Im Mittelalter gehörte die Pflanze noch zu den wichtigsten Heilpflanzen. So war die Mistel im erfahrungsmedizinischen Bereich zur Behandlung der Fallsucht in Gebrauch.

Nachdem sie lange Zeit als heidnisches Kraut »verteufelt« war, bestätigt die moderne Medizin – auch die Schulmedizin – heute die Heilfähigkeiten der Mistel. 2003 wurde die Mistel zur Heilpflanze des Jahres gekürt. Sie steht unter Naturschutz.

Botanik

Die Mistel gehört zur Familie der Riemenblumengewächse *(Loranthaceae/Viscaceae)*. Sie zählt zu den Epiphyten (Pflanzen, die auf anderen Pflanzen wachsen), ist aber kein Parasit, denn auch mehrere Mistelpflanzen an einem Baum schädigen diesen nicht. Man kennt drei Unterarten von Misteln: Die einen gedeihen nur auf Laubbäumen, die anderen nur auf Tannen und die dritten auf Kiefern und Fichten. *Viscum album*, die Laubholzmistel, ist die einzige Art mit weißen Beeren und weißen Samen.

Misteln können bis zu einem Meter groß werden und bilden eine kugelige Form. Anders als die Bodenpflanzen, deren Sprossspitzen nach oben und deren Wurzelspitzen nach unten wachsen, streckt die immergrüne Mistel wie losgelöst von Himmel und Erde ihre Zweige gleichmäßig in alle Richtungen, wodurch es zu der typischen Kugelform kommt. Die Blätter sind gegenständig und winterhart. Die Mistel erzeugt unscheinbare gelblich grüne Blüten, aus denen dann die Beeren hervorgehen.

Das lateinische Wort *viscum* bedeutet »Klebstoff«, was auf ihre Vermehrung zurückschließen lässt. Die Beeren enthalten einen zäh-klebrigen, kautschukartigen Schleim. Da die Mistel für ihre Vermehrung auf Fremdhilfe angewiesen ist, ist diese Klebefähigkeit von besonderer Bedeutung. Die sogenannte Misteldrossel ist auf eben jene Pflanzenbeeren spezialisiert. Nach dem Mahl wetzt die Drossel den mit den Beerensaft verklebten Schnabel zur Reinigung an Ästen und Zweigen. Dabei heften sich die Samenkörnchen gleich an die leicht eingeritzte und damit bereits präparierte Stelle und können sich zu einer neuen Pflanze entwickeln.

Heilwirkung

Die Mistel enthält Cholinderivate, pflanzliche Proteine (Lektine, die ältere Bezeichnung ist Agglutinine) und Polypeptide (Viscotoxin). Daneben spielen weitere Inhaltsstoffe wie die Aminosäure Arginin, pflanzliche Poly- und Oligosaccharide, Farbstoffe (Flavonoide) sowie ein recht hoher Anteil an Vitamin C eine wichtige Rolle.

Sie wirkt aufgrund dieser Zusammensetzung leicht blutdrucksenkend, herzstärkend, abwehrsteigernd und allgemein harmonisierend. Diese Wirkweise ergänzt sich gut mit der anderer herz- und kreislaufwirksamer Pflanzen wie beispielsweise der des Weißdorns.

Derzeit wird auch die mögliche Wirksamkeit von Misteln in der Krebsbekämpfung erforscht.

Anwendung

Misteltee beugt Herzschäden und Arteriosklerose vor. Er kann heiß oder kalt angesetzt werden – letztere Methode verstärkt die Wirkung noch. Ob als Tee oder Öl, die Mistel besitzt positive Heilwirkungen auf sämtliche Blutgefäßmuskeln.

Tee Einen Teelöffel Kraut mit einer Tasse (200 Milliliter) kochend heißem Wasser übergießen, 20 Minuten zugedeckt ziehen lassen und durch ein Sieb abgießen; heiß und schluckweise trinken. Zwei bis drei Tassen täglich.

Tee als Kaltauszug Zwei bis vier Teelöffel des getrockneten Krauts mit einer Tasse (200 Milliliter) kaltem Wasser übergießen, über Nacht stehen lassen und dann durch ein

Sieb abgießen. Morgens dann auf nüchternen Magen trinken. Ebenfalls eine Tasse für den Abend vorbereiten.

Die Anwendung sollte kurmäßig erfolgen, da sich erst dann die Wirkung entfalten kann.

Teemischung bei Bluthochdruck und Arteriosklerose nach Pfarrer Kneipp Jeweils 20 Gramm Mistelkraut, Ackerschachtelhalm und Hirtentäschel mit jeweils 15 Gramm Löwenzahnwurzeln und -blättern, Benediktenkraut, Rautenkraut und Schafgarbenkraut vermischen (die Zutaten sind in Apotheken erhältlich). Einen Teelöffel der Mischung mit einer Tasse (200 Milliliter) kochend heißem Wasser übergießen, zehn Minuten zugedeckt ziehen lassen und dann durch ein Sieb abgießen; den Tee heiß und schluckweise trinken. Zwei bis drei Tassen täglich. Damit der Tee seine heilsame Wirkung entfalten kann, über mindestens vier Wochen kurmäßig anwenden.

Teemischung bei venösen Durchblutungsstörungen Jeweils 15 Gramm Mistel-, Steinklee- und Waldmeisterkraut, Weißdornblätter und -blüten vermischen. Einen Teelöffel der Mischung mit einer Tasse (200 Milliliter) kochend heißem Wasser übergießen, fünf Minuten zugedeckt ziehen lassen und dann durch ein Sieb abgießen; den Tee heiß und schluckweise trinken. Zwei bis drei Tassen täglich nach den Mahlzeiten.

Extra: Geschichte, Mythen und Legenden

Viele Mythen und Legenden ranken sich um die Mistelpflanze. Die interessanteste ist der altnordischen *Edda* entnommen und zeigt, warum die Mistel lange Zeit und vielerorts als heilig betrachtet wurde: Der Lichtgott Baldur träumte von seinem bevorstehenden Tod. Um diesen zu verhindern, nimmt die Göttermutter Freya allen Erdenwesen das Versprechen ab, Baldur nichts zuleide zu tun. Nur ein Wesen, welches kein richtiges Erdenwesen ist, wird hierbei vergessen: die Mistel. Der Feind der Asen (die germanischen Gottheiten), Loki, bemerkt dieses Versehen. Er gibt dem blinden Gott Hödur einen Mistelzweig in die Hand und weist ihm die Richtung Baldurs. Der wird vom Mistelzweig tödlich getroffen.

Mohn
Papaver somniferum

Der Mohn ist eine der wichtigsten Heilpflanzen der Medizingeschichte. Er war bereits zuzeiten der ersten Pharaonen im Land am Nil in Gebrauch, überwiegend zu medizinischen Zwecken: Im *Papyrus Ebers,* der bedeutendsten erhaltenen Heilschrift aus dem alten Ägypten, stößt man an zahllosen Stellen auf Opium als Betäubungs-, Schmerz- und Beruhigungsmittel.

»Pflanze des Glücks«, so ist auf einer sumerischen Keilinschrift, vor rund 5000 Jahren entstanden, der Mohn benannt. Eine treffende Bezeichnung, denn außer Schmerzen zu betäuben, in Träume zu wiegen und das Gemüt zu besänftigen, lässt der Mohnsaft auch höchste sinnlicherotische Freuden erfahren. Dem griechischen Dichter Theokrit zufolge erwuchs der Mohn aus den Tränen der

Aphrodite, die ihrem Geliebten Adonis nachtrauerte. Was dem Kummer der Göttin der sinnlichen Liebe und Wollust entsprossen ist, wird seit Jahrtausenden zur Stimulierung eben dieser Empfindungen eingesetzt.

Opium zählt also nicht nur zu den bedeutendsten Rausch- und Heilmitteln der Menschheit, es ist auch eines ihrer wirksamsten Aphrodisiaka. Zu diesem Zweck wird es meist geraucht, mit Gewürzen vermengt gegessen oder aber mit den berühmten »Orientalischen Fröhlichkeitspillen«, einem Liebesmittel, geschluckt.

Botanik

Der an dieser Stelle besprochene Mohn *(Papaver somniferum)* aus der Familie der Mohngewächse *(Papaveraceae)* kommt dem heutigen Kenntnisstand nach nicht wild vor. Man züchtete ihn seit jeher wegen seiner Samen, deren Öl ein wertvolles Nahrungsmittel ist, sowie wegen des Saftes, aus dem man das Opium gewinnt. Das Kraut besitzt einen langen Stängel wechselständiger Blätter und eine einzeln erscheinende Blüte. Aus dieser geht eine dicke Samenkapsel hervor, die den begehrten milchigklebrigen Saft enthält, der die Samenkörner schützt.

Um den Saft zu gewinnen, wird die grüne Mohnkapsel mit einem Messer angeritzt. Der austretende Saft gerinnt sofort zu einer braunen Masse und wird mit einem Schaber abgekratzt. Zu Kugeln gerollt, lässt man das Rohopium in der Sonne trocknen. Rohopium kommt jedoch äußerst selten auf den Markt. Der Handel konzentriert sich auf die isolierten und weiter verarbeiteten Alkaloide, die im Opium enthalten sind.

Heilwirkung

Im Opium sind mehr als 40 verschiedene Alkaloide gefunden worden, unter anderem das Hauptalkaloid Morphin, des Weiteren Papaverin und Kodein.

Letzteres wirkt schmerz- und hustenreizstillend und ist deshalb in vielen Hustensäften enthalten. Außerdem kommt Kodein in unserem Körper natürlich vor. Papaverin hat krampflösende Eigenschaften, erweitert die Blutgefäße im Gehirn und wird bei Impotenz verabreicht. Darüber hinaus wird Papaverin als durchblutungsförderndes Mittel bei einer Reihe von Beschwerden verordnet. Der wichtigste Opiumwirkstoff ist jedoch das Morphin, ein hocheffizientes Schmerz- und Betäubungsmittel.

Die oft als paradiesischer Zustand, vollkommene Losgelöstheit und Glückseligkeit beschriebene Wirkung des Opiums wurzelt im Zusammenspiel seiner drei Hauptalkaloide. Opium wirkt recht schnell und hält bis zu acht Stunden an. Häufige unerwünschte Nachwehen am nächsten Tag sind Übelkeit, Verstopfung und Erbrechen. Regelmäßig genommen, kann Opium abhängig machen – allerdings ist das Suchtpotenzial von Opium bei Weitem nicht so groß, wie es oft dargestellt wird.

Weitaus gefährlicher und stärker Sucht erzeugend ist der isolierte Inhaltsstoff Morphin und das daraus hergestellte Heroin: »Morphin verhält sich zu Opium wie Alkohol zu Wein«, beschrieb es ein französischer Mediziner einmal treffend.

Den Milchsaft des Schlafmohns taufte der Dichter Ovid »Saft vom Kraut des Vergessens«, und das vollkommen zu Recht, wie sich in der Vergangenheit immer wieder zeigte. Der Inhaltsstoff Morphin hat vielen Menschen qualvolle Schmerzen erleichtert, tiefen Schlaf wie auch unerhörte Freuden geschenkt.

Das aus Opium isolierte Morphin ist das beste natürliche Schmerzmittel, das es gibt. Es hat beruhigende bis hypnotische, schmerzlindernde, narkotische sowie atemverlangsamende Wirkungen. Morphin ist besonders zur Behandlung chronischer Schmerzen, die unter anderem auch mit Krebserkrankungen einhergehen, geeignet. Mixturen aus Morphin, Atropinsulfat und Scopolaminhydrobromid werden auch heute noch zur Narkose sowie zur Beruhigung verabreicht.

Morphin ist ein Neurotransmitter, der im Körper des Menschen wie auch bei höheren Wirbeltieren natürlich vorkommt. Der Opiumstoff ist in der Muttermilch wie auch in der Kuhmilch enthalten. Morphin ist demnach ein körpereigenes Schmerzmittel und besitzt auch eigene Rezeptoren, an die es andockt und so Schmerzempfindungen reguliert.

Nicht zuletzt soll noch Erwähnung finden, dass Morphin auch jener Stoff des Opiums ist, der es zu einem der bedeutendsten Aphrodisiaka der Menschheit macht. Es »erhöht die geschlechtliche Erregbarkeit in hohem Maße«, wie es ein Sexualwissenschaftler einmal dezent ausdrückte.

Vorsicht!

Alle Produkte, die aus Schlafmohn gewonnen werden, unterliegen dem Betäubungsmittelgesetz. Opiumhaltige Präparate können aus diesem Grund nur vom Arzt verordnet werden.

Extra: Opium – Chronik einer berauschenden Medizin

Archäologische Funde belegen, dass Mohn bereits vor 30 000 Jahren von den Neandertalern in Mitteleuropa genutzt wurde.

Im antiken Griechenland war der Mohnsaft eine der wichtigsten Arzneien des Ärztevaters Hippokrates. Er setzte den milchigen Saft gegen unzählige Beschwerden ein, allem voran verordnete er ihn jedoch zur Beruhigung, Schlafförderung und natürlich als Schmerzmittel. So enthielt auch ein Heiltrank des Kaisers Nero als Hauptzutat Opium, und im 3. Jahrhundert begannen die chinesischen Ärzte, ihre Patienten bei Operationen mit einer Mischung aus Opium und *Cannabis indica* zu narkotisieren.

Der persische Arzt Avicenna, der bedeutendste Mediziner des Mittelalters, führte Opium in die islamische Medizin ein. Da er es vor allem zur Narkotisierung verwendete, erhielt Avicenna den Beinamen »Vater des Schlafes«.

Vom Orient gelangte Opium dann wieder zurück nach Europa, wo es ebenso als Anästhetikum verwendet wurde, oftmals in Gestalt der sogenannten »Schlafschwämme« – in Opiumlösung getunkte Schwämme, die man den Patienten auf die Nase drückte.

Theophrastus Bombast von Hohenheim, bekannt als Paracelsus, pries 1527 das Opium als sein wirksamstes Mittel und gab ihm einen neuen Namen: *laudanum* = »lobenswert«.

Ein weiterer Meilenstein in der Medizingeschichte wurde erreicht, als der deutsche Apotheker Sertürner 1804/1805 den Inhaltsstoff Morphin aus dem Opium isolierte. Er nannte ihn Morphium, nach Morpheus, dem

Gott der Träume – ein schicksalhaftes Ereignis für die Medizin, denn ab diesem Zeitpunkt begann die chemische Erforschung der Pflanzenwelt. Allerdings sollten sich mit der Isolierung des Morphins auch die Geschicke des Opiums wenden, denn damit war auch der Startschuss für eine unheilvolle Karriere gefallen, an deren Ende es Ausgangssubstanz einer der gefährlichsten Drogen werden sollte: Heroin. Seit den 1920ern ist Opium in vielen Ländern der Welt verboten.

Möhre
Daucus carota

Ein robustes Gemüse, das ganz nach Region einen anderen Namen hat: So ist die Pflanze auch als Gartenmöhre, Karotte, Rübe, Gelbe Rübe, Mohrrübe oder einfach Wurzel bekannt. Wichtig ist hierbei nur zu wissen, dass Rüben nicht mit Möhren verwandt sind – Rüben sind Kreuzblütler, Möhren sind Doldenblütler.

Die Möhre begleitet uns von frühester Kindheit an. Möhrenmus bildet für fast alle Babys die erste feste Nahrung, die sie zu sich nehmen. Auch später gehört die Möhre zu unserem Standardgemüse, wenn auch nach gesundheitlichen Gesichtspunkten davon durchaus mehr verzehrt werden könnte.

Obwohl sie eines der wichtigsten Gemüse unserer Zeit ist, liegt die Geschichte der Möhre eher im Dunkeln. Man weiß von ihr relativ wenig. Angeblich ist sie im 8. Jahrhundert v. Chr. in Kleinasien aufgetaucht, wurde aber als eher bitteres Gemüse beschrieben. Erst im 16. Jahrhundert finden sich Eintragungen, die auf die heutige Möhre schließen lassen. So brachten die Mauren das Wurzelgemüse nach Spanien, von wo es über die Niederlande nach Deutschland gelangte. Auch dann schien es aber noch nicht zu überzeugen, wohl weil es, so die Überlieferungen, noch nicht die kräftige orangerote Farbe und den süßlichen Wohlgeschmack moderner Züchtungen aufwies.

Botanik

Die Möhre ist ein Doldenblütler *(Apiaceae/Umbelliferae)*, dem es in unseren kalten und rauen Breiten ausgesprochen gut gefällt. Während ihre Verwandten → Dill, → Fenchel, → Kerbel, → Koriander, → Kümmel, → Liebstöckel, → Petersilie oder → Sellerie eher mit ihren überirdischen Blättern und Samen Küche und Apotheke bereichern, ist die Möhre das klassische Wurzelgemüse in den mitteleuropäischen Breiten. Über der Erde sind die filigranen fiedrigen Blättchen zu sehen, die in der Küche allerdings keine Rolle spielen. Die kompakte, kräftige Wurzel ist in gesundheitlicher Hinsicht ein wahres Kraftpaket, voller ballaststoffhaltiger Zellulose, die nur eine Aufgabe hat: möglichst wenig Vitamine und Mineralien an die Umwelt abzugeben – und sie für uns aufzubewahren.

Heilwirkung

Möhren enthalten große Mengen an Beta-Karotin, das ist die Vorstufe von Vitamin A (Retinol), die aber im menschlichen Körper erst mithilfe von Fettzugaben verwertet werden kann. Auch das B-Vitamin Folsäure, die Vitamine C und E und die Mineralstoffe Natrium, Kalium und Phosphor sind reichlich vertreten. Daneben birgt die Möhre Karotinoide und Faserstoffe. Alle diese Inhaltsstoffe liegen dicht unter der Oberfläche, weshalb in den alten Kochbüchern immer empfohlen wird, Möhren nur zu bürsten, aber nie zu schälen. Möhren sind aufgrund dieses Wirkstoffreichtums Glücksbringer (dank der Folsäure), unterstützen das Sehvermögen (hier sei das Vitamin A genannt, das die Möhre weithin als bestes Mittel gegen Sehschwäche und Lichtempfindlichkeit der Augen bekannt gemacht hat), bewähren sich als Radikalfänger, bieten somit Schutz vor Krankheiten und verhelfen durch die Karotinoide und das Vitamin C zu einer gesunden und schönen Haut. Außerdem helfen sie, den Cholesterinspiegel zu senken. Die Möhre enthält viele Pektine, deren therapeutische Wirkung auf erhöhte Blutfettwerte wissenschaftlich belegt ist. Schon 200 Gramm Möhren täglich erzielen eine deutliche Abnahme der Blutfettwerte. Da wie andere Ballaststoffe auch diese der Möhre eigenen Pektine die sogenannte Passagegeschwindigkeit in Dünn- und Dickdarm erhöhen, hat der Nahrungsbrei auch weniger Zeit im Darm zu bleiben. Dadurch wird der Nahrung weniger Fett entnommen.

Anwendung

In Deutschland sind Möhren das ganze Jahr über erhältlich, etwa zur Hälfte stammen sie aus heimischem Anbau. Die ersten Frühmöhren – unter Folie oder Glas gezogen – kommen als Bundmöhren auf den Markt. Sie sind durchaus schmackhaft, doch ihr Karotingehalt ist noch relativ gering. Vom Sommer bis zum Herbst ist Haupterntezeit.

Im Vergleich zu anderem Gemüse sehr untypisch ist folgender Effekt: Aus medizinischer Sicht gewinnt die Möhre in gegartem Zustand – ob gekocht oder zu einem Mus verarbeitet –, da dann ihre Karotinoide von unseren Darmwänden besser aufgenommen werden können. Es empfiehlt sich, Möhren aus biologischem Anbau zu verwenden.

Brei zur Stärkung des Darms Vier Möhren putzen, in wenig Wasser garen und zu Mus verarbeiten. Den Brei täglich einnehmen, am besten über einen längeren Zeitraum hinweg. Gut ist diese Kur auch für Kleinkinder.

Für Babys eignet sich auch ein Brei aus rohen Möhren, die man in einem Mixgerät zerkleinert.

Drinks für eine gesunde Haut

→ Ein Glas Karottensaft einnehmen. Dreimal täglich.

→ Eine Orange und eine Karotte entsaften und mit 500 Milliliter Buttermilch verrühren; für 30 Minuten kühl stellen. Anschließend zwei fein geraspelte Äpfel dazugeben. Einmal täglich.

In der Küche

Möhrencremesuppe

Für 4 Personen   *400 g Möhren • 2 Zwiebeln
1 kleine Kartoffel • 50 g Butter • 400 ml Geflügelbrühe
120 g Sahne • Salz, schwarzer Pfeffer*

---

1 Die Möhren putzen und klein schneiden. Die Zwiebeln abziehen und würfeln. Die Kartoffel schälen und ebenfalls würfeln.

2 Die Butter in einem Topf schmelzen und sämtliches Gemüse darin etwa 8 Minuten andünsten. Mit der Geflügelbrühe ablöschen und zugedeckt bei geringer Hitze 25 Minuten köcheln lassen.

3 Die Suppe mit einem Stabmixer pürieren. Die Sahne zugeben, nochmals aufkochen lassen und mit Salz und Pfeffer würzen.

Kosmetik Möhrenmaske gegen rissige Haut: Ein Eiweiß kräftig schlagen und dabei nach und nach drei Esslöffel Möhrensaft einrühren. Mit einem Pinsel auf dem gereinigten Gesicht verteilen und 30 Minuten einwirken lassen. Mit warmem Wasser abwaschen.

Saft bei Sodbrennen 250 Milliliter frischen Möhrensaft möglichst rasch nach Auftreten des Sodbrennens trinken.

Mönchspfeffer
Vitex agnus-castus

Diese Pflanze ist im Mittelmeergebiet, auf der Krim und in Zentralasien heimisch. Der Mönchspfeffer wird bereits in Homers *Ilias* aus dem 6. Jahrhundert v. Chr. als Symbol der Keuschheit und Mittel zur Abwehr des Bösen erwähnt. Wie schon die Zweitnamen des Mönchspfeffers »Keuschlamm« (abgeleitet von keuschem Lamm) oder »Keuschstrauch« andeuten, glaubte man, die Pflanze könnte die sexuellen Begierden dämpfen – und daher wurde sie als »Mönchspfeffer« von den Geistlichen des Mittelalters gekaut, um sie in der Enthaltsamkeit zu unterstützen.

Heute weiß man, dass der Mönchspfeffer tatsächlich in den menschlichen Hormonhaushalt eingreift. Allerdings nützen seine diesbezüglichen Wirkungen eher Frauen als Männern.

Botanik

Mönchspfeffer gehört zu den Eisenkrautgewächsen *(Verbenaceae)* und ist an Bächen, Flussufern und in feuchten Niederungen – überwiegend im Mittelmeerraum – zu finden. Der Strauch kann zwischen vier und sechs Meter hoch werden.

Die hellbraunen, lang gestielten Zweige bringen kreuzweise gegenständige Blätter hervor, die an der Blattunterseite eine filzige Behaarung haben. Die zwischen Juli und August erscheinenden Blüten sind klein, bestehen aus dichten endständigen Blütenständen und haben eine violette, blaue, rosa oder weiße Farbe. Die kugelige bis längliche Frucht *(Fructus Agni casti)* besteht aus einer viersamigen Scheinbeere, die becherförmig vom Kelch umschlossen ist; sie wird zu therapeutischen Zwecken genutzt. Alle Teile der Pflanze sind schwach giftig.

In Deutschland wird Mönchspfeffer auch als Zier- oder Kübelpflanze gehalten.

Heilwirkung

In den Früchten wurden Aucubin, Agnusid, Flavonoide und ätherisches Öl gefunden. Die Blätter enthalten Aucubin, Agnusid, Eurotosid, Casticin, andere Flavonoide und ätherisches Öl. Im Holz sind Aucubin, Agnusid und Flavon-C-Glykoside vorhanden. Wissenschaftler fanden in den letzten Jahren heraus, dass Frauen mit prämenstruellem Syndrom (PMS) unter Stress und Hunger, aber auch im Tiefschlaf besonders große Mengen an Prolaktin ausschütten. Dieses Hormon wird in der Hirnanhangsdrüse gebildet und sorgt bei Überdosierung für Beschwerden wie Brustspannen, Reizbarkeit und Unterleibskrämpfe. Normalerweise werden Prolaktine durch bestimmte Botenstoffe, die Dopamine, in Schach gehalten, doch dieses System scheint bei Frauen mit PMS nicht richtig zu funktionieren.

Genau hier setzt der Mönchspfeffer an. Er enthält Substanzen, die als sogenannte Dopaminagonisten arbeiten, den Körper also dabei unterstützen, die überschießenden Prolaktine wieder unter Kontrolle zu bringen. Mönchspfeffer steigert zudem die Leistungsfähigkeit des sogenannten Gelbkörpers *(Corpus luteum)*, der im Eierstock das Geschlechtshormon Progesteron produziert. Da das Progesteron an praktisch allen Fortpflanzungsfunktionen des weiblichen Körpers beteiligt ist, wird der Mönchspfeffer zu einem hilfreichen Heilmittel bei Menstruationsstörungen, Trockenheit der Scheide und Unfruchtbarkeit.

Darüber hinaus hilft er auch Frauen, die immer wieder frösteln, selbst unter sommerlichen Bedingungen – denn Progesteron steigert die Körpertemperatur.

Anwendung

Die übliche Anwendung erfolgt als Teeaufguss. Die offenen Samen des Mönchspfeffers gibt es im Kräuterfachhandel und einigen Apotheken.

Extrakte Mönchspfeffer ist in zahlreichen Zubereitungen erhältlich. Monopräparate (die nur Mönchspfeffer enthalten) eignen sich am besten zur Behandlung. Bei der Auswahl sollte man sich unbedingt vom behandelnden Frauenarzt oder Apotheker beraten lassen! Es gibt Präparate in Pillenform und als Tropfen, die meist Alkohol enthalten, also nicht für jede Frau geeignet sind. Darüber hinaus existieren Kombipräparate, oft mit Traubensilberkerze. Die Dosierungen richten sich nach den Packungsbeilagen.

Tee Einen Teelöffel der Samen mit einer Tasse (200 Milliliter) kochend heißem Wasser übergießen, zwölf bis 15 Minuten zugedeckt ziehen lassen und dann durch ein Sieb abgießen. Drei Tassen täglich.

Tinkturen mit Mönchspfeffer enthalten Alkohol. Bei Bedarf lieber auf Tabletten ausweichen.

Muskat
Myristica fragrans

Die ursprüngliche Heimat der Muskatnuss, wie übrigens auch der Gewürznelke, sind die Molukken, die heute zu Indonesien gehörenden »Gewürzinseln«. Von dort gelangten sie über arabische Seefahrer im 6. Jahrhundert auch nach Europa. Ihren Gattungsnamen *Myristica* erhielt die Nuss vom griechischen *myron* = »Balsam, Wohlgeruch«, möglicherweise aber auch vom hebräischen *mor* = »Myrrhe«. Erst im 19. Jahrhundert fand sie Eingang in Europas Küchen, was angesichts ihrer Herkunft erstaunlich ist, waren die Molukken doch seit Jahrhunderten als Gewürzproduzent bekannt.

Botanik

Der immergrüne Muskatnussbaum aus der Familie der Muskatnussgewächse *(Myristicaceae)* ist eine streng zweihäusige Pflanze, das heißt, es gibt sowohl weibliche als auch männliche Bäume. Die Blüten bringen blasse, aprikosenähnliche, fleischige Beerenfrüchte hervor, die die harten Steinkerne umhüllen. Diese sind ihrerseits von einem feuerroten und netzartigen Mantel umhüllt, der den braunen Samenkern umschließt. Der rote Samenmantel wird abgezogen und getrocknet; er wird dann zum braunorangefarbenen Macis. Der getrocknete Samenkern kommt als Muskatnuss in den Handel. Botanisch gesehen stimmt der Begriff Nuss nicht, es handelt sich dabei um den Kern der pfirsichartigen Frucht des Baumes. Der getrocknete Samenmantel (Macis) wird fälschlicherweise oft als Muskatblüte gehandelt. Hierbei handelt es sich jedoch um den die Nuss umkleidenden Samenmantel, ein dünnes ledriges Gewebe. Der Baum ließ sich nur schwer in anderen Regionen züchten; erst nach vielen gescheiterten Versuchen gelang es Botanikern, ihn auch in anderen tropischen Ländern zu beheimaten.

Heilwirkung

Die Muskatnuss enthält ätherische Öle wie Myristicin, Safrol, Elemicin, Eugenol und Isoeugenol. Daneben besteht die Nuss aus knapp 40 Prozent fettem Öl, das als Muskatbutter auch ausgepresst verwendet wird.

Muskat beruhigt Nerven und Geist und hilft bei Magen- und Darmbeschwerden, Blähungen und Durchfall. Muskat darf nur in kleinen Dosen eingenommen werden; größere Mengen rufen Vergiftungserscheinungen, Kopfschmerzen und Schweißausbrüche hervor.

Anwendung

Muskat wird frisch über ein fertig gegartes Gericht gerieben. Man darf ihn nicht zu großen Temperaturen aussetzen, da er sonst bitter wird. Für ruhigen Schlaf sorgt abends eine Viertel Messerspitze in Milch.

Kräuter-Flädle

Für 4 Personen als Einlage   *1 Ei • 100 ml Milch*
2 EL Mehl • Salz, Pfeffer • Etwas geriebene Muskatnuss
1 EL frisch gehackte Kräuter • 40 g Butter

Zutaten gut verrühren; in einer Pfanne mit Butter dünne Pfannkuchen ausbacken. Pfannkuchen abkühlen lassen, zusammenrollen und in feine Streifen, sogenannte Flädle, schneiden. Die Flädle vor dem Servieren in die Suppe geben.

Odermennig

Agrimonia eupatoria

Die lange Liste seiner Zweitnamen zeigt bereits, dass der Odermennig zu Recht unterschiedlichen Zwecken (als »Leberklette«, »Bruchwurz« oder »Adermennig«) eingesetzt wurde und als »Heil der Welt«, »Königskraut« oder »Lebenskraut« eine große Wertschätzung genoss. Vermutlich stammt der Name vom griechischen Wort *argemone* = Mohnart und dem lateinischen *agri moenia* = »die Pflichten des Ackers« ab, was eine Anspielung auf die weite Verbreitung dieser Pflanze vor allem neben Äckern war.

Für Bauern war der Odermennig über Jahrhunderte hinweg eine regelrechte Orakelpflanze: Zeigte er seine Blüten spät, galt das als sicheres Zeichen für ein späte Ernte. Wuchsen seine Blüten an der Spitze der Blütentraube besonders dicht, musste das Saatgut früher als sonst ausgebracht werden.

Von Pflanzenheilkundlern wurde er lange Zeit zur Wundheilung genutzt, denn er stillt Blutungen und fördert die Blutgerinnung. Als sanftes Bittermittel wurde er aber auch bei Verdauungsbeschwerden eingesetzt – eine Anwendung, die auch heute noch gültig ist.

Botanik

Der Odermenning ist ein Mitglied der Familie der Rosengewächse *(Rosaceae)*. Das in ganz Europa beheimatete Kraut wird bis zu 60 Zentimeter hoch und wird auf mageren Wiesen, Schutthalden sowie an Wegrändern und Hecken gefunden. Odermenning hat aufrecht und zottig behaarte Stängel, an denen die gefiederten Blätter, mit einer filzigen Behaarung auf der Blattunterseite, austreiben. In der Blütezeit von Juni bis September bringt die Pflanze langwüchsige Trauben hervor, an denen die goldgelben Blüten stehen.

Im eigenen Garten kann Odermenning ohne viel Aufwand ausgesät werden – wenn er sich nicht sowieso schon niedergelassen hat. Odermenning bevorzugt magere Wiesen in sonniger Lage. Saatgut erhält man in jeder gut sortierten Gärtnerei. Die Aussaat erfolgt im Mai oder im September. Geerntet wird von Juni bis Juli das gesamte Kraut.

Heilwirkung

Der Odermennig enthält neben Schleimstoffen und Phytosterinen als Hauptinhalte Gerbstoffe. Wo sie in Kontakt mit lebendem Gewebe (vornehmlich Haut und Schleimhäute im Darm sowie im Mund- und Rachenraum) kommen, wird das Zellgefüge verdichtet. Die Oberfläche des Gewebes wird ausgetrocknet, die dortigen Eiweiße in Verbindungen umgewandelt, die schädlichen Bakterien nicht mehr als Nahrung dienen können. Darüber hinaus verringern diese Gerbstoffe die Durchblutung und das Schmerzempfinden.

Die Folge daraus ist, dass das Zellgewebe insgesamt robuster wird und feindliche Mikroorganismen dort keine Lebensgrundlage mehr finden. Neben den Gerbstoffen wirken im Odermennig vor allem die Bitterstoffe. Sie wirken appetit- und gallensaftanregend sowie allgemein kräftigend.

Seine zusammenziehende, entzündungshemmende und leberstärkende Wirkung wird in zahlreichen Teemischungen genutzt, die bei Magen-Darm-Katarrh, Durchfall, Gallenbeschwerden, Appetitlosigkeit und zum Spülen bei Entzündungen der Mund- und Rachenschleimhaut zur Anwendung kommen. Gern wird die Pflanze auch mit anderen Bitterstoffdrogen kombiniert, beispielsweise mit → Wermut, um die Inhaltsstoffe der einzelnen Pflanzen durch wechselseitige Verstärkung noch in ihrer Wirksamkeit zu verbessern.

Anwendung

Das Kraut wird gebündelt und trocken, kühl und dunkel an einer Leine zum Trocknen aufgehängt. Nach dem Trocknen die dicken Stängel aussortieren, da sie kaum Wirkstoffe enthalten. Die Lagerung des Krauts erfolgt in Leinensäckchen. Odermennigtee hilft bei Darm- und Gallenblasenerkrankungen. Er ist auch in zahlreichen Magen- und Galle-Leber-Teemischungen enthalten. Menschen, die jedoch stressbedingte Darmprobleme haben, sollten Odermennig nicht einnehmen.

Tee Einen Teelöffel Odermennigkraut mit einer Tasse (200 Milliliter) kochend heißem Wasser übergießen, zehn Minuten ziehen lassen und dann durch ein Sieb abgießen. Drei Tassen täglich.

Tinktur 20 Gramm Odermennigkraut in ein Glasgefäß geben und mit 100 Milliliter 70-prozentigem Alkohol übergießen. Zugedeckt zehn Tage ziehen lassen und dann durch ein Sieb abgießen. Verdünnt mit zwei oder drei Teilen Wasser, eignet sich Odermennigtinktur als Spül- und Gurgellösung gegen Entzündungen im Mund- und Rachenraum.

Ölbaum
Olea europaea

Der Ölbaum, aus dem östlichen Mittelmeergebiet kommend, ist eine der ältesten Kulturpflanzen der Erde. Seine Früchte, die Oliven, und ihr Öl gehören neben Getreide und Wein zu den bekanntesten und ältesten Nahrungsmitteln unserer Zivilisation.

Der Olivenbaum und seine Produkte begleiten und prägen die Kultur der Völker rund um das Mittelmeer seit über 6000 Jahren. Der Zusammenhang zwischen hoch entwickelter Kultur und der Wertschätzung des Ölbaums und seiner Früchte ist sicherlich nicht nur rein zufälliger Natur: Athene, die Schutzgöttin des Ölbaums, ist zugleich auch die Göttin der Weisheit, Aristoteles philosophierte über den Baum, und Platon schätzte die Olive mehr als jedes andere Nahrungsmittel. »Mit Ausnahme des Rebstockes«, so vermerkt Plinius der Ältere, der große Historiker und Schriftsteller des alten Roms in seiner umfassenden *Naturalis historia,* »trägt keine andere Pflanze Früchte, die mit der Bedeutung der Olive vergleichbar wären.«

Ohne Frage bezog sich Plinius nicht nur auf die Olive und ihr Öl als Nahrungsmittel, sondern auch auf die vielfältigen anderen Nutzungsmöglichkeiten. Olivenöl diente der Körperpflege und in der Medizin als Salbe, denn in der Antike war man überzeugt davon, dass das Öl dem Menschen über die Haut Langlebigkeit und Gesundheit zu verleihen vermag – eine Annahme, die, wie wir heute wissen, vollkommen zutreffend war. Ferner verwendete man das Öl in Öllampen zur Beleuchtung und als Konservierungsmittel für viele Speisen. Die als Kulturpflanze wichtigste Art ist der Echte Ölbaum, von dem berühmten Botaniker Carl von Linné (1707–1778) *Olea europaea* getauft. *Olea* leitet sich vom lateinischen *oleum* ab, dem Wort für Öl.

Botanik

Der Ölbaum gehört zu den Ölbaumgewächsen *(Oleaceae)*, wie auch beispielsweise der Flieder, der → Jasmin oder die Esche. *Olea europaea* wächst rund um das ganze Mittelmeer auf steinigen, kargen Böden, am liebsten in voller Sonne. Der Baum wird zwischen zehn und 16 Meter hoch und besitzt einen mächtigen Wurzelstock, der bis zu sechs Meter tief ins Erdreich hineinragt. Charakteristisch sind sein knorriger, zerfurchter Stamm und die üppige, silbrig schimmernde Blattkrone. Die ledrigen Blätter sind immergrün und erneuern sich ungefähr alle drei Jahre. Zur Blütezeit ist der Baum mit winzigen weißen Blüten übersät, die in Rispen von den Ästen hängen und die Luft mit ihrem zarten, überaus angenehmen Duft erfüllen. Daraus entwickeln sich die kleinen Steinfrüchte, die das ölreiche Fruchtfleisch über den Sommer hinweg ansetzen.

Ölbäume können ein wahrhaft biblisches Alter erreichen: In Griechenland finden sich Olivenbäume, die über

2000 Jahre alt sind, und im Garten von Gethsemane, am Westhang des legendären Ölbergs von Jerusalem, stehen Ölbäume, in deren Schatten bereits Christus und seine Jünger geruht haben mögen. Auch in Nordafrika und in der Gegend um Marseille gibt es Vertreter von *Olea europaea*, deren Jahresringe anzeigen, dass sie weit über 1000 Jahre alt sind.

Ab dem siebten Jahr tragen die Bäume erstmals Früchte. Erst im Alter von etwa 20 Jahren erreichen Olivenbäume ihre volle Fruchtbarkeit und werfen einträgliche Olivenernten ab.

Sonne, Steine, Trockenheit, Ruhe und Einsamkeit – das sind die fünf Voraussetzungen, die ein Ölbaum braucht, damit er prächtig gedeiht und Früchte trägt, so sagt eine alte italienische Bauernregel. Zu viel Nässe, gerade während der Blütezeit, bekommt dem Baum schlecht. Hitze im Sommer und ein paar wenige Minusgrade im Winter sind für die Pflanze leichter zu verkraften.

Heilwirkung

Dass Olivenöl zu den gesündesten Nahrungsmitteln zählt, ist mittlerweile bekannt. Es enthält Stoffe, die das schlechte LDL-Cholesterin abbauen, die die Verdauung ankurbeln und die Gelenkschmerzen entgegenwirken. Dazu sollte man aber regelmäßig Olivenöl zu sich nehmen.

Anwendung

Neben dem reinen Öl in Salaten oder Saucen haben sich folgende Anwendungen in der Hausapotheke bewährt.

Bad bei Hautausschlägen – »Kleopatrabad« Einen Esslöffel Olivenöl mit 250 Milliliter Milch vermischen und ins 30 bis 32 °C warme Badewasser geben. Etwa zehn Minuten darin baden.

In der Küche

Mediterranes Gemüse

Für 2–5 Gläser *200 g Blumenkohlröschen*
200 g Karotten • 200 g Zucchini • 200 g Champignons
2 Knoblauchzehen • 5 EL Balsamico-Essig
6 EL Olivenöl • Salz, schwarzer Pfeffer
2 EL frische, fein gehackte Kräuter,
z. B. Rosmarin, Thymian, Quendel, Salbei

---

1 Sämtliches Gemüse küchenfertig vorbereiten und zerkleinern. Etwas Salzwasser aufkochen, das Gemüse für 1 Minute hineingeben, durch ein Sieb abgießen und mit kaltem Wasser abspülen. In einem Sieb abtropfen lassen und dann in ein gut verschließbares Gefäß geben.

2 Die Knoblauchzehen abziehen und in feine Scheibchen schneiden. Zusammen mit dem Essig, Öl, Salz, Pfeffer und sämtlichen Kräutern zu einer Marinade verrühren, über das Gemüse gießen und für 12 Stunden kalt stellen; gelegentlich vorsichtig umrühren.

3 Das Gemüse kurz vor dem Servieren nochmals mit Salz und Pfeffer abschmecken. Etwas abtropfen lassen, auf einer Platte anrichten und servieren.

Kräuter in Öl Dies ist eine der bewährtesten Konservierungsmethoden überhaupt. Die gewünschten Kräuter werden in das Öl eingelegt, wo sie ihre Wirkstoffe abgeben. Das Öl wiederum nimmt diese auf. Hier sei stellvertretend ein Beispiel genannt.

→ Johanniskrautöl: Drei Handvoll frisches Johanniskraut (nach Möglichkeit mehr Blüten als Blätter) in ein Glasgefäß geben und mit einem Liter Olivenöl übergießen – das Kraut sollte vollständig bedeckt sein. Die Flasche fest verschließen und die Mischung zwei Wochen in der Sonne stehen lassen. Dann nochmals die gleiche Menge des Krauts zugeben und erneut eine Woche an der Sonne stehen lassen. Das Öl nimmt eine rote Farbe an. Jetzt das Öl durch einen feinmaschigen Filter abgießen und kühl und dunkel aufbewahren. Diese Johanniskrautölzubereitung hilft bei Verbrennungen und Stichen sowie anderen Hautverletzungen.

Ölmischungen zur inneren Anwendung

→ Bei Bauchschmerzen: Jeweils einen Esslöffel Olivenöl und frisch gepressten Zitronensaft mit fünf Tropfen Rosmarinöl vermischen. Bei Bedarf einen Teelöffel einnehmen.

→ Bei Husten: Zu gleichen Teilen Olivenöl und Zitronensaft vermischen. Von dieser Mischung stündlich einen Teelöffel einnehmen.

→ Bei Husten – Rezept aus Sizilien: Zwei frische Knoblauchzehen zerdrücken und mit zwei Esslöffel kaltgepresstem Olivenöl und dem Saft einer unbehandelten Zitrone vermischen; von dieser Masse dreimal täglich einen Teelöffel einnehmen.

→ Zur Auflösung von Gallensteinen: Auf einen Zug 100 Milliliter kaltgepresstes Olivenöl trinken, 15 Minuten später eine Tasse starken Bohnenkaffee einnehmen und nach weiteren 30 Minuten nochmals 100 Milliliter Olivenöl. Danach für eine Stunde auf die rechte Körperseite legen, damit die Flüssigkeit direkt vor Ort wirken kann.

Ölmischungen zur äußeren Anwendung

→ Bei Fußpilz: Zehn Gramm Rosmarinblüten und 20 Gramm Beinwellwurzel mit 750 Milliliter Olivenöl vermischen und etwa 30 Minuten im Wasserbad erwärmen; anschließend auf Körpertemperatur abkühlen lassen, durch ein Sieb abgießen und zwölf Stunden ziehen lassen. 40 Gramm Bienenwachs (in der Apotheke erhältlich) langsam im Wasserbad schmelzen und vorsichtig mit der Ölmischung vermengen, bis die Mischung die Konsistenz einer Salbe aufweist. Diesen Ölbalsam mehrmals täglich vorsichtig auf die betroffenen Hautpartien auftragen. Er heilt, lindert Juckreiz und macht die Haut auf Dauer widerstandsfähig.

→ Bei Husten: Zwei Esslöffel Olivenöl mit drei Tropfen Ysopöl vermischen. Die Brust mehrmals täglich damit einreiben.

→ Hustensalbe: Jeweils eine halbe Tasse Olivenöl und Sternkiefernharz (aus der Apotheke) verrühren und sieben Tropfen ätherisches Thymianöl zugeben; diese Mischung großflächig auf Brust und Rücken verreiben; mit einem Baumwoll- oder Leinentuch abdecken, eine Wolldecke darüber schlagen und 20 bis 30 Minuten zugedeckt ruhen.

Öl-Zieh-Kur Diese mittlerweile bewährte Kur hilft bei Entgiftung und Entschlackung. Das Öl löst Stoffwechselschlacken und Giftstoffe, die sich über Nacht in den Mund- und Rachenschleimhäuten angesammelt haben, nimmt sie auf und leitet sie aus dem Körper aus. Eine kurmäßige Anwendung empfiehlt sich.

Morgens den Mundraum mit etwa einem Esslöffel Olivenöl gut durchspülen. Dazu morgens nach dem Aufstehen – wenn man möchte, auch abends vor dem Schlafengehen – einen Schluck Olivenöl in den Mund nehmen, diesen zwischen den Zähnen durchziehen und den ganzen Mundraum damit spülen; ausspucken und noch einmal mit frischem Öl wiederholen. Wichtig ist, dass das Öl nicht zu lange im Mund behalten wird, damit die gelösten Schlacken- und Giftstoffe nicht wieder in den Körper zurückgelangen. Wie gut diese Behandlung wirkt, zeigt sich bereits nach der ersten Anwendung: Wenn man mit dem Olivenöl eine Weile gespült und »gezogen« hat, kann man feststellen, dass es einen bitteren, unangenehmen Geschmack bekommt; zudem wird es trübe und etwas dunkler. Dies liegt daran, dass das Öl nunmehr mit Schad- und Schlackenstoffen angereichert ist – ein gutes Zeichen, dass es seine Wirkung getan hat.

Pflaster Ein Pflaster mit → Leinsamen hilft bei Geschwüren, Warzen und Furunkeln.

Einen Esslöffel ganze Leinsamen mit einem Teelöffel Olivenöl und einem Esslöffel guten Bienenhonig verrühren, die Paste auf ein Heftpflaster auftragen und dieses auf der betroffenen Hautstelle befestigen. Am besten das Leinsamenpflaster den ganzen Tag über einwirken lassen.

Vollbad

→ Fünf Esslöffel Olivenöl in das heiße Badewasser geben und für zehn bis 15 Minuten im Wasser bleiben. Das Bad hilft bei Behandlungen mit Schuppenflechte.

→ Zwei Esslöffel Olivenöl mit 250 Milliliter Vollmilch vermischen und in das heiße Badewasser einrühren; etwa zehn Minuten im Wasser bleiben; danach die Haut nur vorsichtig trocken tupfen und lediglich bei Bedarf mit einer Lotion einreiben.

Oregano
Origanum vulgare

Oregano ist ein naher Verwandter des → Majorans. Von den Griechen als »Schmuck der Berge« bezeichnet (*oros* = »Schmuck«, *ganos* = »Berg«), wurde die Pflanze bereits in der Antike als Mittel gegen Schlangenbisse, aber auch als Geburtsbeschleuniger und gegen Hämorriden eingesetzt. Weiterhin kam Oregano auch als Abwehrmittel gegen Dämonen, hauptsächlich in Form von Räucherwerk, zum Einsatz.

Erst die Römer begannen jedoch mit dem Anbau des aromatischen Krauts, um es dann allerdings nicht mehr zu medizinischen, sondern zu kulinarischen Zwecken einzusetzen.

Auch heute noch wird Oregano überwiegend im Mittelmeergebiet kultiviert.

Dost oder wilder Majoran, wie das Kraut noch genannt wird, war im Mittelalter eine wichtige Abwehrpflanze, die vor Hexen und vor dem Teufel schützen sollte. Man hielt einen Strauß dieses Krauts den angeblichen Hexen unter die Nase, um sie zur Abkehr vom Teufel zu bringen. Später dann legte man es als Schutz vor den Widrigkeiten der Welt den Bräuten in den Schuh und band es in die Hochzeitssträuße mit ein.

Seinen aus dem Mittelhochdeutschen stammenden Namen Dost erhielt der Oregano übrigens in Anlehnung an *doste* = »Strauch«. Oregano soll das Kraut sein, das Kummer verschwinden lässt, erloschenen Lebensmut wieder aufrichtet und den Menschen fröhlich macht. Aus diesem Grund trägt die Pflanze auch den Namen »Wohlgemut«. Wenn ein Kind lange nicht zu reden beginnt, gibt man ihm einen Löffel voll Oreganowasser. Gegen Epilepsie lässt man den Kranken an dem mit den Fingern zerdrückten Dost riechen.

Weitere Hochburgen von Anbau und Verzehr sind Mexiko und die USA, der *mexican oregano* gehört jedoch zu einer anderen botanischen Familie als die europäischen Arten. Aufgrund seines schärferen Geschmacks wird er gerne in Chiligerichten eingesetzt.

In der heutigen Medizin spielt Oregano keine große Rolle mehr. Nachgewiesen werden konnten eine positive Wirkung bei Verdauungsbeschwerden, eine die Leber stimulierende Wirkung sowie eine unterstützende Wirkung bei Erkrankungen der oberen Atemwege.

Für all diese Beschwerden stehen jedoch heute weitaus wirkungsvollere Mittel – auch pflanzliche – zur Verfügung. Dost wird daher auch von Naturheilärzten und Heilpraktikern meist nur in Kombination mit anderen Mitteln eingesetzt.

Botanik

Oregano, ein Lippenblütler *(Lamiaceae/Labiatae)* und damit auch ein naher Verwandter des → Majorans, wird zwischen 20 und 40 Zentimeter hoch. Er bildet einen weit verzweigten Wurzelstock mit verholzenden Ausläufern. Die vierkantigen braunrötlichen Stängel tragen die eiförmigen, fein behaarten Blättchen. Von Juni bis September erscheinen an den Stängelspitzen rosa- bis purpurfarbene Blütendolden.

Oregano lässt sich gut im Topf auf der Fensterbank ziehen. Er braucht Sonne, Wärme und durchlässige Erde. Pflanzen erhält man in jedem Gartenfachgeschäft.

Heilwirkung

Oreganoblätter enthalten zahlreiche ätherische Öle, darunter das desinfizierende Thymol sowie Carvacrol und Cymol; auch Bitter- und Gerbstoffe sind enthalten. Erwähnenswert ist zudem der relativ hohe Vitamin-C-Gehalt des frischen Krauts.

Oregano entfaltet seine Wirkungen vor allem bei einer innerlichen Anwendung im Bereich der Atemwege und findet daher Einsatz bei Erkältungen, Husten und Keuchhusten. In der Erfahrungsmedizin schätzt man außerdem die schmerzlindernden Eigenschaften des Oreganoöls Carvacrol. Äußerlich angewendet, kann es die Behandlung von Entzündungen und offenen Wunden unterstützen. Die Bitter- und Gerbstoffe wirken leicht appetitanregend und verdauungsfördernd, vor allem bei der Verwertung von tierischem Eiweiß. Oregano empfiehlt sich daher zum Würzen von Käse- und Fleischgerichten.

Anwendung

Inhalation Oregano, Kamille und Thymian zu gleichen Teilen vermischen. Zwei Esslöffel der Mischung mit einem Liter heißem Wasser übergießen. Kopf, Nacken und Inhalationsschüssel mit einem Handtuch bedecken und die Dämpfe wechselweise durch Mund und Nase einatmen. Wichtig: Das Atmen darf nicht wehtun, deshalb entsprechenden Abstand zur Flüssigkeit halten.

Dauer der Anwendung: acht bis zehn Minuten, zweimal täglich. Nach einer Inhalation für zehn Minuten ruhen, auf keinen Fall sofort an die frische Luft gehen.

In der Küche Die Einsatzmöglichkeiten des Oreganos sind überaus vielfältig, leicht könnte man ein eigenes Kochbuch nur mit Oreganorezepten füllen. Die nach einer Mischung aus Thymian und Majoran duftenden und scharf schmeckenden Blätter finden sich in jedem klassischen italienischen Pizza- und Tomatengericht, am bekanntesten ist sicherlich die zu allen Nudelspeisen servierte Tomatensauce.

Weitere Einsatzmöglichkeiten sind Salatdressings, Suppen mit Kartoffeln, Graupen oder Bohnen sowie Zucchini, Auberginen, Fisch- und sämtliche Fleischgerichte. Der unter seinem US-amerikanischen Namen *mexican oregano (Lippia graveolens)* bekannt gewordene Verwandte ist ein wichtiger Bestandteil des bekannten Bohnengerichts Chili con carne.

Oregano schmeckt nicht nur frisch, auch die getrocknete Pflanze hält ihr Aroma relativ lange. Voraussetzung ist allerdings, dass sie licht- und hitzegeschützt in einer gut schließenden Dose aufbewahrt wird.

Kräutersalz

200 g Salz
20 g getrocknete Kräuter
(Oregano, Rosmarin, Thymian)

Eine kleinere Menge Salz und die Hälfte der Kräuter in einem Mörser so lange verreiben, bis eine gleichmäßige Mischung der Korngrößen entstanden ist. Den Vorgang wiederholen, bis alle Kräuter fein zerkleinert sind. Dann den Rest des Salzes zugeben und gut untermischen. In einem gut schließenden Glas aufbewahren. Passt zu Gegrilltem, Pasta, Pizza und anderen mediterranen Gerichten.

Kartoffelgratin »Dauphinois« mit Oregano

Für 4 Personen   *400 g Kartoffeln • 1 Knoblauchzehe*
200 ml Milch • 100 g Sahne • Salz, Pfeffer
Etwas Muskatnuss • 1 TL Oregano • 1 Ei
100 g geriebener Emmentaler • 10 g Butter

---

1 Die Kartoffeln schälen und in dünne Scheiben schneiden. Die Knoblauchzehe abziehen und zerdrücken.

2 Milch, Sahne, Knoblauch, die Gewürze, den Oregano und das Ei zu einer glatten Flüssigkeit verrühren, den Käse zugeben und alles gut miteinander vermischen.

3 Eine feuerfeste Form buttern, die Kartoffelscheiben darin fächerförmig auslegen und die Flüssigkeit darübergießen. Das Gratin im vorgeheizten Backofen bei 160 °C

(140 °C Umluft) ca. 45 Minuten backen. Wird die Oberfläche zu schnell braun, die Temperatur etwas verringern und das Gratin mit Alufolie abdecken.

Mundspülung Oregano hilft bei Entzündungen in Hals und Mund. Einen Esslöffel Oreganoblätter mit einer Tasse (200 Milliliter) kochend heißem Wasser übergießen, zehn Minuten zugedeckt ziehen lassen und dann durch ein Sieb abgießen; den Tee heiß und schluckweise trinken. Zwei bis drei Tassen täglich.

Ölmischung bei Kopfschmerzen 100 Milliliter Olivenöl mit jeweils einem Teelöffel Oregano und Pfefferminze vermischen, in einer dunkel getönten Flasche (zwecks Lichtschutz) zwei Tage ziehen lassen und dann durch ein Sieb abgießen. Das Öl mehrmals täglich an den Schläfen einmassieren.

Orthosiphon
Orthosiphon aristatus

Orthosiphon, vielen auch als Katzenbart bekannt, ist in Indien heimisch. Die eher unbekannte Pflanze eroberte sich nur langsam ihren Platz in der westeuropäischen Pflanzenmedizin. Unter ihrem 1927 eingeführten Namen kennt sie fast niemand – besser bekannt ist sie als »Indischer Nierentee«. Dank ihrer nachgewiesenen Inhaltsstoffe wird sie erfolgreich zur Behandlung von Harnwegserkrankungen genutzt.

Botanik

Katzenbart gehört zur Familie der Lippenblütengewäch-se *(Lamiaceae)*. Die krautige Pflanze wird zwischen 40 und 80 Zentimeter hoch, hat vierkantige Stängel und längliche Blätter mit grob gesägtem bis gezähntem Rand. Auf der hellen graugrünen Blattunterseite erkennt man die kräf-tig hervortretende drüsige Punktierung. Die blauen bis hellvioletten Lippenblüten sind in Quirlen angeordnet. Charakteristisch sind die auffallend langen Staubblätter, die an die Barthaare von Katzen erinnern. Verwendet wer-den die kurz vor der Blüte gesammelten und getrockne-ten Blätter und Stängelspitzen.

Heilwirkung

Orthosiphon enthält zahlreiche Inhaltsstoffe wie Gerb-stoffe, Flavone, Saponine und einen hohen Anteil an Ka-liumsalzen. Die Pflanze wirkt harntreibend, leicht krampflösend und fördert die Ausscheidung von Kochsal-zen, was bei Blasen- und Nierenentzündungen von Be-deutung ist.

Anwendung

Teemischung – ein Klassiker unter den Heiltees Jeweils 20 Gramm Birkenblätter, Ackerschachtelhalm, Hauhe-chelwurzel, Orthosiphon- und Bärentraubenblätter ver-mischen. Einen Teelöffel der Mischung mit einer Tasse (200 Milliliter) kaltem Wasser übergießen, aufkochen, fünf Minuten zugedeckt ziehen lassen und dann durch ein Sieb abgießen. Mehrmals täglich zwei Tassen.

Ostindische Elefantenlaus
Anacardium orientale

Die Ostindische Elefantenlaus hat wenig mit dem Tierreich zu tun. Der Baum, auch als Anakardien-Herznuss, Herzfrucht, Herznuss, Malakkanuss, Malagabohne oder Ostindischer Tintenbaum bekannt, war ursprünglich in Malaysia, Indonesien und Vorderindien bis zum Himalaja beheimatet. Heute wächst er in den Bergregionen Südasiens und im tropischen Australien. Sein Gattungsname *Anacardium* leitet sich vom griechischen *ana* = »nach oben« und *kardia* = »Herz« ab: Die getrockneten Nüsse sind herzförmig. Der lateinische Zusatz *orientale* = »östlich, morgenländisch« verweist auf sein Vorkommen in Indien. Die indische Volksheilkunde verwendete den Saft der Früchte bei Lähmungen nach Schlaganfällen, bei Haut- und Unterleibserkrankungen, gegen Wurmbefall und Asthma, Hühneraugen und Warzen sowie bei Beingeschwüren.

Botanik

Die Ostindische Elefantenlaus gehört zu den Anakardiengewächsen *(Anacardiaceae)*, auch als Sumachgewächse oder Terebinthengewächse geführt. Der Baum wird einen bis sechs Meter hoch, hat eine glatte Rinde, viele Verzweigungen, dichtes Laubwerk und wechselständige Blätter. Diese sind immergrün, lederartig, bis zwölf Zentimeter lang und sechs Zentimeter breit und tragen auf ihrer Unterseite deutlich hervortretende Mittel- und Seitennerven. Als Trugdolden stehen die kleinen kurzstieligen Blüten in endständigen Rispen. Die Kelchblätter sind dicht behaart, die Kronblätter hingegen sind nur auf der Außenseite stark grau behaart, ihre Innenseite ist kahl und gelbrot gestreift. An einem fleischigen, birnenförmigen gelben Stiel reifen später die herzförmigen braunen Steinfrüchte.

Heilwirkung

Die Hauptinhaltsstoffe der Ostindischen Elefantenlaus sind das Alkaloid Chuaren sowie Cardol, Anacardsäure, Fette und Öle. Bei Einnahme der Frucht kommt es zu Magen- sowie Darmentzündungen, zu Muskellähmungen und Atmungsstörungen.

Vorsicht!

Anacardium orientale wird nur als homöopathische Zubereitung verwendet, die Hahnemann 1835 prüfte. Wegen der gefährlichen Effekte der Frucht dürfen keinerlei Selbstanwendungen vorgenommen werden!

Paprika
Capsicum annuum

Die ursprüngliche Heimat des Paprikas sind die Tropen und Subtropen Südamerikas. Mit Kolumbus kam der Paprika nach Europa. Vor allem in höheren Kreisen begann man bald von einem feuerroten Gewürz zu schwärmen, das »süß wie die Sünde« und »scharf wie der Teufel« sein sollte. Paprikaschoten werden in Europa erst seit dem 18. Jahrhundert angebaut, und zwar überwiegend in Ungarn. Heute ist Paprika als Gemüse ebenso in allen Haushalten zu finden wie als Gewürzpulver.

Botanik

Die Paprika gehört zu den Nachtschattengewächsen (*Solanaceae*) und ist damit mit der → Kartoffel und der → Tomate verwandt. Die einjährige Pflanze wird in allen warmen Ländern und in Treibhäusern angebaut. Sie bildet ein verzweigtes Stämmchen und hat ovale bis lanzettliche Blätter. Aus den glockenförmigen und zumeist weißen Blüten gehen die Beerenfrüchte hervor. Ihre Farben kennzeichnen das Reifestadium: Grün ist die noch etwas unreife Frucht, rote Paprika sind mittelreif, und ausgereifte gelbe Früchte sind sehr süß.

Heilwirkung

Ein hervorstechendes Merkmal ist der hohe Vitamin-C-Gehalt der bunten Schoten, der höher ist als bei der Zitrone. Darüber hinaus enthält der Paprika viel Kalzium, Kalium, Magnesium und Eisen sowie Farbstoffe, die Bioflavonoide, die durchblutungsfördernd wirken und das Vitamin C stabilisieren. Paprikaschoten sind aber auch reich an den Vitaminen A und B, an Pantothensäure und an den hautschützenden Karotinoiden. Deren Wirkung kommt allerdings am besten zum Tragen, wenn das Gemüse gekocht wird. Äußerlich erzeugt Paprika ein leicht brennendes Wärmegefühl auf der Haut, das bei längerer Anwendung von rheumatischen Schmerzen ablenkt.

Anwendung

Verwendet werden die Früchte, sowohl roh als auch gekocht, als Gemüse, in Salaten, eingelegt oder getrocknet. Scharfe kleine Sorten werden zu Cayennepfeffer, Chilipulver oder Paprikapulver verarbeitet. Achtung: Paprika kann in jeder Form auch allergische Reaktionen hervorrufen!

In der Küche Zu den gebräuchlichsten Paprikagewürzen zählen:

→ Delikatesspaprika mit kaum spürbarem Eigengeschmack, aber mit sanftem Duft und intensiver Färbung. Er eignet sich vor allem für Speisen, denen man eine kräftige rötliche Farbe geben will; er unterstützt die Schärfe von Pfeffer und verströmt ein anregendes Aroma.

→ Rosenpaprika, hellrot und scharf. Diese Sorte färbt weniger, ist dafür aber um einiges schärfer, sodass man sie auch anstelle von Pfeffer oder Cayennepfeffer verwenden kann.

→ Paprika »edelsüß«, dunkelrot, mittelscharf, aromatisch und leicht süßlich. Es ist vielfältig einsetzbar. Dieses Paprikagewürz gehört nicht nur in ungarische und österreichische Fleischgerichte, sondern lässt sich auch vorzüglich auf Bratfisch, Käse, Dipps und Quarkspeisen genießen.

Emmentalercreme mit Paprika

Für 2 Personen *200 g Emmentaler • 1 Zwiebel*
200 g Sahnequark • 4 EL Biojoghurt
1 Msp. Kümmel • 1 Msp. Cayennepfeffer
1 TL Paprikapulver, edelsüß • 1 Prise Salz

---

1 Den Käse fein reiben. Die Zwiebel abziehen und fein würfeln.

2 Den Käse in einer kleinen Schüssel zusammen mit dem Sahnequark und dem Joghurt zu einer glatten Creme verrühren.

3 Sämtliche Gewürze und die Zwiebelwürfel dazugeben und alles gut miteinander vermischen. Mit Salz abschmecken.

Tipp Paprikapulver sollte man niemals in siedendes Fett geben, denn das lässt seinen Zucker auskristallisieren. Folge: Das Gewürz verliert seine rote Farbe und schmeckt bitter. Besser den Paprika ins erhitzte, aber nicht siedende Fett geben oder ihn erst auf das fertige Pfannengericht streuen.

Kräuter-Kartoffelpuffer mit Paprikaquark

Für 4 Personen   **Für den Quark**   *Je 1 rote und*
gelbe Paprikaschote • ½ Bund Schnittlauch
750 g Quark, 20 % Fett i. Tr. • 150 ml Milch
½ TL edelsüßes Paprikapulver
¼ TL scharfes Paprikapulver • Salz, schwarzer Pfeffer
Für die Puffer   *1 kg Kartoffeln • 2 Eier*
½ Bund frischen Schnittlauch • 1 EL gehackten Estragon
1 EL gehackte Petersilie • ½ TL Salz, schwarzer Pfeffer
100 g Butter • 4 EL Olivenöl

---

1 Die Paprikaschoten waschen und halbieren; Kerne und
weiße Trennwände entfernen und die Fruchthälften würfeln. Den Schnittlauch waschen und in Röllchen schneiden.

2 Quark und Milch glatt verrühren. Schnittlauch, Estragon, Petersilie, Paprikawürfel und Paprikapulver untermischen und alles mit Salz und Pfeffer abschmecken.

3 Die Kartoffeln schälen, grob raspeln und das Wasser
herausdrücken.

4 Kartoffeln, Eier, Kräuter, Pfeffer und Salz gut miteinander vermischen.

5 Die Hälfte der Butter mit 2 Esslöffel Öl in einer Pfanne
erhitzen. Für jeden Puffer 2 gehäufte Esslöffel Teig in der
Pfanne verstreichen und auf jeder Seite etwa 5 Minuten
goldbraun backen. Auf Küchenpapier legen und kurz ab-

tropfen lassen. Nach der Hälfte des Teiges das Fett wechseln.

6 Die Kartoffelpuffer mit dem pikanten Quark anrichten.

Saft Paprikaschoten waschen, halbieren, die Kerne entfernen und das Fruchtfleisch in einem Entsafter auspressen. Drei Gläser täglich.

Extra: Gesunde Schärfe

Bedeutendster Wirkstoff des Paprikas ist das Capsaicin. Paprikapulver enthält höhere Mengen davon als das Frischgemüse – es sei denn, man isst bei der Frucht die Trennwände und die Kerne mit, denn dort ist der Wirkstoff in besonders hoher Konzentration vertreten. Außerdem: Je schärfer die Frucht, desto höher ist ihr Capsaicingehalt.

Capsaicin verringert die Blutgerinnung und verbessert die Fließeigenschaften des Blutes. Dadurch verhindert es Engpässe in den Blutgefäßen – das Risiko von Durchblutungsstörungen, Herzinfarkten und Schlaganfällen sinkt. Darüber hinaus wirkt Capsaicin anregend auf die Magensaftausschüttung und vorbeugend bei Migräneanfällen.

Passionsblume
Passiflora incarnata

Im Laufe des 17. Jahrhunderts kamen diese wunderschönen, aber seltsamen Blumen auch nach Europa. Ihren Namen »Passionsblume« erhielt die alte Nutzpflanze der Indios 1633 von dem spanischen Jesuiten Ferrari, der in dem bizarren Muster der Passiflorablüten einen Hinweis auf das göttliche Mysterium und die Leidensgeschichte Christi sah. So heißt *passio* »Leiden« und *flos* »Blume«. Die Blüte selbst wurde wie folgt beschrieben: Die drei auffälligen Narben symbolisieren die Nägel bei der Kreuzigung Jesu, der fransige Strahlenkranz die Dornenkrone, die fünf Staubblätter die Wundmale, der gestielte Fruchtknoten den Schwamm, der Jesus am Kreuz hingehalten wurde, die Ranken stehen für die Geißeln und die Blätter für die Lanzen, mit denen die römischen Soldaten Jesus misshandelten.

Die Ureinwohner Amerikas nutzen die Passionsblume bereits seit vielen Jahrhunderten zu Heilzwecken, hierzulande setzte sie sich erst nach 1960 als Heilkraut durch.

Heute schätzt man sie als »Phytotherapeutikum der Mitte«, weil in ihr anregende und beruhigende Effekte auf einmalige Weise aufeinander abgestimmt sind. Sie ist hilfreich bei Nervosität, Schlafstörungen und leichten Formen depressiver Verstimmungen.

Botanik

Die Passionsblume gehört zu den Passionsblumengewächsen *(Passifloraceae)*. Sie wird bis zu zehn Meter lang und wächst wild vor allem in den südöstlichen USA. Mittlerweile wird sie jedoch auch in Spanien und Italien zur Arzneimittelgewinnung kultiviert. Die Passionsblume bildet lange, dünne rankende Stängel mit tief dreilappigen, wechselständig angeordneten Blättern. Die etwa acht

Zentimeter großen gestielten Blüten der Passionsblume besitzen fünf Staubgefäße und drei verwachsene Narbengriffel.

Als Zierpflanze gibt es die Passionsblume wegen ihrer dekorativen Blüten auch bei uns. Die im Blumenfachhandel angebotenen Exemplare sind jedoch aufgrund ihres geringen Wirkstoffgehalts ohne jegliche medizinische Bedeutung.

Ein enger Verwandter von *Passiflora incarnata* ist *Passiflora edulis*. Ihre Früchte kennen wir als Maracujas. Maracujasaft ist erst in den letzten Jahren bei uns beliebt geworden. Er hat sich hierzulande allerdings nicht als Heilpflanzenzubereitung im engeren Sinne etabliert, sondern ist vielmehr als exotischer Geschmacksbestandteil von fertig erhältlichen Multivitaminsaftgetränken bekannt geworden.

Die Früchte der *Passiflora ligularis* sind als Grenadilla in gut sortierten Gemüse- und Obstgeschäften zu bekommen.

Heilwirkung

Die Passiflora enthält unter anderem das Flavonoid Vitexin, Maltol, Kumarine und ätherisches Öl. Ihr Zusammenspiel hilft bei Unruhe, Nervosität, aber auch bei leicht erhöhtem Blutdruck.

Zunächst wirkt ein Passifloratee anregend und stimmungsaufhellend, danach jedoch beruhigend. Der beste Zeitpunkt der Einnahme ist deshalb etwa zwei bis drei Stunden vor der Nachtruhe oder dem Nachmittagsschläfchen.

Passiflora-Arzneien vertiefen den Schlaf und führen zu besonders intensiven Träumen. Dem Gehirn des Betroffenen wird dadurch die Chance gegeben, durch nächtliche Traumarbeit besser mit Problemen, Ängsten und Sorgen fertig zu werden. Sie nutzt vor allem den schlechten und traumarmen Schläfern unter uns, also jenen, die sich nach dem Aufwachen abgeschlagen und ganz wie gerädert fühlen.

Die Früchte enthalten große Mengen an Vitamin C, B 12 sowie Kalzium und Eisen. Der Geschmack ist erfrischend süßsäuerlich.

Anwendung

Getrocknetes Passionsblumenkraut ist in einigen Apotheken und Reformhäusern sowie im Kräuterfachhandel erhältlich. Passionsblumenkraut wird selten allein als Tee getrunken, ist aber Bestandteil zahlreicher Schlaf- und Nerventees.

Ideal ist die Kombination von Passiflora mit Melisse, Orangenblüten und Lavendelblüten oder mit Melisse und Johanniskraut. Die Mixtur entkrampft, entspannt und fördert die Schlafbereitschaft. Nebenwirkungen sind nicht bekannt.

Tee Einen gehäuften Teelöffel Passionsblumenkraut mit einer Tasse (200 Milliliter) kochend heißem Wasser übergießen, zehn Minuten zugedeckt ziehen lassen und anschließend durch ein Sieb abgießen; den Tee heiß und schluckweise trinken. Zwei bis drei Tassen täglich, die letzte Tasse vor dem Einschlafen.

Teemischung zur Beruhigung der Nerven 25 Gramm Baldrianwurzel, 20 Gramm Melissenblätter und Passionsblumenkraut, 15 Gramm Hopfenzapfen und zehn Gramm Waldmeisterkraut. Einen bis zwei Teelöffel dieser Mischung mit einer Tasse (200 Milliliter) kochend heißem Wasser übergießen, zehn Minuten zugedeckt ziehen lassen und anschließend durch ein Sieb abgießen; den Tee heiß und schluckweise eine halbe bis eine volle Stunde vor dem Schlafengehen trinken.

Petersilie
Petroselinum crispum

Petersilie ist in deutschen Landen das Küchenkraut Nummer eins, allerdings nur frisch verwendet. Das war schon zu mittelalterlichen Zeiten so, wie Aufzeichnungen des Kräutervaters Tabernaemontanus belegen. Aber auch die antiken Griechen kannten die Heilwirkung des Krauts. So findet man in Aufzeichnungen des Dioskurides Betrachtungen über die Petersilie, ihre harntreibende Wirkung und ihre hilfreiche äußerliche Anwendung bei Quetschungen, Stauchungen, Mückenstichen und Geschwüren.

Da man dieses Kraut mit Freude sah, wurde es, in Form von Kränzen geflochten, zu Gastmählern getragen. Im 16. Jahrhundert wanderte das Kraut aus den Regalen der Apotheken mehr und mehr in die Töpfe der Köche. Auch heute wird es weniger als Heilkraut denn als Gewürz oder Salatbeilage eingesetzt.

Botanik

Die Petersilie ist ein Doldenblütler *(Apiaceae/Umbelliferae)* und hat die für diese Pflanzenfamilie typische lange möhrenähnliche Pfahlwurzel. Im ersten Jahr erscheinen bei der zweijährigen Pflanze nur kleine Blattrosetten. Daraus entsteht dann im zweiten Jahr ein kantiger, langer Stängel, der über einen Meter hoch werden kann. Die Blättchen sind dunkelgrün und je nach Sorte glatt bis kraus gefiedert.

Im Juni zeigt die Petersilie ihre gelbgrünlichen Doldenblüten, aus denen im September braune Samenkapseln heranreifen.

Verwendet werden die frischen Blättchen und die Wurzel.

Heilwirkung

Petersilie enthält ätherische Öle, allen voran das giftige Apiol, das Glykosid Myristizin, große Mengen an Vitamin C, Vitamin A sowie Mineralstoffe wie Kalzium, Kalium und Eisen.

Bekannt ist Petersilie als ergiebiger Vitaminträger: 100 Gramm enthalten 166 Milligramm Vitamin C, 1,7 Milligramm Vitamin E, 170 Mikrogramm Folsäure und 2,8 Mikrogramm Niazin. Durch diese enormen Werte wird das Kraut zu einem wichtigen Heilmittel bei Infektionen und Abwehrschwäche. Die hohen Anteile an Niazin und Folsäure fördern die Blutbildung und die Arbeit der Hirn- und Nervenzellen. Auch als Mineralienlieferant ist Petersilie geradezu unentbehrlich. Überragend sind ihre Anteile an Kalium (1 Gramm auf 100 Gramm), Eisen (5,5 Milligramm auf 100 Gramm) und Kalzium (245 Milligramm auf 100 Gramm).

Von großer therapeutischer Bedeutung ist der Petersilienbiostoff Apiol. Er bewirkt die Anregung der Verdauungsvorgänge und der Menstruation, außerdem wirkt er in geringem Umfang keimabtötend.

Wichtiger ist jedoch sein erweiternder Einfluss auf die Blutgefäße der Nieren, wodurch die Nierentätigkeit angeregt wird. Das Zusammenspiel von Apiol mit dem Mineral Kalium, das ja in der Petersilie ebenfalls vorkommt, lässt das grüne Kraut zu einem der wirksamsten Harntreiber überhaupt werden.

Große Mengen Apiol können Frühgeburten auslösen, oftmals einhergehend mit erheblichen Nebenwirkungen auf Nerven und Nieren. Für diese Wirkungen müsste man das Kraut jedoch kiloweise verzehren.

Myristizin ist auch in der → Muskatnuss enthalten, weshalb so mancher Genießer schon gelegentlich Ähnlichkeiten herausgeschmeckt hat.

Anwendung

Petersilie sollte nur frisch verwendet werden, da während des Garens sämtliche Inhaltsstoffe und der Geschmack nahezu restlos verschwinden. Die getrocknete und pulverisierte Ware ist ebenso unansehnlich wie geschmacksarm. Petersilie aus der Tiefkühltruhe ist zwar noch grün, besitzt jedoch kaum mehr Geschmack.

Auflage bei Ekzemen Zwei bis vier Sträußchen Petersilie klein hacken und mit 250 Gramm Magerquark vermischen. Die Paste fingerdick auf ein Leinentuch streichen und dieses auf das Ekzem legen. Bei einem feuchten Ekzem anschließend ein mit kaltem Wasser befeuchtetes Leinentuch darüberlegen, bei einem trockenen Ekzem ein trockenes Tuch. Die Auflage so lange einwirken lassen, bis der Quark eingetrocknet ist, also mindestens 30 Minuten.

In der Küche Die krausen Blätter des Krauts eignen sich mehr zur Dekoration als zum Verzehr, während die glatten Blätter als Gewürz zu allen möglichen Speisen eingesetzt und mit zahlreichen anderen Kräutern kombiniert werden können.

In warmen Gerichten wird der herbe Geschmack der Petersilie verstärkt, wobei das Kraut allerdings erst kurz vor dem Servieren dazugegeben wird.

Suppengrün ohne Petersilie ist unvorstellbar. Ebenso ist sie unentbehrlicher Bestandteil der Kräutermischungen »Bouquet garni« und »Fines herbes« sowie der Frankfurter Grünen Soße.

Gebackene Petersilie

2 Bund Petersilie • Ausbackfett • Küchenkrepp

Die Petersilienblätter mit Stängel waschen und gut abtrocknen. Das Ausbackfett auf 180 °C erhitzen, die Petersilie eintauchen und etwa eine Minute lang backen. Herausnehmen und das Fett auf Küchenkrepp abstreifen. Gebackene Petersilie schmeckt vorzüglich zu Kartoffelgerichten.

Hackbraten mit Käse-Petersilien-Füllung

Für 4 Personen   *1 altbackenes Brötchen*
1 Zwiebel • 650 g gemischtes Hackfleisch • 1 Ei
1 TL Salz • 1 TL Senf • Schwarzer Pfeffer
1 EL Sherry • 20 g Butter
200 g Frischkäse • 1 TL frisch gehackte Minze
1 EL frisch gehackte Petersilie • 1 EL frisch gehackten
Kerbel • 1 TL frisch gehackten Salbei • 50 g Sahne

---

1 Das Brötchen in Wasser einweichen und ausdrücken. Die Zwiebel abziehen und fein würfeln.

2 In einer Schüssel Hackfleisch, Ei, Brötchen, Salz, Senf, Pfeffer und Sherry miteinander verkneten. Die Hackmasse zu einem länglichen, flachen Braten formen. In die Mitte eine leichte Vertiefung eindrücken.

3 Für die Füllung die Zwiebel in Butter anbraten, vom Herd nehmen und mit dem Frischkäse, den Kräutern und der Sahne vermischen.

4 Die Füllung in die Vertiefung im Braten geben. Beide Seiten des Bratens wieder andrücken, sodass ein gleichmäßig geformter, länglicher Laib entsteht.

5 Ein Stück Aluminiumfolie auf ein Blech legen, den Braten darauf legen und die Folie nach oben schlagen, die Ränder zusammendrücken. Im vorgeheizten Backofen bei 220 °C (200 °C Umluft) ca. 30 Minuten garen, dann die Folie öffnen und 15 Minuten weitergaren.

Petersilienquarktaschen

Für 4 Personen Für den Teig *300 g Mehl*
½ TL Backpulver • 1 Ei • ½ TL Salz • 1 Msp. Muskatnuss
100 ml Milch • 100 g Butter oder Margarine
Für die Füllung *250 g Sahnequark • 1 Ei*
4 EL frisch gehackte Petersilie • 1 TL Zitronensaft
Salz, schwarzer Pfeffer • 1 Eigelb zum Bestreichen

---

1 Die Zutaten für den Teig zu einer glatten Masse verkneten und ca. 45 Minuten ruhen lassen.

2 Quark, Ei, Petersilie und Zitronensaft gut verrühren und das Gemisch mit Salz und Pfeffer abschmecken.

3 Den Teig ca. 3 Millimeter stark ausrollen und 10 bis 12 Zentimeter große Kreise ausstechen. Das Eigelb mit 2 Esslöffel Wasser verschlagen und die Ränder der Teigkreise damit einstreichen. Die Füllung in die Mitte der Teigkreise geben, die Kreise zuklappen und an den Rändern mit einer Gabel festdrücken.

4 Aus Teigresten kleine Formen ausstechen oder ausschneiden und die gefüllten Halbkreise damit dekorieren. Oberseite mit Eigelb bestreichen und im vorgeheizten Ofen bei 200 °C (180 °C Umluft) 20 Minuten backen, bis die Taschen goldbraun sind.

Tee Die Blätter der Petersilie gehören in die Küche. Die Wurzeln hingegen sind auch in der Heilpflanzenkunde bekannt. Sie stammen allerdings von der Unterart *Petro-*

selinum crispum ssp. *tuberosum* und werden zur Spülung der Harnwege eingesetzt. Ein gehäufter Teelöffel der zerkleinerten Wurzeln mit einer Tasse (200 Milliliter) kochend heißemWasser übergießen, zehn Minuten zugedeckt ziehen lassen und dann durch ein Sieb abgießen. Nicht mehr als zwei Tassen täglich davon trinken!

Extra: Geschichten, Mythen und Legenden

Petersilie selbst im Garten anzubauen ist nicht leicht, denn sie hat sehr spezielle Ansprüche an Boden, Standort, Bewässerung und klimatische Bedingungen. Ihr langsames Keimen wurde mit folgender Anekdote beschrieben: Man sagt, dass die Petersilie, immerhin ein Kraut des heiligen Petrus, vor der Keimung erst einmal nach Rom pilgern müsse, um sich die Erlaubnis zur Keimung beim heiligen Mann einzuholen. Erst nach ihrer Rückkehr, bis zu der es durchaus sieben Wochen dauern kann, erscheint das erste Grün des »Peterleins«. Weniger fromm geht es in ländlichen Regionen zu: Während man in Baden-Württemberg glaubt, dass die Petersilie nur dann gedeiht, wenn man beim Säen lacht, sollte man sie in Unterfranken im Zorn säen.

Pfeffer
Piper nigrum

Als Gewürze gibt es schwarzen, weißen und grünen Pfeffer sowie Chili-, Nelken-, Cayenne- und → Spanischen

Pfeffer. In deutschen Küchen dominieren schwarzer, weißer und grüner Pfeffer, die allesamt aus dem schwarzen Pfeffergewächs *Piper nigrum* gewonnen werden. Pfeffer ist neben Salz das am häufigsten gebrauchte Gewürz.

Botanik

Der Pfeffer aus der Familie der Pfeffergewächse *(Piperaceae)* ist ein immergrüner tropischer Kletterstrauch, der bis zu zehn Meter hoch werden kann. Pfeffer hat dunkelgrüne, spitze und glatte Blätter und bringt ährenförmige weiße Blüten hervor. Aus den Blüten entwickeln sich Fruchtstände mit einsamigen Beeren, den Pfefferkörnern. Unreif noch grün, werden sie dann glänzend braunrot. Die verschiedenen Gewürze werden aus der gleichen Pflanze gewonnen, indem man sie in unterschiedlichen Reifestadien erntet.

Heilwirkung

Unter den Wirkstoffen von schwarzem, weißem und grünem Pfeffer dominiert das Piperin. Es erregt in Rachen, Speiseröhre und Magen die Thermorezeptoren, die für das Wärmeempfinden zuständig sind. In der Folge spüren wir einen deutlichen Wärmereiz, der schließlich auch andere Teile unseres Körpers erfasst. Die Wissenschaft spricht hier vom sogenannten *Thermic Food Effect*. Dieser Effekt sorgt im Weiteren für ein wohliges und vor allem entspanntes Gefühl. Er beschleunigt den Stoffwechsel, sodass mehr Kalorien verbrannt werden und insgesamt der Cholesterinspiegel sinkt. Der Körper leitet Blut in größeren Mengen in den Darm, was die Verdauung deutlich verbessert. Schließlich regt Piperin auch die Speichelsekretion an.

Früher war die gängige Meinung verbreitet, dass Pfeffer Magengeschwüre und Darmkrebs auslösen könne. Neuere Studien beweisen das Gegenteil. Demnach regt Pfeffer wohl die Ausschüttung von Magensäure an, doch hat er keinen Einfluss auf die Entstehung von Magengeschwüren.

Anwendung

Es gibt praktisch kein Gericht, für das der Pfeffer nicht anwendbar wäre. Selbst einige Süßspeisen (wie etwa Erdbeeren) können mit ihm gewürzt werden. Generell schmecken alle Pfeffersorten intensiver, wenn sie ungemahlen in ganzen Früchten gekauft und erst bei Gebrauch in der Mühle zerkleinert werden. Bei langer Lagerung der bereits gemahlenen Früchte verliert sich das Aroma.

Rotkohlsalat mit Pfeffer

Für 4 Personen   *1 Rotkohl • 100 g schwarze Oliven ohne Stein • 1 süßsaurer Apfel 3 EL Olivenöl • 1 EL Apfelessig 1 TL frisch gemahlener schwarzer Pfeffer • Salz*

---

1 Den Kohl putzen, hobeln, abbrausen und im Sieb abtropfen lassen. Die Oliven in feine Streifen schneiden. Den Apfel schälen, entkernen und das Fruchtfleisch in sehr dünne Scheiben schneiden.

2 Für die Marinade Öl und Essig mit dem Pfeffer verrühren und mit etwas Salz abschmecken.

3 Apfel, Rotkohl und Oliven gut vermischen, mit der Marinade übergießen, etwas ziehen lassen und dann servieren. Der Rotkohlsalat ist eine gute Beilage zu allen herzhaften Gerichten.

Extra: Viele Sorten

Das Pfeffergewächs *Piper nigrum* liefert uns schwarzen, weißen und grünen Pfeffer:

→ Grüner Pfeffer: Er bekommt sein intensives Aroma und seine Farbe dadurch, dass die unreifen Früchte in saurer Salzlake eingelegt werden. Grüner Pfeffer bringt neben seiner Schärfe auch immer etwas Salz aus der Lake mit in die Speisen ein.

→ Schwarzer Pfeffer: Er ist ein wenig preiswerter als der weiße Pfeffer. Seine Herstellung besteht schlicht und einfach darin, dass die noch etwas unreifen Beeren (sie sind mittlerweile gelblich grün) kurz in kochendes Wasser gelegt werden und dann auf Matten an der Luft trocknen. Beim Trocknen färben sie sich schwarz und werden etwas schrumpelig. Die Beeren werden von den Stielen abgetrennt und gesiebt.

→ Weißer Pfeffer: Hierfür werden die vollreifen orangeroten Beeren geerntet, in große Säcke gepackt und für etwa eine Woche gewässert. Kurz darauf lässt sich das weiche Fruchtfleisch samt Schale herunterwaschen, sodass nur die weißen Pfeffersamen übrig bleiben. Sie schmecken mittelscharf.

→ Roter Pfeffer: Die Pfefferfrucht wird im vollreifen Zustand geerntet, die rote Fruchtwand bleibt erhalten. Anschließend werden die Früchte in Salzlake eingelegt, was auch konservierend wirkt.

Achtung: Cayennepfeffer stammt von einem ganz anderen Gewächs als Pfeffer, nämlich von den getrockneten scharfen Chilis des *Capsicum frutescens* oder *Capsicum baccatum,* und unterscheidet sich daher auch im Gewürzprofil. Er enthält weniger ätherische Öle, dafür aber umso mehr vom »Scharfmacher« Capsaicin.

Pfefferminze
Mentha piperita

Die Minze war schon den alten Ägyptern und Griechen bekannt. Vermutlich stammt die Pflanze aus dem fernen Osten und ist bereits eine Kreuzung aus verschiedenen Minzearten. Man verwendete sie als Bestandteil kultischer Duftöle, aber auch als Arznei gegen Krämpfe und Kopfschmerzen. In alten Klostergärten schätzte man sie als Mittel gegen Würmer, von Hildegard von Bingen wird die Minze ebenfalls erwähnt.

Botanik

Die Minze gehört zu den Lippenblütlern *(Lamiaceae/Labiatae)* und ist in allen Regionen mit gemäßigtem Klima zu finden. Die Pflanze wird bis zu 80 Zentimeter hoch und wird in ganz Europa in großen Kulturen angebaut. Die Blätter sind klein, gegenständig und haben leicht gesägte Ränder. Die Blüte erscheint ährenförmig mit kleinen Hochblättern in Weiß. Die Blätter werden zur Blütezeit geerntet und getrocknet.

Weitere der Pfefferminze verwandte Sorten sind Apfelminze, Basilikumminze, Bergamotteminze, Orangenminze und die hierzulande ebenfalls recht beliebte Zitronenminze (*Mentha citrata*).

Heilwirkung

Hauptwirkstoff der Pfefferminze ist das ätherische Öl Menthol. Außerdem enthält sie Flavonoide, Gerb- und Bitterstoffe. Ihr Zusammenspiel lässt die Minze krampflösend und leicht betäubend auf die Magenschleimhaut wirken. Die Pfefferminze leistet demnach wertvolle Hilfe bei Magenreizungen sowie Krämpfen, wie sie bei Darm- und Menstruationsbeschwerden auftreten.

Die Produktion von Gallenflüssigkeit in der Leber und die Gallenausschüttung der Gallenblase in den Darm werden durch den Tee angeregt. Pfefferminztee ist hilfreich bei Magenerkrankungen mit Übelkeit und Brechreiz, besonders wenn sich dahinter eine chronische Gallenwegs- oder Gallenblasenerkrankung (etwa Gallensteine) verbirgt, aber auch bei chronischen Erkrankungen an der Bauchspeicheldrüse sowie bei Gärungsprozessen im Darm.

Das ätherische Öl der Pfefferminze zeigt starke antibakterielle Wirkungen und heilt, äußerlich angewendet, Entzündungen und Geschwüre. Außerdem lindert es

Juckreiz. Der kühlende, betäubende und erfrischende Einfluss des Öls wird in zahlreichen Einreibemitteln und Pastillen genutzt. Es hilft auch bei schlechtem Atem.

Untersuchungen der Universitätsklinik Kiel zeigen Perspektiven für die Anwendung der Pfefferminze in der Behandlung von Spannungskopfschmerzen. Ihr Öl wirkt bei lokaler Anwendung auf der Haut – beispielsweise auf Stirn und Schläfen – kühlend und dadurch hemmend auf die Schmerzfühler. Außerdem hemmt es die Wirkung der Substanz, die den Schmerz vom Schmerzfühler zum zentralen Nervensystem überspringen lässt. In einem Experiment an 164 Patienten mit Spannungskopfschmerzen vermochte zehnprozentiges Pfefferminzöl bereits nach 15 Minuten die Schmerzintensität deutlich zu verringern. Damit erzielt es ähnliche Erfolge wie Paracetamol und die im Aspirin enthaltene Acetylsalicylsäure.

Anwendung

Für Tees verwendet man die getrockneten Blätter, am besten aus der Apotheke. Die Pfefferminze sorgt auch bei längerfristigem Gebrauch nicht für Nebenwirkungen. Dennoch sollte ihr Tee nicht zum Alltagsgetränk und auch ihr Öl nicht täglich angewendet werden, denn mit ihrem ständigen Gebrauch nehmen die Heilwirkungen der Pfefferminze allmählich ab. Bei häufigem und hoch dosiertem Gebrauch kann sie zudem leicht stopfen.

Auflage Ein sauberes Leinentuch mit frischen Pfefferminzblättern direkt auf die Haut auflegen. Pfefferminzpackungen hemmen Entzündungen und reinigen die Haut.

Bad bei Erkältungskrankheiten Zehn Tropfen Pfefferminzöl in das heiße Badewasser geben. Die Temperatur des Wassers sollte aber nicht über 39 °C liegen. 20 Minuten im Bad verweilen, danach warm eingepackt ins Bett legen.

Gesichtswassser für heiße und schwüle Tage Zwei Esslöffel Pfefferminzblätter in ein Glasgefäß geben, mit 100 Milliliter Apfelessig übergießen, das Gefäß verschließen und zwei Wochen bei Raumtemperatur stehen lassen. Dann durch ein Sieb abgießen. Bei Bedarf mit einem Wattebausch auf die Haut tupfen. Eine erfrischende Lotion für drückende Sommertage.

Bei besonders starker Hitze hilft eine Gesichtsauflage: Ein Leinentuch mit der Essig-Pfefferminze-Lotion befeuchten und für zehn Minuten auf das Gesicht legen. Diese Auflage hilft übrigens auch bei Spannungskopfschmerzen.

In der Küche

Minze-Cocktail

Für 2 Personen   *4 Eiswürfel • 2 Zweige frische Minze • 50 ml Whisky • 50 ml Grapefruitsaft 10 ml Pastis • 1 TL Zucker*

Eiswürfel, Minze, Whisky, Grapefruitsaft, Pastis und Zucker im Shaker gut mixen und in Cocktailgläser gießen. Den Cocktail mit einigen Minzblättchen dekoriert servieren.

Minzelikör

Für 1 Flasche *250 g Kandiszucker*
20 EL frische Minzeblätter • 1 TL Koriandersamen
750 ml klarer Schnaps

In eine ausreichend große, gut schließende Flasche den Kandiszucker einfüllen, dann die Minzeblätter darüber geben, Koriander dazugeben und mit dem Schnaps auffüllen. Die Flasche verschließen. Fünf Wochen an einem dunklen Ort ziehen lassen, damit sich der Zucker nach und nach auflöst. Wenn der Zucker aufgelöst ist, die Flasche gut schütteln und den Likör durch einen Filter in eine frische Flasche abgießen.

Marokkanischer Tee

Für 3 Personen
2 gehäufte TL losen grünen Tee • 4–5 Zweige Minze

750 Milliliter Wasser zum Kochen bringen und etwas abkühlen lassen. Teeblätter und Minze damit übergießen und fünf Minuten ziehen lassen. Den Tee heiß oder eisgekühlt mit Zitronensaft und Zucker servieren.

Pfefferminzöl Zwei Handvoll frische Pfefferminzblätter in eine durchsichtige Flasche geben, mit 500 Milliliter Pflanzenöl (beispielsweise Distel- oder Olivenöl) übergießen und dann für sechs Wochen auf die warme Fensterbank stellen. Anschließend durch ein Sieb abgießen und die Rückstände gut auspressen! Die Aufbewahrung erfolgt in einer dunklen, luftdicht verschließbaren Flasche. Pfefferminzöl hilft – äußerlich auf Stirn und Schläfen aufgetragen – gegen Kopfschmerzen. Man erhält das Öl auch als fertiges Präparat in der Apotheke.

Tee Einen bis zwei Teelöffel Pfefferminzblätter mit einer Tasse (200 Milliliter) kochend heißem Wasser übergießen, zehn Minuten zugedeckt ziehen lassen und dann durch ein Sieb abgießen; den Tee heiß und schluckweise trinken. Drei Tassen täglich.

→ Pfefferminztee ist besonders bei Verdauungsbeschwerden hilfreich, er unterstützt die Verdauung von fetten Speisen. Eine Stunde vor dem Essen getrunken, beseitigt er Appetitlosigkeit.

→ Achtung! In hohen Dosierungen kann Pfefferminze bei innerlicher Anwendung giftig sein, vor allem wegen seiner ätherischen Öle und der beiden Enzyme Peroxydase und Katalase, die am Zellgewebe Oxidationen in Gang setzen können. Die Dosis von drei Gramm Pfefferminzblättern bei Erwachsenen und zwei Gramm bei Kindern sollte daher nicht überschritten werden. (Das gilt jedoch nicht für die gebräuchlichen Teebeutel, die arm an wirksamen Inhaltsstoffen sind.) Für die längerfristige Anwendung bei Verdauungsleiden ist Kümmel daher besser geeignet als Pfefferminze.

Teemischung bei Durchfall und nervösen Magenbeschwerden Pfefferminzblätter, Baldrianwurzel, Kamillenblüten und Kümmelfrüchte zu gleichen Teilen vermischen. Einen Teelöffel der Mischung mit einer Tasse (200 Milliliter) kochend heißem Wasser übergießen, zehn Minuten zugedeckt ziehen lassen und dann durch ein Sieb abgießen; den Tee heiß und schluckweise trinken. Dreimal täglich je eine Tasse vor den Mahlzeiten.

Teemischung bei Erbrechen Pfefferminzblätter, Krause-minze, Faulbaumrinde, zerstoßene Fenchelfrüchte und Wermut zu gleichen Teilen vermischen. Einen Teelöffel der Mischung mit einer Tasse (200 Milliliter) kochend heißem Wasser übergießen, zehn Minuten zugedeckt ziehen lassen und dann durch ein Sieb abgießen; den Tee heiß und schluckweise trinken. Dreimal täglich je eine Tasse vor den Mahlzeiten.

Pfirsich
Prunus persica

Der Pfirsich stammt ursprünglich aus China, wo er schon vor über 2000 Jahren kultiviert wurde. Er kam dann über Japan nach Persien, von wo aus er seinen Siegeszug an das Mittelmeer antrat: Sein Name *persica* = »persisch« deutet darauf, dass die Griechen und Römer ihn als persische Spielart der Pflaume kennen lernten. Heute kommt er hauptsächlich aus dem Mittelmeerraum zu uns.

Botanik

Der Pfirsichbaum ist ein Rosengewächs *(Rosaceae)*. Der Baum hat etwa sechs Zentimeter lange Blätter, die sich erst nach der Blüte richtig entwickeln. Die Blütezeit im

Frühjahr bringt eine Wolke an rosafarbenen kleinen Blüten hervor. Im Sommer folgen dann die samtigen Früchte, wobei das Fruchtfleisch einen großporigen, stark gefurchten Kern umschließt. In Mitteleuropa wird der Pfirsich wegen seines Wärmebedürfnisses vor allem in Weinbaugebieten angebaut. Sind die Winter zu kalt, wird das Holz geschädigt und die frühe Blüte von Spätfrösten in Mitleidenschaft gezogen. Saftreife, aromatische Pfirsiche lassen sich im Prinzip nur im eigenen Garten ernten. Die gekauften Pfirsiche werden in der Regel noch im harten Zustand vom Baum genommen, damit sie den Transport überstehen können. Solche Früchte reifen aber nicht vollkommen nach. Das typische Pfirsicharoma fehlt ihnen. Saison hat der Pfirsich zwischen Juni und September.

Heilwirkung

Pfirsiche enthalten eine überdurchschnittliche Menge an Vitamin A und B. Der Genuss der Früchte beruhigt, belebt, entgiftet und baut auf. Das Pektin des Pfirsichs hat eine darmregulierende Wirkung. Pfirsiche sind reich an Kalium und Phosphor.

Für Tees werden die Blüten verwendet, die etwas ätherisches Öl enthalten und leicht beruhigend, abführend und hustenstillend wirken.

Wenn man ungespritzte Pfirsiche bekommt, kann man auch aus den Schalen einen angenehm aromatischen Tee bereiten. Ebenso kann man Stückchen der geschälten frischen Frucht oder auch der getrockneten Früchte zu anderen Tees hinzugeben.

Anwendung

Die Blüten wie auch die Kerne des Pfirsichs sind blausäurehaltig, sodass von einer Verwendung durch Laien abzusehen ist.

Saft Die reifen Früchte entsteinen und vierteln. In einen Topf geben, mit Wasser bedecken und kurz aufkochen lassen. Durch ein Sieb oder Leinentuch in einen Topf durchlaufen lassen. Erneut aufkochen lassen, dabei Zucker zugeben – man rechnet pro Liter ungefähr 150 Gramm Zucker – und in sterilisierte Gläser oder Flaschen abfüllen.

Dickflüssiger Pfirsichsaft lässt sich sehr gut mit Orangensaft zu einem leckeren Mixgetränk verdünnen.

Pflaume
Prunus domestica

Die Pflaume stammt vermutlich aus den Regionen um das Schwarze Meer; aber auch in Japan und in Nordamerika hat man Funde von Pflaumenbäumen gemacht. Angeblich kannten die Römer schon über 300 Pflaumensorten. Heute gibt es weit über 2000.

Botanik

Die Pflaume aus der riesigen Familie der Rosengewächse *(Rosaceae)* gehört mit zahlreichen Verwandten – wie beispielsweise Zwetschge, Mirabelle und Reineclaude – zur Unterfamilie des Steinobstes. Da er keine großen Ansprüche an Boden, Standort und klimatische Bedingungen stellt, ist der Pflaumenbaum mittlerweile weit verbreitet, allerdings sind die zarten weißen Blüten sehr empfindlich gegen Frühjahrsfröste. Hauptsaison der Pflaumenfrüchte ist von Juli bis Oktober.

Heilwirkung

Die Früchte enthalten Pektine, Fruchtsäuren, Mineralstoffe und Vitamine, besonders das Provitamin A (Beta-Karotin). Durch eine ideale Kalzium-Phosphor-Verbindung besitzen Pflaumen einen knochenstärkenden Effekt. Pflaumen erfrischen und kräftigen und haben zudem entwässernde, entgiftende und abführende Eigenschaften, vor allem der Saft und die Trockenpflaumen. Roh oder in gekochter Form sind Pflaumen eine wertvolle Diätspeise bei Nieren- und Leberleiden, Gicht und Rheumatismus. Sie fördern die Verdauung und regen den Appetit an. Pektinartige Stoffe verleihen dem Stuhl eine weiche Beschaffenheit und erleichtern die Darmentleerung.

Frische Pflaumen sollten nicht in übergroßen Mengen verzehrt werden, da es sonst im Darm zu Gärprozessen kommt, die Magen-Darm-Krämpfe und Durchfall auslösen können. Zudem sollten nie unreife Pflaumen gegessen werden. Auch sollte zu frischen Pflaumen niemals Wasser getrunken werden.

Anwendung

Sowohl Saft als auch Tee wirken stark verdauungsfördernd und sind somit zum Durstlöschen nicht geeignet.

Frische Früchte werden gerne als Kuchenbelag, zu Marmeladen oder zu Knödelsüßspeisen verarbeitet.

Saft Die Pflaumen entsteinen und halbieren. In einem Topf mit Wasser bedeckt aufkochen lassen und durch ein Sieb abgießen. Die Flüssigkeit erneut aufkochen lassen, dabei den Zucker – man rechnet pro Liter ungefähr 200 Gramm Zucker – zugeben und in sterilisierte Gläser oder Flaschen abfüllen.

Eine leckere Variante ist die Bereitung einer Saftmischung aus 800 Gramm Pflaumen und 200 Gramm Birnen.

Tee Einen Esslöffel getrocknete Pflaumenstücke zusammen mit 250 Milliliter kaltem Wasser aufkochen, fünf Minuten zugedeckt ziehen lassen und dann durch ein Sieb abgießen. Der Tee wirkt leicht abführend.

Preiselbeere
Vaccinium vitis-idaea

Die kleinen roten Beeren wachsen in trockenen Wäldern und auf Heiden. Wer die Gelegenheit dazu hat, sollte sie selbst sammeln. Sie sind aber im Spätsommer auch auf dem Markt erhältlich.

Botanik

Die Verwandte der → Heidelbeere ist ebenfalls ein Mitglied der Heidekrautgewächse *(Ericaceae)* und liebt kühlere

Regionen mit sandigem, saurem Untergrund. Die niedrigen Sträucher bringen im Spätsommer und Herbst leuchtend rote Beeren hervor, die auch heute noch von Hand geerntet werden – deswegen der in der Regel stolze Preis.

Heilwirkung

Die aromatischen Früchte sind reich an Vitamin C und Fruchtsäuren, außerdem enthalten sie Vitamin B, Pro-Vitamin A, Mineral- und Gerbstoffe, Pektine und Arbutin. Auch der Wirkstoff Quirin, der die Leber bei der Ausscheidung von Giftstoffen unterstützt, ist in nennenswerter Menge enthalten. Die eingekochten Früchte schmecken erfrischend, regen den Appetit an und wirken leicht stopfend. Zu Heilzwecken werden in erster Linie die Blätter verwendet, die entzündungswidrige, keimtötende, harntreibende und zusammenziehende Eigenschaften haben, die vor allem auf den Arbutin- und Gerbstoffgehalt zurückzuführen sind. Ein wichtiger Anwendungsbereich liegt bei Infektionen der Harnwege, wo die Preiselbeere in ihrer Heilwirkung den Bärentraubenblättern nur wenig nachsteht. Sie schmeckt allerdings besser und ist magenverträglicher.

Anwendung

Preiselbeeren sind so hart, dass sie für den Rohverzehr nicht geeignet sind. Sie müssen gekocht oder dampfentsaftet werden. Der Saft ist einigermaßen herb, lässt sich jedoch gut mit Apfelsaft kombinieren, um den Geschmack zu verbessern. Als Marmelade werden Preiselbeeren besonders gerne zu Wildgerichten gereicht, auch die Verwendung als Kompottzugabe ist gängig.

Die innere Anwendung der Blätter sollte nur nach fachlicher Absprache mit dem Arzt durchgeführt werden, da sonst Nebenwirkungen zu befürchten sind.

Tee bei Gicht Einen Teelöffel Preiselbeerblätter mit einer Tasse (200 Milliliter) kochend heißem Wasser übergießen, 15 Minuten zugedeckt ziehen lassen und dann durch ein Sieb abgießen; den Tee heiß und schluckweise trinken. Zwei bis drei Tassen täglich.

Quecke

Agropyron repens

Früher wurde die Quecke vor allem als harntreibendes Mittel eingesetzt. So sagt das Kräuterbuch des Tabernaemontanus aus dem Jahr 1613: »Das Quecken-, Rech- und Hundtsgraß treibt den Harn, Grieß und Stein und vertreibt den Kaltseich und Harnstreng.«

Aus heutiger Sicht gehört die Quecke aber wohl eher zu den mäßig harntreibenden Heilpflanzen, zu denen es wirksamere Alternativen gibt. Ihre Wirkung auf Haare und Nägel sowie auf bestimmte Pilzerkrankungen ist von größerer Bedeutung.

Botanik

Dieses zur Familie der Gräser *(Poaceae/Gramineae)* gehörende Klettergewächs wächst auf nahezu allen Böden, in Sonne oder Schatten, an Wegrändern, auf Äckern und als »Unkraut« im Garten – zum Leidwesen eines jeden Gärtners.

Die schlingenden Gewächse sind, wenn sie sich einmal angesiedelt haben, nur schwer ausrottbar. Sie bilden widerstandsfähige Rhizomwurzeln, aus denen die eineinhalb Meter hohe Pflanze hervorgeht.

Die Stängel der Pflanze sind aufrecht und glatt, die blaugrünen Blätter sind schmal und flach, die ohrenartigen Blüten bestehen aus zehn bis fünfzehn mehrblütigen Mini-Öhrchen.

Die Blütezeit ist von Juni bis August. Geerntet werden im Frühjahr oder im Herbst die Wurzelstöcke.

Heilwirkung

Die Wurzeln der Quecke haben einen außergewöhnlich hohen Anteil an → Kieselsäure. Daneben finden sich auch nennenswerte Mengen an Kalzium und Mangan. Diese Stoffe sind besonders für das Haar- und Nagelwachstum unterstützend, was die Pflanze zu einem wichtigen Kosmetikum macht.

Brüchige Fingernägel können durch eine Kombination aus Fingerbädern und Teetrinken relativ schnell gestärkt werden.

Außerdem wirken die ätherischen Öle, wie man festgestellt hat, leicht harntreibend, reizlindernd und keimhemmend, Letzteres besonders gegen einige Hautpilzarten sowie gegen Angriffe auf die Atemwege.

Erwähnenswert sind darüber hinaus die Polysaccharide (Mehrfachzucker), die den Queckentee im Verhältnis zu anderen Heilkräutertees recht angenehm süßlich schmecken lassen. Getrocknete Queckenwurzeln werden aufgrund ihres günstigen Zuckerprofils auch in zahlreichen diätetischen Heil- und Lebensmitteln für Diabetiker verarbeitet.

Anwendung

Die Wurzelstöcke werden von den Nebenwurzeln befreit und gereinigt, anschließend in einem Backofen bei 50 °C zum Trocknen ausgelegt. Zum Lagern deponiert man sie in gut verschließbaren Dosen.

Bad Dazu setzt man zunächst einen Tee aus getrockneten Queckenwuzeln an, den man auf Körpertemperatur abkühlen lässt. Dann gibt man ihn in das ebenso temperierte Badewasser.

Tee Zwei Teelöffel Queckenwurzeln mit einer Tasse (200 Milliliter) kaltem Wasser übergießen, aufkochen, fünf bis acht Minuten ziehen lassen und dann durch ein Sieb abgießen. Drei Tassen pro Tag helfen gegen Bronchitis und Husten.

→ Bei brüchigen Fingernägeln nur zwei Tassen täglich trinken, dafür aber zweimal täglich ein Fingerbad in Queckentee nehmen.

→ In der Volksmedizin wird Queckentee noch heute gerne zur Blutreinigung getrunken. Er eignet sich vor allem zur Entschlackungskur im Frühjahr.

→ Der Tee aus der Queckenwurzel kann bei chronischen Hautausschlägen auch als Kompresse zur Reinigung der betroffenen Hautstellen verwendet werden.

Saft Die frischen Wurzeln eignen sich zur Herstellung von Queckensaft in einer Saftpresse. Queckensaft hilft aufgrund seines hohen Schleimstoff- und Vitamingehalts bei akuten Schleimhautentzündungen in den oberen Atemwegen. Er schmeckt im Unterschied zum Queckentee eher herb, er sollte daher mit Apfelsaft vermischt werden. Drei Gläser pro Tag.

Vorsicht!

Quecke sollte nicht angewendet werden bei Wasseransammlungen, die durch eine eingeschränkte Herz- oder Nierenfunktion bedingt sind.

Quendel

Thymus serpyllum

Ein altes Heilkraut, das seit einigen Jahren wieder zu Ehren kommt. Der auch als Feld- oder Bergthymian bekannte Quendel war im Mittelalter ein vielfältig eingesetztes Kraut, das – ähnlich dem Thymian – bei Atemwegsbeschwerden zum Einsatz kam.

Botanik

Der Zwergstrauch – wie der Thymian ein Lippenblütler *(Lamiaceae/Labiatae)* – wächst an sonnigen Böschungen, Wald- und Wegrändern, aber auch in höheren Gebirgslagen und wird bis zu 20 Zentimeter hoch. Er hat einen verzweigten, kaum verholzten Wurzelstock, aus dem die sich über den Boden ausbreitenden Stängel sprießen. Die Blättchen sind eiförmig und stehen einander gegenüber.

Von Juni bis August bringt er rosa bis purpurrot gefärbte Blütenbüschel hervor, die intensiv duften. Gesammelt wird der Quendel zur genannten Blütezeit. Es wird die ganze Pflanze (mit Ausnahme der Wurzeln) gesammelt und verwendet.

Heilwirkung

Das Kraut enthält den Wirkstoff Cymol, aber in weitaus geringeren Mengen als der Thymian den Inhaltsstoff Thymol. Außerdem hat er Gerb- und Bitterstoffe. Quendel wird wegen seiner krampflösenden Wirkung bei Menstruationsbeschwerden eingesetzt und wegen seiner auswurffördernden und desinfizierenden Wirkung bei Atemwegserkrankungen.

Anwendung

Bad Dazu bereitet man einen Teeextrakt mit der doppelten Menge des Krauts zu und gießt dieses in das Badewasser. Das Bad wirkt kräftigend.

Tee Zwei Teelöffel des Krauts mit einer Tasse (200 Milliliter) kochend heißem Wasser übergießen, zehn Minuten zugedeckt ziehen lassen und dann durch ein Sieb abgießen; den Tee heiß und schluckweise trinken. Zwei bis drei Tassen täglich. Nebenwirkungen sind nicht bekannt

Teemischung bei Erkältung Quendel, Malve und Basilikum zu gleichen Teilen vermischen. Einen Esslöffel der Mischung mit einer Tasse (200 Milliliter) kochend heißem Wasser übergießen, fünf Minuten zugedeckt ziehen lassen und dann durch ein Sieb abgießen; den Tee heiß und schluckweise trinken. Zwei bis drei Tassen täglich nach den Mahlzeiten.

Teemischung bei Wechseljahresbeschwerden Jeweils 30 Gramm unzerkleinerten Quendel und Schafgarbenblüten vermischen. Zwei bis drei Teelöffel der Mischung mit 500 Milliliter kochend heißem Wasser übergießen, acht Minuten zugedeckt ziehen lassen und dann durch ein Sieb abgießen; den Tee heiß und schluckweise trinken. Zwei bis drei Tassen täglich einnehmen, gegebenenfalls mit etwas Honig süßen.

Quitte

Cydonia oblonga

Die Quitte ist ein Gewächs, das in den letzten Jahren erfreulicherweise wieder zu neuen Ehren gekommen ist. Jahrhunderte lang war die Quitte eine begehrte Frucht, die zu heilkundlichen und kulinarischen Zwecken gleichermaßen eingesetzt wurde.

Die ursprünglich aus Persien stammende Quitte war in der Antike sehr beliebt; ihr lateinischer Name geht auf die kretische Landschaft zurück, die damals für ihren Quittenanbau berühmt war. Außer als Aphrodisiakum wurde die Quitte bereits zur Parfümherstellung verwendet.

Wahrscheinlich war sie auch der in der griechischen Mythologie als »kydonischer Apfel« erwähnte Liebesapfel des Paris, den er einer der Göttinnen Hera, Athene oder Aphrodite zusprechen sollte – wobei seine Wahl auf Aphrodite fiel.

Botanik

Die Quitte gehört zur Familie der Rosengewächse (*Rosaceae*). Der Baum wird maximal drei Meter hoch, benötigt einen tiefgründigen Boden und warmes Klima. Die Blüten sind rötlich weiß. Aus ihnen gehen dann die prächtigen goldfarbenen, an Äpfel erinnernden Früchte hervor.

Quitten müssen bereits geerntet werden, bevor sie völlig ausgereift sind, da sonst ihr hartes Fruchtfleisch körnig wird.

Heilwirkung

Quitten enthalten einen sehr hohen Anteil an Bitter- und Gerbstoffen. Diese machen sie zu einem wirksamen Mittel gegen Durchfallerkrankungen.

Außerdem wirkt ihr Genuss allgemein verdauungsfördernd und appetitanregend. Darüber hinaus enthält die Frucht große Mengen an Vitamin C und den Spurenelementen Zink und Jod.

Die Kerne und das Fleisch der Quitte enthalten überdurchschnittlich viel Pflanzenschleim, der sich wie ein Schutzfilm über die oberen Atemwege legt. Ein Sud aus Quittensamen hilft gegen Entzündungen im Atemwegsbereich, da er schleimfördernd wirkt.

Anwendung

Quitten können aufgrund des hohen Bitter- und Gerbstoffanteils nicht roh gegessen werden. Man muss sie immer erst kochen, bevor sie weiterverarbeitet werden können. Die Quitte ist für die Küche in besonderem Maße geeignet, denn durch ihren hohen Gehalt an Pektinen braucht man kaum Gelierstoffe, um sie einzukochen. Für das Einkochen sollte man übrigens ein Dampfsieb und nur wenig Wasser verwenden.

Mus Dazu bedeckt man die vom äußeren Flaum befreiten, entkernten und klein gewürfelten Quitten mit Wasser und lässt sie ungefähr 20 bis 25 Minuten köcheln. Die Masse durch ein Sieb streichen. Was hängen bleibt, ist das Quittenmus, den ablaufenden Saft kann man für Saftrezepte aller Art verwenden.

Quittensuppe gegen Bronchitis Etwa 150 Gramm Quitten schälen und in kleine Würfel schneiden. Dann in 250 Milliliter Wasser weich kochen und durch ein Sieb streichen. Mit etwas Zitronenschale und reichlich Honig abschmecken. Dann wird die Suppe über ein paar Zwiebackstückchen in einen Teller gegossen.

Tee Einen Esslöffel der getrockneten Samen mit einer Tasse (200 Milliliter) kochend heißem Wasser übergießen, zehn Minuten zugedeckt ziehen lassen und dann durch ein Sieb abgießen; den Tee heiß und schluckweise trinken. Zwei bis drei Tassen täglich.

Reis

Oryza sativa

Das Jahr 2004 wurde von der UNO als internationales Reisjahr ausgerufen, um dem weltweiten Hunger entgegenzuwirken. Denn für nahezu die Hälfte der Weltbevölkerung, nämlich den gesamten fernöstlichen Raum, Indien und China, ist Reis das Grundnahrungsmittel Nummer eins. Reis wurde in diesen Gebieten der Erde bereits vor über 7000 Jahren angebaut (angeblich fand man in Thailand Funde mit einem Alter von 10 000 Jahren) und ist seither das wichtigste Lebensmittel. So ist denn auch in vielen asiatischen Sprachen das Wort für »essen« gleichzusetzen mit »Reis essen«. Sagt man auf Vietnamesisch »Guten Appetit«, so würde die wörtliche Übersetzung bedeuten: »Lassen Sie sich den Reis schmecken«.

Wahrscheinlich gelangte der Reis durch die Feldzüge Alexanders des Großen nach Europa, wo er sich aber nie so stark durchsetzen konnte wie in Asien. Zwar gibt es im Norden Italiens große Regionen in der Poebene, in denen Reisanbau betrieben wird (und welcher Italiener wüsste nicht einen gut zubereiteten Risotto zu schätzen?), aber dennoch war Reis traditionell eher die Ausnahme auf der europäischen Speisekarte. Sehr wohl jedoch erkannte man die positive Wirkung von Reis für heiltherapeutische Zwecke und wendete ihn bei Magen-Darm-Leiden an.

Botanik

Reis gehört zur großen Familie der Gräser *(Poaceae/Gramineae)* und dort zur Gattung *Oryza*; er bevorzugt feuchte bis stehend nasse Böden in warmen Regionen. Sein bis zu 1,5 Meter hoch wachsender Halm hat lineale, lange Blätter. Die zusammengezogenen, fast 30 Zentimeter langen Rispen bringen kleine elliptische Ähren hervor. In ihnen sitzen die harten weißen, von einer Schale umgebenen Körner.

Als Halbwasser-Sprosspflanze war der Reis ursprünglich nur in feuchtheißen tropischen Regionen zu finden. Mittlerweile gibt es jedoch Zuchtsorten, die auch in trockenen oder kühlen Gegenden gedeihen, wie beispielsweise den Bergreis. Der Reis wird in zwei Kulturformen unterteilt: *Oryza sativa*, der besonders in tropischen und subtropischen Gegenden angebaut wird, und *Oryza glaberrima*, der in Westafrika beheimatet ist. Neben diesen beiden kultivierten Formen gibt es ungefähr zwanzig wild wachsende Arten.

Heilwirkung

Reis enthält viel Vitamin E, B1, B2, B6, Folsäure und Niazin sowie Natrium, Kalium, Kalzium, Phosphor, Magnesium und Eisen.

Als wirksames Mittel gegen Bluthochdruck, Nierenleiden und Diabetes kann er auf eine lange Tradition zurückblicken: Reis verhindert die Cholesterinsynthese, reguliert den Blutdruck, regt die Nierenfunktionen an und entwässert. Ein weiteres uraltes Anwendungsgebiet der weißen Körner ist der Durchfall – Reiswasser ist hier seit Jahrhunderten in Indien, mittlerweile aber auch bei uns, ein geeignetes Mittel. Denn Reis reguliert die Darmflora und führt schädliche Keime aus dem Darm aus. Zudem fördert er die Sehkraft sowie die Herztätigkeit, lindert Hautbeschwerden und eignet sich gut für Entschlackungskuren. Reis enthält zudem, ebenso wie viele andere Saaten, sekundäre Pflanzenstoffe, vor allem Proteasehemmer, die der Entstehung von Krebs vorbeugen.

Anwendung

Reisgerichte finden oft bei Diäten Anwendung oder werden in längeren Krankheitsperioden gereicht. Vollwertiger Reis ist nicht poliert, sondern hat noch sein Silberhäutchen, den vitamin- und mineralstoffreichen Schalenanteil.

Kocharten Grundsätzlich lassen sich bei der Zubereitung von Reis drei verschiedene Kochverfahren unterscheiden:

→ *Wassermethode:* Den Reis mit reichlich Wasser aufsetzen, gar kochen und das überflüssige Wasser anschließend abgießen. Durch das Abgießen gehen allerdings wertvolle Inhaltsstoffe verloren.

→ *Quellmethode:* Den Reis in einer wohl dosierten Menge Wasser bei geringer Hitze quellen lassen, bis der Reis die komplette Wassermenge aufgesogen hat.

→ *Risottomethode:* Eine gewürfelte Zwiebel in etwas heißem Fett glasig andünsten, den Reis einrühren und dann die gewünschte Flüssigkeit (Wasser oder Brühe) portionsweise zugeben; im geschlossenen Topf gar ziehen lassen.

Reisessig bei Bluthochdruck Japanische Wissenschaftler entdeckten, dass Reisessig ein Hormon hemmt, das sonst die Blutgefäße verengen und dadurch für eine Steigerung des Bluthochdrucks sorgen würde.

Es empfiehlt sich daher, auch in der Hausapotheke auf Reisessig zu setzen, um den Bluthochdruck zu bekämpfen. Man sollte in diesem Zusammenhang auch Salate und andere Speisen mit Reisessig würzen. Hilfreich ist auch, den Tag mit einem Esslöffel eines 1:1-Gemischs von Wasser und Reisessig zu beginnen.

Reissorten

→ **Basmatireis:** Ein edler Langkornreis mit feinem Duft. Weiß, poliert. Gilt als der beste Reis der Welt. Berühmt für die besonders lockere Körnung.

→ **Langkornreis:** Die beliebteste Sorte in Mitteleuropa; weiß, als Parboiled-Reis oder braun erhältlich; verträgt eine kräftige Würze.

→ **Milchreis:** Er hat ein rundes, kurzes Korn; ideal für Süßspeisen; kann auch ersatzweise für Sushireis verwendet werden.

→ **Naturreis:** Meist als Langkornreis erhältlich; zeichnet sich durch einen hohen Gehalt an Ballast- und Mineralstoffen sowie B-Vitaminen aus; benötigt eine längere Garzeit.

→ **Risottoreis:** Die berühmteste Sorte ist der italienische Arborio. Besonders quellfähiges Mittelkorn; ideal für cremige Zubereitungen wie Risotto.

→ **Roter Reis:** Spezialität, zumeist aus der Camargue; ein Mittelkornreis mit besonderem Aroma.

→ **Sushireis:** Japanischer Mittelkornreis; er nimmt sehr viel Flüssigkeit auf, die Körner haften aus diesem Grund stark aneinander.

→ *Wildreis:* Eigentlich ein Wassergras *(Zizania aquatica);* nussiger Geschmack; benötigt eine lange Garzeit.

Extra: Das Reiskorn

Die äußere Hülle des Reiskorns nennt man Spelz. Darunter liegen Frucht- und Samenschale, die miteinander verwachsen sind und zusammen mit der eiweißreichen Aleuronschicht das sogenannte Silberhäutchen bilden. Das Korn selbst besteht fast nur aus reiner Reisstärke. An seinem schmalen Ende sitzt der Keimling, der eine neue Pflanze hervorbringen kann. Keimling und Silberhäutchen enthalten die meisten Nährstoffe, die jedoch bei der maschinellen Verarbeitung zu poliertem weißem Reis verloren gehen.

Das Polieren des Reises wurde im 19. Jahrhundert eingeführt, um dem Reis seine schmutziggraue Farbe zu nehmen und ein ästhetisch ansprechendes weißes Produkt zu erhalten.

Bei der Verarbeitung zu Weißreis werden die beiden nährstoffreichsten Reisbestandteile, das Silberhäutchen und der Keim, abgeschliffen und poliert. Auf diese Weise gehen gleichzeitig viele Nährstoffe verloren. Um einen weißen, aber dennoch nährstoffreichen Reis zu erhalten, wurde in Asien das Parboiling-Verfahren entwickelt. Parboiled-Reis ist erheblich gehaltvoller als gewöhnlicher weißer Reis. Er wird vor dem Schleifen in heißem Wasser gedämpft. Der Großteil der Mineralstoffe und Vitamine gelangt dabei durch hydraulischen Druck ins Korninnere und bleibt so beim anschließenden Polieren erhalten. Dem Reis fehlen allerdings Ballaststoffe.

Reißblei

Grafites

Grafit ist eine weiche, graue Substanz, die man aus dem Bleistift kennt. Der Name Grafit wurde abgeleitet vom griechischen *graphein* = »schreiben« bzw. *graphidion* = »Griffel, Schreibstift«. Die ersten Stifte mit geschnittenem Grafit gab es um 1500 in England. Die Bleistiftproduktion begann nach 1565 in England. Die Bleistiftmine wird aus Grafit und feinstgemahlenem Ton gepresst und bei 1000 bis 1200 °C gebrannt. Das Verhältnis von Grafit und Ton bestimmt die Härte der Mine.

Herkunft

Grafit ist ein undurchsichtiges, graues bis schwarzes, sehr weiches Mineral, das aus Tafeln von kristallisierendem reinen Kohlenstoff besteht. Er enthält in der Regel Verunreinigungen in Spuren, meist Eisen, aber auch Kieselsäure und Mangan. Grafit erscheint meist derb und eingesprengt in blättrigen, schuppigen, strahlig-stängeligen Massen, es ist selten feinkörnig und dicht. Er ist ein Produkt starker Gestaltumwandlungen und kommt oft zusammen mit Schiefern, Gneisen und Marmor vor, auch findet er sich in magmatischen Gesteinen und Meteoriten. Die wichtigsten Vorkommen befinden sich in Sri Lanka, Madagaskar, Sibirien, Mexiko und Kanada.

Das Kristallgitter des Grafits ist ein Schichtgitter, das aus übereinanderliegenden Schichten von Sechserringen besteht, die gegeneinander versetzt sind und sich relativ leicht gegeneinander verschieben lassen. Dies verursacht das fettige Gefühl beim Anfassen und die gute Nutzbarkeit als Schmier- und Schreibmittel. Grafit besitzt eine gute elektrische und Wärmeleitfähigkeit in Schichtrichtung. Er wird bei Temperaturen über 500 bis 600 °C langsam oxidiert. Grafit wird heute auch industriell aus kohlenstoffreichen Vorprodukten der Kohle und des Erdöls gewonnen.

Heilwirkung

Grafit wurde in der Volksmedizin gelegentlich verwendet, um die Haut bei Kälte vor dem Aufspringen zu schützen.

Anwendung

Grafit wird in der heutigen Technik vielfach benötigt. Er findet Verwendung in der Herstellung von Elektroden, für Gießformen und Ofenauskleidungen in der Metallerzeugung, als korrosionsbeständiger Werkstoff für chemische Apparate, als Moderator in Kernreaktoren und als hitzebeständiges Schmiermittel. Im Alltag kennen wir ihn als Schmiermittel für Schlösser und Schlüssel, als schwingungsdämpfendes, elastisches Material für Tennisschläger, Golfschläger und Angelruten sowie als schwärzendes Mittel.

In der homöopathischen Zubereitung wird Grafit pulverisiert und mit Milchzucker verrieben. Grafit wurde von Hahnemann geprüft. Die Themen des Mittels sind Trägheit, Gutmütigkeit, Abgrenzung, Pflichtbewusstsein, Schwerfälligkeit, Langsamkeit. Unterdrückte Probleme und nicht erfüllte Sehnsucht nach menschlicher Zuwendung drücken sich bei Grafit-Persönlichkeiten in massiven Hautproblemen aus.

Rettich
Raphanus sativus

Das urtümliche Wurzelgemüse galt bereits bei den alten Griechen als vielseitige Heilpflanze, und auch in China gehörte der Rettich schon vor 3000 Jahren zum festen Bestandteil des Speiseplans. Die alten Ägypter stärkten ihre Soldaten, aber auch ihre Arbeitskräfte mit dieser gesunden Wurzel. Schon die griechischen und römischen Ärzte erkannten seine schleimlösende Wirkung und wendeten ihn erfolgreich als Hustenmittel an.

Der schwarze Rettich ist eine der ältesten Kulturpflanzen der Menschheit und aus verschiedenen Anbaugebieten ganzjährig erhältlich.

Botanik

Der Schwarze Rettich stammt wie sein Verwandter, der → Meerrettich, aus der Familie der Kreuzblütler *(Brassicaceae/Cruciferae)*. Auch er bildet eine dickfleischige Wurzel, die jedoch außen schwarz gefärbt ist. Der Rettich bevorzugt nährstoffreiche, tiefgründige Böden und eine regelmäßige Wasserversorgung. Die Pflanze bildet Schoten, über die sie sich vermehrt. Die Wurzeln werden von Mai bis Oktober geerntet.

Das Radieschen (Monatsrettich) ist eine kleine, zartere Rettichform mit kugeliger oder rübenförmiger, rot- oder weißschaliger Wurzel.

Heilwirkung

Rettich enthält große Mengen an Vitamin C. Erwachsene, die täglich einen Rettich verzehren, decken damit ihren Tagesbedarf an diesem Vitamin. Auch die Vitamine A und B sowie die Mineralstoffe Eisen, Kalium, Kalzium und Phosphor sind reichlich in ihm enthalten. Wie beim → Meerrettich sind seine Hauptbestandteile jedoch ätherische Öle, allen voran schwefelhaltige Senfölglukoside wie Allylöl, Butylsenföl, Raphanol und Raphanin, aus denen die Senföle entstehen. Sie fördern den Gallenfluss und verhindern die Bildung von Gallensteinen.

Trinkkuren mit Rettichsaft (ein Glas am Tag) lindern daher Gallenbeschwerden, aber auch Rheumatismus und Gicht, sie stärken Magen, Darm, Nieren und Leber. Vermischt mit etwas Honig, bringt der Saft auch Erleichterung bei Heiserkeit, Husten und Angina.

Anwendung

Im Frühjahr bietet sich eine Rettichkur an, um den Körper zu entschlacken und zu entgiften. Wer einen empfindlichen Magen hat und zu Sodbrennen neigt, sollte zurückhaltend mit dem Genuss von Rettichen sein.

Auflage Gegen Fieber verwendet man Rettichscheiben, die als Halskette über Nacht getragen werden.

Hustensaft mit Schwarzen Rettichen Die Kappe eines Schwarzen Rettichs wie einen Deckel abschneiden und oben leicht aushöhlen. Einen Zuckerwürfel hineinlegen und den Rettichdeckel wieder aufsetzen. Der Zucker zieht Saft aus dem Rettich. Bei Bedarf einen Teelöffel voll einnehmen.

Hustensirup Einen großen Schwarzen Rettich (Winterrettich) in dünne Scheiben schneiden und mit einigen Esslöffeln Honig bedecken; acht bis zwölf Stunden zugedeckt ziehen lassen; von dem entstandenen Sirup alle ein bis zwei Stunden einen Esslöffel einnehmen.

Saft Blätter und Wurzel abschneiden, den Rettich unter fließendem Wasser abbürsten und ungeschält entsaften. Nur der schwarze Winterrettich muss geschält werden.

Ringelblume
Calendula officinalis

Die Ringelblume als Heilpflanze hat eine bis ins Altertum zurückreichende Geschichte. Einige griechische Autoren erwähnen eine Pflanze namens *Klymenon,* die ihrer Beschreibung nach wohl mit unserer Ringelblume identisch war und zur Behandlung von Verletzungen eingesetzt wurde.

Hildegard von Bingen (1098–1179) verwendete Calendula innerlich zur Behandlung von Verdauungsstörungen und Vergiftungen und äußerlich in Form einer Specksalbe bei Hautekzemen. Später wurde die Blume dann als »Frauenkraut« entdeckt. So wurde von manchen Ärzten empfohlen, die orangegelben Blüten in Eierkuchen zu backen und jenen Frauen zu essen zu geben, »welche die monatliche Zeit zu viel oder zu wenig fließen«. In Pakistan und Indien zählt Calendula zu den beliebtesten Heilpflanzen überhaupt. Dort verwendet man nicht nur ihre Blüten, sondern auch Wurzeln und Blätter. Die Blätter werden beispielsweise Kindern mit Skrofulose (eine seltene Erkrankung der Haut und der Lymphknoten) zu essen gegeben, und Männer verwenden sie als Schnupftabak. Der englische König Heinrich VIII. (1491–1547) soll die Ringelblume mit Sauerampfer, Wiesenknopf, Frauenminze und Löwenmäulchen vermischt und täglich mehrmals als Aufguss eingenommen haben, um sich dadurch vor der Pest zu schützen.

Zu ihren Erkennungsmerkmalen gehört auch ihr unangenehmer Geruch, im Volksmund bekam sie daher die Namen »Hofartscheißer« und »Stinkerli«.

Botanik

Die Ringelblume ist ein Korbblütler (*Asteraceae/Compositae*), der zwar wärmere Regionen bevorzugt, aber auch in Deutschland wächst. Die Pflanze wird zwischen 30 bis 50 Zentimeter hoch, hat kantige und filzig behaarte Stängel, die sich im oberen Teil verzweigen und an der Basis verholzen. Die Blätter sind weich behaart, am Rand haben sie kurze Wimpern. Die Blüten haben zwei bis fünf Zentimeter breite Blütenköpfchen, die aus einem schüsselförmigen Hüllkelch mit grünen Hüllblättern und aus zwei bis drei Reihen Zungenblüten bestehen. Die Zungenblüten (auch Strahlenblüten genannt) sind etwa doppelt so lang wie der Hüllkelch und leuchten in kräftigem Gelb oder Orange. Das Innere des Blütenköpfchens wird von Röhrenblüten eingenommen, die zum Teil ebenfalls wie eine Zunge ausgeformt sind und dann der Blüte eine Art »Füllung« geben können. Blütezeit ist von Mai bis November.

Man kann die Ringelblume auch im eigenen Garten leicht anpflanzen. Sie ist ausgesprochen robust und stellt keine hohen Ansprüche an den Boden. Am besten entwickelt sie sich an sonnigen Plätzen mit sattem Lehmboden, sie gedeiht aber auch noch auf Moorböden. Die einzelnen Pflanzen sollten 25 oder mehr Zentimeter Abstand voneinander haben. Die Ringelblume liebt Wärme, reagiert aber nur wenig empfindlich auf Kälte – längere Kalt- und Regenwetterperioden machen ihr nichts aus. Die Aussaat erfolgt von April bis Mai ins Freiland, man erhält die Samen in jedem gut sortierten Gartenfachgeschäft.

Die Ringelblume ist in ganz Europa als Zierpflanze weit verbreitet. Als Arzneipflanze wird sie in Kulturen angebaut.

Heilwirkung

Die Ringelblume enthält ätherisches Öl, Flavonoide, organische Säuren, Saponine, Schleim- und Bitterstoffe sowie Karotinoide.

Calendula wirkt keimtötend, antibakteriell und reinigend und fördert die Wundheilung auf unterschiedlichen Ebenen. So wirkt sie desinfizierend und entzündungshemmend, außerdem stimuliert sie die Aktivität der

Fresszellen unseres Immunsystems: Geschädigte Gewebeteile werden von diesen Fresszellen schneller verdaut und abtransportiert, sodass sie den Wiederaufbau neuer Zellen nicht behindern können. Ein weiterer Effekt der Calendula: Sie beschleunigt den Wundverschluss, indem sie im Blut die Bildung von Gerüststoffen unterstützt, die zum Aufbau des Schorfes benötigt werden. Daher ist die Ringelblume eine der klassischen Heilpflanzen für die Behandlung von offenen und stumpfen Verletzungen. Hier kommt sie einzeln oder auch in Kombination mit anderen Heilkräutern, wie etwa → Johanniskraut und → Arnika, zum Einsatz, wobei ihr Anwendungsgebiet keinesfalls nur auf blaue Flecken oder kleine Kratzer beschränkt ist. Eine Kompresse oder ein Umschlag mit einem Blütenaufguss lindert zudem Verbrennungen und Verbrühungen und hilft bei schlecht heilenden Wunden und Verstauchungen.

Ringelblumentee regt mild den Gallenfluss an, ebenso den Lymphfluss, und hat eine regulierende Wirkung auf die Menstruation der Frau. Auch die Beschwerden bei Gastritis werden gelindert.

Anwendung

Die meisten medizinisch wertvollen Bestandteile der Ringelblume finden sich in ihrer Blüte. Die Erntezeit dauert von Juli bis August, je nach Witterung auch bis zum September. Die Blüten werden in einem Weidenkorb, einem Stoffbeutel oder einer Papiertüte gesammelt. Ringelblumenblüten sollten nicht zusammen mit anderen Heilpflanzen transportiert werden, um gegenseitige Aromabeeinflussungen zu vermeiden. Zu Hause werden die bunten Zungenblüten vorsichtig abgezupft und an einem luftigen Ort zum Trocknen ausgelegt, ideal sind Tabletts oder größere Lagen Papier.

Bei schmerzhaften Erkrankungen hat die klassische Zubereitung von Calendula als Teeaufguss nur wenig Sinn, da die Pflanze über zahlreiche wasserunlösliche Wirkstoffe verfügt. Sie entfaltet ihre Wirkungen am besten in Form von Öl, Honig, fetten Salben oder einer Tinktur. Als Öl und Tinktur kann sie sowohl innerlich (bei Frauenkrankheiten) als auch äußerlich (bei Wunden und Entzündungen der Haut) zur Anwendung kommen.

Bad bei Nagelbettentzündungen Einen Esslöffel Schmierseife in 250 Milliliter warmem Wasser auflösen; dann mit zwei gehäuften Teelöffeln Calendulablüten vermischen, die Mischung aufkochen und drei bis fünf Minuten lang köcheln lassen. Schließlich durch ein Tuch oder ein Sieb abgießen. Der entzündete Finger wird in dem heißen Calendula-Seifen-Bad etwa zehn Minuten lang gebadet. Täglich ein bis zwei Wiederholungen.

Honigzubereitung Einen Topf von einem bis zwei Liter Inhalt mit zwei Handvoll getrockneten oder noch besser frischen Calendulablüten füllen. Dann angewärmten Honig darüberfließen lassen, bis die Blüten vollständig bedeckt sind. Drei bis vier Wochen an einem lichtgeschützten Platz stehen lassen, anschließend durch ein Sieb abgießen. Calendulahonig bildet ein vorzügliches Mittel zur Hautkosmetik und zur Behandlung von Hautkrankheiten. Er schmeckt aber auch als Brotaufstrich.

Kosmetik

→ *Gesichtsdampfbad mit Ringelblumen* Eine Handvoll Ringelblumenblüten in eine flache Schüssel geben und mit einem Liter kochendem Wasser übergießen. Das Gesicht über die Schüssel beugen, dabei ein Handtuch über Hinterkopf, Nacken und Schüssel legen. Eingeatmet wird mit der Nase, ausgeatmet mit dem Mund. Dosierung der Anwendung: zehn Minuten zwei- bis dreimal wöchentlich. Das Ringelblumendampfbad hilft gegen Mitesser.

→ *Gesichtswasser* Einen Esslöffel Ringelblumenblüten mit wenig kochendem Wasser übergießen, zehn Minuten zugedeckt ziehen lassen, durch ein Sieb abgießen. 30 Milliliter des Tees mit 200 Milliliter Wasser, 50 Milliliter Rosenwasser und 50 Milliliter Orangenblütenwasser in eine Flasche füllen und schütteln. Dieses Gesichtswasser ist mild und besonders geeignet für empfindliche und trockene Haut. Es erfrischt und eignet sich nach einer Grundreinigung mit Öl, Creme oder Milch zur Nachreinigung. Den Rest des Tees in kleinen Schlucken trinken.

→ *Reinigungscreme für fettige Haut* Fünf Gramm weißes Wachs, drei Milliliter Wollwachsalkohol und 30 Milliliter Vaselineöl im Wasserbad schmelzen und auf 60 °C erhitzen. Die Temperatur mit einem Thermometer überprüfen! Dann 30 Milliliter Ringelblumenöl unter die geschmolzenen Fette rühren; so lange weiterrühren, bis die Creme kalt und fest ist. In Töpfchen abfüllen. Die Ringelblumencreme wird mit den Fingerspitzen auf dem Gesicht verteilt und nach der Anwendung mit warmem Wasser abgewaschen.

→ *Reinigungsmilch für trockene Haut* Zehn Gramm Lanolin, drei Milliliter Wollwachsalkohol, 30 Milliliter Vaselineöl und ein Teelöffel Tween 80 (aus der Apotheke)
im Wasserbad schmelzen und auf 70°C erhitzen. Die
Temperatur mit einem Thermometer überprüfen!
Gleichzeitig in einem anderen Topf 60 Milliliter Wasser
auf 70°C erhitzen. Das heiße Wasser mit dem geschmolzenen Fett glatt verrühren.

Jetzt erst 20 Milliliter Ringelblumenöl zufügen. Weiterrühren, bis die Milch eine gleichmäßig sahnige Konsistenz erhält; dann in eine dunkle Flasche abfüllen. Die
Ringelblumenmilch wird mit den Händen über das Gesicht verteilt und nach Anwendung mit warmem Wasser abgewaschen.

Öl 50 Gramm getrocknete Calendulablüten mit 500 Milliliter Erdnuss- oder Olivenöl übergießen und in einem
verschlossenen Glas zwei bis drei Wochen lang an einem
warmen Platz stehen lassen. Danach abgießen und in
dunkle Gläser füllen. Calendulaöl eignet sich zum Herstellen von Salben sowie zur Therapie von Brandwunden
und Sportverletzungen. Es zeichnet sich durch seinen hohen Anteil an ätherischen Ölen aus. An lichtgeschützten
Plätzen hält es sich etwa ein Jahr lang.

Saft Zur Zubereitung werden die frischen Blüten mit einer Zentrifuge entsaftet. Man benötigt allerdings sehr viele Blüten, um eine nennenswerte Menge herstellen zu
können. Dieser Frischsaft hat sich als Auflage bei Warzen,
Hühneraugen und Altersflecken bewährt. Er hält sich im
Kühlschrank etwa eine Woche lang.

Salben

→ *Kneipp'sche Calendulasalbe* 200 Gramm frische Ringelblumenblüten mit 150 Milliliter 90-prozentigem Alkohol und fünf Milliliter zehnprozentigem Ammoniak
in einem verschlossenen Glas zwölf Stunden stehen
lassen. Die Blüten ziehen den Alkohol und bilden eine
nasse, orangefarbene Masse. Diese in ein Kilogramm
geschmolzene Wachssalbe einrühren und sechs Stunden lang bei 60°C in den Backofen stellen.
Die Salbe eignet sich für äußerliche Anwendungen bei
strapazierter, normaler und trockener Haut sowie bei
trockenen und schuppigen Hauterkrankungen.

→ *Calendulasalbe auf Schweineschmalzbasis* Zwei Handvoll frische Ringelblumenblüten in 500 Gramm Schwei-
nefett erhitzen und gut durchmischen. Einen Tag lang
zugedeckt ziehen lassen. Die erkaltete Masse am
nächsten Tag wieder erwärmen und abseihen, anschließend in Salbentöpfchen füllen.
Diese Salbe ist besonders wirkungsvoll, da Schweine-
fett gut in die menschliche Haut einzieht.

→ *Calendulasalbe auf Vaselinebasis* 200 Gramm Vaseline in einem Topf schmelzen und etwa eine Handvoll frische Ringelblumenblüten hineingeben. Aufkochen,
zehn Minuten lang köcheln lassen, umrühren und durch
ein Sieb abseihen. Danach in ein dunkles Glas füllen, um
die Salbe darin vor Licht geschützt aufzubewahren.
Diese Salbe eignet sich vor allem zur Kosmetik und zur
Behandlung von leichten Verbrennungen (Sonnenbrand). Zur Behandlung ernsthafter Hauterkrankungen
und tiefer sitzender Sportverletzungen ist sie weniger
geeignet, da Vaseline nur schlecht in die Haut eindringt.

Tee Einen Teelöffel der Blütenblätter mit einer Tasse (200 Milliliter) kochend heißem Wasser übergießen, zehn Minuten zugedeckt ziehen lassen und dann durch ein Sieb abgießen; den Tee heiß und schluckweise trinken. Zwei Tassen täglich.

Die Ringelblume wird wegen ihrer schönen Farbe in vielen Teemischungen als Schmuckdroge eingesetzt, die der Mischung eine appetitliche Färbung verleiht. Ringelblumenblüten werden zudem Blutreinigungstees beigemengt, da sie den Säftefluss anregen. Zur Blutreinigung oder bei Gallenleiden zwei bis drei Tassen Tee täglich. Zur Normalisierung der weiblichen Regel ab einer Woche vor Beginn der Regel bis zum Ende ebenfalls zwei bis drei Tassen täglich. Der lauwarme Tee hilft auch äußerlich durch Umschläge und Auflagen bei Hautentzündungen.

Tinktur Zehn Gramm Ringelblumenblüten (am besten frisch geerntet!) mit 100 Milliliter 50- bis 70-prozentigem Alkohol übergießen und 14 bis 20 Tage lichtgeschützt ziehen lassen. Immer wieder schütteln. Anschließend durch ein Tuch oder ein Sieb abgießen; dabei die Restflüssigkeit aus dem Blütenrückstand herausdrücken. Die gewonnene Tinktur anschließend in dunkle Gläser abfüllen. Die Tinktur hält sich sehr lange, unter günstigen Bedingungen (kühl und lichtgeschützt) bis zu drei Jahre. Sie wirkt weniger stark entzündungshemmend als etwa Ringelblumencreme, besitzt aber den Vorteil, äußerlich auch bei fettender Haut eingesetzt werden zu können.

Info In der Apotheke wird Calendula in unzähligen Zubereitungen angeboten, wobei Salben und Cremes deut-

lich überwiegen und Calendula oft mit anderen Heilpflanzen kombiniert wird. Wie bei allen anderen industriellen Produkten gibt es auch bei Calendulazubereitun-
gen solche mit hoher und solche mit geringer Qualität. Als
Grundregel gilt, dass man ein Präparat bevorzugen sollte,
dem möglichst keine Farb- und Duftstoffe beigemischt
wurden.

Roggen
Secale cereale

Noch um 1900 war Roggenbrot die am häufigsten geges-
sene Brotsorte in Deutschland. Heute ist es zugunsten von
Weizenbrot stark in den Hintergrund getreten. Dies ist äußerst bedauerlich angesichts des gesundheitlichen Poten-
zials von Roggen, das durch ernährungswissenschaftliche
Studien belegt ist. Roggen, früher auch einfach nur
»Korn« genannt, wächst da, wo andere Getreide schon
Probleme haben: weit im Norden Europas sowie in höheren und rauen Gebirgslagen.

Botanik

Roggen, ein Mitglied der Familie der Gräser *(Poaceae/Gra-
mineae)*, hat eine faserige Wurzel, aus der ein bis zu knapp
zwei Meter hoher Halm mit wenigen linealen Blättern
sprießt. Am Kopf erscheint eine überhängende Ähre, in
der sich die Körner befinden. Das Korn ist länglich schmal
und oben stumpf und hat eine graue Farbe.

Heilwirkung

Roggen besitzt einen hohen Anteil an Vitaminen der B-Gruppe, ist reich an den Mineralien Kalium, Phosphor, Fluor, Kieselsäure und Eisen sowie an Ballaststoffen und Eiweißen (darunter die Aminosäure Lysin, die der Körper braucht, aber nicht selbst herstellen kann). Da sich die überwiegende Mehrheit dieser wertvollen Stoffe in den Randschichten des Roggenkorns befindet, empfiehlt es sich, das volle Korn zu essen. Auch was die Aktivierung der Verdauung angeht, ist Roggen besonders geeignet: Kein anderes Getreide regt so stark den Darm an und ist derart wirksam, was die Erhöhung der Stuhlmenge und die Beschleunigung der Darmpassage betrifft.

Ein weiteres Plus: Wegen seines hohen Ballaststoff- und Wassergehaltes gehört Roggenvollkornbrot zu den kalorienarmen Brotsorten. Neben der überaus gesundheits- und vor allem verdauungsfördernden Wirkung ist dies ein weiterer Grund, möglichst oft in ein Roggenvollkorn- oder Roggenknäckebrot zu beißen. Außerdem weiß man heute, dass in der Roggenschale vorkommende Pflanzenstoffe, die Lignine, eine schützende Wirkung gegen Brust-, Dickdarm- und Prostatakrebs entfalten.

Anwendung

Da Roggen wenig Klebereiweiß (Gluten) enthält, sind seine Backeigenschaften denen des Weizens unterlegen; er wird daher oft zu Weizenmehlteigen beigegeben oder aber für Sauerteigbrote verwendet. Man sollte Roggenbrote, Roggenbrötchen oder mit Roggen angereicherte Mischbrote sowie Vollkornbrote regelmäßig auf den Speiseplan setzen. Auch die Zugabe von Roggenschrot ins Müsli ist empfehlenswert. Der in Norddeutschland hergestellte Kornschnaps wird meist aus Roggen hergestellt.

Roggenwasser für eine gut funktionierende Leber Einen gehäuften Esslöffel groben Roggenschrot (aus dem Reformhaus oder Bioladen) mit 500 Milliliter Wasser verrühren, aufkochen und 15 Minuten zugedeckt bei geringer Hitze köcheln lassen; dann durch ein Sieb abgießen, dabei das Roggenwasser in einem Topf auffangen.

Roggenwasser aus ganzen Körnern: 250 Gramm Roggen mit eineinhalb Liter Wasser über Nacht quellen lassen; am folgenden Tag etwa 30 bis 40 Minuten bei geringer Hitze köcheln lassen; anschließend abgießen und das Roggenwasser in einem Topf auffangen.

Powercocktail mit Roggenwasser 250 Milliliter Roggenwasser mit dem Saft einer Roten Bete, eines Apfels, einer halben Salatgurke und einer halben Zitrone vermischen. Den Powercocktail mit Worcestersauce abschmecken. Einmal täglich trinken.

Rose
Rosa

Ihren Namen hat sie wohl vom griechischen *rhodon* = »rot«; ihre Herkunft liegt im Dunkeln. Man vermutet, dass die Rose in Asien beheimatet war und von dort ihren Siegeszug in die ganze Welt antrat. Homer besang den Duft der Blume bereits 800 v. Chr. – ob er schon die Rose selbst oder das von den Persern hergestellte Rosenöl meinte, ist ungewiss.

Im römischen Reich galt die Rose als Zeichen von Wohlstand und Luxus. So wurden bei Festmählern die Tische mit Rosenblüten übersät, Gäste wurden zunächst mit Rosenöl gebadet, Rosenteppiche wurden gestreut, und selbst in den Weingläsern fand man schwimmende Blütenblätter. Zu den wohl bedeutendsten Festen gehörte das Themenfest *sub rosa* von Kaiser Nero im Goldenen Palast auf dem Palatinhügel, wo man Bäder in Rosenwasser nahm, Rosenblüten und Rosenöl von der Decke rieselten und rosenduftender Wein und Desserts aus Rosen serviert wurden.

Auch Kleopatra griff auf Rosen zurück, wenn es um Schönheit und Verführungskunst ging. Angeblich bereitete sie für den Empfang von Antonius, ihrem späteren Liebhaber und dem Vater ihrer drei Kinder, einen 30 Zentimeter dicken Rosenteppich vor.

Medizinisch gewann die Rose dann im Mittelalter an Bedeutung. Die Blätter wurden aufgrund ihres hohen Gerbstoffgehalts gegen Durchfall, die Blüten als Herz- und Nervenstärkungsmittel sowie zur Blutreinigung verwendet. Heute spielen Rosenblätter in arzneilicher Hinsicht kaum noch eine Rolle.

Botanik

Rosengewächse *(Rosaceae)* gibt es viele, die Rose als einzelne Art jedoch gibt es im strengen Sinne nicht. Man unterscheidet Wildrosen (→ Hagebutte), Kletterrosen und diverse über die Jahrhunderte gezüchtete alte und moderne Rosen. Rosen besitzen tiefe Wurzeln, mit denen sie auch trockene Perioden leicht überstehen können. Meist sind sie wenig schnittanfällig und recht robust. Heute gibt es Rosen, die zweimal im Jahr Blütenflor hervorbringen. Die jeweilige Duftkomponente ist abhängig von der Züchtung. Verwendet werden die Blütenblätter der aufgeblühten Rose.

Heilwirkung

Die Blütenblätter der Gartenrose enthalten vor allem Rosenöl mit seinen Hunderten von Duftstoffen, außerdem Gerbstoffe, Flavonoide und Anthozyane. Bereits im 6. Jahrhundert v. Chr. wurde die Heilwirkung der Rose erkannt. Der berühmte griechische Dichter Anakreon lobte damals die heilende Wirkung des Rosenbalsams. Im 17. Jahrhundert empfahl der Pharmakologe Kalpepper getrocknete Blütenblätter als Tinktur oder Pulver zur Linderung von schweren Regelblutungen, Bluterbrechen und anderen Blutungen. Rosenaufgüsse in Wein linderten Kopfschmerzen, Zahn- und Zahnfleischschmerzen sowie Augen-, Ohren- und Halsschmerzen. Aber auch in Asien war diese Heilkraft gut bekannt. Im ältesten überlieferten chinesischen Heilpflanzenbuch wird die Rose wegen ihrer Wirksamkeit gegen Wassersucht und Verstopfung äußerst positiv bewertet.

Rosen kann man auch heute noch unter die Heilpflanzen einreihen. Sie enthalten die Vitamine A, C und P und helfen beim Abbau von stressbedingter Müdigkeit, Schlaflosigkeit, Magenschmerzen und Nervosität. Neben diesen medizinischen Wirkungen kann bekanntlich aber auch ein Blumenstrauß zum Stressabbau beitragen und das Leben freundlicher gestalten.

Anwendung

Rosenöl ist sehr teuer, denn man benötigt für ein Kilogramm Öl zwischen 2000 und 3000 Kilogramm Blütenblätter! Die Rose wird heutzutage fast nur noch zur aromatischen Parfümierung von nicht arzneilich wirksamen Trinktees verwendet. Rosenöle und Rosenwasser sind jedoch in Apotheken erhältlich.

Rosenhonig bei entzündetem Zahnfleisch 100 Gramm frische oder getrocknete Rosenblätter mit 250 Milliliter kochendem Wasser übergießen und mindestens zwölf Stunden ziehen lassen; dann die Blätter durch ein Sieb abfiltern und in einem Mörser mit 120 Gramm Honig vermengen. Diese Mischung bei niedriger Hitze sirupartig einkochen; auskühlen lassen und in ein kleines Döschen abfüllen. Anwendung der Paste: Bei Zahnfleischentzündungen die betroffenen Stellen mehrmals täglich mit der Rosen-Honig-Paste bepinseln.

Extra: Eine symbolbehaftete Blume

Die Rose ist Symbol der Schönheit, Reinheit und Liebe und wurde zur Zeugin von Liebesgeschichten in aller Welt. Rosen schenkt der Bräutigam der Braut, Rosen werden zum Muttertag massenweise verschenkt oder in Frankreich von der Braut am Hochzeitsmorgen in einen

Teich oder Fluss geworfen, um damit den Abschied von ihrem Mädchendasein zu symbolisieren. Die Rose ist zwar Symbol der Liebe und der anmutigen Schönheit, doch dabei handelt es sich fast immer um rote Rosen, denn gelbe etwa bedeuten Eifersucht.

Die Rose symbolisiert allerdings auch Geheimnisse: Das geht darauf zurück, dass in der griechischen Mythologie Eros seine Liebesaffären vor seiner Mutter Aphrodite verbergen wollte und daher Harpokrates, dem Gott des Schweigens, Rosen schickte, um ihn um Wahrung seiner Geheimnisse zu bitten. In Europa hing daher früher symbolisch eine frische Rose an der Tür des Stadtrates, wenn geheime Sitzungen stattfanden. In England ist es Brauch, ein Schwert auf einen mit Rosen bestreuten Tisch zu legen, wenn der Rat zur Wahl des Bürgermeisters von London zusammentrifft.

Von dieser Symbolik leitet sich auch eine lateinische Redewendung her: *sub rosa dictum* = »unter (dem Zeichen) der Rose gesagt« wurden Dinge, die man nicht weitersagen durfte.

Rosmarin
Rosmarinus officinalis

Rosmarin ist eines der klassischen Gewürze der Mittelmeerregion. Dort wird er auch am häufigsten kultiviert und in der Küche verwendet. Er war im Altertum wohl die am meisten geschätzte Heilpflanze; darauf lassen zumindest die zahlreichen Huldigungen an seine heilkräftige

Wirkung schließen. So werden ihm auch zahlreiche Legenden zugeschrieben: In der römischen Mythologie verliehen die Götter einem Mädchen ewiges Leben, indem sie es in die Rosmarinblume verwandelten. Seine zartblauen Blüten verdankt der Rosmarin christlichen Vorstellungen zufolge dem Umstand, dass Maria eine Windel des Jesuskindes über ihm trocknete, und Ophelia knüpfte in Shakespeares Drama *Hamlet* einen Rosmarinkranz als Zeichen ihrer Treue.

Seinen Namen verdankt der Rosmarin dem lateinischen *ros marinus* = »Meertau«, der wahrscheinlich auf seine zartblauen Blüten zurückgeht.

Die mittelalterlichen und späteren Heilkundler schätzten den Rosmarin sehr, hatten aber das Problem, dass er sich nördlich der Alpen nur schwer anbauen ließ, da er die strengen Winter nicht verträgt.

Botanik

Der Rosmarin aus der Familie der Lippenblütler *(Lamiaceae)* kommt im gesamten Mittelmeerraum wild und in Kulturen vor. Er bildet einen holzigen Strauch, der in Deutschland 50 bis 150 Zentimeter hoch werden kann, im Mittelmeerraum hingegen als über eine Mauer hängender Strauch auf vier bis fünf Meter kommen kann. Wichtig für ihn ist ein sonniger Standort. Seine Blätter sind immergrüne ledrige Nadeln, die an der Oberseite glatt und dunkelgrün sind, an der Unterseite hingegen filzig und grau. In den Blattachseln erscheinen im März und April die zartblauen kleinen Blüten. Verwendet werden die nadeligen Blätter.

Heilwirkung

Rosmarin ist ein Heilkraut der allerbesten Qualität – nicht umsonst war er das Lieblingskraut des Pfarrers Kneipp. Er enthält eine breite Palette von ätherischen Ölen wie Borneol, Cineol, Kampfer und Pinen, außerdem weist er Kalzium, Eisen, Niazin und Vitamin C in größeren Mengen sowie Gerb- und Bitterstoffe auf.

Die ätherischen Öle wirken bei innerlicher Anwendung verdauungsfördernd, gallensaftanregend, herzkräftigend und kreislaufstabilisierend. In wissenschaftlichen Untersuchungen konnten entkrampfende Effekte auf die Gallenwege festgestellt werden.

Rosmarin gilt traditionell als wichtige Heilpflanze, um die Durchblutung des Herzmuskels zu verbessern, ihm kommt daher eine wichtige Rolle in der Vorbeugung und Therapie von Herzerkrankungen zu.

Das Rosmarinaroma macht uns hellwach und spendet Energie. Äußerlich in Form von Öl und Bädern angewendet, fördert Rosmarin die Durchblutung und unterstützt damit die Wärmetherapie bei Sportverletzungen und rheumatischen Erkrankungen.

Anwendung

Patienten mit hohem Blutdruck sollten auf Anwendungen mit Rosmarin verzichten, da er den Blutdruck noch weiter in die Höhe treiben kann. Auf Rosmarin unbedingt verzichten sollten auch Schwangere, stillende Mütter und Kinder, da eine Giftwirkung auf das Kind nicht grundsätzlich ausgeschlossen werden kann. Die ätherischen Öle des Rosmarins wirken ausgesprochen belebend und fördern außerdem die Durchblutung. Nach fünf Uhr nachmittags sollte daher generell auf eine Anwendung von Rosmarin verzichtet werden, ob als Heilmittel oder als Küchengewürz.

Bad Eine Handvoll Rosmarin in ein Leinensäckchen geben und ins heiße Badewasser legen. 15 Minuten in dem durchblutungsfördernden Bad verweilen. Die beste Zeit für ein solches Rosmarinbad ist der späte Nachmittag, denn dieses Bad regt an und sollte daher nicht zu kurz vor dem Zubettgehen angewendet werden. Es hilft bei Sportverletzungen ebenso wie rheumatischen Erkrankungen.

Dem Bad können auch noch andere Kräuter wie beispielsweise Lavendel oder Melisse zugegeben werden.

In der Küche Rosmarin duftet dank seiner ätherischen Öle nach Kiefern und Weihrauch, sein Geschmack ist frisch und leicht bitter. Frische Rosmarinblätter besitzen einen recht intensiven Kampfergeschmack, der nicht jedermanns Sache ist. Außerdem sind seine nadelartigen Blätter vom Kaugefühl her für so manch einen gewöhnungsbedürftig.

Zum Würzen ist daher getrockneter Rosmarin besser geeignet. Hier empfiehlt es sich jedoch, die kompletten Blätter zu kaufen, um sie bei Bedarf über dem Essen zu zerreiben. Bereits vorgefertigtes Rosmarinpulver besitzt nur noch wenig Würzkraft.

Öl Drei Zweige frischen Rosmarin zwei Tage trocknen lassen; dann in eine Flasche geben und mit 750 Milliliter

Olivenöl übergießen. Die gut verschlossene Flasche für zwei bis drei Wochen an einen kühlen und dunklen Platz stellen. Dann das Öl abfiltern, in eine dunkle Flasche füllen und dunkel lagern, weil Licht der Zubereitung schaden könnte.

Das Öl kann zusätzlich mit Knoblauch oder Chili angereichert oder noch mit Thymian versetzt werden. Es eignet sich zum Würzen in der Küche, aber auch als Badezusatz oder zum Massieren der Schläfen bei Kopfschmerzen.

Tee Einen gehäuften Teelöffel Rosmarinblätter mit einer Tasse (200 Milliliter) kochend heißem Wasser übergießen, zehn Minuten zugedeckt ziehen lassen und dann durch ein Sieb abgießen; den Tee heiß und schluckweise trinken. Bis zu drei Tassen täglich zwischen den Mahlzeiten einnehmen. Rosmarintee hilft gegen Verdauungsbeschwerden.

Wein (nach Kneipp) Einen Liter Weißwein und 20 Gramm getrocknete oder frische Rosmarinblätter miteinander vermischen, drei bis fünf Tage verschlossen ziehen lassen und dann durch ein Sieb abgießen. Einmal täglich ein Glas zu einer Mahlzeit.

Der heilkundige Pfarrer Sebastian Kneipp (1821–1897) verordnete früher den Rosmarinwein zur Kräftigung des Herzens und zur Beseitigung von niedrigem Blutdruck. Die Richtigkeit und Wirlsamkeit dieser Anwendung konnte seit Kneipps Zeit durch die Ergebnisse der modernen Medizin in zahlreichen Studien eindrucksvoll bestätigt werden.

Rosskastanie

Aesculus hippocastanum

Die Rosskastanien, die im Volksmund einfach »Kastanien« heißen, wurden früher dem Futter schwer atmender Pferde beigemischt. Die Heimat dieses Baums ist der Balkan, von wo er im 16. Jahrhundert nach Wien kam: Der damalige kaiserliche Gesandte brachte die Rosskastanie Kaiser Maximilian II. als Geschenk mit. Von Österreich breitete sich die Rosskastanie dann schnell in ganz Europa aus.

Die bayerischen Bierbrauer nützten den im Sommer dichtlaubigen und Schatten spendenden Baum als eine Art »Kühlanlage«: Sie pflanzten über ihre Kellergewölbe, in denen der Brausud gärte, Kastanien, die für eine gleichbleibende Temperatur im Sommer sorgten und die Keller kühl hielten.

Heute erfreuen sich die Menschen an den Bäumen in den Biergärten.

Botanik

Die Rosskastanie ist ein Mitglied der Familie der Rosskastaniengewächse *(Hippocastanaceae)* und nicht zu verwechseln mit der → Edelkastanie. Der Baum wird zwischen zehn und 20 Meter hoch und hat fingerförmig angeordnete Blätter. Die weißen Blüten erscheinen als eine pyramidenförmige Rispe mit roten Tupfen von April bis Mai. Aus ihnen gehen die kugeligen, stacheligen grünen Früchte hervor, die die dunkelbraun glänzenden Samen in sich bergen.

Heilwirkung

Die Rinde des Baumes enthält Aesculin, das zu Sonnen-
schutzpräparaten verarbeitet wird. Der Same, also die
braun glänzende Kastanie, enthält das Saponin Aescin.
Dieser Inhaltsstoff bewirkt, dass das Gewebe weniger
Flüssigkeit aufnimmt und sogar Flüssigkeit abgibt. So
werden Wasseransammlungen im Gewebe ausgeschwemmt, die Wände der Blutgefäße werden abgedich-
tet.

Damit erhöht sich auch die Grundspannung in sämtlichen Adern und Venen. Die Durchblutung wird angekur-
belt, was Krampfadern, Hämorriden und offenen Beinen
vorbeugt.

Anwendung

Damit die Rosskastanie im Körper erfolgreich wirken
kann, muss eine Anwendung der Pflanze über einen längeren Zeitraum erfolgen. Dazu sollte man Rücksprache
mit einem Arzt halten.

Bei Venenleiden und Durchblutungsstörungen hat sich
ein Tee aus Rosskastanientinktur bewährt. Diese schwierig herzustellende Tinktur sollte man in der Apotheke
kaufen.

Tee Einen Teelöffel Rosskastanientinktur mit einer Tasse
(200 Milliliter) heißem – auf keinen Fall mit kochendem!
– Wasser übergießen, drei bis fünf Minuten zugedeckt ziehen lassen und dann durch ein Sieb abgießen; den Tee
heiß und schluckweise trinken. Zwei bis drei Tassen täglich einnehmen.

Rote Bete

Beta vulgaris ssp. vulgaris var. conditiva

Dieses Gemüse besticht durch seine intensiv rote Farbe und seinen gewöhnungsbedürftigen erdigen Geschmack. Überliefert ist, dass die Griechen nur die Blätter aßen, die Knolle jedoch für Heilzwecke verwendeten. Die Römer hingegen nahmen auch die Knolle in die Küche auf: Apicius, Autor des ersten römischen Kochbuchs, nennt ein Gericht für einen Rote-Bete-Salat, der mit Senfkörnern, Essig und Öl angerichtet wird.

Botanik

Das zur Familie der Rübengewächse *(Chenopodiaceae)* zählende Gemüse ist wie seine Verwandten Spinat und Mangold recht anspruchslos. Es wächst in gemäßigten Breiten, oftmals sogar auf salzhaltigen Böden.

Heilwirkung

Die Volksmedizin sagt den roten Rüben seit Langem eine anregende Wirkung auf das Immunsystem sowie auf den Appetit nach. Rote Bete ist reich an Provitamin A, das gut für das Sehvermögen ist; außerdem beinhaltet sie hohe Mengen an Vitamin C, B1 und B2. Damit wirkt sie positiv auf die körpereigene Abwehr sowie auf den gesamten Zellenaufbau und das Nervensystem. Während die Blätter große Mengen an Kalzium und Eisen beinhalten, sogar noch mehr als der Spinat, sind in der Wurzel vor allem Pottasche und Faserstoffe zu finden, allerdings auch Oxalsäure. Diese Säure ist vor allem bekannt geworden als Inhaltsstoff des Spinats. Sie verbindet sich mit Eisen und Kalzium, sodass diese Mineralstoffe nicht mehr vom Körper aufgenommen werden können.

Rote Bete wirkt antibakteriell und beugt infektiösen Erkrankungen vor; außerdem verbessert sie die Sauerstoffversorgung der Zellen und regt damit den gesamten Stoffwechsel an.

Anwendung

Rote Bete ist die klassische Zutat zum russischen Borschtsch, einem Eintopfgericht, das in der russischen Küche eine zentrale Rolle spielt. Aber auch als Gemüsebeilage, Suppe oder Salat hält die Knolle in den letzten Jahren allmählich wieder Einzug in die Küchen.

In der Küche Man reibt vorsichtig die Erde ab, um die Haut nicht zu verletzen; die lange Wurzel lässt man an den Knollen. Je nach Größe werden sie 30 bis 40 Minuten gekocht, bevor man sie weiterverarbeiten kann.

Saft Zwei Knollen gründlich reinigen, grob zerkleinern und in einem Entsafter auspressen. Drei Gläser Rote-Bete-Saft helfen bei akuten Erkältungen. Angereichert mit einem klein geschnittenen Apfel und frisch geriebenem → Meerrettich, wird daraus ein kräftiger Vitaminspender.

Safran
Crocus sativus

Der Gewürzsafran – auch Karkum, Kesar oder Zafran genannt – ist eine der ältesten Kulturpflanzen der Menschheit und das teuerste Gewürz der Welt. Er wird bis heute in Kleinasien, der Türkei, Iran, Griechenland, Indien, Spanien, Marokko, aber auch in der Schweiz angebaut. Südspanien ist hier jedoch mit 90 Prozent der Weltproduktion der absolute Spitzenreiter.

Seine früheste Erwähnung findet er im Namen der Stadt Azupirano, der »Safran-Stadt«. Sie lag im fruchtbaren Zweistromland im heutigen Irak. Seit dem Altertum schreibt man dem Safran, in der Antike auch »Blut des Herakles« genannt, große heilende wie aphrodisierende Kräfte zu. Überall dort, so erzählt die griechische Sage, wo sich Hera und Zeus der Liebe hingegeben haben, erwuchs aus ihren wollüstigen Ausdünstungen der Safran. So erklärt sich, weshalb man in der Antike die Brautbetten mit Safranblüten bestreute.

Die aromatische Pflanze rühmten bereits der israelitische König Salomo (um 965–926 v. Chr.) und Homer (8. Jahrhundert v. Chr.). Auch Ärztevater Hippokrates hatte ihn in seinem Medizinrepertoire – er sollte der Manneskraft wieder aufhelfen und der Trunkenheit entgegenwirken. Von Mark Aurel wird berichtet, das er diesen Ratschlag befolgte und in Safranwasser badete. Die alten Phönizier bereiteten zu Ehren ihrer Liebesgöttin stark safrangewürzte Kuchen, wenn sie sich Glück in der Liebe wünschten.

Auch in der Ayurveda-Medizin ist Safran eines der wichtigsten Liebesgewürze; als Zutat in Tee und Wein steigert er die Sinnlichkeit im erotisch-sexuellen Bereich, als Gewürz die Vitalität und Energie.

Stets eilte dem Safran in der Antike der Ruf voraus, er sei der König der Pflanzen. Von Plinius, dem römischen Historiker und Naturforscher, sind folgende Anmerkungen überliefert: »Safran ist ein herrlicher Zusatz zu Wein, nimmt alle von der Trunkenheit entstandene Unordnung, gerieben dient er dazu, die Theater mit Wohlgerüchen zu erfüllen.« Und: »Er bewirkt Schlaf, hat gelinde Wirkung auf den Kopf und reizt den Geschlechtstrieb.«

Im Mittelalter durfte der Safran in keinem wohlbestellten Küchengarten fehlen, denn, wie in einem »Kreuterbuch« aus dieser Zeit zu lesen steht, »es bekommt wohl dem Magen, fürdert die Dewung (Verdauung), bringet dem Leib eine gute Farb, macht fröhlich und stärkt alle innerliche Glieder«.

Auch heute noch ist Safran ein Zeichen des Außergewöhnlichen: So ist ein echter Risotto milanese, eine Bouillabaisse (die bekannte südfranzösische Fischsuppe), eine spanische Paella, aber auch der urdeutsche Napfkuchen oder Gugelhupf ohne den gelb färbenden und wohlschmeckenden Safran nicht denkbar.

Botanik

Safran gehört zu den Schwertliliengewächsen (Iridaceae). Äußerlich ähnelt der Safran dem auch in unseren Breiten gut bekannten Krokus oder der Herbstzeitlose – diese haben jedoch Zwiebeln, der Safran eine Knolle. Auffällig am Safran, und das unterscheidet ihn von den anderen genannten Pflanzen, sind die großen roten Blütengriffel mit ihren drei Narbenschenkeln, den Safranfäden – nur diese werden zu frühen Morgenstunden von Hand geerntet.

Der Safrankrokus entwickelt vom Herbst bis ins Frühjahr hinein grasartige Blätter, die er dann im Sommer komplett verliert, was ihm auch den volkstümlichen Namen »Nackthure« einbrachte. Die Knolle ruht während der warmen Sommermonate. Erst im Oktober erscheinen dann auf den kurzen, hohen Schäften der Herbstkrokusse die Blüten mit den begehrten Narben.

Heilwirkung

Safran enthält ätherisches Öl und Bitterstoffe, vor allem das Picrocrocin (Safranbitter), das sich bei Lagerung in Safranal und Glukose verwandelt. Für seine erstaunliche Färbekraft zeichnen die Karotinoide verantwortlich.

Die Pharmakologie des Safrans ist noch nicht systematisch untersucht worden. Dennoch ist bekannt, dass er narkotisierende und einschläfernde Wirkungen ähnlich denen des Opiums besitzt. Der Extrakt aus den wertvollen Fäden wirkt stimulierend und entkrampfend.

Safran kann äußerst gefährlich sein. Bereits fünf Gramm der Safranfäden können, da sie die Gebärmuttertätigkeit stimulieren, zu Aborten führen oder tödliche Vergiftungen hervorrufen. Daher wird er nur in äußerst geringer Dosierung von maximal drei Fäden verwendet.

Anwendung

Beim Kauf sollte man die Fäden bevorzugen, da gemahlener Safran schneller an Aroma verliert. Außerdem lässt sich so die Qualität besser überprüfen. Safran muss trocken, kühl und lichtgeschützt aufbewahrt werden, am besten man gibt ihn in ein dunkel getöntes Glas, das sich luftdicht verschließen lässt.

Extra: Geschichten, Mythen und Legenden

Im Mittelalter und der Renaissance war das Erscheinungsbild einer Speise fast wichtiger als die Speise selbst, daher musste sie besonders geschmückt werden. Dies tat man, indem Safran über die Gerichte gestreut wurde, was ihnen einen goldähnlichen Glanz verlieh. Aufgrund der hohen Steuerabgaben, mit denen das aromatisch duftende Luxusgewürz belegt war, mussten schon die damaligen Gourmets tief in die Tasche greifen, um die benötigten Mengen zu bezahlen. Aus einem englischsprachigen Dokument aus der Zeit um 1400 geht hervor, dass der Wert von 500 Gramm Safran dem eines Pferdes entsprach.

Da für ein einziges Kilogramm rund 200 000 Safrannarben gepflückt werden müssen, wurde kaum ein anderes Gewürzkraut so häufig verfälscht und gestreckt wie der Safran – und dies trotz der drakonischen Strafen, die gegen derlei Täuschungsmanöver ausgesetzt waren. Wer im Mittelalter »Safran fälschte und für gut verkaufte«, wurde samt seiner Ware öffentlich verbrannt, und wer »dazugeholfen« hatte, lebendig begraben.

Ein minderwertiger Safranersatz, mit dem aber auch echter Safran gestreckt wird beziehungsweise der als echter Safran zu billigen Preisen angeboten wird, ist Saflor (*Carthamus tinctorius* aus der Familie der Korbblütler), auch Färber- oder Öldistel genannt. Auch die zerriebenen

Rhizome des → Kurkuma (*Curcuma longa*) oder gar die Blütenblätter der → Ringelblume (*Calendula officinalis*) finden sich in solchen Mischungen.

Salbei
Salvia officinalis

Der Salbei ist eines der klassischen Mittelmeerkräuter, das in allen Epochen als Gewürz und Arznei für Furore sorgte. So wurde er in seiner Geschichte schon gegen die unterschiedlichsten körperlichen Beschwerden eingesetzt. Erstaunlicherweise kam er bei Frauenleiden und Unfruchtbarkeit ebenso zum Einsatz wie zur Empfängnisverhütung. Bei Darmerkrankungen und Husten wurde Salbei ebenso verwendet wie bei Zahnfleischentzündungen und Nachtschweiß – nicht umsonst leitet sich sein Name vom lateinischen *salvare* = »heilen« ab. Dass er offenbar nicht nur heilende, sondern auch schützende Kräfte hat, zeigt die Geschichte der Heiligen Familie, die auf der Flucht nach Ägypten vor ihren Verfolgern unter einem Salbeibusch Schutz fand. Der Salbei war in den frühen europäischen Handelsbeziehungen mit China ein wichtiger Exportartikel, der sich im Reich der Mitte größter Beliebtheit erfreute. Die Chinesen tauschten gegen europäischen Salbei die dreifache Menge ihres besten Tees ein. Wie bei anderen vielseitig helfenden Pflanzen, so erhielt auch diese in der Volksheilkunde noch weitere Zuschreibungen. Neben den medizinischen Wirkungen, die mittlerweile in vielen Fällen wissenschaftlich bestätigt wurden, sollte Salbei auch gegen Hexen helfen, das Einschlafen in der Kirche verhindern und wird auch heute noch in der Aromatherapie verwandt, um einer Liebesnacht »einen Hauch wilder und zügelloser Hemmungslosigkeit« zu geben.

Botanik

Der Gartensalbei gehört zur Familie der Lippenblütler (*Lamiaceae/Labiatae*). Er mag es sonnig und trocken und gedeiht auf eher steinigem Grund. Die Pflanze wird bis zu 60 Zentimeter hoch und bringt aufrechte Stängel hervor, die von unten her verholzen. Die Äste sind stark verzweigt, mit graubrauner, abschuppender Borke, die jüngeren Sprossteile sind filzig behaart. Die Blätter sind länglich, silbrig und samtig behaart. Wenn man genau hinsieht, kann man die kleinen Öldrüsen sogar mit dem bloßen Auge erkennen.

Seine Blüten haben eine Ober- und Unterlippe, wobei die Oberlippe helmartig verformt ist. Sie stehen in fünf- bis zehnblütigen Scheinquirlen zusammen. Die Farbe der Blüten ist meistens blauviolett, die Blütezeit dauert von Juni bis August. Geerntet werden die Blätter.

Im eigenen Garten sät man Salbei im April in einer Schale auf der Fensterbank aus. Im Juni können dann die Jungpflanzen nach draußen verpflanzt werden. Als Alternative zum Säen können auch die bereits vorgezogenen Pflanzen beim Gärtner erworben werden. Der ideale Pflanzabstand liegt bei 30 bis 40 Zentimetern. Nach der Blüte wird der Salbei zurückgeschnitten. Im Winter braucht das Mittelmeergewächs etwas Schutz, beispielsweise in Form einer Rindenmulchschicht.

Als Gartenschmuck wird gerne der Hain- oder Steppen-salbei *Salvia nemorosa* gepflanzt. Es gibt ihn mit nacht-blauen (»Foerster-Züchtung«), dunkelvioletten (»Ost-friesland«) und ozeanblauen (»Blauhügel«) Blüten. Alle Sorten sind reine Zierpflanzen ohne therapeutische und kulinarische Bedeutung.

Heilwirkung

Salbei besitzt in großen Mengen ätherisches Öl mit Thu-jon, Kampfer und Cineol sowie weiteren Terpenen. Auch Gerbstoffe, darunter die Rosmarinsäure, Bitterstoffe (da-runter Salvin), Flavonoide, Glykoside und Triterpene sind enthalten. Viele einzelne dieser Inhaltsstoffe sind in ande-ren Kräutern vorhanden (beispielsweise im Teebaum, in Rosmarin oder Eukalyptus, die Triterpene kennt man auch von der Goldrute) – beim Salbei findet sich alles in einem Kraut. Er hat also von allem etwas: Die Eigenschaften von Teebaumöl, Rosmarin, Eukalyptus, Kampfer, Lebensbaum (Thuja) und Wermut – allesamt anerkannte Arzneimittel der Heilpflanzenkunde – verbinden sich bei ihm in einer einmaligen Mischung und werden durch typische Salbei-wirkstoffe ergänzt. Nicht von ungefähr steht in den Schriften der berühmten Ärzteschule von Salerno zu le-sen: »Warum soll der Mensch sterben, dem Salbei im Gar-ten wächst?«

Diese Mischung hat ein vielfältiges Wirkungsspektrum: Salbei wirkt beruhigend, antiseptisch und entzündungs-hemmend. Salbei reinigt das Blut, lindert die Beschwer-den bei allen Erkrankungen der Atemwege sowie bei Ma-gen- und Darmentzündungen, Erkältungen, Bronchitis, krankhaftem Schwitzen, Hautentzündungen, Hämorriden und Afterjucken. Überragend sind vor allem die Wirkungen des Salbeis auf Entzündungen von Haut und Schleimhäuten. Hierbei zeigt sich, dass er nicht nur entzündungshemmend wirkt, sondern auch antibiotisch, was gerade bei Magen-Darm-Störungen, Blähungen, leichteren Durchfallerkrankungen und Entzündungen der Darmschleimhaut sehr hilfreich ist.

Ein weiterer Effekt ist von herausragender Bedeutung: die schweißhemmende Wirkung des Gartensalbeis. Ein Salbeitee wird bei übermäßiger Schweißbildung empfohlen, wobei das Kraut die Schweißproduktion sowohl bei innerlicher als auch bei äußerlicher Anwendung hemmt. So wurden noch in den 20er-Jahren des 20. Jahrhunderts Tinkturen und Aufgüsse des Salbeis dazu verwendet, den Nachtschweiß von Tuberkulosekranken zu mindern. Äußerlich wird mit Salbeitee bei Halsentzündungen gegurgelt, er wird für Spülungen bei Zahnfleischentzündungen verwendet und als Umschlag zur Anregung des Hautstoffwechsels.

Anwendung

Für den Küchengebrauch werden frische Blätter bevorzugt. Sie können den ganzen Sommer über geerntet werden. Für die Hausapotheke werden die Blätter vor der Blüte geerntet und an einem luftigen und schattigen Ort zum Trocknen ausgelegt, ideal sind dafür Tabletts oder größere Lagen aus Papier. Auf keinen Fall in der Sonne trocknen, da hier bis zu 25 Prozent der wichtigen ätherischen Öle verloren gehen. Nebenwirkungen sind bei normaler

Dosierung kaum bekannt. Gelegentlich kann es zu Reizungen der Magenschleimhaut kommen. In der Schwangerschaft und Stillzeit sollte Salbei nicht verwendet werden.

Bad Dafür etwa 100 Gramm frische Salbeiblätter mit einem Liter kochendem Wasser übergießen, zehn Minuten ziehen lassen, mit einem Liter Buttermilch und einigen Tropfen Weizenkeimöl vermischen und ins Badewasser (etwa 38 °C) geben.

Gesichtsdampfbad und Inhalation Eine Handvoll Salbeiblätter in eine flachen Wanne geben, mit einem Liter kochendem Wasser übergießen und das Gesicht über die Wanne beugen; Kopf, Nacken und Wanne mit einem Handtuch überdecken. Durch die Nase ein- und durch den Mund ausatmen.

Dosierung der Anwendung: zwei- bis dreimal wöchentlich je zehn Minuten. Ein Salbeidampfbad ist gut gegen fettende Haut.

Öl Salbeiöl gibt es in Apotheken fertig zu kaufen. Bei Bronchialerkrankungen wie Schnupfen, Husten, Halsentzündungen und Lungenentzündungen hat es sich als Badezusatz sowie als Mittel zum Inhalieren hervorragend bewährt, ebenso wie zum Betupfen entzündeter Hautpartien. Die empfohlene Tagesdosis liegt bei innerlicher Einnahme bei 0,3 Milliliter. Die Einzeldosis sollte 0,1 Milliliter nicht überschreiten. Für die äußerliche Anwendung zum Gurgeln und Spülen sollten drei Tropfen des Öls mit 100 Milliliter Wasser verdünnt werden.

Tee Einen gehäuften Teelöffel getrocknete Salbeiblätter mit einer Tasse (200 Milliliter) kochend heißem Wasser übergießen, zehn Minuten zugedeckt ziehen lassen und dann durch ein Sieb abgießen; den Tee heiß und schluckweise trinken. Drei bis vier Tassen täglich. Salbeitee hilft bei Entzündungen aller Art (aufkommenden Erkältungen genauso wie Darmentzündungen) und übermäßiger Schweißbildung. Der Tee kann auch zum Gurgeln oder für Kompressen (beispielsweise bei Insektenstichen) verwendet werden.

Teemischung → Anis, → Fenchel, → Kamille, → Holunder

Salpetersäure
Acidum nitricum

Salpetersäure wurde im 11. Jahrhundert von arabischen Apothekern hergestellt. Im 12. Jahrhundert wurde sie in Italien aus Salpeter, Alaun und Kupfervitriol gewonnen, im späten Mittelalter aus Salpeter und Schwefelsäure. Heute wird sie vorwiegend durch die Ammoniakverbrennung und Oxidation mit Platin-Katalysatoren nach dem Ostwald-Verfahren hergestellt. Salpeter leitet sich vom lateinischen *Sal petrae* ab, was »Salz des Steins« bedeutet.

Salpetergeist wurde seit dem Mittelalter in großen Mengen für die Herstellung von Schwarzpulver benötigt. Die Nitrierung von Glycerin und Toluol mit Salpetersäure ergibt die Sprengstoffe Nitroglycerin und TNT.

Herkunft

In der Natur kommt Salpetersäure nur in Form ihrer Salze, der Nitrate, vor. Diese nannte man früher Salpeter. Salpetersäure ist eine farblose, stechend riechende Flüssigkeit mit einem Siedepunkt zwischen 83 °C und 87 °C. Bei minus 42 °C erstarrt die Substanz zu schneeweißen Kristallen. Die konzentrierte Salpetersäure enthält 69 Prozent Salpetersäure und 31 Prozent Wasser. Unter Lichteinfluss zersetzt sie sich zu Sauerstoff und Stickstoffdioxid, welches sich in der Salpetersäure mit gelbroter Farbe löst. Die rote, rauchende Salpetersäure enthält größere Mengen an Stickoxiden. Diese nitrosen Gase, die sich auch beim Umgang mit der Salpetersäure häufig bilden, rufen stark reizende Dämpfe hervor und sind für den Menschen hochgiftig. Salpetersäure löst die meisten unedlen Metalle auf, außerdem das Edelmetall Silber. Daher kann damit Silber von Gold getrennt werden.

Heilwirkung

Medizinisch wurde die verdünnte Salpetersäure im 18. Jahrhundert bei Brust- und Blasenbeschwerden, Blasen- und Nierensteinen und Fieber eingesetzt. Bis heute dient sie zum Verätzen von Warzen.

Anwendung

Salpetersäure wurde zur großtechnischen Herstellung von (Nitrat-)Düngemitteln, in der chemischen Industrie als Nitriermittel (Nylon, Lacke, Polituren, Nitroverdünnung, andere Chemikalien) und Oxidiermittel sowie als

Oxidatorkomponente für Raketentreibstoffe verwendet. Für die homöopathische Zubereitung wird ein Teil konzentrierte Salpetersäure mit neun Teilen reinem Alkohol verdünnt und dann potenziert. In der Homöopathie steht der ätzende und explosive Aspekt der Substanz im Vordergrund. Themen sind unter anderem Selbsthass, Wut, starke Ängste und Selbstbezogenheit.

Sanddorn
Hippophae rhamnoides

Sanddorn, auch Haffdorn oder Seedorn genannt, ist ein dorniger Strauch, der durch seine leuchtenden Beeren Berühmtheit erlangte. Neben dem außergewöhnlich hohen Gehalt an Vitamin C weiß man heute auch, dass die Beeren reichlich das wertvolle B12 besitzen.

Botanik

Der Sanddorn ist ein Ölweidengewächs *(Elaeagnaceae)*, das in den sandigen, raueren Küsten-, aber auch Bach- und Flussregionen Europas und Asiens zu Hause ist. Der Strauch kann bis zu fünf Meter hoch werden und wird dann baumähnlich. Seine Äste sind glatt und rotbraun und voller Sprossdornen, die Blätter sind schmal und silbrig. Der Strauch bildet große Wurzelausläufer, weshalb er auch zum Erhalt von Dünenlandschaften an Küsten angepflanzt wird. Von März bis Mai erscheinen kleine Blüten, aus denen dann bis zum Herbst die leuchtend orangefarbenen Früchte heranreifen, deren herbe Schale das saftige Fruchtfleisch umschließt.

Heilwirkung

Sanddorn besitzt einen sehr hohen Gehalt an Vitamin C und B12, der in Kombination mit seinen Bitter- und Gerbstoffen, Flavonen und Karotinoiden gegen Müdigkeit und Zahnfleischbluten hilft und die Immunabwehr stärkt.

Anwendung

Die sauren Beeren können nicht roh genossen werden, sie müssen einige Minuten gekocht werden. Anschließend kann man sie pürieren und durchsieben und zu Saft oder Marmelade verarbeiten.

Vitaminmix Eine Orange und eine Zitrone auspressen. Den Saft mit zwei Esslöffel Heidelbeersaft und einem Esslöffel Sanddornsaft vermischen. In der Erkältungssaison sollte man täglich ein Glas davon trinken.

Sandsegge
Carex arenaria

Die Sandsegge ist ein Heilgras, das bereits im Mittelalter bekannt war. Schon Hildegard von Bingen erwähnt sie in ihren Schriften, aber auch der heilkundige Pfarrer Kneipp (1821–1897) setzte die Pflanze im 19. Jahrhundert ein.

Botanik

Die Sandsegge gehört zur Familie der Sauergräser *(Cyperaceae)* und ist besonders auf Sandböden an der Nord- und Ostseeküste weit verbreitet. Sie wird – wie der Sanddorn auch – zur Befestigung der Dünen angepflanzt, da sie über einen Wurzelstock mit Rhizomwurzeln verfügt, der weite Ausläufer bildet. Die jungen Triebe der Sandsegge wachsen im Frühling schnurgerade in einer Reihe. Diese militärisch anmutende Ordnung verhalf der Pflanze zu dem Namen »Soldatensegge«. Für den Heiltee verwendet man den Wurzelstock, der in den Monaten März und April ausgegraben wird.

Heilwirkung

Die Sandsegge enthält Bitterstoffe, Saponine, Harz, ätherisches Öl und viel Stärkemehl. Ein Tee aus den Wurzeln der Sandsegge ist in der Naturheilkunde als Mittel zur Blutreinigung beliebt. Sie gilt darüber hinaus als harntreibend, auswurffördernd und schweißtreibend. Der Tee wird bei Hautleiden, rheumatischen Beschwerden und bei jeglicher Art von Stoffwechselstörung verwendet. Die Schulmedizin misst der Sandsegge hingegen keine Bedeutung bei.

Anwendung

Der graugelbliche Wurzelstock riecht im frischen Zustand schwach würzig und ist getrocknet nahezu geruchlos. Der Geschmack ist leicht süßlich mit einer deutlich bitteren Note. Die in der Pflanze enthaltenen Saponine können

Nierenreizungen verursachen. Bei akuten Nierenerkrankungen sollte deshalb auf die Verwendung der Sandsegge verzichtet werden.

Tee Zwei Teelöffel der getrockneten Wurzeln mit einer
Tasse (200 Milliliter) kaltem Wasser übergießen, aufkochen, zehn Minuten zugedeckt ziehen lassen und dann
durch ein Sieb abgießen. Den Tee heiß und schluckweise
trinken. Zwei bis drei Tassen täglich.

Teemischung bei chronischen Ekzemen Jeweils 25
Gramm Birken- und Walnussblätter, Sandseggen- und
Seifenkrautwurzel vermischen. Einen Teelöffel der Mischung mit einer Tasse (200 Milliliter) kochend heißem
Wasser übergießen, zehn Minuten zugedeckt ziehen lassen und dann durch ein Sieb abgießen; den Tee heiß und
schluckweise trinken. Zwei Tassen täglich über vier bis
sechs Wochen hinweg.

Schafgarbe
Achillea millefolium

Die Schafgarbe ist auf der ganzen Nordhalbkugel beheimatet. Die Namen Beilhiebkraut, Blutstellkraut und
Wundkraut sowie der lateinische Gattungsname *Achillea*
(von Achilleus) weisen auf die medizinische Verwendung
der Schafgarbe in der Antike hin.
  Achilles, der Held des Trojanischen Krieges, hatte bei
keinem Geringeren als dem heilkundigen Zentauren Chi-

ron (siehe auch → Tausendgüldenkraut) die Kräuterheil-kunde erlernt und konnte damit dem König Telephos das Leben retten. Tatsächlich wurde die Schafgarbe in der Wundheilung und zum Stillen von Blutungen verwendet.

So schätzte auch Hildegard von Bingen (1098–1179) an dem Heilkraut die »geheimen Kräfte für die Wunden« und notierte: »Wenn ein Mensch durch einen Stich verwundet wird, so binde man die warme Schafgarbe, nachdem die Wunde mit Wein gewaschen und die Schafgarbe in Was-ser gekocht und danach ausgepresst wurde, leicht über je-nes Tuch, das über der Wunde liegt.«

Für den Theologen und Naturwissenschaftler Albertus Magnus (um 1200–1280) war das Gewächs hingegen in erster Linie ein Magen-Darm-Heilmittel, »weil es die Ver-dauung fördert und die Winde fortnimmt«.

Botanik

Die Schafgarbe ist ein Korbblütler (*Asteraceae/Composi-tae*), der in unseren Breiten an Wegrändern und Böschun-gen sowie auf Schutthalden und Wiesen zu finden ist. Die Pflanze wird zehn bis 80 Zentimeter groß mit einem auf-rechten längs gerillten Stängel.

Die schmalen Blätter bestehen aus bis zu 50 kleinen Blättchen, die in zwei Reihen angeordnet und sehr fein gefiedert sind. Beim Zerreiben zwischen den Fingern ent-falten sie ein intensives Aroma.

Die weißen bis rosafarbenen Blüten, die zwischen Mai und Oktober erscheinen, versammeln sich am Ende des Stängels zu Trugdolden.

Gesammelt werden die Blüten oder das blühende

Kraut, das eine Handbreit über dem Boden abgeschnitten wird. Die meisten Gärtner rechnen die Schafgarbe eher zum Unkraut.

In der Tat ist die bescheidene Pflanze in der Natur so weit verbreitet, dass es nicht unbedingt nötig ist, sie anzupflanzen.

Wer die Schafgarbe dennoch gezielt im eigenen Garten kultivieren möchte, holt sich am besten im Frühjahr die Jungpflanzen selbst bei einem Spaziergang in der Natur. Sie können relativ einfach ausgegraben und wieder eingepflanzt werden. Der Mindestpflanzabstand beträgt 40 bis 60 Zentimeter.

Heilwirkung

Hauptinhaltsstoffe der Schafgarbe sind Bitter- und Gerbstoffe sowie die ätherischen Öle, die den Ölen der Kamille gleichen. Sie lindern Krämpfe im Magen-Darm-Bereich und vor allem im Beckenbereich, weshalb sie besonders in der Frauenheilkunde und dort bei Menstruationsbeschwerden eingesetzt wird. Ein altes Sprichwort weist noch darauf hin: »Schafgarb' im Leib tut wohl jedem Weib«.

Ein weiterer Wirkstoff der Schafgarbe ist die Salicylsäure. Es handelt sich dabei um das natürliche und risikoärmere Pendant zum bekannten Entzündungshemmer Acetylsalicylsäure (Aspirin). Schafgarbe eignet sich damit auch zur Behandlung von entzündlichen Erkrankungen. Aufgrund ihres hohen Kaliumgehaltes wird die Schafgarbe auch bei Frühjahrs- und Entschlackungskuren mit verwendet.

Anwendung

Die gesammelten Blüten legt man zum Trocknen in einem luftigen Raum aus, das Kraut wird kopfüber in Büscheln aufgehängt – beides sollte in einer lichtundurchlässigen Dose aufbewahrt werden.

Zeigen sich bei der Behandlung von Wunden mit Schafgarbenkompressen allergische Reaktionen wie rötliche Stellen oder Bläschen mit Juckreiz, ist die Therapie sofort zu beenden.

Bad Eine Handvoll von dem getrockneten Kraut ins Badewasser geben. Schafgarbenbäder helfen bei Krämpfen während der Regel.

Tee bei Menstruationsbeschwerden Zwei Teelöffel Kraut mit einer Tasse (200 Milliliter) kochend heißem Wasser übergießen, zehn Minuten zugedeckt ziehen lassen und dann durch ein Sieb abgießen; den Tee heiß und schluckweise trinken.

Zwei bis drei Tassen täglich. In einer Kur von mindestens vier Wochen Dauer entfaltet dieser Tee auch entwässernde Wirkung.

Kompressen und Auflagen gegen Erkältungen 50 Gramm von dem getrockneten Schafgarbenkraut mit einem Liter kaltem Wasser übergießen, aufkochen und zehn Minuten zugedeckt bei geringer Hitze köcheln lassen; dann durch ein Sieb abgießen.

Ein Baumwoll- oder Leinentuch mit dem Sud tränken und auf die betroffene Hautstelle – offene Wunden, Sonnenbrand und Hämorriden – auflegen.

Schlehdorn

Prunus spinosa

Schon in der Steinzeit wurden Schlehenfrüchte als Nahrungsmittel verwendet. Ob sie schon damals auch wegen ihrer Heilwirkung verzehrt wurden, ist natürlich nicht bekannt. Pfarrer Kneipp hingegen war ein großer Anhänger von Schlehenblütentee. Der wirkt abführend und magenstärkend – zuverlässig und ohne jegliche Nebenwirkung. Auch seine leicht harntreibende Wirkung wird gern genutzt.

Botanik

Der Schlehdorn gehört zu den Rosengewächsen *(Rosaceae)*, ist in eher raueren Regionen von Europa und Asien beheimatet und wächst meist wild an Waldrändern. Der sperrige Strauch kann bis zu drei Meter Höhe erreichen; oft wird er auch als Nutzhecke angepflanzt. Seine Dornen und die Eigenschaft, stark zu verwachsen, bilden einen natürlichen Schutz, der gerne von Vögeln zum Nisten genutzt wird. Die Blüten erscheinen bereits im März und April und haben einen bitteren, an Mandeln erinnernden Geruch, der von einem Blausäure- und einem Nitrin-Glykosid herrührt.

Vom Schlehdorn kann man sowohl die Blüten als auch die Früchte verwenden. Die Blüten werden kurz nach dem Aufblühen gesammelt. Die schwarzblauen Früchte – die Schlehen – sind im Oktober reif, werden aber erst nach dem ersten Frost geerntet, da dies den strengen Geschmack abmildert.

Heilwirkung

Die Beeren des Schlehdorns haben einen hohen Anteil an Flavonoiden (allen voran Quercetin- und Kämpferolglykoside), sind gerbstoffreich und enthalten viel Pektin. Darüber hinaus bieten sie einen wertvollen Mix aus Vitaminen und Mineralstoffen. Aufgrund des hohen Gerbstoffanteils werden Extrakte der Blüten und Früchte für Blasen- und Nierentees verwendet, aber auch für Frühjahrs- und Entschlackungskuren eingesetzt, da sie mild abführenden und harntreibenden Charakter besitzen; die Früchte wirken außerdem zusammenziehend. Auch bei Appetitlosigkeit, Husten und leichten Entzündungen im Mund- und Rachenraum hat sich Schlehentee bewährt.

Anwendung

Nebenwirkungen bei der Einnahme von Schlehentee sind nicht bekannt. Zum Entsaften von Schlehen benötigt man einen Dampfentsafter, die Saftausbeute ist aber eher gering.

Tee Zwei Teelöffel der Blüten mit einer Tasse (200 Milliliter) kaltem Wasser übergießen, aufkochen und dann durch ein Sieb abgießen; den Tee heiß und schluckweise trinken. Zwei Tassen täglich.

Teemischung bei Hämorriden Jeweils 20 Gramm Steinkleekraut und Rosskastanienblätter mit jeweils 15 Gramm Schafgarben- und Hirtentäschelkraut sowie je zehn Gramm Schlehdorn- und Ringelblumenblüten und Hamamelisblättern vermischen. Einen Teelöffel dieser Mischung mit einer Tasse (200 Milliliter) kochend heißem Wasser übergießen, zehn Minuten zugedeckt ziehen lassen und durch ein Sieb abgießen; heiß und schluckweise trinken. Täglich zwei bis drei Tassen, nach den Mahlzeiten.

Schlüsselblume

Primula veris

Pfarrer Kneipp war ein großer Anhänger der Schlüsselblume: Er nutzte Wurzeln und Blüten für Blutreinigungskuren, um Giftstoffe auszuscheiden, speziell in Mischungen zur Behandlung von rheumatischen Beschwerden und Gicht. Die Schlüsselblume, die ihren Namen ihrer Blütenform verdankt, hat natürlich auch eine Geschichte zu bieten: So wird überliefert, dass Petrus am Himmelstor bemerkt haben soll, dass ein Eindringling mit einem Nachschlüssel sich in das Himmelreich geschlichen hatte. Vor lauter Aufregung über diese Missetat fielen dem Wächter auch noch seine eigenen Schlüssel hinunter zur Erde, wo sich der Schlüsselbund in eine leuchtende Blumenwiese verwandelte mit Blüten, die an den Schlüsselbart erinnerten. Hildegard von Bingen interpretierte diese Geschichte dann so: Die heilkräftige Wirkung der Pflanze öffne die Himmelstüren.

Botanik

Die in Mitteleuropa heimische Schlüsselblume aus der Familie der Primelgewächse *(Primulaceae)* ist vielen besser unter dem Oberbegriff Primel bekannt. Schlüsselblumen wachsen auf Wiesen und an Waldrändern. Im Frühling gehören sie zu den ersten Pflanzen, die ihre leuchtenden goldgelben Blüten zeigen; sie blühen von Ende März bis Mai. Die Blüten sind in einer Dolde angeordnet, die an einen Schlüsselbund erinnern. Schlüsselblumen stehen unter Naturschutz, ein Ausgraben der wild wachsenden Pflanzen ist strengstens untersagt!

Heilwirkung

Verwendung finden Blüten und Wurzeln. In den Wurzeln sitzen die wirksamsten Inhaltsstoffe. Ihren Wert gewinnen sie vor allem durch den hohen Saponingehalt, aber auch durch Schleimstoffe und Glykoside wie das Primulaverin. Die Blüten enthalten ungleich weniger Saponine.

Aufgrund ihrer Wirkstoffe sind die Wurzeln außerordentlich wirksam in Heiltees zur Schleimlösung bei Bronchitis und Keuchhusten. Zudem fördern sie die Harnausscheidung. Ähnlich, wenn auch wesentlich schwächer, wirken die Blüten. Sie enthalten das meiste ätherische Öl, das beruhigend wirkt. Ein Tee aus den Blüten wirkt mild gegen Schlaflosigkeit und nervöse Spannungen und kann auch bei Kopfschmerzen getrunken werden.

Anwendung

Primelallergien sind relativ häufig. Es gibt Menschen, die schon bei der Berührung mit einer Primel einen starken Hautausschlag bekommen. Das betrifft allerdings fast ausschließlich die ausländische Zierpflanze und nicht die als Heilpflanze verwendete Schlüsselblume. Gleichwohl sollten Menschen mit ausgeprägter Primelallergie auch die bei uns heimische Primel mit Vorsicht anwenden. Die Blüten schmecken angenehm und können in Mischungen für leicht beruhigende Trinktees verwendet werden. Schlüsselblumenpräparate gibt es in Apotheken und Kräuterhäusern.

Ein Tee aus den Blüten hilft bei Erkältungen und Kopfschmerzen und unterstützt die Gichttherapie. Die Einnahme eines Tees aus den Wurzeln sollte mit dem Arzt abgesprochen werden.

Tee Einen Esslöffel Blüten mit einer Tasse (200 Milliliter) kochend heißem Wasser übergießen, 15 Minuten zugedeckt ziehen lassen und dann durch ein Sieb abgießen; den Tee heiß und schluckweise trinken. Zwei bis drei Tassen täglich.

Schöllkraut
Chelidonium majus

Schöllkraut hat eine Vielzahl an Beinamen wie Warzenkraut, Gilbkraut, Goldkraut, Schälkraut, Schwalbenkraut, Schwalbenwurz, Bockskraut, Geschwulstkraut, Teufelsmilchkraut, Trudenmilch, Hexenmilch oder Ogenklar. Sein Gattungsname *Chelidonium* leitet sich aber vom griechischen *chelidon* = »Schwalbe« ab. Er lässt sich darauf zurückführen, dass man bereits einige Jahrhunderte vor Christi Geburt angeblich beobachtet hatte, wie Schwalbenmütter ihren noch blinden Jungen den Milchsaft in die Augen träufelten, um ihnen die Augen zu öffnen. Aber auch eine Ableitung von *kelido* = »beflecken« wird erwogen, da der Milchsaft der Pflanze die Haut braun färbt. Der lateinische Beiname *majus* heißt »größer«. Damit unterscheidet man *Chelidonium majus* von *Chelidonium minus*, dem Scharbockskraut, das zu den Hahnenfußgewächsen gehört.

Die gelbe Farbe des Saftes weist auf Bezüge zu Galle und Leber hin. So wird Chelidonium vor allem bei Leber- und Gallenbeschwerden verordnet, wie es Dioskurides und Plinius bereits in der Antike taten. Im Rahmen der mittelalterlichen Signaturenlehre, derzufolge das Aussehen einer Pflanze ihren Anwendungsbereich anzeige, war diese Verwendung sozusagen zwingend. In der Alchemie wurde das Schöllkraut *coeli donum* genannt, das bedeutet »Himmelsgabe«, denn das Kraut sollte angeblich bei der Suche nach dem »Stein der Weisen« helfen können. Von Albrecht Dürer, der dieses Kraut auf einem Bild verewigte, wurde berichtet, dass er damit von seinem Gallenleiden geheilt wurde. Wie der Name »Warzenkraut« anzeigt, ist der giftige Pflanzensaft ein Mittel zum Wegätzen von Warzen.

Botanik

Das Schöllkraut ist ein Mitglied der Familie der Mohngewächse *(Papaveraceae)*, das in Europa heimisch ist. Es wächst in Regionen bis zu 1500 Meter Höhe im Umkreis menschlicher Siedlungen auf Schuttplätzen, Ödland, an Mauern und Hecken. Die 30 bis 80 Zentimeter hohe mehrjährige Pflanze sprießt aus dem fingerdicken Wurzelstock. An den langen behaarten Stängeln sitzen grundständige Blattrosetten, aus denen wechselständig behaarte, fiedrig gelappte Blätter von graugrüner bis bläulicher Farbe hervorgehen. Am Ende der Stängel befinden sich zwei- bis sechsblütige Dolden von goldgelber Farbe aus vier Kronblättern und zahlreichen Staubgefäßen. Alle Teile der Pflanze enthalten den scharf schmeckenden orangegelben Milchsaft, der äußerlich leicht ätzend wirkt. Die Blütezeit fällt in den Mai und Juni, das Kraut wird von April bis September gesammelt.

Heilwirkung

Die Hauptwirkstoffe des Schöllkrauts sind opiumähnliche Alkaloide wie Chelidonin, Spartein, Berberin, Sanguinarin, die sich im Milchsaft finden. Außerdem enthält es Saponine, ätherisches Öl und Karotinoide – das erklärt die krampflösenden, schmerzstillenden, gallensekretionsfördernden und abführenden Eigenschaften des Schöllkrauts. Die Hauptanwendungsgebiete liegen nach wie vor im Gallen- und Leberbereich. Dort sorgt es für Abfluss und Beruhigung. Wegen seiner zellteilungshemmenden Wirkung wird es auch gegen Warzen und in der Krebstherapie eingesetzt.

Falsche Dosierung kann bei Einnahme Reizungen des Magen-Darm-Traktes wie Brennen, Schmerzen, Übelkeit, Erbrechen und Durchfall bewirken. Zudem können Schwindel, Harndrang und Kreislaufstörungen bis hin zum Kreislaufkollaps auftreten. Der Kontakt des Milchsaftes mit der Haut kann Blasen und Geschwüre auslösen.

In der Volksheilkunde dient das Schöllkraut vor allem der Harmonisierung des Leber-Gallen-Stoffwechsels bei cholerischen Menschen.

Anwendung

Für die homöopathische Zubereitung wird für die Urtinktur frisches, blühendes Kraut verwendet. *Chelidonium* wurde von Hahnemann geprüft. Ein Tee hilft bei Sodbrennen. Als Tinktur oder Konzentrat hilft Schöllkraut für Auflagen und Kompressen bei Warzen.

Tee Zwei Esslöffel Schöllkraut mit einer Tasse (200 Milliliter) kochend heißem Wasser übergießen, zehn Minuten zugedeckt ziehen lassen und dann durch ein Sieb abgießen; den Tee heiß und schluckweise trinken. Zwei bis drei Tassen täglich, am besten kurmäßig über einen Zeitraum von bis zu drei Wochen.

Schwarzkümmel
Nigella sativa

Schon die alten Ägypter streuten Schwarzkümmel auf ihr Fladenbrot. Die Leibärzte Tutenchamuns hatten immer ein Schälchen davon parat, weil sie seine verdauungsfördernden und schmerzstillenden Eigenschaften zu schätzen wussten. Vor einigen Jahren wurde der Schwarzkümmel in deutschen Landen neu entdeckt. Besonders sein Öl wurde in der Heilkunde gerne eingesetzt.

Botanik

Der Schwarzkümmel stammt aus der Familie der Hahnenfußgewächse *(Ranunculaceae)* und ist im gesamten Mittelmeerraum beheimatet. Die krautige, einjährige Pflanze kann bis zu 30 Zentimeter hoch werden, ist leicht behaart und besitzt gefiederte Blätter. Am Ende der Stiele sitzen die weißen Blüten, die an den Spitzen der Blütenblätter eine grünliche oder bläuliche Färbung besitzen. Die Samen werden im Frühjahr bevorzugt in sonnenreichen Anbaugebieten ausgesät und Mitte des Sommers geerntet. Eine ihrer nächsten Verwandten ist die in unseren Gärten vorkommende Zierpflanze »Jungfer im Grünen« *(Nigella damascena)*.

Heilwirkung

Die mohnartigen Samenkapseln des Schwarzkümmels enthalten eine breite Palette an wirksamen ätherischen Ölen und mehrfach ungesättigten Fettsäuren (den Polyenfettsäuren) in Form von Estern und Terpenalkohol. Diese bauen sich im Körper zu Linol- und Gamma-Linolensäure um. Seine ätherischen Öle machen den Schwarzkümmel, wie die anderen Kümmelarten auch, zu einem wertvollen Verdauungsförderer. Linol- und Gamma-Linolensäure greifen unterstützend in unser Abwehrsystem ein, indem sie einerseits die Bildung bestimmter Immunregulatoren unterstützen, andererseits die Aktivität schmerz- und entzündungsauslösender Substanzen unterdrücken. Dadurch wird Schwarzkümmel zu einem wichtigen Heilmittel bei Abwehrschwäche, Allergien und arthritischen Gelenkerkrankungen.

Anwendung

Schwarzkümmel *(Nigella sativa)* wird oft mit Kreuzkümmel *(Cuminum cyminum)* verwechselt. Geschmacklich und medizinisch bestehen jedoch große Unterschiede. Schwarzkümmelöl gibt es überall in Apotheken und Reformhäusern zu kaufen. Mittlerweile ist es für diejenigen, die seinen Geschmack nicht mögen, auch in Kapselform erhältlich.

Tee Zwei Teelöffel gemahlenen Schwarzkümmel mit einer Tasse (200 Milliliter) kochend heißem Wasser übergießen, zehn Minuten zugedeckt ziehen lassen und dann durch ein Sieb abgießen; den Tee heiß und schluckweise trinken. Zwei bis drei Tassen täglich.

Schwarzkümmelsirup Eine gepresste Knoblauchzehe mit zwei Teelöffel Honig und einem Teelöffel gemahlenem Schwarzkümmel vermischen. Vor Frühstück und Abendessen je einen Teelöffel einnehmen.

Schwarzwurzel
Scorzonera hispanica

Schon Karl der Große kannte die Heilkraft der schwarzen Wurzeln. »Auf meiner Tafel darf die Schwarzwurzel nicht fehlen, damit ich jung und gesund bleibe«, so lautete des Kaisers Befehl an seinen Küchenchef, der das spargelähnliche Gemüse so oft wie möglich auf den Tisch brachte. Im Mittelalter war die Schwarzwurzel eine bekannte und viel verwendete Heilpflanze, die auch gegen die Pest und bei Schlangenbissen zum Einsatz kam. Erst etwa seit 1700 baut man sie in Kulturform an.

Botanik

Die Schwarzwurzel gehört zu den Korbblütlern *(Asteraceae/Compositae)* und kommt ursprünglich aus Südeuropa. Mittlerweile ist die winterharte Pflanze auch in kälteren Regionen heimisch geworden. Sie erreicht eine Höhe zwischen 60 und 120 Zentimetern. Die begehrte walzenförmige Wurzel wird bereits im ersten Jahr ausgebildet; im zweiten Jahr bildet die Pflanze, sofern sie nicht vorher geerntet wurde, ihre Blüten aus. Geerntet wird nur die Wurzel, die bis zu 50 Zentimeter lang werden kann. Sie hat eine braunschwarze Rinde, die beim Schälen einen klebrigen milchigen Saft freigibt, der sich, kaum dass er mit Sauerstoff in Verbindung kommt, braun verfärbt. Das Wurzelinnere ist fleischig weiß und enthält ebenfalls diesen Saft. Da die Wurzeln im Herbst lange wachsen, beginnt die Erntesaison erst im Oktober und dauert bis März.

Heilwirkung

Karl der Große lag vollkommen richtig: Schwarzwurzeln enthalten viele für die Gesundheit wichtige Stoffe wie Kalzium, Magnesium, Phosphor, Eisen (bereits 200 Gramm Schwarzwurzel decken die Hälfte des Tagesbedarfs) und Spurenelemente; vor allem aber sind sie kalorienarm und dennoch reich an Ballaststoffen. Diese enthalten Inulin, einen aus Fruktose aufgebauten Zucker, der gerade von

Diabetikern gut vertragen wird, appetithemmend wirkt und bei Diäten zum Einsatz kommt. Bei einem regelmäßigen Verzehr wirkt er cholesterinsenkend. Darüber hinaus gelten sie als Nervennahrung, regen die Gehirnfunktionen an, mindern Müdigkeit, wirken blutbildend und entwässernd. Schwarzwurzeln, auch »Winterspargel«, sind heutzutage das wohl am meisten verkannte Gemüse.

Anwendung

Die Schwarzwurzel ist ein nährstoffreiches Wintergemüse mit einem zarten, leicht nussartigen Geschmack, der an Spargel erinnert. Da sich die Wurzeln beim Schälen sofort braun verfärben, sollte man sie gleich in ein mit Zitronensaft oder Essig gesäuertes Wasser legen. Sie werden gekocht genossen.

Sellerie
Apium graveolens var. rapaceum,
Apium graveloens var. dulce

Ist von Sellerie die Rede, stellt sich meist die Frage, von welchem die Rede ist: vom dickfleischigen weißen Knollensellerie, der in keiner Suppe fehlen darf, oder vom süßlich und leicht nach Anis schmeckenden Stangensellerie, der mittlerweile ein beliebtes Gemüse für Rohkostplatten geworden ist. Tatsache ist, beide sind Varianten derselben Art. Sie sind nahe Verwandte der → Petersilie und der → Möhre, aber auch von → Anis, → Fenchel und → Liebstöckel. Der Stangen- oder Bleichsellerie ist eher eine Zutat der mediterranen Küche, wo das wild wachsende Gemüse sich bereits in der Antike und im Mittelalter großer Beliebtheit erfreute. Plinius beschrieb das Vergnügen, das ihm »in der Brühe herumschwimmende Selleriestängel« verschafft hätten. Auch im Verlauf der folgenden Jahrhunderte finden sich Erwähnungen dieses Gemüses, wenn sie sich auch, wie gesagt, auf die Regionen rund um das Mittelmeer beschränkten. Erst im 18. Jahrhundert versuchte man es mit einer Züchtung dieses sperrigen Gemüses, die dann auch nach langen Experimenten gelang.

Der Knollensellerie findet in einer neapolitanischen Schrift aus dem 16. Jahrhundert Erwähnung; wahrscheinlich stammt er aus Kleinasien und wurde von dort in die Stadt Neapel mitgebracht, die regen Handel mit dem Vorderen Orient betrieb.

Botanik

Sellerie (beide Sorten) gehört zur Familie der Doldenblütler (*Apiaceae/Umbelliferae*). Während der Bleichsellerie Wärme braucht und einen durchlässigen Boden bevorzugt, lässt der Knollensellerie allein schon durch seine üppige Form ahnen, dass er es opulenter mag. Ist der Boden nicht gut gedüngt und von bester Konsistenz, dann wildert dieser Sellerie aus.

Heilwirkung

Beide Selleriesorten haben ätherische Öle und Monoterpene vorzuweisen. Zwar verfügt der Stangen- oder

Bleichsellerie über verhältnismäßig wenig Inhaltsstoffe, aber er verschafft dem Körper dennoch Wohlbefinden. Er hebt den Basenspiegel im Körper an, sodass er für Rheuma- und Gichtkranke ein wichtiges Gemüse geworden ist. Auch bei Bluthochdruck hat er eine unterstützende Wirkung. Knollensellerie ist hingegen eine wahre Energiebombe: Er verfügt über einen hohen Anteil an Vitaminen und Mineralstoffen (hier sind vor allem Kalzium und Eisen erwähnenswert) sowie Ballaststoffen. Er regt die Verdauung an und wirkt leicht harntreibend, weshalb er gerne bei rheumatischen Erkrankungen, Bluthochdruck sowie zur Vorbeugung gegen Nieren- und Gallensteine verwendet wird.

Beide Selleriesorten regen den Stoffwechsel an.

Anwendung

Beide Selleriesorten sollte man – so wie bei jedem Gemüse – so frisch wie möglich verwenden. Während Stangensellerie auch roh genossen werden kann, wird der Knollensellerie im gegarten Zustand verwendet.

Senf
Brassica nigra

Senf beziehungsweise seine Samenkörner gibt es in drei Varianten: schwarzen, indischen und weißen Senf. Alle drei werden kulinarisch genutzt. In medizinischer Hinsicht ist der schwarze Senf am bedeutsamsten.

Schwarzer Senf ist ein Mittelmeergewächs, das schon seit Jahrtausenden kultiviert wird. In unseren Breiten überwiegen die industriell hergestellten Senfpasten, die in Gläsern oder Tuben angeboten werden. In ihnen findet man allerdings neben den zermahlenen Senfkörnern auch noch andere Gewürze und vor allem Salz. Einigen Produkten sind außerdem noch Farb- und Konservierungsstoffe zugesetzt. Sie sind daher für die medizinische Therapie ungeeignet.

Botanik

Senf gehört zu den Kreuzblütlern *(Brassicaceae/Cruciferae)*. Die Pflanze wird bis zu 1,2 Meter hoch und bildet gestielte Blätter, wobei die oberen Blätter länglicher sind als die unteren. Zwischen Juni und September erscheinen die kleinen gelben Blüten, aus denen die begehrten Samenkörner hervorgehen.

Heilwirkung

Der medizinisch nutzbare schwarze Senf enthält große Mengen des Senfölglukosids Sinigrin (Allylglukosinolat), eine thioglykosidartige Verbindung (Glukosinolat) von Allylisothiocyanat mit Glukose. Durch die Einwirkung des Enzyms Myrosinase wird Allylisothiocyanat, eine stechend riechende und tränenreizende Verbindung, freigesetzt, die sich mit Wasser zu einem ätherischen Senföl verbindet. Dieses Öl wirkt in hohem Maße antibiotisch, vor allem auf Harnwege und Blase. Äußerlich aufgetragen, mobilisiert es die Durchblutung der Haut.

Schwarzer Senf darf nicht von Menschen verzehrt werden, die an einem Geschwür im Magen- und Darmbereich leiden, denn seine scharfen Substanzen können an den erkrankten Stellen für schmerzhafte Reizungen sorgen!

Anwendung

Senfkörner halten sich in gut verschließbaren Gefäßen bis zu einem halben Jahr. Die Senfpasten werden leider mit Konservierungsstoffen versetzt, obwohl die ätherischen Öle allein schon das Wachstum von Pilzen und Bakterien verhindern würden. Es gibt aber auch besonders hochwertige Produkte ohne Konservierungsstoffe.

Senfumschlag bei Husten, Muskel- und Gelenkschmerzen 120 Gramm Senfsamen mit einem Mörser zerstampfen, dabei so viel Wasser zugeben, dass eine dicke, streichfähige Paste entsteht. Die Paste auf ein Tuch auftragen, das auf die schmerzende Stelle gelegt wird. Die Haut wird vorher mit Gaze abgedeckt, damit der Senf nicht an ihr kleben bleibt. Die Dauer der Anwendung soll etwa zwei bis drei Minuten betragen. Dreimal täglich wiederholen.

Stressbedingte Appetitlosigkeit Einen Teelöffel Speisesenf zwischen den Mahlzeiten einnehmen. Er regt die Verdauungssäfte an.

Extra: Von scharf bis mild

Weißer Senf schmeckt intensiv, ist aber nur von geringer Schärfe. Ganz im Unterschied dazu lässt der schwarze

Senf eher an Chili denken. Geschmacklich in der Mitte zwischen beiden steht der indische Senf, der besonders reich an fettem Öl ist. Man bekommt ihn allerdings in Europa nur selten. Senf eignet sich für eine ganze Reihe von Speisen, vor allem aber zu Fleischgerichten. Je nach Zubereitungsart und Würze sind aber noch weitere Geschmacksvarianten denkbar. In Süddeutschland etwa gibt es sogenannten »süßen Senf«.

Silbernitrat
Argentum nitricum

Silbernitrat, auch Silber-Salpeter genannt, wirkt ätzend und wird stark verdünnt bei der Behandlung von Infektionen, Wunden und Verbrennungen verwendet. Als Höllenstein *(lapis infernalis)* wurde Silbernitrat in der Volksheilkunde zur Blutstillung und zur gezielten Verätzung von wucherndem Gewebe sowie von schlecht heilenden Wunden und Warzen verwendet. Die Bezeichnung kommt vom lateinischen *argentum* = »Silber« und bezeichnet die Farbe des Pulvers.

Herkunft

Silbernitrat bildet farblose, durchscheinende Kristalle, weiße zylindrische Stangen oder weißes kristallines Pulver. Silber selbst ist das zweite Element in der ersten Nebengruppe des Periodensystems, zwischen Kupfer und Gold.

Silbernitrat ist geruchlos. Es ist bedingt löslich in Wasser, gut löslich in Alkohol. Reines Silbernitrat ist lichtunempfindlich, durch Anwesenheit von Spuren organischer Stoffe wie Staub oder durch Feuchtigkeit wird es am Licht grau bis grauschwarz.

Es ist unverträglich mit vielen metallischen und organischen Verbindungen, Halogeniden, Sulfiden, Phosphaten, Morphium, Ölen und Pflanzenextrakten. Es wirkt oxidierend auf organische Materialien und fördert deren Entzündlichkeit und Verbrennung bis hin zur Bildung explosionsfähiger Gemische.

Silbernitrat wird überwiegend durch Auflösen von Feinsilber in heißer Salpetersäure gewonnen. Die Akanthit-Kristalle, aus denen man Silber erhält, werden oft in Warmwasseradern in Norwegen, den USA und Südamerika gefunden.

Heilwirkung

Silbernitrat kann Nieren-, Hornhaut- und Bakterienzellen sowie Pilze und rote Blutkörperchen abtöten.

Silbernitrat-Lösungen unter einem Prozent wirken zusammenziehend und antibakteriell auf der Haut, Lösungen über einem Prozent wirken ätzend. Silbernitrat ist eine für den menschlichen Organismus giftige Substanz. Menschen, die früher schutzlos mit dieser Substanz arbeiten mussten, litten häufig an Verätzungen der Schleimhäute und der Augen und zeigten eine beschleunigte Alterung. Die Einnahme von Silbernitrat führt zu schwerem Erbrechen, Durchfällen, Sensibilitäts- und Bewusstseinsstörungen.

Anwendung

Silbernitrat wurde früher bei der Spiegelherstellung verwendet, heute verwendet man es in der Fotoindustrie zur Herstellung weiterer Silberverbindungen und für die stromlose Versilberung. In der Kosmetik dienen Silbernitrat-Zubereitungen zum Färben von Augenbrauen und Wimpern.

In früheren Zeiten wurde Silbernitrat auch zur Behandlung der Epilepsie eingesetzt. Bei Überdosierungen kam es wegen seiner Giftigkeit zu schweren Atembeschwerden sowie zu Schädigungen von Haut (Blaufärbung), Nieren, Leber, Milz und Aorta.

Die 0,5-prozentige Lösung dient der lokalen antibakteriellen Behandlung von Verbrennungen und Wunden. Eine einprozentige Silbernitrat-Lösung wird als »Credé'sche Prophylaxe« den Neugeborenen als Standardbehandlung direkt nach der Geburt in die Augen geträufelt. Dies soll einer Augeninfektion mit Gonokokken vorbeugen, die eventuell während des Geburtsvorganges stattgefunden haben könnte. Diese zur Reduzierung der Augeninfektionen durchaus effektive Vorgehensweise, die 1881 von dem Leipziger Gynäkologen Karl Siegmund Franz Credé beschrieben und in der Folgezeit in vielen Ländern per Gesetz eingeführt wurde, ist in der Medizin heute allerdings sehr umstritten, da es sich dabei um eine leichte Verätzung der Augen des Neugeborenen handelt, die mit heftigem Schmerz verbunden ist.

Zur homöopathischen Zubereitung wird reines, kristallines Silbernitrat in Alkohol gelöst und verschüttelt. *Argentum nitricum* wurde von Hahnemann geprüft. Zentrales Thema des homöopathischen Mittels sind geistige

Schwächen: So haben die Betroffenen sehr häufig Blackouts und leiden unter starken Ängsten, die sich aus ihrer überbordenden Vorstellungsgabe ergeben.

Sonnenhut

Echinacea pallida oder purpurea

Der Sonnenhut, der sich mittlerweile in Form von Echinacea-Präparaten in jeder Hausapotheke findet, stammt aus Nordamerika. Die Prärieindianer wussten um die heilende Wirkung dieser Pflanze. Über eine Indianerfrau lernte ein Arzt das Wunderkraut kennen: Die Frau zerquetschte Echinacea-Pflanzen zwischen Steinen und erklärte, dass der so gewonnene Pflanzenbrei bei Schlangenbissen und schlecht heilenden Wunden helfe. Drei Arten dieser Pflanze hielten dann Einzug in den Heilpflanzenkanon, der 1916 in den USA geschrieben wurde: *Echinacea angustifolia*, *Echinacea pallida* und *Echinacea purpurea*. Alle drei Pflanzen tragen die heilkräftigen Wirkstoffe in sich. *Echinacea purpurea* kommt am häufigsten zur Anwendung, da sie am leichtesten anzubauen ist. Ihre Name geht auf das griechische *echinos* = »Igel« zurück, was sich auf die stachligen Schuppen der mittleren Blütenteile bezieht.

Botanik

Der Sonnenhut ist ein Korbblütler *(Asteraceae/Compositae)*, der mittlerweile zu einer beliebten Gartenpflanze geworden ist. Die mehrjährige Pflanze wird bis zu 1,2 Meter hoch, bildet dickfleischige Rhizomwurzeln aus und hat längliche Blätter. Ihre im Sommer erscheinenden Blütenkörbe duften nach Honig und erstrahlen – je nach Art – in Gelb oder Purpur. Geerntet werden die Wurzeln im Spätsommer und Herbst.

Heilwirkung

Sonnenhut besitzt eine stark das Immunsystem anregende Wirkung, er »trainiert« die Abwehrkräfte regelrecht darauf, in angemessener Weise auf Fremdkörper zu reagieren. Deshalb wird er auch vorbeugend in der kalten Jahreszeit eingenommen, um den Erkältungs- und Grippewellen zu entgehen. Verantwortlich für diese Wirkung sind in erster Linie die Kaffeesäurederivate der Pflanze, und die wirken vor allem auf die Arbeit unserer Fresszellen (Phagozyten). Diese Zellen nehmen eingedrungene Fremdkörper (vor allem Bakterien und abgestorbene Gewebeteile) in sich auf, lösen sie durch Enzyme auf und machen sie dadurch unschädlich. Wissenschaftlich wird dieser Vorgang als Phagozytose bezeichnet.

Eine Münchner Forschungsgruppe konnte zeigen, dass die Tätigkeit unseres Immunsystems umso mehr gestärkt wird, wenn Echinacea mit bestimmten anderen Heilpflanzen kombiniert wird. Der Sonnenhut scheint also ein Heilkraut mit starken synergistischen Eigenschaften zu sein, das seine wahren Stärken in der Zusammenarbeit mit anderen Heilpflanzen entfaltet.

Als besonders wirkungsvoll stellte sich eine Kombination aus Echinacea, *Eupatorium perfoliatum* (Wasserhanf) und *Baptisia tinctoria* (Wilder Indigo) heraus.

Im Unterschied zum Kraut von *Echinacea purpurea* zeichnen sich die Wurzeln von *Echinacea pallida* vor allem durch ihren hohen Anteil an Kaffeesäurederivaten aus. Bei ihnen muss daher der immunstärkende Effekt noch höher eingeschätzt werden, während das Kraut stärkere entzündungshemmende Eigenschaften zu besitzen scheint.

Anwendung

Echinacea-Präparate sollten nicht länger als drei Wochen eingenommen werden, da eine längerfristige Stimulation der Fresszellen unseres Immunsystems nicht möglich ist.

Fertige Zubereitungen Mittlerweile werden unzählige Präparate mit Echinacea angeboten. Sie sind wirkungsvoller als der Tee, bei dessen Einnahme doch nur relativ wenige Wirkstoffe in den Körper gelangen.

Tee Einen Teelöffel getrocknete Echinacea-Wurzeln *(Echinacea pallida)* mit einer Tasse (200 Milliliter) heißem Wasser überbrühen. Zehn Minuten lang zugedeckt ziehen lassen, danach abseihen. Trinken Sie davon bei drohendem oder beginnendem Infekt drei bis vier Tassen pro Tag.

Teemischung bei Fieber Holunderblüten, Schafgarbe, Sonnenhut und Wasserhanf zu gleichen Teilen vermischen. Einen gehäuften Teelöffel mit einer Tasse (200 Milliliter) kochend heißem Wasser übergießen, zehn Minuten zugedeckt ziehen lassen und dann durch ein Sieb abgießen; den Tee heiß und schluckweise trinken. Zwei bis drei Tassen täglich.

Spanischer Pfeffer

Capsicum annuum

Der einjährige Spanische Pfeffer wurde 1514 von den Spaniern als Zuchtform des mehrjährigen Cayennepfeffers aus Mexiko nach Europa mitgebracht. Seiner beißenden Schärfe hat er allerlei Zusatznamen zu verdanken: Scharfer Gewürzpaprika, Gemeine Beißbeere, Sommerbeißbeere oder Polterhannes, um nur einige zu nennen. Unabhängig von der geschmacklichen Beschreibung kennt man ihn wahlweise auch als Indischen und Türkischen Pfeffer. Sein botanischer Name *Capsicum* weist wohl ebenfalls auf den Geschmack hin; er leitet sich vom griechischen *kaptein* = »beißen« ab. Möglich ist auch ein Bezug zum lateinischen *capsicus* = »kapselförmig«, was die Fruchtform beschreibt. Der Beiname *annuum* ist lateinisch und bedeutet »einjährig«.

Die Pflanze verbreitete sich über Südeuropa nach Afrika und Asien, wo sie in Kulturen angebaut wird. Der Spanische Pfeffer enthält einen reizenden Stoff und hat anregende Wirkung. Er wird bei Entzündungen und stechenden Schmerzen eingesetzt.

Botanik

Das Nachtschattengewächs *(Solanaceae)* aus Mittelamerika schätzt warme Gebiete. Die Pflanze, eine besonders scharfe Sorte des Paprikas, wird maximal einen Meter hoch und entwickelt einen aufrechten vierkantigen Stängel mit wenigen Ästen. Das eine Ende der kahlen, elliptischen Blätter ist leicht zugespitzt, das andere läuft in einen langen Blattstiel aus. Die Oberseite der Blätter ist dunkelgrün, die Unterseite heller. Die fünf- bis sechszipfelige weiße Blüte gleicht der Kartoffelblüte, die Frucht ist eine Beere und besitzt die Form einer länglich-kegelförmigen Schote in den Farben Zinnoberrot, Gelb oder Gelbrot. Das leuchtend rote Paprikagewürz wird aus der pulverisierten Frucht gewonnen.

Heilwirkung

Die wichtigsten Inhaltsstoffe des Spanischen Pfeffers sind Capsaicin, Karotinoide, Flavonoide und Vitamin C. Aufgrund der hautreizenden Eigenschaften des Capsaicins wird er äußerlich bei rheumatischen Beschwerden, Gicht, Ischias, Hexenschuss und Neuralgien angewandt. Ein Spanischer-Pfeffer-Extrakt ist auch ein wesentlicher Bestandteil von Schröpfsalben.

Sehr hautempfindliche Menschen können auf die äußerliche Anwendung mit echten Brandblasen reagieren. Auf die Schleimhäute von Magen und Darm wirkt das Capsaicin ebenfalls stark reizend. Empfindliche Personen sollten diesen Stoff mit großer Vorsicht anwenden.

Anwendung

Als Gewürz steigert der Spanische Pfeffer die Abwehr gegen Infekte und unterstützt die Verdauung. Starke Überdosierungen können jedoch eine Entzündung der Schleimhäute von Magen und Darm sowie der Blase hervorrufen.

Für die homöopathische Zubereitung wird aus den reifen, getrockneten Früchten mit all ihren Bestandteilen, Häuten, Kernen und Trennwänden die Urtinktur hergestellt.

Zentrale Themen des Mittels sind Heimweh, Nostalgie, Trägheit, Ungeschicklichkeit und große Unsicherheit, die die Betroffenen reizbar und empfindlich gegenüber Kritik machen.

Spargel
Asparagus officinalis

Spargel galt schon in der Antike als die Sinne bereicherndes Gemüse und wurde Nierenkranken als Gesundheitskost empfohlen. Angeblich war kein Geringerer als der römische Staatsmann Cato bekennender Liebhaber dieses Gemüses und soll es auch als Hobbygärtner selbst angebaut haben. Plinius bemerkte zum Spargel: »Von allen Pflanzen des Gartens erhält er die allerlöblichste Pflege«, was sich dann auch in der Küche niederschlug. So ist auch von vielen römischen Kaisern die Vorliebe für dieses Stangengemüse überliefert. Im Mittelalter verschwand er dann aber weitgehend aus den Küchen und dem Bewusstsein. Erst im 17. Jahrhundert taucht er auf den Tafeln von Hofgesellschaften wieder auf, um dort fester Bestandteil des luxuriösen Lebens zu werden. Spargel ist heute – neben Erdbeeren, mit denen er auch gerne kulinarisch kombiniert wird – eines der wenigen Gemüse, deren saisonaler Charakter breite Akzeptanz gewonnen hat. Von Mai bis Mitte Juni ist Spargelzeit – danach verschwindet er von Speisekarten wie auch aus den Geschäften. Mit gutem Grund: Der einzige Spargel, der das ganze Jahr hindurch angeboten wird, ist der kulinarisch ungleich minderwertigere grüne Spargel.

Botanik

Der Spargel ist der Namensgeber für die Familie der Spargelgewächse *(Asparagaceae)*, die ihrerseits wiederum in drei Gattungen unterteilt wird: *Asparagus, Myrsiphyllum* und *Protasparagus.*

Spargel benötigt lockere, eher sandige Böden und warme Temperaturen. Der weiße Spargel erblickt nie das Licht der Welt: Seine Sprosse wachsen unterirdisch und werden auch unterirdisch geerntet. Nur erfahrene Spargelstecher sehen an den Haarrissen in den aufgeschütteten Hügeln, wann der Spargel nach oben drängt und geerntet werden will. Grüner Spargel ist die am Tageslicht befindliche Sprossspitze. Violette Stangen haben nur wenige Tage Sonnenlicht gesehen.

Heilwirkung

Spargel ist bekannt für seine entwässernde Wirkung. Diese harntreibende Kraft vermag sogar Nierensteine auszuschwemmen, doch unterstützt sie auch Therapien bei rheumatischen Beschwerden. Daneben enthält das Gemüse eine ansehnliche Menge an Vitamin B2, C und E sowie das Provitamin A. Auch die Mineralstoffe Kalzium, Kalium, Eisen, Magnesium und Phosphor sind reichlich vorhanden.

Anwendung

Die Spargelzeit kann man zu einer Frühjahrskur nutzen. Die Wirkstoffe des Spargels, wie etwa Aspargin, werden in Form von Tinkturen und Säften aus der Wurzel und dem jungen Kraut eingesetzt, unter anderem gegen Blasen- und Nierenerkrankungen, Herzbeschwerden, Rheumatismus und Diabetes.

Da er bereits seit der Antike kultiviert wird, kann der Spargel als eine der ältesten Arzneipflanzen gelten, da schon früh neben den kulinarischen auch die medizinischen Qualitäten dieses Gemüses erkannt und genutzt wurden.

Spinat
Spinacia oleracea

Der Name des Spinats leitet sich vom arabischen *isbanah* ab. Die Pflanze stammt vermutlich aus dem alten Persien und kam wohl direkt von dort nach Italien. Jedenfalls wird sie in der gesamten Antike nicht erwähnt, weshalb man annehmen darf, dass die sonst so experimentierfreudigen Griechen den Spinat noch nicht kannten. Die erste urkundliche Erwähnung findet sich im Jahr 674, als der König von Neapel dem Kaiser von China den Spinat zum Geschenk machte.

Offenbar fand das Geschenk großen Anklang, denn ab dem 9. Jahrhundert findet der Spinat beständig Erwähnung in chinesischen Quellen zu Kochkunst und Ackerbau.

In deutschen Landen hielt er als mittelalterliche Fasten-
speise Einzug, da die Ernte des Winterspinats genau in die
Fastenzeit fällt. Er gewann zunehmend an Beliebtheit, sodass Spinat ab dem 16. Jahrhundert regelrecht salonfähig
war. Auch als Arzneipflanze wurde er gerne und oft genutzt.

Botanik

Der Spinat aus der Familie der Gänsefußgewächse *(Chenopodiaceae)* ist als Sommer- und Winterspinat erhältlich.
Je nach Ernteverfahren unterscheidet man zusätzlich den
teureren Blattspinat (einzeln von Hand geerntete Blätter)
und den für die Konservierung verwendeten Wurzelspi-
nat (Maschinenernte mitsamt der Wurzel). Sommerspinat
wird zwischen September und November geerntet. Er hat
kurze, zarte Blätter und schmeckt angenehm säuerlich-
frisch.

Winterspinat – sein Erntezeitpunkt liegt zwischen März
und Mai – hat ungleich gröbere Blätter mit längeren Stielen. Nur etwa 15 Prozent der gesamten Ernte gelangen auf
den Frischmarkt. Der Rest wird verarbeitet und konser-
viert.

Heilwirkung

Spinat ist aufgrund seines hohen Vitamin- und Mineral-
stoffgehaltes so etwas wie der König unter den Gemüsen.
Den extrem hohen Eisengehalt, der ihm von früheren Generationen angedichtet wurde, hat er zwar nicht, dafür
bietet er andere positive Eigenschaften. So enthält er die

ideale Mischung der Stoffe, die für die Blutbildung benötigt werden, und beinhaltet reichlich Karotinoide und Chlorophyll, die krebshemmend wirken, besonders bei Lungenkrebs. Das Spinatsekretin unterstützt zudem die Arbeit der Bauchspeicheldrüse.

Anwendung

Frischer Spinat ist das ganze Jahr über erhältlich. Wegen seines Gehalts an Oxalsäure und Nitrat darf Spinat nicht wiederaufgewärmt werden, da dabei das krebserregende Nitrit entsteht. Säuglinge sollten wegen des hohen Nitratwertes generell keinen Spinat bekommen.

Spinatsaft lässt sich gewinnen, indem man die Spinatblätter gründlich wäscht und mehrere Blätter zusammengerollt in den Entsafter gibt.

Spitzwegerich
Plantago lanceolata

Als Wundheilmittel wurde der Wegerich wahrscheinlich schon in der Steinzeit eingesetzt. Die Assyrer legten seine frischen oder getrockneten Blätter auf Schwellungen, die alten Griechen schätzten ihn als Heilpflanze »gegen alle möglichen bösen Zufälle«.

Shakespeares Romeo empfiehlt seinem Freund Benvolio eine Auflage mit Spitzwegerich für ein gebrochenes Bein. Heute sieht man in ihm eher ein chancenreiches Hustenmittel.

Botanik

Der Spitzwegerich ist ein Wegerichgewächs *(Plantagina-ceae)* und wächst in allen gemäßigten Breiten, vornehmlich an sonnigen Standorten auf trockenen Wiesen und Weiden, an Wegrändern und auf Ödland. Die winterharte, mehrjährige Pflanze wird bis zu 50 Zentimeter hoch. Aus einer grundständigen Rosette wachsen die lanzettartigen Blätter mit parallel verlaufenden Blattadern. Am blattlosen Stängel bilden sich von Mai bis September unscheinbare Blüten, die in Ähren an aufrechten, bis zu 40 Zentimeter hohen Blütenschäften stehen. Die Ähren des Spitzwegerichs sind kurz und weißlich – im Unterschied zum Breitwegerich, dessen lange Ähren rötlich schimmern. Der Anbau des bei Gärtnern nicht sehr beliebten »Unkrauts« erübrigt sich. Wer eine Wiese hat, wird auch den Spitzwegerich darin finden. Geerntet wird das gesamte oberirdische Kraut während der Blütezeit zwischen Juni und August.

Heilwirkung

Spitzwegerich enthält Schleimstoffe, die den Heilungsprozess von Infektionen der oberen Atemwege fördern. Sie entfalten in den Bronchien eine reizmildernde Wirkung auf übersensible Hustenrezeptoren, dadurch eignet sich der Spitzwegerich vorzüglich zur Behandlung von Reizhusten.

Zudem wirken sie zusammenziehend, schleimlösend, antibakteriell und entzündungshemmend. Deshalb kann Spitzwegerich sogar bei Keuchhusten und Asthma eingesetzt werden. Auch bei Schleimhautentzündungen im

Mund- und Rachenraum, als Blutreinigungsmittel bei Ekzemen und unreiner Haut oder äußerlich bei schlecht heilenden Wunden wird er verwendet.

Anwendung

Für die Herstellung des Tees werden alle geernteten Teile klein geschnitten und möglichst schnell an einem luftigschattigen Ort getrocknet. Für die Zubereitung von Salat verwendet man junge, frische Spitzwegerichblätter. Einige Heilpraktiker verwenden den Spitzwegerich, um ihren Patienten das Rauchen abzugewöhnen. Die Wegerich-Entwöhnungskur zeigt mitunter bemerkenswerte Erfolge. Nebenwirkungen sind nicht bekannt.

Salat Sofern die Wegerichblätter ausgewachsen sind und bereits eine dunkle Farbe angenommen haben, sind sie aufgrund ihrer harten Blattnerven als Frischkost nicht mehr zu verwenden.

Die jungen Spitzwegerichblätter können hingegen als herbe Beimischung den unterschiedlichsten Salaten zugegeben werden, vor dem Anrichten benötigen sie allerdings eine gründliche Wäsche. Als Salatdressing empfiehlt sich eine Mischung aus Joghurt und süßer Sahne.

Sirup 50 Gramm frisches oder getrocknetes Kraut mit einem Liter kochendem Wasser übergießen, 30 Minuten zugedeckt ziehen lassen und dann durch ein Sieb abgießen, dabei die Rückstände auspressen. Den Sud in den Topf zurückgießen und bei mäßiger Hitze ohne Abdeckung so lange kochen lassen, bis sich die Flüssigkeitsmenge um etwa die Hälfte reduziert hat. Jetzt 300 Gramm Honig hinzugeben und alles gut miteinander verrühren, bis der Honig vollständig aufgelöst ist. Den warmen Sirup in Flaschen abfüllen. Bei Husten insgesamt drei bis vier Teelöffel pro Tag jeweils nach den Mahlzeiten einnehmen.

Tee Zwei Teelöffel getrocknetes Spitzwegerichkraut mit einer Tasse (200 Milliliter) kochend heißem Wasser übergießen, zehn Minuten zugedeckt ziehen lassen und dann durch ein Sieb abgießen; den Tee heiß und schluckweise trinken. Zwei bis drei Tassen täglich, bei Bedarf mit einem Teelöffel Honig gesüßt.

Teemischung bei Asthma Jeweils 30 Gramm Spitzwegerichblätter, Thymiankraut und Königskerzenblüten sowie zehn Gramm Eukalyptusblätter vermischen. Einen Teelöffel der Teemischung mit einer Tasse (200 Milliliter) kochend heißem Wasser übergießen, zehn Minuten zugedeckt ziehen lassen und dann durch ein Sieb abgießen; den Tee heiß und schluckweise trinken. Zwei bis drei Tassen täglich.

Teemischung bei Reiz- und Krampfhusten Jeweils 30 Gramm Spitzwegerichkraut und Isländisch Moos, 20 Gramm Königskerzenblüten und je zehn Gramm Thymiankraut und Efeublätter vermischen. Zwei Teelöffel mit einer Tasse (200 Milliliter) kochend heißem Wasser übergießen, zehn Minuten zugedeckt ziehen lassen und dann durch ein Sieb abgießen; den Tee heiß und schluckweise trinken. Mehrmals täglich eine Tasse des frisch zubereiteten Tees trinken.

Vorsicht!

Für den Laien sind Spitz- und Breitwegerich nicht unbedingt auseinanderzuhalten. Der Breitwegerich *Plantago major* hat in der Regel breitere und eiförmige Blätter, die platt am Boden anliegen. Es ist nicht schlimm, wenn beim Sammeln ein paar Major-Blätter in den Korb kommen, denn auch sie besitzen Heilwirkungen. Diese sind lediglich ein wenig schwächer ausgeprägt als beim Spitzwegerich.

Stechapfel
Datura stramonium

Die ursprüngliche Heimat des Stechapfels ist umstritten; vielfach wird sie in Mexiko sowie im südöstlichen Nordamerika vermutet. Heute jedenfalls ist er auf dem gesamten amerikanischen Kontinent, in Nordafrika, im Vorderen Orient sowie im Himalaja verbreitet. Er wächst auch in Mittel- und Südeuropa, wo ihn die Spanier im 16. Jahrhundert einführten. Seine Volksnamen in verschiedenen Ländern, hier ins Deutsche übersetzt, verweisen auf seine hochgiftige Wirkung: Gefährliche Pflanze, Pflanze, die verrückt macht, Verrückte Feige, Fremde Morgenblüte, Samen der Jungfrau, Schlafkraut, Teufelsapfel, Teufelstrompete, Tollkraut oder Zombie-Gurke.

Aufgrund seiner halluzinogenen und aphrodisierenden Wirkung hat der Stechapfel bei nahezu allen nord- und mittelamerikanischen Indianervölkern seinen festen Platz in Zeremonien und Heilritualen zu prophetischen Zwecken. Die indianischen Namen verweisen ebenfalls auf diese Wirkung. Bei den Navajos heißt die Datura »Trank des schönen Wegs« oder »Große Blume der Sonne«; im Nahuatl nennt man sie »die Pflanze, die mit dem Herzen spricht«.

In Indien ist der Stechapfel dem Gott Shiva geweiht; die Sadhus rauchen seine Blätter oder Samen mit → Hanf gemischt, um so den weiblichen Aspekt des Hanfs mit dem männlichen des Stechapfels zu vereinen und die Kundalini, die sexuelle Energie, zu erwecken. Hierzulande war der Stechapfel lange Zeit eine beliebte Zutat zu Hexensalben.

Botanik

Der Stechapfel ist ein Nachtschattengewächs aus der Familie *Solanaceae,* das im Freien in Brachland und an Waldrändern steht, in unseren Regionen jedoch über Winter ins Haus genommen werden muss. Die krautige Pflanze kann bis zu drei Meter hoch werden. Sie hat spitz zulaufende Blätter und ist leicht erkennbar an ihren trompetenförmigen, weißen bis hellvioletten oder gelben Blüten. Die Früchte sind zunächst grün und stachelig wie bei einer Kastanie, später klappen sie auf. Verwendet werden alle Teile der Pflanze: Blätter, Blüten und Samen wie auch die Wurzeln.

Heilwirkung

Hauptwirkstoff des Stechapfels ist das Tropanalkaloid Scopolamin, das mit dem des Bilsenkrauts und der Tollkirsche eng verwandt ist und in der Psychiatrie als Narkotikum zur Beruhigung dient. Daneben enthält das Nachtschattengewächs ein weiteres Tropanalkaloid, das Hyoscyamin, das ebenso im Bilsenkraut zu finden ist, sowie Atropin, den Wirkstoff der → Tollkirsche. Stechapfel kann, vor allem bei Überdosierung, tagelange Delirien und Halluzinationen hervorrufen.

Außer in schamanistischen stand der Stechapfel stets auch in medizinischen Diensten: Bei den Ureinwohnern Amerikas wurden die Blätter geraucht oder als Tee gegen Schmerzen verordnet, fein zerhackt als Wundpflaster, frisch zerquetscht als Breiauflage bei schmerzenden Narben, Verbrennungen, Schürfungen und schlecht heilenden Wunden.

In Indien rieb man die Kopfhaut mit einem aus den Stechapfelfrüchten gepressten Saft ein, um Schuppen zu beseitigen. Weltweit wurde Stechapfel als Aphrodisiakum genutzt.

Aus Stechapfelblättern gedrehte Zigarren wurden bis ins frühe 20. Jahrhundert hinein gegen Asthma, aber auch gegen unterschiedliche psychische Beschwerden geraucht.

In der Homöopathie verordnet man *Datura stramonium*, meist in der Potenz D3, gegen Asthma, Keuchhusten, Neuralgien und Nervosität.

Vorsicht!

Stechapfel kann bereits in kleinsten Mengen tödlich sein! Sollte es versehentlich zu einer Einnahme kommen, ist sofort ein Notarzt zu rufen!

Steinöl
Petroleum

Die Bezeichnung »Petroleum« setzt sich aus dem griechischen *petros* = »Stein, Felsen« und dem lateinischen *oleum* = »Öl« zusammen. Petroleum war früher die Bezeichnung für Rohöl oder Erdöl. Heute versteht man darunter eine bestimmte Fraktion (Bruchteil) des Rohöls, das Kerosin. Der Name wurde von dem griechischen Wort *keros* = »Wachs« abgeleitet. Natürlich an der Erdoberfläche auftretendes Erdöl und das nach Verdampfen der flüchtigen Anteile zurückbleibende Bitumen wurden bereits vor etwa 4000 Jahren genutzt. Die alten Chinesen bohrten nach Erdöl und verwendeten es für Beleuchtungszwecke. In den mesopotamischen Kulturen im heutigen Irak diente Bitumen unter anderem als Bindemittel für Mörtel und zum Abdichten der Planken im Schiffsbau.

Das Quirinöl gilt als das erste genutzte mitteleuropäische Erdöl. Von 1430 an wurde es von Tegernseer Mönchen als Heilmittel vertrieben. Bukarest war 1857 die erste europäische Großstadt, deren Straßenlaternen mit Petroleum betrieben wurden. 1859 fand die erste wirtschaftlich bedeutende Bohrung der USA in Pennsylvania statt, die die industrielle Nutzung des Erdöls einleitete.

Herkunft

Die Grundlage für Petroleum ist Rohöl, das in Jahrmillionen unter großem Druck aus verrotteten Pflanzen und Tieren entstanden ist. Erdöl, Rohöl oder Steinöl ist dünn- bis zähflüssig und strohgelb bis schwarzbraun gefärbt. Rohöl ist ein flüssiges, natürlich vorkommendes Gemisch aus Kohlenwasserstoffen und Kohlenwasserstoffderivaten, das unter Ausnutzung des Eigendrucks der Lagerstätte oder mit mechanischen Hilfen gefördert werden kann. Es enthält flüssige, aber auch gelöste gasförmige und feste Kohlenwasserstoffe, daneben auch bis zu sieben Prozent Schwefelverbindungen, Stickstoffverbindungen und komplizierte kolloide Stoffe, welche in Spuren Nickel, Vanadium und andere Metalle enthalten können. Durch Destillation kann das Rohöl in verschiedene Verbindungen aufgeteilt werden, die man nach ihrer Leichtigkeit und Flüchtigkeit unterscheidet: Erdgas, Benzin, Kerosin, leichtes und schweres Heizöl, Schmieröl, Paraffin und Teer.

Große Erdölvorkommen befinden sich auf der arabischen Halbinsel, in den USA und Russland, in Afrika und Südamerika sowie in der Nordsee.

Heilwirkung

In der Volksheilkunde werden Einreibungen mit Petroleum bei Frostbeulen, zur Wundbehandlung, bei Rheuma und Prellungen empfohlen.

Anwendung

Erdöl ist nicht nur für die Petroindustrie als Treibstoff und Schmiermittel, sondern vor allem auch für die chemische Industrie ein unverzichtbarer Rohstoff: Aus Erdöl werden Kunststoffe, Düngemittel, Waschmittel, Lacke, Weichmacher, Schädlingsbekämpfungsmittel, Lösungsmittel, Frostschutzmittel, Farbstoffe, Süßstoffe und andere Geschmacksstoffe, Sprengstoffe und chemische Arzneistoffe hergestellt. Kerosin wird inzwischen in erster Linie zum Antrieb von Flugzeugtriebwerken verwendet.

Für die homöopathische Zubereitung wird Petroleum (Kerosin) aus gereinigtem Rohöl durch Destillation hergestellt, mit Schwefelsäure verdünnt und verschüttelt. *Petroleum* wurde von Hahnemann geprüft. Themen des Mittels sind Versteinerung, Tod, Leblosigkeit, Potenz, Stärke, Leistung, Erfolg. Innerliche Schwäche wird von Petroleum-Patienten durch Imponiergehabe überdeckt. Gefühle werden ignoriert – die eigenen wie auch die von anderen.

Stiefmütterchen
Viola tricolor

Man findet das Stiefmütterchen wild wachsend als Ackerunkraut fast überall auf der Erde. Es war bereits im Mittelalter eine nicht nur im medizinischen Bereich bekannte Pflanze, die man wegen ihrer hübschen Blüten bewunderte. Abgeleitet vom sogenannten *fraisen*, womit man epilepsieartige Krampfanfälle kleiner Kinder bezeichnete, war es als »Freysamkraut« bekannt. Offenbar wurde es gegen derartige Krämpfe eingesetzt. Auch sonst war die Pflanze in der Volksheilkunde unserer Vorfahren und bei den Ärzten der Antike gut bekannt. Dennoch haben die Wissenschaftler nicht viel über sie geschrieben, außer dass sie ihr die botanische Bezeichnung *tricolor*, herrührend von den dreifarbigen Blütenblättern, gaben. Die moderne Wissenschaft zeigte auf, dass der Name auch im übertragenen

Sinn auf die drei Hauptwirkstoffe der Pflanze passt: Sie enthält Saponine, Flavonoide und Salicylsäure-Verbindungen.

Botanik

Das Stiefmütterchen gehört zur Familie der Veilchengewächse *(Violaceae)* und bevorzugt trockene Wiesen, Äcker und Wegränder. Die einjährige Pflanze wird bis zu 30 Zentimeter hoch und zeigt herzförmige Blüten. An ihrer Wurzel treibt sie stark verzweigte Stiele, die mit länglichen oder herzförmigen Blättern besetzt sind. Gesammelt wird das blühende Blümchen von Mai bis September.

Heilwirkung

Stiefmütterchen enthalten Saponine, Flavonoide, Gerb- und Bitterstoffe und eine Salicylsäureverbindung. Diese Inhaltsstoffe lassen das Kraut harn- und schweißtreibend sowie schleimlösend und blutreinigend wirken.

Heute wird das Stiefmütterchen vor allem bei Hautkrankheiten angewendet, besonders bei Milchschorf und Ekzemen bei Kleinkindern. Man bereitet ihnen die Nahrung einfach mit Stiefmütterchentee zu. Sehr gut sind auch Stiefmütterchenbäder.

Anwendung

Nebenwirkungen treten selten auf. Gelegentlich kann es zu allergischen Hautreaktionen kommen, die aber nach Absetzen schnell wieder abklingen.

Tee Zwei Teelöffel des Krautes (mitsamt den Blüten) mit einer Tasse (200 Milliliter) kochend heißem Wasser übergießen, zehn Minuten zugedeckt ziehen lassen und dann durch ein Sieb abgießen. Drei Tassen täglich. Zur äußerlichen Anwendung tränkt man mit dem Tee eine Mullbinde, die auf die betroffene Hautstelle gelegt wird. Alternativ kann man Tee als Badezusatz in die Wanne geben.

Teemischung bei Akne Stiefmütterchen und Frauenmantel zu gleichen Teilen vermischen. Einen Teelöffel mit einer Tasse (200 Milliliter) kaltem Wasser übergießen, aufkochen, 15 Minuten zugedeckt ziehen lassen und dann durch ein Sieb abgießen; heiß und schluckweise trinken. Drei Tassen täglich.

Teemischung bei Ekzemen 50 Gramm Stiefmütterchenkraut mit 30 Gramm Brennnesselblättern und je 20 Gramm Goldrutenkraut und Löwenzahnwurzel (mit Kraut) vermischen. Einen Teelöffel mit einer Tasse (200 Milliliter) kochend heißem Wasser übergießen, zehn Minuten zugedeckt ziehen lassen und dann durch ein Sieb abgießen; heiß und schluckweise trinken. Sechs Wochen lang morgens und abends eine Tasse.

Teemischung bei Gicht 50 Gramm Brennnesselblätter mit je 25 Gramm Birkenblättern, Stiefmütterchen und Ackerschachtelhalm vermischen. Einen Teelöffel mit einer Tasse (200 Milliliter) kochend heißem Wasser übergießen, acht Minuten zugedeckt ziehen lassen und dann durch ein Sieb abgießen; heiß und schluckweise trinken. Drei Wochen lang morgens auf nüchternen Magen eine Tasse.

Teemischung bei Schuppenflechte Jeweils 20 Gramm Stiefmütterchen- und Ehrenpreiskraut, Löwenzahnwurzel, Kamillen- und Ringelblumenblüten vermischen. Einen Teelöffel mit einer Tasse (200 Milliliter) kochend heißem Wasser übergießen, zehn Minuten zugedeckt ziehen lassen und dann durch ein Sieb abgießen; heiß und schluckweise trinken. Zwei bis drei Tassen täglich, jeweils nach den Mahlzeiten, kurmäßig über drei Wochen hinweg.

Süßholz
Glycyrrhiza glabra

Der Süßholzstrauch stammt ursprünglich aus dem Orient. Seinen Namen verdankt er seinen süßlich schmeckenden Wurzeln. Bekannter als die Pflanze ist der daraus gewonnene Extrakt, der als Lakritze eine begehrte Süßigkeit darstellt. Bereits bei den alten Ägyptern und Griechen war Süßholz eine beliebte Heilpflanze gegen Erkrankungen der oberen Atemwege. Auch in Indien und China wurde sie wegen ihrer krampflösenden Wirkung kultiviert.

Botanik

Süßholz ist eine holzige Staude aus der Familie der Schmetterlingsblütler *(Fabaceae)*. Sie kann bis zu 1,5 Meter hoch werden und bevorzugt sonnige und trockene Standorte. Verwendet wird die Wurzel, die im Spätherbst ausgegraben und an der Sonne getrocknet wird. Aus dem eingedickten Wurzelsaft werden die allseits bekannten und beliebten Lakritzstangen gepresst oder gegossen.

Heilwirkung

Hauptinhaltsstoff des Süßholzes ist das Glyzyrrhizin, das Kalium- und Kalziumsalz der Glyzyrrhizinsäure. Diese ist ein Glykosid aus einer pentazyklischen Triterpenkarbonsäure mit zwei Molekülen Glukuronsäure. Glyzyrrhizin ist etwa 50-mal süßer als Rohrzucker, ohne dessen schädliche Wirkungen auf Zähne und Zahnfleisch zu haben.

Von noch größerer Bedeutung sind aber die entzündungshemmenden und antiallergischen Wirkungen von Glyzyrrhizin. Süßholz verhindert zum Beispiel allergische Reaktionen wie Heuschnupfen und Asthma. In einer Studie konnte zudem nachgewiesen werden, dass Glyzyrrhizin entzündliche Schwellungen mindert. Darüber hinaus hat der Süßholzwirkstoff auch einen schmerzstillenden Effekt. Außerdem konnten Erfolge bei der Behandlung chronischer Leberentzündungen erzielt werden. Süßholz wirkt auswurffördernd und krampflösend und wird deshalb vor allem bei Husten und Magenreizungen angewendet. Studien haben auch einen Bestandteil der Süßholzwurzel nachgewiesen, der als wirksam bei Hepatitis C angesehen wird.

Anwendung

Süßholztee unterstützt die Therapie von Magenschleimhautentzündungen. Süßholzwurzeln verschieben unseren Natrium-Kalium-Haushalt zuungunsten des Kaliums. Dadurch kann es zu Störungen im Wasserhaushalt kommen, die sich als Schwellungen an Gesicht und Beinen sowie bei sehr hoher Süßholzdosierung als Herzbeschwerden und Muskellähmungen zeigen können. Die maximale Tagesdosis von 15 Gramm Süßholzwurzeln sollte daher keinesfalls überschritten werden. Auch der übermäßige Verzehr von Lakritze birgt dieses Risiko!

Gurgelwasser zur Festigung des Zahnfleisches 30 Gramm klein gehacktes Süßholz in eine große Flasche füllen und mit 750 Milliliter Weingeist (aus der Apotheke) übergießen; mit einem Korken verschließen und fünf bis sechs Wochen an einem dunklen Ort bei Zimmertemperatur ziehen lassen. Dann den Ansatz durch einen Filter gießen, 30 Gramm Honig unterrühren und die Mischung in dunkle Glasflaschen abfüllen. Zur Anwendung zweimal täglich je einen Teelöffel des Honig-Süßholz-Wassers auf ein Glas (200 Milliliter) warmes Wasser geben, damit den Mund spülen und gurgeln.

Tee Einen Teelöffel geschnittene Süßholzwurzeln mit einer Tasse (200 Milliliter) kochend heißem Wasser übergießen, fünf Minuten zugedeckt ziehen lassen und dann durch ein Sieb abgießen; den Tee heiß und schluckweise trinken. Drei Tassen täglich zu den Mahlzeiten.

Teemischungen bei Fieber → Holunder

Tropfen Süßholztropfen sind ein Fertigpräparat, das es in der Apotheke gibt (»Dänische Brusttropfen«). Sie helfen bei Atemwegserkrankungen. Viermal täglich 25 Tropfen.

Taubnessel
Lamium album

Die Taubnessel wächst wild an Wegrändern, in Hecken, Gebüschen und auf Schuttplätzen in den gemäßigten Breiten Europas und Asiens. Gerne wird sie mit der → Brennnessel *(Urtica dioica)* verwechselt, besitzt aber eben nicht deren brennende Eigenschaften. Weitere Namen verweisen darauf und auch auf die nach Honig duftenden Blüten: Bienenhütel, Bienensaug, Daunettel, Nettel, Honigblom, Sugblom, Weiße Nesselblume oder Zahme Essle. Ihren Gattungsnamen erhielt die Nessel vom griechischen *lamos* = »Schlund, Rachen«, was sich auf die Gestalt der Blüte bezieht.

Botanik

Das Mitglied der Familie der Lippenblütengewächse *(Lamiaceae/Labiatae)* besitzt brennnesselähnliche Blätter, allerdings ohne die beißenden Brennhaare. Die Taubnessel bildet aus ihren unterirdischen Ausläuferwurzeln bis zu 40 Zentimeter hohe, vielkantige, leicht behaarte Stängel, die im unteren Teil rotviolett gefärbt sind. Die gegenständigen Laubblätter sind beiderseits behaart. Von April an zeigt sie ihre nach Honig duftenden Blüten; die voll aufgeblühten Blüten werden von Mai bis August ohne Kelche gepflückt. Erwähnenswert sind außer der Weißen Taubnessel die Rote Taubnessel *(Lamium purpureum)* und die Gold-Taubnessel *(Lamium galeobdolon)*. Beide sind jedoch in der Heilkunde ohne Belang. Verwendet wird das blühende Kraut der Weißen Taubnessel, oft auch die Blüten allein.

Heilwirkung

In der Volksheilkunde ist die Taubnessel eine beliebte Pflanze, während die Schulmedizin ihr keine Bedeutung beimisst. Die weiße Taubnessel enthält Gerb- und Schleimstoffe, die Flavonoide Quericimeritrin, Kämpfe-rol-3-diglukosid, Lamiosid und Rutin sowie ätherisches Öl und Saponine. Auch Kalium und Kalzium kommen in größeren Mengen vor.

Das ganze Kraut ist ein gutes Heilmittel bei Frauenlei-den wie unregelmäßiger Regel, Weißfluss und zu schwa-cher Menstruationsblutung. Auch bei Katarrh der oberen Atemwege, bei Magen- und Darmbeschwerden sowie zur Blutreinigung wird ein Teeauszug gerne verwendet. Taub-nesseln wirken nervenstärkend, stuhlregelnd und stoff-wechselfördernd.

Anwendung

Die getrockneten Taubnesselblüten werden wegen ihres angenehmen Geschmacks als Teeaufguss, als Teemi-schung oder Gurgelmittel verwendet. Das Kraut nutzt man auch als Badezusatz. Nebenwirkungen sind nicht be-kannt.

Bad Einen Tee zubereiten und dem heißen Badewasser zugeben.

Tee Einen Esslöffel Taubnesselblüten mit einer Tasse (200 Milliliter) kochend heißem Wasser übergießen, fünf Mi-nuten zugedeckt ziehen lassen und dann durch ein Sieb abgießen; den Tee heiß und schluckweise trinken. Drei

Tassen täglich mit Honig gesüßt trinken; ohne Honig als Gurgelmittel verwenden.

Teemischung Taubnesselblüten mit Gänsefingerkraut und Schafgarbe zu gleichen Teilen vermischen. Einen Esslöffel der Mischung mit einer Tasse (200 Milliliter) kochend heißem Wasser übergießen, zehn Minuten zugedeckt ziehen lassen und dann durch ein Sieb abgießen; den Tee heiß und schluckweise trinken. Zwei bis drei Tassen täglich. Der Tee kann auch kurmäßig über drei Wochen hinweg eingenommen werden.

Teemischung bei Krampfadern Taubnesselblüten mit Steinklee, Johanniskraut und Rosskastanienblüten zu gleichen Teilen vermischen. Einen Esslöffel der Mischung mit einer Tasse (200 Milliliter) kochend heißem Wasser übergießen, zehn Minuten zugedeckt ziehen lassen und dann durch ein Sieb abgießen; den Tee heiß und schluckweise trinken. Zwei bis drei Tassen täglich. Man kann die Teemischung auch für Umschläge oder als Badezusatz verwenden.

Tausendgüldenkraut
Centaurium erythraea

Das in ganz Europa heimische Tausendgüldenkraut – auch als Bitter- oder Fieberkraut bekannt – liebt sonnige Wiesen und Kahlschläge. Seinen Namen erhielt es angeblich von Chiron, einem heilkundigen Zentauren aus der griechischen Mythologie, der damit schlecht heilende Wunden versorgte – angeblich sogar eine mit dem Blut der Hydra vergiftete Wunde.

Nach einer aus dem Mittelalter stammenden Version leitet sich der Name jedoch von den lateinischen Wörtern *centum* = »hundert« und *aurum* = »Gold« her – womit das Kraut aber erst ein »Hundertguldenkraut« wäre. Neben dem gesundheitlichen Aspekt glaubte man nämlich auch, dass das Kraut dem finanziellen Wohlergehen zuträglich sei.

Es hieß, wer es am Johannistag (24. Juni) sammle und in seinen Geldbeutel stecke, der werde immer genügend Münzen in der Tasche haben. Da Hundert wohl zu wenig war, wurde der Name irgendwann in »Tausendgülden-kraut« umgewandelt.

Damit aber nicht genug: Die Elsässer nannten die Pflanze »Dreitausigguldekraut«, in Speyer sprach man noch großzügiger vom »Hunnerttausiggildigkraut« und in Norddeutschland sogar vom »Milijöntusendkrut«. Noch höhere Angebote sind nicht überliefert.

Botanik

Das Tausendgüldenkraut gehört zur Familie der Enzian-gewächse *(Gentianaceae)*. Die zweijährige Pflanze wird bis zu 50 Zentimeter hoch. Im ersten Jahr bildet sie eine grundständige Blattrosette, aus der dann im zweiten Jahr ein aufrechter Stängel hervorgeht. Dieser verzweigt sich im oberen Teil, um die Blüten zu tragen, die von Juli bis September als hellrosa bis rote Trugdolden erscheinen. Geerntet wird das blühende Kraut ohne Wurzel.

Heilwirkung

Tausendgüldenkraut besitzt als Enziangewächs zahlreiche Bitterstoffe, die auf den Verdauungsapparat wirken. Besonders hervorzuheben ist das Erythrocentaurin. Dieser Bitterstoff wird bereits über die Mundschleimhaut aufgenommen und wirkt sofort anregend auf die Magensaftproduktion.

Tausendgüldenkraut wirkt damit ebenso appetitanregend wie verdauungsfördernd und erweist sich als hilfreich bei Bauchschmerzen mit Darmgeräuschen und Durchfall.

Die Einnahme des Tees ist nicht bei einer Magenübersäuerung zu empfehlen.

Darüber hinaus wirkt das Tausendgüldenkraut auch schmerzlindernd und beruhigend.

Anwendung

Das Kraut wird getrocknet verwendet, der Tee kalt ausgezogen. Tausendgüldenkrauttee kann auch zur Linderung von Kopfschmerzen, speziell nach übermäßigem Alkoholgenuss, getrunken werden. Man sollte den Tee ungesüßt einnehmen.

Tee Einen Esslöffel des Krauts mit einer Tasse (200 Milliliter) kaltem Wasser übergießen und zugedeckt acht Stunden ziehen lassen; dabei gelegentlich umrühren. Dann den Tee durch ein Sieb abgießen und erwärmen – nicht kochen! Zwei bis drei Tassen täglich, am besten esslöffelweise einnehmen, und zwar jeweils kurz vor den Mahlzeiten.

Teufelskralle
Harpagophytum procumbens

Die Teufelskralle hat ihre Heimat in den Steppen Südafrikas und Namibias. Dort werden ihre Wurzeln schon länger zur Behandlung von Bluterkrankungen, Fieber und Schmerzen eingesetzt. In der hiesigen Volksmedizin haben sie sich bei Stoffwechselerkrankungen und Arthritis sowie bei Leber-, Gallen-, Nieren- und Blasenleiden bewährt. Einige Naturärzte empfehlen sie auch bei Allergien. Jüngere Studien belegen die Wirksamkeit bei rheumatischen Erkrankungen.

Botanik

Die Teufelskralle gehört zu den Sesamgewächsen *(Pedaliaceae)*. Das niedrig wachsende Kraut entwickelt eine rübenartige Hauptwurzel, aus der die kriechenden Stängel hervorgehen. Von diesen entwickeln sich kurze Stiele, die mit rundlichen Blättchen besetzt sind. Die trompetenförmigen Einzelblüten entspringen den Blattachseln und zeigen sich in einem leuchtenden Rot mit weißem Schlund. Gesammelt werden die Wurzeln.

Heilwirkung

Die Wurzeln der Teufelskralle enthalten den Wirkstoff Harpagosid (Zimtsäureester des Harpagids), der gezielt in den Arachidonsäurestoffwechsel eingreift, wo er die Produktion von schmerz- und entzündungsfördernden Substanzen blockiert. Der Bitterstoff wird bei arthritischen

Beschwerden sowie bei diversen Leiden erfolgreich eingesetzt, deren Ursache in Störungen des Stoffwechsels liegt. Untersuchungen von Medizinern an der Universitätsklinik Frankfurt am Main ergaben, dass mithilfe der Teufelskralle Bewegungseinschränkungen und Schmerzen zum Teil effektiver bekämpft werden konnten als mit herkömmlichen, synthetisch hergestellten Rheumamitteln. Zweifelsfrei fest steht auch, dass die Nebenwirkungen der pflanzlichen Mittel in jedem Fall geringer sind als die der chemischen Medikamente.

Anwendung

Abkochungen und Aufgüsse aus Teufelskrallenwurzeln schmecken streng und bitter. Wer den Geschmack nicht mag, dem sei zum Umstieg auf Extrakte geraten, die es mittlerweile in der Apotheke gibt. Man sollte unbedingt die Verpackungsanweisungen beachten. Während der Schwangerschaft ist Teufelskralle nicht zu empfehlen.

Tee als Abkochung Einen Teelöffel der Wurzeln mit einer Tasse (200 Milliliter) kaltem Wasser übergießen, aufkochen, zehn bis 15 Minuten zugedeckt bei geringer Hitze köcheln lassen und dann durch ein Sieb abgießen. Drei Tassen täglich über vier Wochen hinweg.

Tee als Aufguss Fünf Gramm Wurzeln mit 300 Milliliter kochendem Wasser übergießen und acht Stunden lang bei Raumtemperatur (über Nacht) stehen lassen, dann durch ein Sieb abgießen. Drei Tassen täglich über vier Wochen hinweg.

Thymian
Thymus vulgaris

Thymian stammt ursprünglich aus dem Mittelmeerraum. Die alten Ägypter nutzten ihn seines aromatischen Duftes und seiner keimabtötenden Wirkung wegen zum Einbalsamieren ihrer Toten. Die antiken Griechen verwendeten ihn als Heil- und Gewürzpflanze sowie für rituelle Zwecke – daher auch sein Name, von *thymiama* = »Rauchopfer«. Im frühen Mittelalter brachten ihn die Benediktiner nach Deutschland, wo er seinen Siegeszug in Küchen und Apotheken antrat. Hier empfahl Karl der Große seinen Anbau in den Klostergärten. Der Thymian spielt im deutschen Brauchtum nach wie vor eine Rolle. So zählt er zu den »Marienpflanzen«, die in den Kräuterstrauß zu Mariä Himmelfahrt (15. August) gebunden werden.

Eine alte Volksweisheit lautet: »Die nächste Grippe kommt bestimmt, doch nicht zu dem, der Thymian nimmt.« Seine vorbeugende Wirkung gegen die Erkältungswellen der nasskalten Jahreszeiten in Spätherbst und Frühling ist seit Langem bekannt. Heute gibt es keine Zweifel mehr daran, dass Thymian zu den wichtigsten Medikamenten bei Bronchialerkrankungen zählt.

Botanik

Thymian gehört zu den Lippenblütlern *(Lamiaceae/Labiatae)* und ist damit ein enger Verwandter der aromatischen Kräuter → Lavendel, → Majoran, → Minze, → Rosmarin und → Salbei. Der immergrüne Strauch kann bis zu 40 Zentimeter hoch werden. Er wächst als Garten- oder Kulturpflanze, im Mittelmeerraum ist er auch wild anzutreffen. Aus der kräftigen Pfahlwurzel entspringen die stark verästelten, verholzten Stängel mit gegenständigen kleinen Blättchen, die auf der Unterseite mit einem weichen Filz überzogen sind. Die Lippenblüten sind weißlich bis lilarosig gefärbt und verströmen einen würzigen Duft. Blütezeit ist von Juni bis September.

Thymian benötigt einen sonnigen und trockenen Standort und einen lockeren und durchlässigen Boden, in dem etwas Kalk enthalten ist. Eine Düngung ist in der Regel überflüssig. Am einfachsten ist es, sich Ende Mai die jungen Pflanzen beim Gärtner zu besorgen, um sie dann in den eigenen Garten umzusetzen. In der kalten Jahreszeit sorgt man für einen Winterschutz in Form von Langstroh oder Tannenreisig. Im März werden die Sträucher zurückgeschnitten, um das Austreiben im Sommer zu fördern.

Gesammelt wird das ganze Kraut einschließlich der Blüten und der nicht verholzten Stängelteile. Beste Erntezeit ist der Juni, wenn gerade die Blüte begonnen hat.

Heilwirkung

Unter den ätherischen Ölen des Thymians dominieren der Thymiankampfer (Thymol) sowie Caravacrol und Cymol. Sie werden beim Verdauen in den Blutkreislauf eingeschleust, um schließlich über die Atemwege den Körper wieder zu verlassen. Hierbei entfalten sie schleim- und krampflösende sowie antibiotische Eigenschaften. Die Gerbstoffe des Thymians verändern Eiweißstrukturen an unseren Schleimhäuten und entziehen dadurch schädlichen Bakterien in den Darmwänden die Überlebensgrundlage. Im Zusammenspiel mit den antibiotischen Thymianölen bilden sie ein wirksames Heilmittel bei Darminfektionen.

Thymian wirkt damit allgemein belebend auf den gesamten Verdauungstrakt. Außerdem wird er aufgrund seiner auswurffördernden Eigenschaft bei Erkrankungen der oberen Atemwege eingesetzt, vor allem bei Husten, und fördert auch den Appetit. Als Spül- und Gurgellösung hilft Thymian bei Entzündungen im Mund, zum Inhalieren bei Husten ist er ebenfalls geeignet.

Anwendung

Thymiankraut wird getrocknet und dann in luftdicht verschlossenen Behältern aufbewahrt, damit er sein typisches Aroma nicht verliert. Vorbeugend gegen Erkältungen können Tees mit Thymian über drei bis vier Wochen hinweg getrunken werden. Als hilfreich, speziell in Form von Bädern, hat sich auch das in Apotheken erhältliche Heilöl mit Thymian erwiesen. Auch als Würzzutat bewährt sich das aromatische Kraut.

Bäder Ein mit Thymiankraut gefülltes Leinensäckchen in das heiße Badewasser (36–38°C) geben. Die Dauer des Bades sollte 15 Minuten nicht überschreiten, dabei gleichmäßig tief einatmen.

Thymianbäder helfen bei Erkrankungen der Atemwege. Sie sind jedoch ungeeignet für Menschen mit akuten Hautverletzungen, hohem Fieber und stark ausgeprägter Herzschwäche.

In der Küche Meister der Thymianwürze sind die Köche der französischen Provence, die das Kraut in den unterschiedlichsten Speisen einsetzen, vom Wildbraten über Gewürzgurken bis zum Kräuterlikör. Besonders pikant schmeckt Thymian zu Lammbraten, aber auch zu klassischen Gemüsegerichten.

Tee Einen gehäuften Teelöffel des Krauts mit einer Tasse (200 Milliliter) kaltem Wasser übergießen, aufkochen, zehn Minuten zugedeckt ziehen lassen und dann durch ein Sieb abgießen. Drei Tassen täglich. Der Tee hilft bei Verdauungsproblemen, Darminfektionen und Erkrankungen der Atemwege. Er ist besonders wirksam bei Schnupfen und Grippe.

Teemischung bei Asthma Jeweils 30 Gramm Thymian, Spitzwegerichblätter, Königskerzenblüten und zehn Gramm Eukalyptusblätter vermischen. Einen Teelöffel der Mischung mit einer Tasse (200 Milliliter) kochend heißem Wasser übergießen, zehn Minuten zugedeckt ziehen lassen und dann durch ein Sieb abgießen; den Tee heiß und schluckweise trinken. Zwei bis drei Tassen täglich.

Teemischung bei Erkältungen → Anis, → Holunder

Teemischung bei Hustenattacken Jeweils 20 Gramm Thymiankraut und Kamillenblüten mit je 30 Gramm Spitzwegerichkraut und Huflattichblättern vermischen. Zwei Teelöffel der Mischung mit einer Tasse (200 Milliliter) kochend heißem Wasser übergießen, zehn Minuten zugedeckt ziehen lassen und dann durch ein Sieb abgießen; den Tee heiß und schluckweise trinken. Zwei bis drei Tassen täglich.

Teemischung bei Magenbeschwerden 20 Gramm Thymiankraut und je zehn Gramm Kümmelfrüchte, Pfefferminzblätter und Tausendgüldenkraut vermischen. Zwei Teelöffel der Teemischung mit einer Tasse (200 Milliliter) kochend heißem Wasser übergießen, zehn Minuten zugedeckt ziehen lassen und dann durch ein Sieb abgießen; den Tee heiß und schluckweise trinken. Drei Tassen täglich zwischen den Mahlzeiten.

Teemischung bei Magen-Darm-Beschwerden und Durchfall 40 Gramm Thymiankraut, 30 Gramm Lavendelblüten und 20 Gramm Pfefferminzblätter vermischen. Ein bis zwei Teelöffel der Mischung mit einer Tasse (200 Milliliter) kochend heißem Wasser übergießen, zehn Minuten zugedeckt ziehen lassen und dann durch ein Sieb abgießen; den Tee heiß und schluckweise trinken. Zwei bis drei Tassen täglich.

Tollkirsche
Atropa belladonna

Den Beinamen *belladonna* = »schöne Frau« verdankt die Tollkirsche ihrer Anwendung. So ist durch den Heilkräuterkundler Mathiolus überliefert, dass sich die Damen im alten Rom einen aus Tollkirschen gepressten Saft in die Augen tropften, um ihre Pupillen zu erweitern und ihnen dadurch ein glänzendes, geheimnisvoll attraktives Aussehen zu verleihen. Der pupillenerweiternden Wirkung des Atropins wegen wird Tollkirschenextrakt nach wie vor von Augenärzten bei speziellen Untersuchungen angewandt.

Wegen seiner (bei richtiger Dosierung!) krampflösenden Wirkungen ist Atropin das wichtigste Gegenmittel gegen Vergiftungen durch Nervengase, die als Chemiewaffen hergestellt werden. Atropinpräparate finden sich daher auch im militärischen Bereich. Bei Vergiftungen kommt es anfangs zu euphorischen Stimmungen mit einem Gefühl der Zeitlosigkeit, erotischen und hellsichtigen Träumen, von deren Wahrhaftigkeit der Betroffene überzeugt ist. Bei den Hexenprozessen wurden die Beschuldigten vor dem Verhör zum Genuss von Tollkirschen gezwungen. In entsprechender Dosierung wirkt die Tollkirsche halluzinogen. Es stellen sich wahnhafte Illusionen ein, Fratzen, Gesichter und Tiergestalten werden wahrgenommen.

Botanik

Die Tollkirsche ist ein Mitglied der Familie der Nachtschattengewächse *(Solanaceae)*. Sie ist in ganz Europa sowie im asiatischen und nordafrikanischen Raum beheimatet und bevorzugt halbschattige Wälder und Lichtungen in gemäßigten Klimaregionen. Der mehrjährige Tollkirschenbusch wird zwischen 80 und 150 Zentimeter hoch. Er hat einen schlanken Stamm, aus dem sich die Äste stark verzweigen. Die Blätter sind wechselständig, ganzrandig und elliptisch geformt. Von Juni bis August entstehen glockenförmige rotbraune oder gelbe Blüten mit gelbbraunem Grund, aus denen die anfangs grünen, dann glänzend schwarzen Beeren hervorgehen, die Tollkirschen. Wegen ihres attraktiven Aussehens und ihres süßen Geschmacks werden sie gerne von Tieren verspeist, die die Kirschen ohne Schaden zu sich nehmen können. Indem sie die unverdaulichen Samenkapseln ausscheiden, sorgen sie für deren Verbreitung. Verwendet werden Blätter, Wurzeln und Früchte.

Heilwirkung

Alle Teile der Tollkirsche enthalten Atropin und verwandte Tropanalkaloide wie Hyoscyamin, Apoatropin und Belladonnin. Die genannten Stoffe verursachen beschleunigten Pulsschlag, Gesichtsrötungen und eine Erweiterung der Pupillen. Außerdem lassen sie die Schleimhäute stark austrocknen, was bei Operationen genutzt wird.

In geringen Mengen wirken diese Substanzen stark erregend und wahrnehmungsverändernd, in hohen Dosierungen können sie jedoch zum Tod durch Atemlähmung führen.

Die Tollkirsche ist seit der Antike eine wichtige Heilpflanze, die in der Hand des Arztes trotz ihrer Giftigkeit therapeutische Wirkungen besitzt, ob als Extrakt in Fertigpräparaten oder als homöopathische Arznei.

So finden sich ihre Wirkstoffe in vielen Extrakten oder Tinkturen, die bei krampfartigen Magen- und Darmerkrankungen, bei Asthma und Neuralgien verschrieben werden.

Präparate mit Tollkirsche sind verschreibungspflichtig, also nur gegen Rezept in Apotheken erhältlich.

In der Homöopathie – *Belladonna* wurde von Hahnemann geprüft – verordnet man *Belladonna* in den Potenzen D3 bis D6 gegen Menstruationsschmerzen, Gicht, Magengeschwüre, Koliken sowie bei Sonnenstichen, Erkältungen und Fieber mit Wahnvorstellungen.

Vorsicht!

Für Kinder ist der Verzehr von zwei bis fünf Beeren der Tollkirsche tödlich, für Erwachsene liegt die Schwelle bei zehn bis 20 Beeren. Eine Einnahme von Tollkirschen darf deshalb unter gar keinen Umständen erfolgen! Bei versehentlicher Einnahme sofort einen Notarzt rufen!

Tomate
Solanum lycopersicum

Die Spanier brachten die Tomate im 16. Jahrhundert aus Südamerika nach Europa. Dort wurde sie fast 300 Jahre lang als reine Zierpflanze betrachtet, bis man schließlich ihren Ernährungs- und letzten Endes auch Gesundheitswert erkannte. Heute wird sie überall auf der Welt angebaut.

Die Liebesäpfel – wie Tomaten fälschlicherweise genannt wurden, denn sie wirken entgegen früherer Auffassung nicht aphrodisisch – wurden in der Heilkunde bis vor Kurzem stiefmütterlich behandelt, lag doch das Augenmerk, wie bei der Kartoffel auch, zu sehr auf dem giftigen Blattwerk. Dass die roten Tomatenfrüchte förderlich für die Gesundheit sind, wurde in neueren Untersuchungen nachgewiesen. Man fand in ihnen zahlreiche Pflanzenstoffe, denen man sogar krebshemmende Eigenschaften zuspricht.

Botanik

Die Tomate gehört zu den Nachtschattengewächsen *(Solanaceae)* – was ihr fast zum Verhängnis wurde. Da ihre grünen Pflanzenteile, wie bei allen Nachtschattengewächsen, sehr giftig sind, hielt man die Tomate lange Jahrhunderte für ungenießbar. Erst im Laufe der Zeit entdeckte man den kulinarischen Genuss, den die ausgereiften Früchte bieten. Die Tomate ist eine einjährige Kletterpflanze, die je nach Sorte und Standort bis zu zwei Meter hoch werden kann, so sie aufgebunden wird. Aus den kleinen gelben Blüten entwickeln sich im Laufe des Sommers die zunächst grünen Beerenfrüchte, die sich schließlich rot verfärben.

Heilwirkung

Reife Tomaten, zu etwa 94 Prozent aus Wasser bestehend, enthalten große Mengen aller Vitamine, vor allem aber der Provitamine A und C. Sie sind reich an Eisen, Magnesium, Kalzium und Kalium. Außerdem enthalten Tomaten einen nennenswerten Anteil an dem Karotinoid Lycopin, das abwehrstärkend und antioxidativ wirkt. Das Zusammenspiel der Inhaltsstoffe verleiht der Tomate blutreinigende Wirkung, steigert die Abwehrkräfte und hemmt Krebs. Der regelmäßige Verzehr von Tomaten ist zudem ein wirkungsvoller Sonnenschutz, da speziell die Abwehrkräfte der Haut von ihnen angeregt werden.

Grüne Früchte enthalten den giftigen Stoff Solanin. Dieser ist auch in den grünen Stellen von Kartoffeln enthalten. Solanin kann unter anderem Kopfschmerzen, Halsweh, Erbrechen und Verdauungsbeschwerden verursachen.

Anwendung

Tomaten sind das klassische Gemüse der mediterranen Küche. Sie werden roh oder gegart verzehrt. Beim Garen nimmt die Konzentration des Lycopins zu, die der Vitamine hingegen nimmt ab. Blattgrün und grün gefärbtes Fruchtfleisch sollten entfernt werden.

Fitnessdrink gegen Wetterfühligkeit Jeweils 80 Milliliter Tomaten-, Karotten- und Sauerkrautsaft sowie etwas Selleriesalz vermischen und den Saft mit etwas Salz würzen. Noch besser ist, die Zutaten im Entsafter auszupressen.

Katerrezept (am Vortag vorbereiten) 500 Gramm Tomaten, eine Salatgurke, eine große Zwiebel, eine grüne Paprika, zwei bis drei Knoblauchzehen und ein Bund glatte Petersilie küchenfertig vorbereiten und klein schneiden; mit drei Esslöffel kalt gepresstem Olivenöl mischen und mit Salz und Cayennepfeffer abschmecken. Über Nacht ziehen lassen. Dann mit kaltem Tomatensaft zu einer dicken Suppe verrühren. Tomatensaft ist reich an Vitamin C und Kalium und hilft daher bei der Linderung der Katersymptome.

Tonerde
Alumina

Als Tonerde bezeichnet man das ausgeglühte, reine Aluminiumoxid. Das Erz Bauxit ist ein erdiges oder aus harten Knollen bestehendes Sedimentgestein, meist von roter, seltener gelber oder weißer Farbe, das aus Aluminium gewonnen wird. Bauxite bildeten sich im wechselfeuchten, tropischen Klima durch Verwitterung von Magma und Sedimentgestein vom Erdaltertum bis zum Quartär, das vor etwa 2,5 Millionen Jahren begann. *Alumina* leitet sich vom lateinischen *alumen* = »Alaun« ab. Es ist in verschiedenen Varianten als Heilerde erhältlich, die entzündungshemmend wirkt und Gifte bindet.

Herkunft

Aluminium ist ein Leichtmetall aus der dritten Hauptgruppe des Periodensystems. Die geringe mechanische Festigkeit des Aluminiums lässt sich durch Legierungen mit anderen Metallen annähernd bis zu den Werten von Stahl steigern, dabei nimmt jedoch die elektrische Leitfähigkeit ab. Es besitzt eine hohe Widerstandsfähigkeit gegen Sauerstoff, Luftfeuchtigkeit und Inhaltsstoffe von Nahrungsmitteln wie Essig, Obst- und Fettsäuren, gegen die es sich durch Ausbildung einer harten, wasserunlöslichen und säureresistenten Schicht von Aluminiumoxid schützt. Bei Berührung mit elektrochemisch edleren Metallen wie Kupfer und Nickel wird Aluminium leicht zerstört. Schwefelsäure, Salz-, und Alkalilaugen greifen es heftig an. Fein verteiltes Aluminium lässt sich entzünden und verbrennt unter starker Hitze- und Lichtentwicklung zu Aluminiumoxid (Blitzlicht). Aluminium und Aluminiumoxid sind für den menschlichen Organismus ungiftig. Wasserpflanzen enthalten höhere Aluminiumkonzentrationen als Pflanzen an trockenen Standorten. Auf sauren Böden kann Aluminium für Pflanzen giftig sein. Farne und Bärlappe reichern es in ihren Zellen an. Reines, elementares Aluminium kommt in der Natur nicht vor. Aluminium ist nach Sauerstoff und Silizium das dritthäufigste Element in der Erdkruste mit etwa 8,1 Gewichtsprozent und ist in etwa 70 Prozent der gesteinsbildenden Minerale vertreten.

Heilkunde

Basisches Aluminiumacetat (= essigsaure Tonerde) und Aluminiumdoppelsulfate (= Alaun) wirken in niedriger Dosierung adstringierend (zusammenziehend), in höherer Konzentration ätzend. Essigsaure Tonerde wird auch heute noch gerne in Wasser verdünnt für Umschläge bei Schwellungen, Verstauchungen, Sonnenbrand und Insektenstichen verwendet. Verdünnte Aluminiumchlorat-Lösungen finden Anwendung als Gurgelmittel bei Entzündungen im Mund- und Rachenraum.

Anwendung

Für die homöopathische Zubereitung wird Aluminiumoxid mit Milchzucker verrieben. Themen des Mittels sind Trägheit, Überempfindlichkeit und Verwirrtheit, daraus resultiert ein starkes Schutzbedürfnis.

Veilchen

Viola odorata

Die Verwendung von Veilchen in der Pflanzenheilkunde kann auf eine lange Tradition zurückblicken. So finden sich in mittelalterlichen Schriften Hinweise auf die Verwendung von Veilchen als schleimlösende und fiebersenkende Arznei.

Botanik

Das Veilchen – ein Veilchengewächs *(Violaceae)* – bildet eine kleine Staude mit ausladendem Wurzelstock. An langen Stielen erscheinen die herz- oder nierenförmigen Blätter. Von März bis April bildet die Pflanze dünne Stängel, die die violetten und duftenden Blütenköpfchen tragen. Manche Sorten bringen im Spätsommer eine Nachblüte hervor. Gesammelt werden im Frühling meist die Blätter und Blüten, doch können auch die Wurzeln verwendet werden.

Heilwirkung

Alle Teile des wohlriechenden Veilchens werden zu Heilzwecken verwendet. Sie enthalten Saponine, ein Glykosid und ätherisches Öl; besonders die Wurzel ist reich an schleimlösenden Saponinen. Verwendung findet ein Tee besonders bei Erkältungskrankheiten, Halsentzündungen, Bronchitis oder ganz allgemein zur Blutreinigung. Veilchentee und -sirup bewähren sich auch dann als mild wirkendes Hustenmittel, wenn der Schleim festsitzt.

Anwendung

Blätter und Blüten ausbreiten und trocknen; im Herbst kann man die Wurzel ausgraben und im Backofen bei 160 °C ebenfalls trocknen. Tees daraus wirken stark hustenlindernd.

Hustensirup Einen Esslöffel Veilchenblüten mit einer Tasse (200 Milliliter) kochend heißem Wasser übergießen, 30 Minuten zugedeckt bei geringer Hitze köcheln lassen und dann durch ein Sieb abgießen. Nochmals aufkochen, dabei zwei bis vier Esslöffel Honig einrühren, bis die Flüssigkeit sirupartig wird.

Nach dem Abkühlen in dunkle Flaschen füllen, im Kühlschrank aufbewahren. Ein bis zwei Teelöffel morgens und abends.

Tee

→ Aus Blüten und Blättern: Zwei Teelöffel Blüten und/oder Blätter mit einer Tasse (200 Milliliter) kochend heißem Wasser übergießen, zehn Minuten zugedeckt ziehen lassen und dann durch ein Sieb abgießen. Diesen Tee kann man neben der Anwendung bei Husten auch äußerlich und innerlich bei Hautkrankheiten verwenden.

→ Aus der Wurzel: Zwei Teelöffel der Wurzel mit 250 Milliliter kaltem Wasser übergießen und über Nacht (mindestens acht Stunden) ziehen lassen. Am nächsten Tag durch ein Sieb abgießen und trinken.

Diese Tees kann man neben der Anwendung bei Husten auch äußerlich und innerlich bei Hautkrankheiten verwenden.

Wacholder
Juniperus communis

Der Wacholder gehört zu den ältesten Heilpflanzen überhaupt. Die alten Griechen schätzten seine Beeren als Heilmittel bei Wunden und Fisteln sowie als Medikament zur Geburtserleichterung. Später setzten sich die eigentlich zu den Scheinbeeren gehörenden Früchte immer mehr als Hilfsmittel bei Gicht und Harnsteinen durch.

In der Volksmedizin, aber auch unter den Ärzten der Schulmedizin genoss der Wacholder lange Zeit einen ausgezeichneten Ruf, bis Mitte des letzten Jahrhunderts das erste Mal von wacholderbedingten Nierenschäden berichtet wurde.

In der damals durchgeführten Studie wurden allerdings Kaninchen mit extrem hohen Dosierungen von Wacholderöl gefüttert, die dann schwer erkrankten. Erstaunlicherweise wurden diese Ergebnisse dahingehend interpretiert, dass Wacholderbeeren nicht zur Therapie des Menschen taugen – ein Ruf, der ihnen noch heute anhaftet. Tatsache ist jedoch, dass mit der Wacholderfrucht ein Heilmittel bei Entzündungen der Harnwege sowie bei Harnsteinen zur Verfügung steht, das in der Natur seinesgleichen sucht.

Um den Wacholder ranken sich zahlreiche Mythen. So soll er früher gegen Pestepidemien geholfen und mit seinem Aroma böse Geister vertrieben haben. Auch glaubte man, dass in seinem Stamm die Seelen Verstorbener versteckt seien, die man wiedererwecken könne.

Daher auch einer der volkstümlichen Namen des Wacholders: »Weckholder«.

Botanik

Wacholder gehört zu den Zypressengewächsen *(Cupressaceae)*. Es gibt ihn in den unterschiedlichsten Formen vom bodendeckenden Strauch bis zum hochgewachsenen Baum. Als Heilpflanze sollte allerdings der klassische Baum *Juniperus communis* bevorzugt werden. Er stellt keine sonderlich hohen Ansprüche an seinen Standort, bevorzugt jedoch leichte, durchlässige Böden in voller Sonne und braucht aufgrund seiner Höhe ziemlich viel Platz.

Wacholder wachsen säulenformig zehn bis zwölf Meter hoch. Die Äste sind von unten her stark verzweigt, die hellgrünen Nadeln zeigen eine bläulich weiße Mittelrinne an der Oberseite. Wacholdernadeln sind spitz und können empfindlich stechen.

Die männlichen Blüten sind gelb und zeigen nach unten, die weiblichen Blüten sind grün und stehen aufrecht. Die Früchte zeigen sich nur an den weiblichen Pflanzen und reifen im zweiten Jahr nach der Blüte. Sie sind schwarzbraun und bläulich bereift. Sie verströmen, bedingt durch die ätherischen Öle, einen terpentinähnlichen Geruch. Geerntet werden die reifen Beeren nach dem ersten Frost, also zwischen Oktober und Dezember.

Für den eigenen Garten empfiehlt es sich, einen Wacholderbaum in einer Gärtnerei oder einer Baumschule zu kaufen (hier erhält man garantiert gesunde Sprösslinge). Seine Wurzeln sind in der Regel in einem Ballentuch eingewickelt, das dann beim Absenken in die Pflanzgrube entfernt wird. Beste Pflanzzeit ist von August bis September, damit der Baum noch vor dem ersten Bodenfrost einwurzeln kann. Denn als »Immergrüner« schaltet der Wacholder im Winter seinen Stoffwechsel nicht ab, das heißt, er ist auch im Winter auf eine gute Versorgung und damit auf ein gut funktionierendes Wurzelwerk angewiesen. Für die ersten Monate stabilisiert man die Pflanze mit einem schräg eingesetzten Stützpfahl.

Heilwirkung

Wacholder enthält harnanregende Pinene, die zu den ätherischen Ölen gehören. Dank ihnen eignen sich Wacholderbeeren zur Blutreinigungskur ebenso wie zur Therapie und Vorbeugung von Gicht, Harnwegsentzündungen und Harnsteinen.

Darüber hinaus führen die Beeren zu einer stärkeren Durchblutung der Schleimhäute in Bronchien und Darm, wo sie auch eine keimtötende Wirkung entfalten. Anwendungen mit Wacholder helfen daher auch bei Infektionen im Darm und in den Atemwegen.

In der gängigen Literatur finden sich immer wieder Warnhinweise zu Wacholderbeeren. Von »verheerenden Schäden« an den Nieren ist die Rede und von blutigem Urin, einige Autoren raten sogar grundsätzlich davon ab, Wacholder in der Selbstbehandlung anzuwenden.

Vom heutigen Stand der Forschung aus kann nichts davon bestätigt werden, wenn man sich an die Dosierungen hält. Man sollte darauf achten, nur Wacholderextrakte zu kaufen, die garantiert frei von zugefügten Terpenen sind.

Anwendung

Die von Oktober bis Dezember geernteten Beeren sollten im Freien bei gutem Sonnenlicht trocknen. Danach kommen sie zum Lagern in dicht schließende Dosen. Tees aus Wacholderbeeren sollten nicht bei akuten Nierenbeschwerden und nicht während der Schwangerschaft und Stillzeit getrunken werden.

Bad Eine Handvoll getrockneter Beeren in ein Leinensäckchen füllen und ins heiße Badewasser geben. Wacholderbäder helfen vor allem bei Erkrankungen der oberen Atemwege sowie bei rheumatischen Schmerzen.

In der Küche Auch in der Küche werden gerne Wacholderbeeren verwendet. Unentbehrlich ist das Gewürz im Sauerkraut, für die Beize von Wildfleisch und für einen kräftigen Rinderbraten. Aber man sollte vorsichtig damit umgehen, da der starke Geschmack sonst zu sehr dominieren kann.

Wacholder ist Bestandteil vieler beliebter Verdauungsschnäpse. Auch auf diesem Wege soll er wohltuend auf das Verdauungssystem wirken.

Kur Einer der größten Anhänger des Wacholders war Pfarrer Kneipp. Er entwickelte die Wacholderkur, die mit dem Essen von vier Beeren am ersten Tag beginnt und täglich eine Beere mehr zum Einnehmen verordnet – bis zum zehnten Tag. Danach wird pro Tag jeweils eine Beere weniger gegessen, bis man wieder bei vier Beeren angelangt ist.

Der Pfarrer war überzeugt: »Viele kenne ich, deren gasgefüllter und infolgedessen geschwächter Magen durch diese einfache Beerenkur gelüftet und gestärkt wurde.«

Tee Einen Teelöffel der getrockneten Beeren mit einer Tasse (200 Milliliter) kochend heißem Wasser übergießen, zehn Minuten ziehen lassen und dann durch ein Sieb abgießen. Drei Tassen täglich, die letzte vor dem Abendessen – wegen der harntreibenden Wirkung nicht kurz vor dem Schlafengehen. Eine Teekur mit Wacholder hilft bei Asthma, Harnsteinen und Nierengrieß, sie sollte mindestens drei, aber nicht mehr als sechs Wochen dauern.

Teemischung bei Gicht (zum Entsäuern) aus der Hofapotheke König Ludwigs II. 50 Gramm Wacholderbeeren mit jeweils 25 Gramm Brennnesselblättern, Birkenblättern und Schafgarbenblüten vermischen. Zwei Teelöffel der Mischung mit 500 Milliliter kochendem Wasser übergießen, acht Minuten ziehen lassen und dann durch ein Sieb abgießen. Drei Wochen lang täglich eine Tasse des frisch gebrühten Tees trinken.

Teemischung bei Rheuma Wacholderbeeren, Klettenwurzeln, Birkenblätter und Weidenrinde zu gleichen Teilen vermischen. Zwei Esslöffel der Mischung mit 500 Milliliter kaltem Wasser übergießen, aufkochen, zwei Minuten zugedeckt ziehen lassen und dann durch ein Sieb abgießen; den Tee heiß und schluckweise trinken. Drei bis vier Wochen lang täglich morgens und abends je eine Tasse.

Tinktur 20 Gramm getrocknete Beeren in 70-prozentigem Alkohol acht Tage ziehen lassen, anschließend abfiltern und in eine dunkle Tröpfchenflasche füllen. Dreimal zehn Tropfen täglich. Wacholdertinktur hat sich vor allem bei akuten Erkrankungen des Darms und der oberen

Atemwege bewährt. Mit Wacholdertinktur getränkte Leinentücher helfen bei Schmerzen in den Gelenken.

Vorsicht!

Bei Einhalten der Tagesdosis von vier bis zehn Gramm getrockneten Wacholderbeeren sind keine Nebenwirkungen zu befürchten.

Nichtsdestoweniger sind die Früchte für Menschen mit akuten und chronischen Entzündungen der Nieren nicht geeignet – doch diese Kontraindikation gilt für alle harntreibenden Mittel. Auch Schwangere sollten von einer Wacholderkur absehen, da die Beeren die Gebärmutter anregen und Wehen auslösen könnten. Nicht umsonst wurde die Pflanze früher zur Beschleunigung der Geburt eingesetzt.

Walderdbeere
Fragaria vesca

Die Walderdbeere war bereits in der Antike eine begehrte Frucht, die Dichterfürsten wie Vergil, Ovid und Plinius gleichermaßen begeisterte. Sie nannten sie *frega* oder *fregum*, was sich vom lateinischen *fragare* = »duften« ableitete. Zudem galt sie ihnen als die »Königin des Beerenobstes«.

Im Mittelalter und den darauf folgenden Jahrhunderten erkannte man zudem die Heilwirkung dieser Pflanze, wobei man das Kraut mit einschloss.

So heißt es in dem im Jahre 1543 erschienene *New Kreü-terbuch* von Leonhart Fuchs: »Die Erdbeeren löschen den Durst und sind gut für einen cholerischen Magen. Zerriebenes Erdbeerkraut heilt die Wunden. Ein Sud aus Erdbeerkraut festigt das Zahnfleisch, heilt die Mundfäule und vertreibt schlechten Geschmack im Mund. Der Saft aus den Blättern heilt Geschwüre, wenn man sie damit auswäscht.«

Auch das Christentum wollte dem in nichts nachstehen und betrachtete daher die Erdbeerpflanze als eine Gabe Gottes. Das Dreiblatt der Erdbeere wurde gedeutet als Hinweis auf die Dreifaltigkeit Gottes, die blutrote, zur Erde geneigte Frucht als Sinnbild der Blutstropfen Christi, und die fünf Blütenblätter sollten an die fünf Wunden Christi erinnern.

Botanik

Die bis zu 20 Zentimeter hohe Pflanze – ein Rosengewächs *(Rosaceae)* und die Urmutter aller Zuchterdbeeren – wächst am Waldrand, in Gebüschen und an Böschungen, aber manchmal auch im Garten. Zur Blütezeit im Mai und Juni werden die Blätter gesammelt, aber auch die Wurzeln, die im Spätsommer bis Herbst geerntet werden, finden Verwendung. Wie bei der Kulturform der → Erdbeere gilt auch für ihre wilde Vorfahrin: Die Frucht ist im eigentlichen Sinne keine Beere, sondern eine Scheinfrucht.

Es ist auch möglich, Walderdbeeren im Garten zu kultivieren: Wie auch die großfruchtigen Gartenerdbeeren treiben sie lange und viele Ausläufer und eignen sich daher gut als Bodendeckerpflanze, wo man das Unkraut-jäten gern vergessen möchte. Nach der Ernte der Früchte bilden die Pflanzen einen regelrechten Teppich, den man im September sogar unbeschadet mit dem Rasenmäher kürzen kann.

Heilwirkung

Die Blätter der Walderdbeere wirken leicht stopfend und zusammenziehend. Sie werden bei Magen- und Darm-störungen, leichten Durchfallerkrankungen und zur all-gemeinen Stärkung verwendet. Auch bei rheumatischen Beschwerden haben sie sich bewährt.

Anwendung

Die Blätter und Wurzeln der Walderdbeere müssen an einem schattigen, luftigen Ort getrocknet werden. In der Mischung mit Himbeer-, Brombeer- und Pfefferminzblät-tern ergeben Walderdbeerblätter einen ebenso wohl-schmeckenden wie wohltuenden Tee. Besonders für Kin-der sind sie gut geeignet. Nebenwirkungen sind nicht bekannt. Selbst Menschen mit einer Allergie gegen Erd-beeren können den Tee aus den Blättern ohne Weiteres trinken.

Tee Zwei Teelöffel des Krauts mit 250 Milliliter Wasser aufkochen, 30 Minuten zugedeckt bei geringer Hitze köcheln lassen und dann durch ein Sieb abgießen; den Tee heiß und schluckweise trinken. Fünf Tassen täglich ein-nehmen.

Waldmeister

Galium odoratum

Das Maikraut oder der Herzfreund erfreut sich in seiner Heimat Nord- und Mitteleuropa großer Beliebtheit. Seinen aromatischen Duft und süßen Geschmack, den man bei einem Frühlingsspaziergang in einem lichten Buchenwald einatmen kann, nutzt man in Bowlen oder Tees. Bekannt war seine leicht schmerzstillende und beruhigende Wirkung, die bereits Benediktinermönche im 9. Jahrhundert zu Getränkerezepten veranlasste.

Es gibt ein Dokument aus dem Jahr 854, in dem ein Mönch von einem »Maiwein« spricht, der mit Waldmeister angereichert wurde – der Vorläufer der heute bekannten Maibowle. Auch Umschläge von frisch zerquetschtem Kraut auf die Schläfe gegen Kopfschmerzen sind überliefert.

Botanik

Der Waldmeister gehört zur Familie der Rötegewächse *(Rubiaceae)* und bevorzugt als Standort lichte Buchenwälder mit humosen, feuchten Böden. Die Pflanze wird zwischen zehn und 30 Zentimeter hoch. Ihre fein verzweigten Wurzeln gehen nicht sonderlich in die Tiefe, sondern bilden flache Ausläufer. Aus diesen gehen vierkantige aufrechte Stängel hervor, die mit sternenförmigen Blättern versehen sind.

Im Mai erscheinen an den Stängelspitzen die weißen, aromatisch duftenden Blüten. Verwendet wird das ganze Kraut, das während der Blütezeit geerntet wird.

Heilwirkung

Das blühende Waldmeisterkraut enthält Kumarine, was für den süßlichen Duft verantwortlich ist, Gerb- und Bitterstoffe sowie Vitamin C. Für heiltherapeutische Zwecke nutzt man hauptsächlich seine leicht beruhigende und krampflösende Wirkung; er wird demzufolge bei Unruhe und Nervenschmerzen, unregelmäßiger Herztätigkeit und Schlaflosigkeit verwendet.

Außerdem ist er harn- und leicht schweißtreibend, was ihn für Blutreinigungs- und Entschlackungstees nützlich macht. Als Schlummertrunk empfiehlt sich spätabends eine Tasse Waldmeistertee.

Anwendung

Der Waldmeister ist eine aromatische und aus diesem Grund häufig verwendete Pflanze in der Küche: Seine anregende Wirkung findet besonders in der berühmten Waldmeisterbowle Verwendung. Aber auch in Limonaden, Götterspeisen und anderen Desserts wird er wegen seines Geschmacks und des kräftigen grünen Farbstoffs geschätzt. Überdosierungen sollten jedoch vermieden werden, da aufgrund des Kumaringehalts ein Zuviel an Waldmeister zu Kopfschmerzen und Übelkeit führen kann.

Tee Einen Teelöffel des getrockneten Krauts mit einer Tasse (200 Milliliter) kochend heißem Wasser übergießen, fünf Minuten zugedeckt ziehen lassen und dann durch ein Sieb abgießen; den Tee heiß und schluckweise trinken. Eine Tasse vor dem Schlafengehen.

Teemischung bei venösen Durchblutungsstörungen Je 15 Gramm Waldmeister-, Steinklee- und Mistelkraut, Weißdornblätter und -blüten vermischen. Einen Teelöffel der Mischung mit einer Tasse (200 Milliliter) kochend heißem Wasser übergießen, fünf Minuten zugedeckt ziehen lassen und dann durch ein Sieb abgießen; den ungesüßten Tee heiß und schluckweise trinken. Insgesamt drei Tassen täglich, jeweils nach den Mahlzeiten.

Walnuss
Juglans regia

Der Nussbaum stammt wahrscheinlich aus Persien, von wo aus er in die Mittelmeerländer, aber auch bis China und Japan kam. Die Römer brachten ihn dann mit über die Alpen. Heute ist der Walnussbaum auf der ganzen Welt zu finden.

Botanik

Das namensgebende Mitglied der Familie der Walnussgewächse (*Juglandaceae*) bevorzugt mildes Klima und einen fruchtbaren Boden. Der Baum kann ein Alter von bis zu 600 Jahren erreichen. Er wird bis zu 30 Meter hoch und entwickelt eine breit ausladende, kugelförmige Krone. Die Rinde ist in der Jugend glatt und grauweiß, im Alter wird sie längsrissig und graubraun. Die starken Äste stehen meist waagrecht und verzweigen sich in Biegungen. Die lang gestielten Blätter sind groß, wechselständig und fünf- bis neunzählig gefiedert. Die männlichen Blüten hängen in langen, grünen Kätzchen, die weiblichen sitzen zu zweit oder zu dritt an den Zweigenden. Die Früchte sind von einer grünen, später braunen, fleischigen Schale umgeben und zählen botanisch gesehen nicht zu den Nüssen, sondern zu den Steinfrüchten. Die Walnüsse wachsen in den kugeligen grünen Früchten mit der ledrigen Schale. Für den Heiltee werden die Blätter gesammelt, und zwar im Juni, wenn sie noch verhältnismäßig jung sind.

Heilwirkung

Walnussblätter enthalten Gerbstoffe, Flavonoide (besonders erwähnenswert sind hier Quercetin und Kämpferol, die Glykoside enthalten), ätherische Öle sowie große Mengen an Vitamin C. Aufgrund der Gerbstoffe wirken sie adstringierend (zusammenziehend), aber in der Kombination mit den anderen Inhaltsstoffen auch entzündungshemmend und stopfend. Sie werden als Blutreinigungsmittel, bei Magen-Darm-Störungen und leichten Durchfallerkrankungen als Tee verwendet. Äußerlich hilft der Tee-Aufguss in Bädern und Umschlägen bei übermäßiger Schweißbildung und bei Entzündungen von Haut und Schleimhaut, beispielsweise auch bei Lidrandentzündungen.

Anwendung

Der Tee wird als Aufguss angesetzt und gern in Kombination mit dem ebenfalls hautwirksamen Stiefmütterchenkraut verwendet. Nebenwirkungen sind bei empfohlener Dosierung nicht bekannt.

Bad bei Ekzemen Einen Walnussbaumaufguss dem heißen Badewasser zugeben. Entweder den Aufguss aus der Apotheke beziehen oder einen Tee zubereiten und dem Badewasser zufügen.

Tee Vier bis fünf Teelöffel der Blätter mit einer Tasse (200 Milliliter) kochend heißem Wasser übergießen, zehn Minuten zugedeckt ziehen lassen und dann durch ein Sieb abgießen; den Tee heiß und schluckweise trinken. Zwei bis drei Tassen täglich.

Teemischung (chronisches Ekzem) Jeweils 25 Gramm Birken- und Walnussblätter, Sandseggen- und Seifenkrautwurzel mischen; einen Teelöffel der Mischung mit einer Tasse (200 Milliliter) kochend heißem Wasser übergießen, zehn Minuten zugedeckt ziehen lassen und dann durch ein Sieb abgießen. Zwei Tassen täglich über vier bis sechs Wochen hinweg.

Wasserhanf
Eupatorium cannabinum

Die auch als Wasserdost oder Kunigundenkraut bekannte Pflanze verdankt seinen lateinischen Namen einem antiken König, Mithridates Eupator. Angeblich erkannte er als Erster die heilsamen Kräfte dieser Pflanze.

Botanik

Der Wasserhanf ist ein Korbblütler *(Asteraceae/Compositae)*, der die feuchten Böden an Fluss- und Seeufern schätzt. Die Staude wird bis zu 1,5 Meter hoch. Da die rauen, länglich-spitzen, nach oben stehenden Blätter an Hanf erinnern, wird er Wasserhanf genannt. Er hat aber botanisch gesehen mit dem echten → Hanf nichts zu tun. Ab Juli blüht er zartrosa in büscheligen Trugdolden. Die beste Zeit zum Sammeln ist zwischen Juli und September; gesammelt wird das gesamte Kraut zur Blütezeit. Im Herbst kann man die Wurzel ausgraben.

Heilwirkung

Der Wasserhanf enthält Eupatorin, Bitterstoffglykosid, Harz, Gerbstoffe und ätherisches Öl. Aufgrund dessen wirkt er harntreibend und regt die Magentätigkeit und den Gallenfluss an; außerdem steigert er die Abwehrkräfte.

In vielen homöopathischen Erkältungsmitteln ist er unter seinem botanischen Namen *Eupatorium* enthalten. Als Tee ist der Wasserhanf vor allem ein Erkältungsmittel, speziell bei akuten Virusinfekten und bei schweren Grippeinfektionen. Auch zur Unterstützung einer Therapie mit Antibiotika ist er gut geeignet. Darüber hinaus stärkt Wasserhanf die Milzfunktion.

Anwendung

Wasserhanf ist apothekenpflichtig. Man sollte seine Anwendung daher auch im Vorfeld mit einem Arzt besprechen. Die Blätter werden an einem eher dunklen Ort getrocknet, die Wurzel hingegen sollte in der Sonne trocknen.

Abkochung Eine Handvoll getrockneter und zerkleinerter Blätter mit 500 Milliliter Wasser aufkochen; so lange weiter kochen, bis sich die Menge auf etwa 300 Milliliter reduziert hat. Während des Tages mehrere kleine Gläschen trinken. Hilft bei Gallenbeschwerden, regt den Appetit an oder kann zu einer Frühjahrskur verwendet werden.

Tee Einen Teelöffel der zerkleinerten Wurzel in 250 Milliliter kochendes Wasser geben, bei geringer Hitze zugedeckt 30 Minuten ziehen lassen und dann durch ein Sieb abgießen. Zwei bis drei Tassen täglich. Regt den Gallen- und Leberbereich an.

Tinktur Einen Esslöffel getrocknete und zerkleinerte Blätter in ein Glasgefäß geben, mit 80 Milliliter 60-prozentigem Alkohol übergießen, verschließen und zehn Tage an einem sonnigen Platz ziehen lassen. Durch ein Sieb oder einen Kaffeefilter abgießen und in eine dunkle Flasche füllen. 20 bis 30 Tropfen zwei- bis dreimal täglich. Die Tinktur unterstützt das Immunsystem.

Wein 50 Gramm der getrockneten, zerkleinerten Blätter in ein Glasgefäß geben, mit einem Liter trockenem Weißwein von kräftigem Alkoholgehalt übergießen, zehn Tage ziehen lassen und dann durch ein Sieb abgießen. Zwei bis drei Gläschen täglich.

Weide

Salix alba

Die alten Griechen setzten die Weidenrinde zur Empfängnisverhütung ein, allerdings nur mit sehr mäßigem Erfolg. Paracelsus verwendete sie zu Schwitzkuren und äußerlich als Mittel gegen Warzen und Hühneraugen.

Die Volksmedizin schätzt die Rinde der Silberweide als Heilmittel gegen Fieber und Rheumatismus. Sie war lange Zeit eines der wenigen Mittel zur Bekämpfung von hohem Fieber, und diese Indikation konnte von modernen Wissenschaftlern bestätigt werden.

Botanik

Es gibt mehrere hundert Weidenarten, die als Sträucher oder Bäume vorkommen. So unterschiedlich sie im Aussehen sind, haben sie doch die gleichen Merkmale und Wirkstoffe.

Die Silberweide – ein Weidengewächs *(Salicaceae)* – ist ein bis zu 20 Meter hoher Baum mit gelbbraunen Zweigen. Die Blätter sind zwischen fünf und neun Zentimeter lang, beidseitig behaart und auf der Unterseite silbrig glänzend. Die Blütezeit ist von April bis Mai. Verwendet wird die Rinde der zwei- bis dreijährigen Bäume.

Heilwirkung

Die Weidenrinde enthält Salicylglykoside, die im Körper zu Salicylsäure umgewandelt werden. Diese ist chemisch eng verwandt mit der Acetylsalicylsäure, die den Hauptbestandteil des bekannten Schmerzmittels Aspirin bildet. Der deutsche Chemiker Felix Hoffmann entdeckte die Säure 1897. Schon zwei Jahre später, im Jahr 1899, brachte die Firma Bayer, für die Hoffmann tätig war, das auf Acetylsalicylsäure basierende Aspirin auf den Markt. So wird die Weidenrinde ebenfalls zur Schmerzstillung, als entzündungshemmendes, fiebersenkendes und zusammenziehendes Mittel eingesetzt.

Der Tee hilft bei Schmerzen aller Art, vor allem bei Kopfschmerzen, bei rheumatischen und fieberhaften Erkrankungen. Weidenrinde ist daher in zahlreichen Rheuma- und Grippetees enthalten.

Nur wenn eine individuelle Überempfindlichkeit gegenüber Salicylaten besteht, können auch geringe Dosierungen der Weidenrinde zu allergischen Reaktionen führen.

Anwendung

Man sollte Weidenrinde auf keinen Fall selbst sammeln, sondern in der Apotheke erwerben. Die ursprüngliche Weidenrinde enthält nur wenige schmerzhemmende Salicylglykoside.

In jüngster Zeit sind jedoch für die Heilmittelherstellung spezielle Weidenarten mit hohen Salicylatwerten gezüchtet worden. Mittlerweile gibt es auch Monopräparate mit pulverisierter Weidenrinde oder Weidenrindenextrakt in der Apotheke. Nebenwirkungen sind bei empfohlener Dosierung nicht bekannt. Während der Schwangerschaft sollte Weidenrinde aber nicht verwendet werden.

Bad bei Arthritis Dem etwa 37 °C heißen Badewasser 200 Milliliter Tee (siehe unten) zugeben; zehn Minuten im Bad verweilen.

Tee bei Arthrose, Fieber, Kater Zwei Teelöffel getrocknete Weidenrinde mit einer Tasse (200 Milliliter) kaltem Wasser ansetzen, aufkochen und fünf Minuten ziehen lassen; dann durch ein Sieb abgießen. Drei bis fünf Tassen täglich.

Teemischung bei Fieber → Heckenrose

Teemischung bei Fieber → Holunder

Teemischung bei Gicht → Hauhechel

Weidenröschen
Epilobium parviflorum

Das Kleinblütige Weidenröschen, das relativ leicht mit nahe verwandten Arten verwechselt werden kann, ist eine relativ neue Entdeckung der Naturheilkunde. Es ist auch unter den Bezeichnungen Antinskraut, Feuerkraut, Frauenhaar, Waldröschen und Waldweidenröschen geläufig. In der aus dem Mittelalter überlieferten Volksmedizin war es nicht bekannt. Ein klinischer Nachweis für die Wirksamkeit der Droge ist noch nicht erbracht. Erfahrungsberichte zur erfolgreichen Verwendung sowie die Zusammensetzung der Inhaltsstoffe lassen jedoch positive

Effekte vermuten, die voraussichtlich bald durch biochemische Untersuchugen der Inhaltsstoffe bestätigt werden können.

Botanik

Das Weidenröschen gehört zur Familie der Nachtkerzengewächse *(Onagraceae)* und ist in Europa weit verbreitet. Die bis zu 80 Zentimeter hoch wachsende Pflanze wächst an Wegrändern, Böschungen und auf Schuttplätzen. Ihre Blätter sind zwischen drei und sieben Zentimeter lang, schmal und gegenständig angeordnet. Stängel und Blätter sind leicht behaart. An ihrem aufrechten Stiel bringt sie rötlich violette Blüten hervor. Gesammelt wird das blühende Kraut.

Heilwirkung

Im Weidenröschenkraut sind die Flavonoide Myricetin, Quercetin und Kämpferol zu finden sowie Gerbstoffe (Ellagitannine) und Phytosterole.

Es wirkt stopfend und entzündungshemmend, wird aber vor allem eingesetzt, um Prostatavergrößerungen und damit einhergehende Störungen der Blasenentleerung zu behandeln.

Anwendung

Das blühende Kraut wird in der Sonne getrocknet. Bei längerfristiger Verwendung des Weidenröschens kann es zu Beschwerden im Magen-Darm-Bereich kommen.

Tee Zwei Teelöffel des Krauts mit einer Tasse (200 Milliliter) kochend heißem Wasser übergießen, zehn Minuten zugedeckt ziehen lassen und dann durch ein Sieb abgießen; den Tee heiß und schluckweise trinken. Mehrere Tassen täglich.

Teemischung bei Beschwerden der Prostata 40 Gramm Weidenröschenkraut mit je 20 Gramm Schlüsselblumenblüten, Goldrutenkraut und Brennnesselblättern vermischen. Einen Teelöffel der Mischung mit einer Tasse (200 Milliliter) kochend heißem Wasser übergießen, fünf Minuten zugedeckt ziehen lassen und dann durch ein Sieb abgießen; den Tee heiß und schluckweise trinken. Drei Tassen täglich nach den Mahlzeiten über sechs Wochen hinweg.

Weinrebe
Vitis vinifera

Die Weinrebe stammt ursprünglich aus Kleinasien und wird heute in allen Teilen der Erde kultiviert. Der Mythologie der Griechen zufolge zeichnet der Gott Dionysos persönlich für die Entstehung der Weinkultur verantwortlich: Er pflanzte eigenhändig die ersten Rebstöcke. Damit tat er nicht nur den Erdbewohnern, sondern auch sich selbst sehr viel Gutes. Denn zu Ehren des Gottes wurden in der gesamten Antike über Tage währende orgiastische Weinfeste gefeiert. Nicht umsonst diente der Wein auch von Anbeginn seiner Geschichte an als Aphrodisiakum, als Mittel, um die erotischen Energien zu wecken und zu steigern. Die Römer hatten natürlich auch einen Namen für so einen wichtigen Gott: Sie nannten ihn Bacchus und die ihm geweihten Gelage Bacchanalien.

Auch im Land der Pharaonen war Wein nicht aus dem alltäglichen Leben wegzudenken: Er wurde als lebenserhaltendes Getränk zu allen Gelegenheiten serviert. Weinselige Trunkenheit galt als durchaus erstrebenswerter Zustand; zur Veranschaulichung einige altägyptische Trinksprüche: »Trinke und sei nicht verdrießlich. Trinke bis zur Trunkenheit. Berausche dich Tag und Nacht und höre nicht auf. Sei froh ohne Kummer.« Der Rebstock selbst war kraft seiner Verbindung mit dem Fruchtbarkeits- wie Totengott Osiris Garant für die Wiederauferstehung nach dem Tod und für das ewige Leben.

Auch im fernen Indien wurde dieses berauschende Getränk gewürdigt und verehrt: Hier war der Rebstock wie auch der köstliche Gärsaft seiner Früchte der Gottheit Shiva geweiht.

Aber nicht nur wegen seiner berauschenden und entspannenden Wirkung war der Wein ein begehrtes Lebensmittel, man sprach sowohl ihm als auch dem ganzen Rebstock heilende Kräfte zu.

So wird die Heilkraft von Trauben, Rebblättern und vergorenem Getränk in den Veden, der Basis der hinduistischen Kultur Indiens, sowie in den grundlegenden Schriften des Ayurveda gerühmt. Hippokrates, der sich eng an die ayurvedische Medizin anlehnte, setzte verschiedene Weinsorten, pur oder mit Wasser vermischt, mit diversen Heilkräutern angereichert, gegen unzählige Beschwerden ein.

So ergab sich eine gewaltige Ansammlung an Weinrezepten, die lang über Hippokrates' Zeiten hinaus mit Erfolg verordnet wurden.

Seit geraumer Zeit ist das alte Wissen um die heilkräftigen Wirkungen von Wein, besonders von Rotwein, seitens der modernen Wissenschaft belegt. Der Rebensaft wirkt als starkes Antiseptikum, denn er hemmt das Wachstum von Bakterien und anderen schädlichen Keimen. Auch setzt Wein das Risiko von Herz-Kreislauf-Erkrankungen deutlich herab, denn er reduziert den Gehalt an schädlichem LDL-Cholesterin und regt die Durchblutung an.

Damit nicht genug: Wein beugt Darminfektionen und anderen Erkrankungen dieses Organs vor, verbessert die Nierentätigkeit, ist – natürlich in Maßen genossen – ein wirksames Leberschutzmittel, reguliert die Schilddrüsenfunktion und stärkt nicht zuletzt das körpereigene Immunsystem.

Botanik

Die zur Familie der Weinrebengewächse (*Vitaceae*) gehörende Pflanze liebt sonnige und trockene Standorte. Ihre Wurzeln können metertief in die Erde gehen, was dazu führt, dass die Nährstoffe, die die Rebe dem Boden entzieht, im Wesentlichen die Qualität des Weins bestimmen. Das kletternde Schlingpflanzengewächs bringt verholzende Äste hervor, die bis zu zehn Meter lang und bis zu 300 Jahre alt werden können. Die Blätter sind neben den Wurzeln die wichtigsten Ernährungsorgane des Rebstocks. Sie bilden sich an den Augen (Knoten) des jungen Triebes. Die Blattfläche ist mit unterschiedlichen Blattbuchten versehen, in der Regel ist das Blatt drei- bis fünflappig, bei wenigen Sorten siebenlappig. Aus den kleinen gelbgrünen, meist zwittrigen Blüten entwickeln sich die weißen, rötlichen oder blauen Beeren, angeordnet in Traubenständen.

Heilwirkung

Weintrauben enthalten große Mengen an Traubenzucker und Saccharose, ferner Gerbstoffe, diverse Obstsäuren, Mineralstoffe, Vitamine, Ballaststoffe und Kaliumsalze. So fördert reiner Traubensaft die Ausscheidung von Harnsäure, hat einen reinigenden Effekt und wirkt beruhigend auf das Nervensystem. Beim Vergären der Trauben entsteht Alkohol, der, in Maßen genossen, stimulierend, aphrodisierend und allgemein tonisierend und stärkend wirkt: Wein entspannt und erregt zugleich.

Rotwein verbessert die Durchblutung im Herzmuskel. Der Grund: Die Rotweingerbstoffe wirken entspannend auf die Muskeln in den Herzkranzgefäßen, die dadurch einen größeren Querschnitt bekommen und mehr Blut durchlassen. Mediziner fanden in Studien zum Beispiel heraus, dass Menschen, die mäßig, aber regelmäßig dem vergorenen Traubensaft zusprechen, länger leben als strikte Abstinenzler.

Zu viel des guten Weins hingegen kann am nächsten Tag zum allseits bekannten Kater führen. Der Körper versucht, das Übermaß an Alkohol schnellstmöglich abzubauen. Dabei entzieht er den Zellen Wasser und setzt Enzyme frei. Diesen Vorgang spüren wir als Kopfschmerzen. Man kann ihm mit Mitteln begegnen, die die Gefäße erweitern, etwa Kaffee.

Anwendung

Wegen ihres hohen Gehalts an Traubenzucker sind Weintrauben für Diabetiker nicht geeignet.

Saft Für Säfte sind grüne und blaue Trauben gleichermaßen geeignet. Die Trauben vor dem Entsaften vorsichtig in lauwarmem Wasser waschen.

Traubencocktail Eine Orange und eine halbe Zitrone auspressen, einen Apfel entsaften. Die Mischung mit 200 Milliliter weißem Traubensaft verrühren. Ein schmackhafter Vitamintrunk.

Wein Die Wirkung von Wein ist von Mensch zu Mensch sehr unterschiedlich. Frauen vertragen in der Regel weniger Wein, da sie grundsätzlich Alkohol schlechter abbauen.

Weintrunk bei Erkältungen Ein Glas Rotwein auf etwa 60 °C erwärmen, dann ein Prise Zimt und einige Zitronenschalen zufügen und kurz ziehen lassen.

Weißdorn
Crataegus laevigata oder Crataegus oxyacantha

Die Entdeckung des Weißdorns als Heilmittel für Herzerkrankungen liegt noch gar nicht so lange zurück. Zwar beschreiben schon Kräuterbücher des 14. Jahrhunderts den Weißdorn, doch erst ein irischer Arzt setzte ihn im

19. Jahrhundert gezielt gegen Herzbeschwerden ein. Allerdings war seine heilfördernde Wirkung in China bekannt. Dort wurden die Früchte einer Weißdornsorte im 14. Jahrhundert erfolgreich gegen Durchfall verwendet. Andere Sorten setzte man bei allgemeinen Verdauungsbeschwerden ein.

Botanik

Die Gattung *Crataegus* umfasst über 1000 verschiedene Arten, die auf der Nordhalbkugel beheimatet sind. Die für Heilzwecke wichtigsten sind hierzulande *Crataegus monogyna* (eingriffeliger Weißdorn) und *Crataegus laevigata* (zweigriffeliger Weißdorn). Beide Weißdornarten finden sich an sonnigen Hängen, in Dickichten und Hecken sowie in Wäldern und Niederungen.

Der Weißdorn ist ein Strauch oder Baum mit bis zu fünf Meter Höhe, die Zweige sind mit Dornen bewehrt. Die kurzstieligen Blätter haben drei bis fünf (beim zweigriffeligen Weißdorn) oder sieben Lappen (beim eingriffeligen Weißdorn). Bei beiden Sorten sind die Blüten weiß und stehen in doldenähnlichen Blütenständen, sie entwickeln sich zwischen Mai und Juni. Die Früchte sind eiförmig und glänzend rot und erscheinen im August und September.

Für den eigenen Garten ist der eingriffelige Weißdorn ungeeignet, da er den gefährlichen Feuerbrandrost übertragen kann. Der zweigriffelige Weißdorn ist hingegen unproblematisch, besonders beliebt ist die Sorte »Pauls Scarlet«, der sogenannte Rotdorn. Er liebt leichte bis mittelschwere, kalkhaltige Böden in sonniger bis halbschattiger Lage. Beste Pflanzzeit ist der November. Es empfiehlt sich, die Pflanze in einer Gärtnerei oder Baumschule zu kaufen – dann ist die Ware sicher gesund.

Gesammelt werden die Blätter im Frühling und die Blüten kurz vor ihrer Öffnung im Juni.

Heilwirkung

Die Hauptwirkstoffe des Weißdorns sind die Procyanidine sowie Flavonoide (beispielsweise Vitexinrhamnosid). Sie sorgen für eine verbesserte Versorgung der Herzkranzgefäße und dadurch für eine bessere Durchblutung des Herzmuskels. Auch erhöhen sie über ihren Einfluss auf die Kalziumkonzentration die Aktivität der Herzmuskelzellen und somit die Pumpkraft des Herzens. Darüber hinaus wird auch der Herzrhythmus durch die Procyanidine stabilisiert und der Blutdruck reguliert

All diese Wirkungen machen den Weißdorn zu einem Herzmittel der ersten Wahl. Bei Herzschwäche, Altersherz, leichten Herzrhythmusstörungen, Beklemmungen in der Herzgegend und Herzunruhe aufgrund einer Überfunktion der Schilddrüse wird der Tee gern getrunken. Er eignet sich aber auch zur Nachbehandlung nach einem Herzinfarkt.

Anwendung

Weißdorn gilt als Heilpflanze Nummer eins für das Altersherz. Die geernteten Blätter und Blüten werden im Schatten getrocknet und vor Feuchtigkeit und Licht geschützt gelagert. Die unreifen Früchte finden sich in zahlreichen Präparaten aus der Apotheke.

Es befinden sich mehrere Dutzend verschiedene *Crataegus*-Präparate im Handel, die großenteils frei verkäuflich sind. Die Zubereitung als Tee ist jedoch preiswerter und ebenfalls sehr wirkungsvoll. Außer in Monopräparaten ist Weißdorn auch in zahlreichen Teemischungen zur Stärkung und Anregung von Herz und Kreislauf enthalten.

Kosmetik In Form von Auflagen eignet sich Weißdorn zur Kosmetik von großporiger und leicht fettender Haut. Dazu jeden Abend ein Leinentuch mit Weißdorntee tränken und es für zehn Minuten auf das Gesicht legen!

Tee Einen Teelöffel Weißdorn mit einer Tasse (200 Milliliter) kochend heißem Wasser übergießen, 15 Minuten ziehen lassen und dann durch ein Sieb abgießen. Zwei bis drei Tassen täglich. Eine Weißdornkur sollte mindestens vier Wochen dauern, sie kann aber auch auf unbeschränkte Zeit ausgedehnt werden.

Teemischung bei venösen Durchblutungsstörungen Je 15 Gramm Weißdornblätter und -blüten sowie Steinklee-, Mistel- und Waldmeisterkraut vermischen. Einen Teelöffel der Mischung mit einer Tasse (200 Milliliter) kochend heißem Wasser übergießen, fünf Minuten zugedeckt ziehen lassen und dann durch ein Sieb abgießen; den ungesüßten Tee heiß und schluckweise trinken. Drei Tassen täglich nach den Mahlzeiten.

Tinktur 30 Gramm der getrockneten Weißdornblüten eine Woche lang in 60 Milliliter 70-prozentigem Alkohol ziehen lassen. Danach abseihen und in eine dunkle Tröpf-

chenzählerflasche füllen. Es werden täglich morgens und
abends jeweils 20 Tropfen der Tinktur eingenommen.

Weiße Zaunrübe
Bryonia alba

Hippokrates verwendete die Wurzel der nahe verwandten, aber rotblütigen *Bryonia cretica* ssp. *dioica* bei Starr-
krampf, die Früchte zum Enthaaren der Haut und gegen
Epilepsie, Schlaganfall und Schwindel. Hildegard von
Bingen empfahl, die Wurzel der Weißen Zaunrübe zu einem Brei zu verarbeiten, um leichter Dornen und Splitter
aus der Haut herauszuziehen. Die »englische Alraune« –
sie wurde so bezeichnet, da sie der richtigen → Alraune
tatsächlich sehr ähnlich sieht und man sie auch ähnlich
geschäftstüchtig vermarktete – wurde zum Abschwellen
von rheumatischen und gichtigen Gelenkbeschwerden
verwendet, was ihr Beinamen wie Gichtrübe oder Gicht-
wurzel einbrachte. Die heutige Volksheilkunde setzt genau bei diesen Beschwerden an. Die Inhaltsstoffe der
Weißen Zaunrübe finden sich in zahlreichen homöopathischen Zubereitungen.

Botanik

Die Weiße Zaunrübe, ein Kürbisgewächs *(Cucurbitaceae)*,
wächst an feuchten Stellen an Hecken, Zäunen, Bäumen,
Sträuchern und am Rand von Weinbergen in Mittel- und
Südeuropa. Die einhäusige Pflanze hat eine rübenförmige

gelbe Wurzel von durchschnittlich 40, manchmal auch bis zu 65 Zentimeter Länge und einen Durchmesser von zwölf bis 15 Zentimetern. Aus der Wurzel bilden sich schnell wachsende, rauhaarige Stängelsprosse, die bis zu vier Meter hoch klettern können, und spiralig aufgerollte Ranken, die nach zwei Meter Wachstumshöhe ihre Drehrichtung ändern. An den rauhaarigen Stängeln wachsen handförmige, fünflappige, ganzrandige Laubblätter, in den Blattachseln sitzen grünlich weiße trichterförmige Blüten, die im Juni und Juli heranreifen. Die männlichen Blüten stehen in Trauben, die kleineren weiblichen in Büscheln. Im Herbst reifen die schwarzen Beeren, deren Genuss für Menschen tödlich ist. Die tödliche Dosis beträgt etwa 15 Beeren bei Kindern und etwa 40 Beeren bei Erwachsenen. Vögel vertragen die Beeren jedoch ohne Probleme.

Heilwirkung

Die Weiße Zaunrübe enthält toxische Glykoside wie Bryosid und Bryoamarid sowie Triterpene und Enzyme. Außerdem weist sie die bitter schmeckenden Cucurbitacine, eine Gruppe von Stereoiden, in großen Mengen auf. Diese Stoffe wirken stark schleimhautreizend, weshalb auch von einer innerlichen Anwendung abgeraten wird. Äußerlich hilft die Wurzel beim Abschwellen von rheumatischen Gelenkbeschwerden.

Anwendung

Für die homöopathische Zubereitung wird die Urtinktur aus der frischen Wurzel hergestellt, die zur Blütezeit ausgegraben wird. *Bryonia* wurde 1834 von Hahnemann geprüft.

Die Themen des Mittels sind Bodenständigkeit, Tradition, Ordnung, aber auch Enge, Starre, Geiz und Misstrauen Neuem gegenüber. Praktische Orientierung steht beim typischen *Bryonia*-Patienten neben Angst um die erstrebte Sicherheit, was zu Zurückgezogenheit führt.

Weißkohl
Brassica oleracea var. capitata

»Wenn du auf einem Bankett viel trinken und das Mahl genießen willst, iss vor dem Essen so viel rohen Kohl mit Essig, wie du willst«. Dieser Hinweis stammt von Cato, dem, wie allen antiken Römern, Griechen und Ägyptern, die vor Giften schützende Wirkung des Kohls hinlänglich bekannt war.

Die Kopfkohlsorten, die heute in Mitteleuropa gängig sind, stammen aller Wahrscheinlichkeit nach aber nicht von den Römern, sondern aus den kühlen Regionen Nordeuropas, wo sie ursprünglich von den Kelten kultiviert worden sein dürften.

Botanik

Um die große Kohlfamilie zu untergliedern, wurde sie in Gruppen aufgeteilt: Weißkohl gehört zur Capitata-Gruppe; hingegen wird → Grünkohl zur Acephala-Gruppe gezählt und Rosenkohl zur Gemmifera-Gruppe. Generell kommen alle Verwandten dieser enorm großen Familie mit kühleren Regionen gut zurecht. Weißkohl bildet einen festen, glatten Kopf, bei dem die Blätter eng aneinander anliegen.

Heilwirkung

Weißkohl enthält eine Vielzahl an Vitaminen, Mineralstoffen und verdauungsfördernden Ballaststoffen; beim Kochen geht jedoch die Hälfte aller wertvollen Inhaltsstoffe verloren.

Einer der Inhaltsstoffe des Weißkohls hilft, Magen- und Darmgeschwüre zu heilen. Dazu müssen allerdings große Mengen an Kohlsaft getrunken werden, was man nur in Absprache mit einem Arzt tun sollte. Die vielseitigen Kohlköpfe enthalten außerdem Indol, einen Stoff, der krebserregende Substanzen »entschärfen« kann. In Form von Auflagen und Wickeln hilft Kohl unter anderem bei Akne und anderen Hautleiden, Rheumatismus oder schlecht heilenden Wunden. Bei Kopfschmerzen empfehlen sich Dampfbäder mit Kohlwasserdampf. Krautsaft bewährt sich bei Magengeschwüren.

Ein Zuviel an Kohl kann allerdings zu Störungen der Schilddrüsenfunktion führen, da der Kohl eine Verbindung enthält, die die Aufnahme und Verarbeitung von Jod im Körper stört.

Anwendung

Kohl ist bei uns das ganze Jahr über frisch zu bekommen. Kohlköpfe aus biologischem Anbau sind bevorzugt zu verwenden. Bekömmlicher wird ein Kohlgericht, wenn man es mit Kümmel würzt oder etwas Knollensellerie zugibt.

Saft Die äußeren Blätter entfernen; vom Kohlkopf weitere Blätter abziehen, waschen und diese zusammengerollt in den Entsafter geben. Der Strunk muss nicht herausgeschnitten werden. Zum Schutz von Magen und Darm genügt eine regelmäßige Kur mit 200 Milliliter Kohlsaft täglich.

Sauerkraut Sauerkraut ist die häufigste Zubereitungsform von Weißkohl. Man sollte es bevorzugt roh essen, damit die Vitamine nicht durch das Kochen verloren gehen.

Beim Sauerkraut, das durch Einlegen von Weißkohl in einer Essigzubereitung hergestellt wird, sind sich die Heilkundigen von jeher einig: Es ist eines der besten Heilmittel überhaupt, denn es ist reich an Vitamin C, regt die Verdauung an, wirkt entgiftend und antibakteriell und stärkt die Abwehrkraft.

Sauerkrautsaft hat sich bei Entschlackungs- und Frühjahrskuren bewährt, ist aber auch bei Magen- und Leberbeschwerden hilfreich.

Wickel bei Abszess Mehrere Schichten Weißkohlblätter mit einer elastischen Binde direkt um die betroffene Stelle wickeln und mit einer Mullbinde befestigen. Zwei bis drei Stunden einwirken lassen, danach gegebenenfalls erneuern. Bei blauen Flecken und zur Schmerzlinderung (nicht bei offenen Wunden!) hilft ein Wickel aus zerdrückten Kohlblättern.

Weizen

Triticum aestivum

Der ursprünglich in Westasien beheimatete Weizen zählt heute zu den Hauptnahrungsmitteln der Europäer. Funde bezeugen, dass das Getreide bereits vor 3000 Jahren angebaut wurde.

Weizen fand somit schon frühzeitig Verwendung – und das in vielfältiger Form: als Getreidemehl für Teigwaren aller Art, für Grieß, Graupen oder aber zur Stärkegewinnung sowie zur Bier- und Branntweinherstellung und für Viehfutter.

Weizen liefert mit das am besten verdauliche Mehl, das zudem nahrhaft und gut bekömmlich ist. Je nach Verwendungszweck wird das Korn zu Hartweizen (ein »Muss« für die klassische Pasta der italienischen Küche) oder Weichweizen (für Kuchen, Torten und feines Weißmehlgebäck unerlässlich) ausgemahlen.

Botanik

Der zur Familie der Gräser *(Poaceae/Gramineae)* gehörende Weizen ist eine einjährige Pflanze, die von den Subtropen bis in die kühleren Breiten der gemäßigten Zonen wächst. Unter den Getreiden ist er die anspruchsvollste Art. Um gut zu gedeihen, verlangt er nährstoffreiche Lehm- und Lössböden in sommerwarmen Gebieten. Es gibt Sommerweizen mit einer Reifezeit von maximal 145 Tagen und Winterweizen, der 280 bis 350 Tage reift. Heute werden weltweit um die 2000 Weizenvarietäten angebaut.

Heilwirkung

Weizen ist reich an B-Vitaminen, hochwertigem Eiweiß, ungesättigten Fettsäuren, Mineralsalzen sowie Ballaststoffen, was ihn zu einem überaus nahrhaften Naturprodukt macht.

Doch auch als Heilmittel findet Weizen seit Jahrhunderten Verwendung, wenn auch weniger das Mehl als vielmehr die Kleie der Weizenkörner. Bekannt ist die Wirkung von Weizenkleie gegen Verstopfung: Weizenkleie stellt alle anderen Abführmittel, selbst die chemischen, in den Schatten.

Die Aufnahme von Weizenkleie vergrößert nämlich die Stuhlmenge und verkürzt damit die Passage des Stuhls durch den Darm; beides sind wissenschaftlichen Erkenntnissen zufolge wichtige Faktoren zur Vorbeugung gegen Darmerkrankungen, Hämorriden und Krebserkrankungen im Verdauungstrakt.

Der ballaststoffreiche Vollweizen wird bei rheumatischem Fieber, arthritischen Erkrankungen und bei Krebsformen des Verdauungstrakts empfohlen. Weizenbrot, das mit Weizenkleie angereichert wird, senkt den Cholesterinspiegel.

Anwendung

Kleie, ob von Hafer, Weizen oder anderen Getreidearten, ist die Außenschicht des vollen Korns und überaus reich an wasserunlöslichen Ballaststoffen. Weizenkleie nimmt, was den Gehalt an Ballaststoffen betrifft, sogar gegenüber der Kleie der anderen Getreide noch eine deutliche Spitzenposition ein.

Gesichtsmaske mit Grüntee und Weizenkeimen

120 bis 150 ml Wasser • 1 EL grüner Tee
3 EL Weizenkeime • 1 EL Honig

1 Das Wasser kurz aufkochen, fünf Minuten lang abkühlen lassen und über den grünen Tee gießen. Fünf Minuten ziehen lassen, dann durch ein Sieb abgießen und abkühlen lassen.

2 In der Zwischenzeit die Weizenkeime mit dem Honig vermischen. Den Teeaufguss unter den Brei mischen und auf dem Gesicht verteilen. Nach 20 Minuten mit warmem Wasser abwaschen.

Wermut
Artemisia absinthium

Wermut, auch bekannt als Mottenkraut, Wurmkraut oder Wurmtod, wurde über Jahrhunderte zur Bekämpfung dieser Namensgeber angewandt. Natürlich war das Kraut den antiken und mittelalterlichen Heilkundlern bekannt. Von allen wurde es geschätzt, hauptsächlich zur Bekämpfung von Magenbeschwerden. Bedeutung hat der Wermut über die Jahrtausende bis in die Gegenwart aber nicht nur als Arznei-, sondern auch als Genussmittel behalten, wie unter anderen aus dem bergischen Spruch hervorgeht »Wermot ist för alles got«.

Im 19. Jahrhundert entdeckte man dann eine weitere

Anwendungsform. Aus dem Kraut zog man den berühmt-berüchtigten Absinthschnaps, der sich besonders in Künstlerkreisen größter Beliebtheit erfreute. Leider waren die Folgewirkungen verheerend: Die langsame Vergiftung führte zu Hirnerweichen und dann infolge zum Tode. Absinth wurde 1925 in Frankreich und 1927 in Deutschland verboten.

Botanik

Der Wermut, ein Korbblütler *(Asteraceae/Compositae)*, wächst auf trockenen und felsigen Böden an sonnigen Standorten. Die Pflanze wird bis zu 1,4 Meter hoch und ist mit weißgrauen, filzigen Blättern besetzt. Die Blüten befinden sich in kleinen, zu Rispen angeordneten Körbchen und erscheinen zwischen Juli und September. Geerntet werden die zarten Blättchen ab Juli.

Heilwirkung

Wermut enthält bis zu 1,5 Prozent ätherische Öle, allen voran das Isothujon – eine andere Form des Thujons, das im → Lebensbaum enthalten ist. Außerdem sind im Wermut Sesquiterpene, Flavonolglykoside und Bitterstoffe zu finden – besonders das dimere Guajanolid Absinthin sowie Anabsinthin, Artabsin und Artabin. Wermut wirkt aufgrund dieser Inhaltsstoffe wohltuend bei Magenbeschwerden, Völlegefühl und Leber- und Gallenbeschwerden.

Daher ist er in zahlreichen Magen-, Leber- und Gallentees enthalten: Er regt die Bildung von Magensaft an, steigert die Durchblutung des Magens und wirkt allgemein appetitanregend und verdauungsfördernd. So wird er bei Appetitlosigkeit, bei Blähungen, Völlegefühl, Magensäuremangel, krampfartigen Magen-Darm- und Gallenbeschwerden, aber auch bei Schwächezuständen nach Infekten, bei nervöser Erschöpfung (»Wermut heilt Schwermut«, lautet ein altes Sprichwort), bei niedrigem Blutdruck und zur allgemeinen Abwehrsteigerung bei Infektionsgefahr gegeben.

Anwendung

Wermutblätter werden getrocknet. Aus ihnen wird ein Tee als Aufguss angesetzt; er hilft bei Magen- und Gallenproblemen, aber auch gegen einen Kater. Wermut sollte nicht während der Schwangerschaft und auf keinen Fall bei einem bestehenden Magen-Darm-Geschwür verwendet werden. Da Wermut sehr bitter ist, wird er in der Regel zu gleichen Teilen mit Tausendgüldenkraut, Pfefferminze und Melissenblättern gemischt.

Tee Einen Teelöffel Wermutkraut mit einer Tasse (200 Milliliter) kochend heißem Wasser übergießen, zehn Minuten zugedeckt ziehen lassen und dann durch ein Sieb abgießen; den Tee heiß und schluckweise trinken. Drei Tassen täglich.

Teemischung bei Leberbeschwerden Je 20 Gramm Wermut, Löwenzahnwurzel und -kraut, Pfefferminzblätter, Wegwartenwurzel und Schafgarbenkraut vermischen. Einen Teelöffel der Mischung mit einer Tasse (200 Milliliter) kochend heißem Wasser übergießen, zehn bis 15 Minuten zugedeckt ziehen lassen und dann durch ein Sieb abgießen; den Tee heiß und schluckweise trinken. Zwei bis drei Tassen täglich über vier bis sechs Wochen hinweg.

Tinktur 20 Gramm zerkleinerte Wermutblüten in ein Glasgefäß geben, mit 80 Milliliter 60-prozentigem Alkohol übergießen und verschlossen acht Tage ziehen lassen. Die Flüssigkeit durch einen Filter abgießen und in eine dunkle Flasche füllen. 20 Tropfen vor den Mahlzeiten.

Ysop

Hyssopus officinalis

Die Heimat dieser Pflanze ist der Mittelmeerraum, sie wird aber mittlerweile auch bei uns angebaut. Der auch als Josephskraut bekannte Ysop galt früher als heiliges Kraut. So gibt es Aufzeichnungen, dass Ysop zum Versprengen von Weihwasser benutzt wurde.

Die Heilkunde war mit dem Gewächs ebenfalls bestens vertraut, wie man zahlreichen Kräuterbüchern entnehmen kann. Heute findet der Ysop hauptsächlich in der Küche mediterraner Länder Verwendung.

Botanik

Der Ysop gehört zu den Lippenblütlern (*Lamiaceae*) und kann bis zu 60 Zentimeter hoch werden. Er bevorzugt sonnige und trockene Standorte und bildet einen Halbstrauch. Seine vierkantigen Stängel verholzen mit zunehmendem Alter. Die Blättchen sind schmal, lanzettförmig und mit Öldrüsen besetzt. Von Juli bis August bringt das Kraut leuchtend blaue Blüten hervor, die aus den Blattachseln entspringen. Gesammelt werden die Blätter und die frischen Triebspitzen.

Heilwirkung

Ysop enthält ätherische Öle, Gerbstoffe und Flavonoide. Ysoptee schmeckt angenehm, er wärmt, entschleimt, reinigt, regt an und stärkt. Man kann ihn bei Brust- und Lungenleiden zur Schleimlösung verwenden und zur Anregung von Appetit und Verdauung. Zudem wirkt der Ysop mild krampflösend und harntreibend.

Anwendung

Ein Tee aus Ysop regt den Appetit an und beruhigt den Magen. Wenn man ihn süßt, vorzugsweise mit Honig, ergibt er ein wirksames Mittel gegen Husten und allgemeine Atemwegsbeschwerden.

Tee Einen Teelöffel Kraut mit einer Tasse (200 Milliliter) kochend heißem Wasser übergießen, zehn Minuten zugedeckt ziehen lassen und dann durch ein Sieb abgießen; den Tee heiß und schluckweise trinken. Zwei bis drei Tassen täglich.

Teemischung bei Heuschnupfen → Augentrost

Zimt

Cinnamomum zeylanicum

Zimt wurde schon vor 4500 Jahren von den Chinesen als Gewürz eingesetzt. In der indischen Ayurveda-Medizin wird ihm eine harmonisierende Wirkung auf das seelische und körperliche Wohlbefinden zugeschrieben. Zudem soll er darm- und blutreinigend wirken und unsere Verdauungs- und Bewegungsabläufe rhythmisieren. Auch die Bibel verweist auf die desinfizierende Wirkung von Zimt. Demnach wurde er in biblischer Zeit dem Trinkwasser beigemengt, um Verseuchungen vorzubeugen.

In Europa lehnte man sich an die altägyptische Tradition der Zimtverwendung an, in der man ihn zum Parfümieren von Speisen und Getränken nutzte. So ist es kein Wunder, dass er hierzulande in der duftenden Weihnachtsbäckerei unverzichtbar wurde. Bevor er seine heutige Popularität erreichte, war Zimt im 14. und 15. Jahrhundert eines der teuersten Gewürze der Welt, das vornehmlich über die Portugiesen nach Deutschland kam. Man berichtet, dass der berühmte Augsburger Kaufmann Anton Fugger um 1530 die Schuldscheine Kaiser Karls V. vor dessen Augen in einem Feuer aus Zimtstangen verbrannte, um seine finanzielle Macht augenfällig zu demonstrieren: Er konnte es sich leisten, hohe Schulden in extrem teuren Flammen aufgehen zu lassen.

Botanik

Der immergrüne, schnellwüchsige Baum ist ein Lorbeergewächs *(Lauraceae)* und kann bis zu zwölf Meter hoch werden. Die unten erwähnten verschiedenen Arten haben auch unterschiedliche Herkunftsgebiete, wie ihre Namen schon besagen – die Insel Ceylon (das heutige Sri Lanka), China und Indonesien. Heute wird Zimt auch in Indien, auf Sumatra und Java, aber auch in Brasilien angebaut.

Verwendet wird die getrocknete Rinde des Stammes oder der Zweige. Röllchen oder Stangen stammen von jungen, bis sechs Jahre alten Bäumen, Streifen von älteren Bäumen. Die unreifen Früchte werden als »Zimtblüten« bezeichnet und in sehr kleinem Umfang gehandelt.

Alle ein bis zwei Jahre schneidet man von den Bäumen einige bis zu zwei Meter lange Schösslinge, deren Rinde geschlitzt und vom Holz abgezogen wird. Von den 30 bis 100 Zentimeter langen Rindenstücken werden die äußeren Korkschichten abgeschabt. Die zarte, nur 0,3 bis 1,0 Millimeter dünne Innenrinde wird zu sogenannten »Quills« ineinandergeschoben und zuerst im Schatten und später in der Sonne getrocknet – sie nimmt dadurch die typische gelblich braune Farbe an. Die »Quills« schneidet man danach zu Zimtstangen mit einer gleichmäßigen Länge von etwa zehn Zentimetern. Die Qualitätsbestimmung des Zimtes richtet sich nach der Farbe und der Feinheit der Rinde.

Heilwirkung

Zimtrinde hat einen sehr hohen Gehalt an den ätherischen Ölen Zimtaldehyd (65 bis 75 Prozent) und Eugenol (fünf bis zehn Prozent). Andere Phenylpropane wie Kumarin, Safrol oder Zimtsäureester sind zwar nur in unwesentlichen Mengen vorhanden, beeinflussen aber den Geschmack des Zimtes maßgeblich. Daneben enthält Zimt – typisch für ein Gewürz, das aus einer Baumrinde gewonnen wird – Gerb-, Bitter- und Schleimstoffe. Das ätherische Öl des Zimts aus Sri Lanka ist stark antiseptisch und tötet den Typhuserreger noch in einer Dosis von eins zu hundert.

Die Zimtblätter hingegen zeigen einen außergewöhnlich hohen Gehalt des ätherischen Öls Eugenol (70 bis 95 Prozent) und werden daher oft als Ersatz für Gewürznelkenöl verarbeitet. In den Früchten – bekannt als »Zimtblüten«, was botanisch nicht korrekt ist – wurde Cinnamylacetat und Caryophyllen gefunden.

Die ätherischen Zimtöle lösen Spannungen der glatten Darmmuskulatur. Sie wirken darüber hinaus antiseptisch und kreislaufanregend. Zimt gehört daher zu den wirksamen Heilgewürzen bei Infektionen und Entzündungen des Darmes sowie bei Kreislaufschwäche und niedrigem Blutdruck. Dieser positive Einfluss auf den Darm wird durch die vorhandenen Gerbstoffe, die bestimmten Darmparasiten durch Verändern von Eiweißstrukturen die Nahrungsgrundlage rauben, noch verstärkt. Die Gerbstoffe entziehen dem Darminhalt außerdem Wasser, wodurch Zimt auch bei Durchfall hilfreich wirkt. Schleimstoffe machen Zimt zu einem Heilmittel bei trockenem Reizhusten, Heiserkeit und unangenehm kratzenden Rachenentzündungen.

Jüngere Studien erbrachten überzeugende Hinweise darauf, dass Zimt den Blutzuckerspiegel senkt. Englische Forscher entdeckten nämlich, dass selbst der süßeste Apfelkuchen ohne Wirkung auf unseren Blutzuckerspiegel bleibt, wenn er neben dem vielen Zucker auch einen genügend hohen Zimtgehalt aufweist.

Zimt hat vielfältige allgemein anregende und stärkende Eigenschaften. Darauf gründet sich auch seine Verwendung als Aphrodisiakum. Appetit und Verdauungssäfte werden angeregt, Atemfrequenz, Herzschlag und Körpertemperatur mild gesteigert und auch die Kontraktion der Gebärmutter gefördert. Zimt hat einen lindernden Effekt bei Blähungen und Völlegefühl, wirkt aber im Gegensatz zu der sonst meist anregenden Wirkung regulierend bei hohem Blutdruck.

In Form von Zimtöl oder speziellen Zimtgels äußerlich aufgetragen, wirkt Zimt durchblutungsanregend, er unterstützt also die Wärmetherapie bei Sportverletzungen und rheumatischen Erkrankungen.

Anwendung

Einen Zimttee kann man auch zur Regulierung der weiblichen Regel und als blutungsmilderndes Mittel einsetzen. Zimt sollte aber nicht in der Schwangerschaft und bei Magen- oder Darm-Geschwüren verwendet werden. Besonders bei höheren Dosierungen kann es gelegentlich zu allergischen Erscheinungen kommen, selten auch zu Krämpfen.

Tee Einen Teelöffel Schwarztee und eine Viertel Stange Zimt mit einer Tasse (200 Milliliter) kochend heißem Wasser übergießen, fünf Minuten zugedeckt ziehen lassen und dann durch ein Sieb abgießen. Dieser Tee hilft bei Darmerkrankungen und hält die Blutzuckerwerte unter

Kontrolle. Er eignet sich hervorragend als Muntermacher für Menschen mit niedrigem Blutdruck.

In der Küche Zimt besitzt ein angenehm süßes und holziges Aroma mit hoher, aber nicht beißender Intensität. Der Geschmack ist süßwürzig und erzeugt ein wohligwarmes Gefühl. Zimt wird Süßspeisen, aber auch pikanten Gerichten zugegeben; auch in Getränken spielt er eine wichtige Rolle. Außerdem darf er selbstverständlich in der gesamten Weihnachtsbäckerei nicht fehlen.

Extra: Die Zimtsorten im Überblick

Man kennt drei Zimtarten der Gattung *Cinnamomum* mit unterschiedlicher Herkunft: *Cinnamomum zeylanicum* wird der am häufigsten gebrauchte Ceylon-Zimt (Kaneel) genannt, *Cinnamomum aromaticum* ist die Bezeichnung für China-Zimt *(Cassia lignea),* und *Cinnamomum burmannii* nennt sich der indonesische Padang-Zimt *(Cassia vera).*

→ Die Ceylon-Sorte ist aufgrund ihres milden und betont süßen, mit einer leicht feurigen Note versehenen Geschmacks vor allem für Süßspeisen wie etwa Gebäck, Milchreis, Eis, Obst, Schokolade, Glühwein, Punsch, Likör und Tee geeignet. Kaneel wird vor allem in Form von Stangen angeboten. Je dünner diese geschabt wurden, desto feiner und aromatischer ist ihr Duft.

→ China-Zimt oder *Cassia lignea* duftet ebenfalls typisch nach Zimt, ist im Geschmack aromatisch süßlich, etwas herber und weniger edel als Ceylon-Zimt. Durch den Gehalt an Gerbstoffen aus der Primärrinde wirkt er leicht zusammenziehend. Je besser die Rinde geschabt wurde, desto geringer ist der Gerbstoffanteil. China-Zimt kommt meistens gemahlen in den Handel. Oft wird er des kräftigeren Geschmacks wegen mit gemahlenem Ceylon-Zimt gemischt. Er kommt auf Curry-gerichte, Hammelfleisch und Fisch.

→ Padang-Zimt oder *Cassia vera,* im Duft genauso charakteristisch und aromatisch wie Ceylon-Zimt, schmeckt würzig-brennend, aber feiner und kraftvoller als China-Zimt. Er kommt ebenfalls überwiegend gemahlen auf den Markt.

Zink

Zincum metallicum

Messing, die Legierung von Zink und Kupfer, fand bereits um 3000 v. Chr. in Babylonien und Assyrien Verwendung. Seine Blütezeit erlebte es dann im Römischen Reich, wo es das Gebrauchsmetall Nummer eins wurde.

Die Trennung von Zink und Kupfer und damit die Gewinnung von Zink wurde aber erst im 16. und 17. Jahrhundert in Europa betrieben. Zwar gab es bereits Aufzeichnungen darüber bei Paracelsus, Agricola und dem Goslarer Hüttenmeister Georg Engelhard von Löhneyss (1552–1625), der auch erstmals den Namen Zink benutzte, aber erst im 18. Jahrhundert konnte man reines Zink gewinnen. Der Name stammt wahrscheinlich vom Wort »Zinke«, was damit zu erklären ist, dass sich das Destillat des Metalls an den Wänden des Schmelzofens in Form spitzer Zacken absetzt.

Herkunft

Zink steht in der Häufigkeit der Elemente der Erdkruste an 25. Stelle und kommt in Erzen als Sulfid, Karbonat und Silikat vor. Reines, gediegenes Zink kommt in der Natur nicht vor.

Zink ist ein sprödes bläulich weißes Metall, das an frischen Oberflächen stark glänzt.

Zinkblende oder Sphalerit (ZnS) ist ein kubisches, durchsichtiges bis durchscheinendes, diamanten bis metallisch glänzendes Mineral, meist mit Kadmium-, Eisen- und Manganbeimengungen, das als Honigblende gelb, als Rubinblende rot, als Marmatit oder Christophit grün oder dunkelbraun bis schwarz erscheint.

Zink ist ein chemisches Element der zweiten Nebengruppe des Periodensystems, vor Kadmium und Quecksilber. Bei etwa 120 °C wird es walz- und dehnbar, bei 419,6 °C hat es seinen Schmelzpunkt, bei etwa 500 °C verbrennt es an der Luft mit grünlich blauer Flamme zu Zinkoxid (ZnO).

An der Luft ist Zink recht beständig, weil es sich bald mit einer Schutzschicht von Zinkoxid und basischem Zinkkarbonat ($ZnCO_3$) überzieht.

Gegen Wasser ist kompaktes Zink ebenfalls recht beständig, wohingegen Zinkstaub bereits mit Wasser reagiert. In Säuren und Basen wird es unter Wasserstoffentwicklung gelöst.

Zink besitzt eine gute Legierbarkeit mit vielen Metallen, besonders mit Kupfer, Silber, Gold, Quecksilber, Magnesium, Eisen, Aluminium, Kobalt und Nickel. Mit Blei, Chrom, Wismut und Zinn lässt es sich hingegen nicht legieren.

Heilwirkung

Zink ist für den menschlichen Organismus ein wichtiges Spurenelement. Es aktiviert Enzyme in der Bauchspeicheldrüse, der Netzhaut des Auges und im Hautstoffwechsel.

Zink steigert die Abwehrkräfte durch Schutz vor schädlichen Umwelteinflüssen, es wirkt antiallergisch, entzündungshemmend und wundheilungsfördernd, es fördert das Wachstum und die Widerstandsfähigkeit von Haaren und Nägeln.

Zink wird innerlich als Aspartat, Orotat, Sulfat oder Histidinat in Tablettenform eingesetzt zur ergänzenden Behandlung bei Nervenschmerzen, Krampfanfällen, Wundstarrkrampf und hysterischen Zuständen; äußerlich findet es Verwendung als Zinkoxid oder Zinksulfat in Form von Salben, Pasten, Schüttelmixturen und Pudern. Zinkleim ist eine Mischung aus Zinkoxid, Glycerin, Leim und Wasser. Er wird bei verschiedenen Haut- und Venenerkrankungen warm auf Mullbinden aufgetragen, verfestigt sich beim Erkalten und bildet eine luftundurchlässige Schicht auf der Haut.

Überdosierungen führen zu Vergiftungserscheinungen mit metallischem Geschmack auf der Zunge, Kopfschmerzen, Erbrechen, Durchfall und Entzündungen der Verdauungsorgane.

Anwendung

Da sich Zink bei Temperaturen zwischen 100 und 150 °C leicht walzen und ziehen lässt, wird es zu Drähten, Blechen und Rohren verarbeitet. Zinklegierungen werden für

Gebrauchsgegenstände, aber vor allem als Werk- und Baustoffe verwendet.

Eisen und andere korrosionsgefährdete Metalle werden in der Regel verzinkt. Zinkstaub oder Zinkgrau finden als Rostschutzpigment sowie als Reduktionsmittel Verwendung. Aus Zink werden auch Trockenbatterien hergestellt.

Zink wird in der Industrie unter anderem als Rostschutz verwendet, in der Medizin wird es bei Hauterkrankungen und zur allgemeinen Stärkung des Immunsystems eingesetzt.

Die homöopathische Zubereitung von Zink besteht in der Erhitzung reinen Zinks mit anschließender Pulverisierung und Vermischung mit Milchzucker. *Zincum metallicum* wurde 1828 von Hahnemann geprüft.

Homöopathische Themen dieses Mittels sind Einschränkung, Abgrenzung, Unterdrückung durch sich selbst und durch andere.

Beim Zink-Typus ist jegliche Entwicklung blockiert, was zu großer Unzufriedenheit und innerer Spannung führt, die sich in Reizbarkeit, Krämpfen, Jammern oder Triebhaftigkeit entlädt.

Zinkwasser bei Herpes 100 Milliliter Wasser aufkochen, abkühlen lassen und darin vier Gramm Zinksulfat aus der Apotheke auflösen. Ein Leinen- oder Baumwolltuch damit tränken und dieses für etwa 30 Minuten auf die Bläschen legen. Diese Prozedur können Sie mehrmals täglich mit einem frischen Tuch wiederholen. Das Zinkwasser unterstützt den Heilungsprozess und lindert die Entzündung.

Zitrone
Citrus limon

Sie gilt als der Vitamin-C-Lieferant Nummer eins, auch wenn ihr andere Gemüse- und Obstsorten mittlerweile schon längst den Rang abgelaufen haben. In China wurde der Baum bereits vor über 2500 Jahren kultiviert. Araber brachten Früchte und Baum im 12. und 13. Jahrhundert mit in europäische Gefilde. Heute ist die Zitrone ein fester Bestandteil der Mittelmeerflora.

Botanik

Der Zitronenbaum aus der Familie der Rautengewächse *(Rutaceae)* stammt vermutlich aus den warmen Regionen des indischen Himalajagebietes und China. Der Baum wächst langsam – er wird zwischen drei bis sechs Meter hoch – und braucht sowohl viel Sonne als auch viel Wasser. Die Zweige tragen Dornen. Die sattgrünen Blätter sind oval, die Blüten weiß und stark duftend. Die Bäume tragen das ganze Jahr über sowohl Blüten als auch Früchte. Größe und Säuregehalt der Früchte sind sortenabhängig. Zumeist werden die bei uns erhältlichen Früchte grün geerntet und reifen dann noch während der Lagerung nach.

Heilwirkung

Zitronen sind reich an Vitamin C, Bioflavonoiden, Eisen, Magnesium und Schwefel sowie Fruchtsäuren – Wirkstoffe, die zur Entschlackung des Körpers beitragen. In der

Schale befinden sich Karotin, ätherische Öle (Limonen und Citral), Flavonoide und Kumarin.

Saft und Frucht wirken keimtötend, sind beruhigend und erfrischend. Die Zitrone gilt als das beste Entgiftungsmittel unter den Obstsorten. Im Gegensatz zu einer weit verbreiteten Vorstellung führt ihr Verzehr nicht zur Säurebildung, denn Zitronen gehören zu den besten Basenerzeugern. Darüber hinaus wirkt Zitronensaft appetithemmend, was man sich bei Abmagerungskuren zunutze machen kann.

Für Früchtetees verwendet man die Schalen, aus denen sich ein bitter-aromatischer Tee bereiten lässt. Die Schalen gelten als kräftigend, magen- und verdauungsstärkend sowie blähungs- und entzündungswidrig. Im Vordergrund steht die Anregung der Verdauung und eine allgemeine leichte Stärkung des Körpers.

Äußerlich kann Zitronensaft zum Desinfizieren verwendet werden, beispielsweise bei kleineren Wunden und Insektenstichen.

Anwendung

Bei Reizungen der Magenschleimhaut sollte man auf den Genuss von sauren Früchten generell verzichten.

Liegt diese Einschränkung nicht vor, so lassen sich aus dem Saft, aber auch aus der Schale der Zitrone vitaminreiche, erfrischende Heiß- und Kaltgetränke zubereiten.

Tee Die Schalen von zwei bis drei unbehandelten Zitronen mit einem Liter heißem Wasser überbrühen, zehn Minuten ziehen lassen und dann durch ein Sieb abgießen.

Saftzubereitung Man kann einfach frische Früchte auspressen und den mit Wasser verdünnten Saft trinken. Es empfiehlt sich allerdings, ihn mit Zucker zu süßen, weil dieser die Wirkung der Säure mindert und man somit größere Mengen trinken kann.

Bad Sechs bis sieben unbehandelte Zitronen waschen und mit der Schale in Scheiben schneiden. Diese in einer Schüssel mit kochendem Wasser überbrühen und zwei Stunden zugedeckt ziehen lassen. Abseihen und dem Badewasser zugeben.

Zitronenstrauch
Aloysia triphylla

Der aus Chile stammende Strauch wurde Ende des 18. Jahrhunderts nach Europa gebracht. Seinen Namen erhielt er aufgrund seines zitronig frischen Duftes. Beinamen wie südamerikanisches Eisenkraut, Zitronenverbene oder einfach nur Verbene sorgen oftmals für Verwirrung, verleiten sie doch zu einer Verwechslung mit dem → Eisenkraut *(Verbena officinalis)*.

Botanik

Die mehrjährige, nicht winterharte Pflanze aus der Familie der Eisenkrautgewächse *(Verbenaceae)* ist ein bis zu zwei Meter hoher Busch. Sie bevorzugt sonnige, warme Standorte. Ihre länglichen Blätter duften hoch aromatisch und wachsen zumeist zu dritt in Quirlen (daher auch der latenische Name *triphylla*). Im Winter wirft sie komplett das Laub ab. Die eher unscheinbaren weißen Blüten zeigen sich im September. Geerntet wird das frische Laub von Juli bis September.

Heilwirkung

Die meisten Inhaltsstoffe des Zitronenstrauches sind ätherische Öle. Sie wirken verdauungsfördernd, entwässernd, appetitanregend, krampflösend und beruhigend. Im Vordergrund steht aber das aromatische, mild schmeckende Beruhigungsgetränk, das auch eine gute Gabe bei Fieber ist.

Anwendung

Aus den frischen und getrockneten Blättern lässt sich ein wohlschmeckender, zitronig frischer Tee bereiten. Der Tee ist appetitanregend und verdauungsfördernd, doch vor allem wohlschmeckend. Die Blätter schmecken sehr gut mit Melisse wie auch mit Minze.

Die Blätter können für Duftpotpourris und als Zugabe für ein Kräuterbad benutzt werden. Sie sind unter der Bezeichnung »Verbenatee« im Handel erhältlich.

Tee Einen Teelöffel getrocknete oder einen Esslöffel frische Blätter mit einer Tasse (200 Milliliter) kochend heißem Wasser übergießen, zehn Minuten zugedeckt ziehen lassen und dann durch ein Sieb abgießen; den Tee heiß und schluckweise trinken. Zwei bis drei Tassen täglich.

Zwiebel
Allium cepa

Die Heimat der Zwiebel sind die Gebirgsregionen Afghanistans, Pakistans und des Iran, wo sie noch heute in ihrer wilden Urform wächst. Die alten Ägypter verehrten die Zwiebel als Symbol des Mondes, für die Bauern am Nil war sie neben Brot eines der wichtigsten Nahrungsmittel. Beim kräftezehrenden Bau der riesigen Pyramiden wurden die Arbeiter dem griechischen Geschichtsschreiber Herodot (5. Jahrhundert v. Chr.) zufolge mit Lauch, Knoblauch und Zwiebeln gestärkt.

In alten arabischen Schriften steht die Zwiebel neben dem Knoblauch am Beginn der Zeiten. Als der Teufel des Paradieses verwiesen wurde, setzte er zuerst seinen rechten Fuß auf die Erde, woraufhin an dieser Stelle die Zwiebel erspross – unter dem linken Fuß kam der Knoblauch zum Vorschein. Daraus lässt sich schließen, dass die stark riechenden Knollen, im Rohzustand feurig und scharf im Geschmack, wohl teuflisch anmuteten.

In allen Kulturen und über die Jahrhunderte hinweg findet die Zwiebel Erwähnung, stets sowohl als nahrhaftes Gemüse als auch wegen ihres medizinischen Wertes. So sagt man ihr wie auch dem Knoblauch nach, dass sie im Mittelalter zum Schutz gegen Pest und Cholera gegessen wurde – ein Unterfangen, das nach neueren Erkenntnissen sogar in Einzelfällen erfolgreich gewesen sein könnte.

Für den amerikanischen Präsidenten George Washington (1732–1799) war das aromatische Liliengewächs ein Allheilmittel, egal, ob er eingewachsene Zehennägel hatte oder unter einer Erkältung litt.

Botanik

Die Namensgeberin der Zwiebelgewächse *(Alliaceae)* wächst als dicke weiße, rote oder gelbliche Knolle rund, plattrund oder birnenförmig unter der Erde. Ihre Blütezeit hat sie im Juli und August, geerntet wird die Zwiebel dann im Herbst.

Heilwirkung

Die scharfen Knollen zählen neben Knoblauch und Honig mit zu den wirksamsten und bekanntesten Naturarzneien. Ähnlich wie Knoblauch, Schnittlauch und Schalotte besticht die Zwiebel durch ihren hohen Gehalt an Schwefelverbindungen (Sulfide), die vor allem auf die Schleimhäute desinfizierend wirken. In Ländern mit sehr hohem Zwiebelkonsum (zum Beispiel Griechenland) ist Magenkrebs viel seltener anzutreffen als in anderen Regionen.

Darüber hinaus hemmen die Sulfide der Zwiebel die Gerinnung des Blutes. Es kann besser fließen, das Risiko von Gefäßverschlüssen wird deutlich verringert. Nicht zu vergessen sind schließlich die Wirkungen der ätherischen Zwiebelöle – Alliin, Cycloalliin, Methylalliin und Propylalliin – auf die Verdauung. Sie regen die Tätigkeit von Magen, Darm, Leber, Gallenblase und Bauchspeicheldrüse an. Auch sind sie natürliche Antibiotika, weswegen man sie früher auch an die Haustüren hängte, um auf diese Weise Seuchen abzuwehren.

Darüber hinaus sind Zwiebeln ein vorzügliches Herzschutzmittel, denn sie senken das schädliche LDL-Cholesterin zugunsten einer Steigerung des guten HDL-Cholesterins, verdünnen das Blut und beugen so Thrombosen vor. (LDL steht für *low-density lipoproteins* = »Lipoproteine geringer Dichte«, HDL steht für *high-density lipoproteins* = »Lipoproteine hoher Dichte. Lipoproteine bestehen aus Eiweiß und einem Fettanteil. Während LDL-Cholesterin sich in den Arterien ablagert, also zu Arterienverkalkung oder Arteriosklerose führen kann, transportieren die Lipoproteine hoher Dichte Cholesterin aus dem Gewebe ab, und zwar in die Leber, wo es abgebaut wird. HDL-Cholesterin wirkt daher der Arterienverkalkung entgegen.) Ihr Reichtum an Vitamin C macht die Zwiebel zu einem der besten Mittel zur Immunstimulierung. Somit ist sie auch zur Vorbeugung und Behandlung von Erkältungen, Husten und Schnupfen geeignet. Zudem lösen Zwiebeln Schleim aus den Atemwegen und lindern Hustenreiz. Mit 1,4 Milligramm auf 100 Gramm gehört die Zwiebel zu den zinkreichsten Gemüsesorten. Dieses Mineral spielt eine wichtige Rolle für das Immunsystem.

Anwendung

Die Zwiebel als Geschmacksverstärker wie auch als Gesundheitsnahrung sollte eigentlich täglich in irgendeiner Form auf dem Speiseplan stehen. Koch- und Gemüsezwiebeln sollten beim Kauf noch nicht ausgekeimt und fest sein. In einem dunkel gelagerten Gemüsekorb halten sich Zwiebeln mindestens einen Monat lang. Zwiebeln schmecken roh und gekocht. Roh sind sie therapeutisch am wirksamsten, da hier ihre ätherischen Öle noch zur Gänze vorhanden sind.

Zwiebelbrei bei Warzen Eine Zwiebel abziehen, fein hacken und dann mit einer Gabel zerdrücken, dabei etwas Wasser zugeben, sodass ein Brei entsteht. Diesen auf die betroffene Hautstelle auftragen.

Zwiebelmilch bei Husten Eine Zwiebel und eine Knoblauchknolle in einem Liter Milch weich kochen. Die Masse durch ein feinmaschiges Sieb streichen. Die Flüssigkeit nach Geschmack mit Honig süßen; stündlich mehrere Schlucke trinken.

Zwiebelpackung bei Insektenstichen oder Ischiasbeschwerden Drei große oder fünf mittelgroße Zwiebeln abziehen und klein hacken. Die Zwiebeln dünsten, bis sie weich sind, in ein Leinensäckchen füllen und für 15 Minuten auf die betroffene Stelle legen.

Zwiebelsaft bei Husten und Heiserkeit
→ Eine rohe Zwiebel entsaften und mit wenigen Esslöffeln warmer Milch und einem Esslöffel Honig vermischen.
→ Einige Zwiebeln abziehen und klein würfeln. Zusammen mit Zucker und wenig Wasser aufkochen, bis die Zwiebeln weich sind. Die Masse durch ein Sieb streichen, besser noch das Wasser durch ein Leinentuch auspressen. Den entstandenen Saft mehrmals täglich einnehmen.

Zwiebelsaft bei verstopfter Nase Ein paar Tropfen Zwiebelsaft mittels einer Pipette ins Nasenloch träufeln. Dies macht die Nase oft im Handumdrehen frei.

Zwiebelsirup bei Husten und Heiserkeit Eine Zwiebel abziehen und klein hacken, mit zwei Esslöffel Zucker vermischen und 24 Stunden in einem verschlossenen Glas ziehen lassen. Den entstandenen Sirup teelöffelweise einnehmen.

Zwiebelwasser bei Halsschmerzen und Heiserkeit Eine Zwiebel in Scheiben schneiden, mit 250 Milliliter warmem Wasser übergießen, zwei Stunden zugedeckt ziehen lassen und dann durch ein Sieb abgießen. Mit der Flüssigkeit gurgeln und abschließend einen Schluck trinken.

Stichwortverzeichnis

Anwendungsbereiche

Kochrezepte

Naturkosmetika

Literaturhinweise

Deni Bown: Die neue Kräuter-Enzyklopädie.
© Dorling Kindersley. Starnberg 2005

Chris und Carolyn Caldicott: Die Gewürzstraßen der Welt.
© Christian Verlag. München 2002

Andrew Chevallier: Das große Lexikon der Heilpflanzen.
© Dorling Kindersley Verlag. Starnberg 2001

Michaela Diers: Hildegard von Bingen. © Deutscher Taschenbuch Verlag. München 1998

Volker Fintelmann/Rudolf F. Weiss: Lehrbuch der Phyto-
therapie. © Hippokrates Verlag. Stuttgart 2002

Dietrich Frohne: Heilpflanzenlexikon. © Wissenschaftliche
Verlagsgesellschaft. Stuttgart 2002

Helene M. Kastinger Riley: Hildegard von Bingen.
© Rowohlt Taschenbuch Verlag. Reinbek bei Hamburg 1997

Marie-Luise Kreuter: Kräuter & Gewürze. © BLV Verlagsgesellschaft. München/Wien/Zürich 2003

Wolfgang Möhring: Die zehn besten heimischen Heilpflanzen.
© Mosaik bei Goldmann Verlag. München 2007

Udo Pini: Das Gourmet Handbuch. © Könemann Verlag.
Köln 2000

Willi Schaffner/Barbara Häfelfinger/Beat Ernst: Heilpflanzen
Kompendium. © Naturbuch Verlag. Augsburg 1996

Ferdinand Siegmund: Omas Lexikon der Kräuter- und Heilpflanzen. © Bechtermünz Verlag. Augsburg 1998

Colin Spencer: Von Artischocke bis Zucchini. © DuMont
Buchverlag. Köln 1996

Wolfgang Thielke: Das praktische Kursbuch Hausmittel.
© Weltbild Buchverlag. Augsburg 1998

Johannes Winter: Heilsame Früchte- und Kräutertees.
© Midena Verlag. Augsburg 1998

Dr. med. Eberhard Wormer: Omas großes Buch der Hausmittel.
© Weltbild Buchverlag. Augsburg 2003

Weltbild Buchverlag
– Originalausgaben –
Taschenbuchausgabe 2008
© 2005 Verlagsgruppe Weltbild GmbH,
Steinerne Furt, 86167 Augsburg

Alle Rechte vorbehalten

Projektleitung: Bettina Spangler
Redaktion: Stephanie Wenzel
Medizinische Begutachtung: Dr. med. Eberhard J. Wormer, München
Umschlag: Bürosüd, München
Umschlagabbildung: Sascha Wuillemet, München
Satz: avak Publikationsdesign, München
Gesetzt aus der Palatino 10,7/13,9 pt
Druck und Bindung: CPI Moravia Books s. r. o., Pohorelice

Gedruckt auf chlorfrei gebleichtem Papier

Printed in the EU

ISBN 978-3-89897-975-7